Luciano Giombini

UOMINI & MACCHINE

"Report" del fondatore di un centro di emodialisi

Responsabile della pubblicazione Luciano Giombini

Stampato in Italia presso la Tipografia Gamma srl
Via G. Pastore, 9 - 06012 Città di Castello (Pg)

A mia moglie Carla, ai miei figli Francesco
e Lucia, ai pazienti e ai loro familiari,
ai miei collaboratori, alla
comunità in cui vivo.

INDICE

CAPITOLO TERZO
Analisi ambientale di un servizio di emodialisi

CAPITOLO QUARTO
Sindrome da esaurimento per eccesso di empatia

CAPITOLO QUINTO
"Burn-out", il prezzo da pagare per l'aiuto agli altri

CAPITOLO SESTO
Volontariato, un valore aggiunto nelle *"helping professions"*

CAPITOLO SETTIMO
Un'associazione di volontariato al servizio dei malati renali

CAPITOLO OTTAVO
Approccio alla gestione aziendale della salute

CAPITOLO NONO
Iniziative imprenditoriali nefrologiche e dialitiche

CAPITOLO DECIMO
Anomalie, conflitti e problemi nell'esercizio della professione

PREFAZIONE

"E alla fine della giornata, non è quello che ho imparato, ma quello
che ho insegnato, non è quello che ho ricevuto, ma quello
che ho dato, non è quello che ho fatto, ma l'aiuto che
ho offerto a qualcuno, per raggiungere qualcosa
che farà la differenza nella vita di
alcune persone e nella mia".

Di Sid L. Scruggs III

PREFAZIONE

Non so se *"Report"* sia il termine più adatto per qualificare il genere letterario di questo mio libro, ben lungi dal poter essere designato come romanzo o saggio o altra forma espressiva. Un quesito, cui non credo possano rispondere né esperti censori della materia, solerti investigatori della struttura e del contenuto di opere scritte, né profani lettori. Entrambi, incuriositi dal titolo e dal sottotitolo di questo volume, forse, pigramente ne sfoglieranno a caso alcune pagine per cercare di capirne il senso e il fine, e decideranno o no di immergersi nella sua lettura.

Sono certo, comunque, che, quando ho maturato l'idea e poi l'intenzione di scrivere tale testo, sono rimasto fedele, pur nel dubbio, all'intuizione originaria di usare la parola *"Report"* nel significato sia di *"resoconto consuntivo"* proprio del gergo burocratico, sia di *"racconti di esperienze e fatti personali"* che favoriscono una maggiore libertà d'ideazione, riflessione e comunicazione.

Nel primo caso, il *"Sistema di report"*, inteso in senso imprenditoriale, consiste – detto in breve – in un documento che contiene una serie d'informazioni certificanti il confronto fra gli obiettivi prefissati in base alle risorse disponibili (*input*) e i risultati effettivamente raggiunti (*output*) nello sviluppo di un processo aziendale (*budget*). In sostanza, quest'atto deve comprendere la valutazione e la verifica degli scostamenti fra le previsioni e gli esiti di un progetto, in modo che si possano intraprendere eventuali successivi miglioramenti della *"performance dirigenziale"*.

Nel secondo caso, invece, la narrazione della mia *"storia personale"* vuole suggellare, con eloquente dirittura intellettuale, l'obbligo morale e l'atto d'amore, che avverto nel profondo dell'animo, di svelare *"a posteriori"* alla comunità locale la mia identità di uomo, il mio ruolo di medico e di cittadino impegnato, e le vicissitudini di vario genere e intensità a questi correlate.

In altre parole, decidendo di scrivere questa opera, ho inteso mettermi in discussione, evitando infingimenti e fraintendimenti di sorta, e denudarmi senza remore e timori reverenziali delle mie esperienze esistenziali, non solo di fronte ai miei concittadini, ma anche al cospetto di tutti quelli che desidereranno prenderne libera e cosciente contezza.

Da una parte immaginando di essere posto in giudizio come persona e professionista davanti ad una sorta di tribunale speciale qualificato, e dall'altra con l'aspirazione doverosa di lasciare traccia storica indelebile – proprio perché *"vergata con la penna"* – , sotto forma di testimonianza e lascito del mio passaggio terreno in una specifica collettività, che mi ha dato tanto e cui ho ricambiato, quanto mi è stato possibile, cercando comunque di dare sempre il meglio di me stesso.

Come osserva Marcel Proust (1871-1922):

> Un libro è il prodotto di un Io diverso da quello che manifestiamo
> nelle nostre abitudini, nella nostra società, nei nostri vizi.

Non ho nulla da eccepire sulla veridicità della perspicace massima di questo illustre scrittore francese. Magari potessimo avere la capacità e il coraggio di scrivere tutto di noi! O, perlomeno, l'onestà intellettuale di redigere con spirito di dedizione l'intero prodotto che il frullio delle idee e dei pensieri propone alla mente, e ci detta il cuore, sollecitato da una miriade incontenibile di emozioni e sentimenti!

Comunque, voglio sperare che quanto ho elaborato, ragionando per immagini in un silenzioso soliloquio cognitivo ed emozionale, e sintetizzando con opportuni criteri selettivi i molteplici e corposi documenti da me stilati nel corso degli anni, sia un surrogato sufficientemente attendibile e comprensibile, e dia almeno un'idea congrua della mia vita umana, professionale e sociale, vissuta dal giorno dell'assunzione in ospedale fino al giorno del pensionamento.

Già nel mio saggio d'esordio *"Daldidentrosanità"* – in cui ho sottoposto a serrata e articolata disamina alcune delicate questioni professionali ed etiche di carattere sanitario – ho professato di avere scelto di fare il medico per passione, maturata fin dall'infanzia, e di avere amato profondamente questo mestiere. Di conseguenza, mi sono concesso, fra le varie tesi sviluppate, di sostenere l'idea basilare, radicale e universale che tale scelta deve essere fatta *"solo se si è sollecitati da un forte stimolo vocazionale"*, secondo me indispensabile sia per *"curare le malattie con competenza"*, sia *"per prendersi cura dei malati con empatia"*.

In questo mio nuovo percorso letterario, avvaloro la mia risoluta predilezione per la scienza medica, non sconfesso l'assunto derivatone, ma voglio aggiungere che secondo la mia opinione è stato il destino a indurmi ad abdicare alla scelta della pratica della psichiatria – specializzazione già acquisita – di mio più specifico interesse culturale e ritenuta più consona alla mia indole. Lo stesso destino che ha favorito anche la mia decisione di accettare la proposta dei miei superiori di intraprendere la Disciplina nefrologica, prediletta dal nuovo Primario fin dalla sua assunzione nella Divisione medica, coincidente con il mio reincarico dopo il congedo dal servizio militare.

L'istituzione di tale materia nel nostro Ospedale si è resa necessaria e urgente, dopo poco più di due anni dalla sua ideazione, per rispondere alle esigenze di alcuni pazienti del nostro comprensorio che dovevano recarsi a Perugia tre volte la settimana per essere sottoposti alla dialisi. Vale a dire al *"lavaggio del sangue"*, intossicato dai veleni trattenuti a causa dell'insufficienza renale cronica, mediante apparecchiature tecnicamente complicate, da cui il titolo *"Uomini & Macchine"*.

Così, in un momento in cui le acquisizioni scientifiche e lo sviluppo tecnologico erano in pieno svolgimento in questo settore, ho avuto l'inaspettata e mai rinnegata opportunità di dedicarmi all'assistenza dei nefropatici, trattati nelle varie fasi del loro processo morboso: terapia conservativa (farmaci e dieta), sostitutiva (dialisi) e restitutiva (trapianto renale).

Mi sono impegnato a fondo, con entusiasmo e grande senso di responsabilità in questa interessante branca della medicina che mi ha aperto nuovi orizzonti culturali e professionali, mi ha permesso di esprimere al massimo le mie potenziali qualità cognitive, emotive e spirituali a contatto diretto con persone sofferenti e il disagio delle loro famiglie, ed è stata fonte d'inebrianti e irrepetibili gratificazioni.

Tuttavia, come si è soliti dire, *"non ci sono rose senza spine"* e proprio le ragioni del mio appagamento intellettuale e lavorativo, cui si sono aggiunte le incomprensioni degli amministratori e dei colleghi, mi hanno fatto sperimentare un periodo doloroso della mia vita che nei Manoscritti del Mar Morto i loro autori – di più di duemiladuecento anni fa – denominavano *"La notte oscura dell'anima"*, mentre dagli specialisti odierni è chiamata *"Sindrome del burn-out"*.

In uno dei suoi libri di successo, il geologo informatico Gregg Braden (2006) – considerato un'autorità indiscussa nell'arte di collegare la saggezza del passato con la scienza e la tecnologia del futuro – scrive con perfetta conoscenza:

> La notte oscura dell'anima è un periodo della propria vita in cui siamo attirati dentro una situazione che mette ciascuno di noi a confronto con le nostre peggiori paure. Di solito – aggiunge – questo momento arriva quando meno lo aspettiamo e, spesso, senza alcun preavviso. Il fatto è – continua con spirito profetico – che possiamo essere coinvolti in questa esperienza solo quando le lezioni di vita che abbiamo già acquisito danno il segnale

che siamo pronti a riceverla. Allora, proprio quando sembra che la nostra vita sia perfetta, l'equilibrio che abbiamo raggiunto dà il segnale che siamo pronti per un cambiamento. Il seducente impulso, che ci induce a creare un mutamento, è rappresentato da qualcosa che abbiamo desiderato per molto tempo e cui, semplicemente, non sappiamo resistere.

Il brano riportato riflette esattamente quello che mi è successo durante l'attività professionale, quando in pieno benessere fisico e psichico, all'improvviso e senza la percezione di alcun prodromo, ho imboccato *"il tunnel della sofferenza"*, da cui – grazie all'affetto e alla solidarietà di molte persone speciali – sono uscito arricchito sul piano umano, tanto che ho sentito l'impellente desiderio di dedicarmi al volontariato. La scoperta di questo – per me nuovo – modo di partecipare alla vita comunitaria con il fine di lottare per il bene comune e la giustizia sociale, accordando la mia attenzione ai problemi e ai bisogni dei cittadini più deboli e indifesi, è stata determinante, perché ha aggiunto *"una marcia in più"* e *"un supplemento d'anima"* alle mie recondite risorse altruistiche.

Non solo, considerando che i corsi di formazione frequentati, i convegni che mi hanno visto partecipe come volontario e l'esperienza diretta sul campo del sociale e del sanitario mi hanno insegnato anche a ragionare come un *"manager"*, cui competono l'organizzazione e la gestione dei processi operativi, in particolare quelli aziendali. Così, negli anni in cui è stata istituita per legge l'Aziendalizzazione della sanità, rispetto ai miei colleghi, completamente digiuni di teorie imprenditoriali, ho accolto con favore il cambiamento e, stando al passo con i tempi, ho realizzato con entusiasmo e passione i progetti proposti dai Direttori generali dell'Asl, che si sono succeduti, incrementando conoscenze, competenze e autostima.

In quegli stessi anni, l'occasione che ho avuto di esercitare il ruolo di consigliere comunale della mia città, è stata vissuta come un altro attributo di arricchimento della mia poliedrica e inquieta personalità. Infatti, è un'opportunità culturale, morale e politica da non sottovalutare interessarsi dell'amministrazione pubblica con senso civico, onestà e dignità. Certo, sono necessarie capacità di mediazione, attitudine ai compromessi politici e notevole spirito di sopportazione delle lungaggini dibattimentali. Tuttavia, costituisce motivo di particolare soddisfazione sia la conoscenza dei gangli amministrativi, delle leggi attinenti ai vari settori e delle numerose politiche cittadine, sia il contributo personale da poter spendere per approfondirle e migliorarle.

Finora, leggendo questo prologo, sembra che, eccettuata la crisi esistenziale accennata, tutto sia filato liscio nei miei trentasei anni di vita analizzati con particolare cura e attenzione, ma non è così, perché – e questo capita a tutti gli esseri umani – la vita è costituita inevitabilmente dal succedersi sia di fatti, sia di misfatti.

Avrei potuto evitare, se non altro per non inimicarmi ancora di più qualche mio detrattore, di illustrare alcune iniquità che si sono verificate in quegli anni, ma il brontolio recalcitrante della mia coscienza non me l'ha permesso. D'altro canto, so che nella scrittura autobiografica è buona norma stabilire un patto di fiducia con i lettori, il cui principio ispiratore è costituito dalla veridicità, un motivo qualificante da cui l'autore non può prescindere, quando decide di raccontare agli altri gli episodi prescelti della sua vita.

Pertanto, nell'ultimo capitolo del "*Report*" mi sono fatto carico, a onor del vero, di descrivere alcune vicende non edificanti, in cui mi sono trovato coinvolto, mio malgrado, forse, anche a causa del carattere spigoloso, della testardaggine e dello spirito libertario propri del mio modo di essere, di agire e di confrontarmi. Questi inciampi, da me considerati indecorosi e ingiustificati, sono stati promossi e alimentati in un ambiente politico cittadino, in cui alcuni detentori del potere, imbelli e arroganti, per mantenere il consenso tendono a sminuire i meriti, fino a occultarli, e a spingere ai margini chi ha il coraggio di manifestare le proprie idee e opinioni, senza domandarsi se sono condivisibili o meno e calcolarne le conseguenze.

Confesso di avere provato, in quei momenti, un'intensa sofferenza e rabbia, sentimenti che mi hanno spinto a ribellarmi energicamente di fronte alle ingiustizie subite. Con altrettanta franchezza affermo che, per fortuna, la mia coscienza non è stata mai abitata dall'odio e dal rancore né, tanto meno, ha ispirato propositi vendicativi nei confronti degli artefici di tali soprusi.

Non sono certo questi eventi negativi che possono sminuire il valore delle attività da me svolte come uomo, medico e cittadino nel periodo cui faccio riferimento. Anzi, anche se può sembrare paradossale, gli ostacoli che ho incontrato nell'esercizio della professione sono stati di stimolo per migliorare i miei "*standard*", affermarmi e realizzarmi.

Randy Pausch (2009), un brillante professore d'informatica, affetto da un cancro del pancreas in stadio ormai avanzato, in una sua commovente testimonianza pubblicamente resa di fronte a quattrocento persone, ha dichiarato:

> Sono sempre stato piuttosto abile a fare breccia nei muri della mia vita professionale e accademica (…). I muri non servono per fermare chi desidera davvero qualcosa. Esistono per fermare gli altri (…). I muri esistono per una ragione. Ci offrono l'opportunità di dimostrare quanto desideriamo realmente qualcosa.

Considero queste parole, pronunciate da un uomo, la cui vita è stata unica per l'intensità con la quale l'ha vissuta, una sorta di "*metafora della caparbietà*".

Questo sentimento mi ha accompagnato – e tuttora mi guida – in ogni azione quotidiana, permettendomi di abbattere "*muri di vario genere, più di gomma che di mattoni*", ben più difficili da far crollare. E, inoltre, mi ha permesso di "*realizzare i sogni dell'infanzia*" – l'ultimo messaggio lasciato ad amici e colleghi dall'autore appena citato – di cui la professione di medico è il miraggio che più di altri mi ha affascinato fin da bambino. Una visione onirica a occhi aperti che, una volta diventata realtà, ha dato significato alla mia vita, tanto da desiderare di trasmetterne le vicende più rilevanti a un pubblico che, spero, sia vasto, interessato e, soprattutto, motivato a comprenderne i messaggi più nobili e le note pedagogiche di più denso valore istruttivo.

UNA SCELTA OCCASIONALE VISSUTA AL MEGLIO

"Il successo nel proprio lavoro non dipende tanto dal talento che
è condizione necessaria, ma non sufficiente: quello che conta
davvero è trovarsi nel posto giusto, al momento
giusto, per cogliere l'occasione giusta".

M. Gladwell

Una scelta occasionale vissuta al meglio

1.1 Nefrologo per caso

Che dovessi fare il medico sembrava scritto nel Dna del mio patrimonio genetico, tanto era la reiterata sicurezza con cui a ogni occasione propizia esternavo, fin dalle scuole elementari, questo mio grande e inspiegabile amore per la medicina. Le mie risposte erano di tale ostentata determinazione, sconfinante quasi nella protervia, da lasciare perplessi, se non allibiti, gli ospiti di casa, i miei più prossimi interlocutori. Loro, colti alla sprovvista, disarmati, senza proferire parola mi squadravano dall'alto in basso con un sorriso forzato di farisaico malcelato compiacimento, passando subito a discutere d'altro con i miei genitori.

E medico lo sono diventato davvero, nei tempi canonici, con giusto merito e un'intima e inespressa soddisfazione, a dispetto delle mie modeste origini e delle errate convinzioni di coloro che a quei tempi mi consideravano un povero illuso, condizionato da chissà quali falsi profeti. Comunque, durante gli studi universitari in Medicina e Chirurgia – 1964/1970 – e appena dopo la laurea non mi era mai passato per la mente di dedicarmi in futuro alla Nefrologia.

Allora, questa specialità medica era appena agli esordi rispetto al notevole e appassionante sviluppo scientifico e tecnologico, ottenuto in seguito con l'utilizzo routinario del rene artificiale applicato al letto dei pazienti. Una tecnica depurativa che da una parte ha posto fine alla morìa inevitabile di tutti quelli che erano colpiti da insufficienza renale irreversibile e dall'altra ha permesso di approfondire le svariate e mirabili funzioni renali e le conseguenze cliniche dovute alla loro *"defaillance"*.

In quegli anni, si sapeva abbastanza sull'anatomia e la fisiologia del rene e ben poco sui rimedi necessari per combattere le glomerulonefriti, le malattie renali al momento più frequenti e studiate soprattutto per quanto riguarda gli aspetti eziopatogenetici e istologici. Proprio su questi processi morbosi, non a caso, un esimio professore dell'Università di Perugia aveva scritto una ben documentata e brillante monografia, notevolmente monca, tuttavia, di strategie terapeutiche rispetto a quelle illustrate oggi in dettaglio nei testi dello stesso genere.

Letto, lana e latte erano le tre parole chiave suggerite dai docenti agli studenti, perché si ricordassero che, di fronte a tali patologie, era necessario stare in riposo, non esporsi al freddo e attenersi a una dieta povera di pane, pasta, acqua, sale, adeguatamente dosata nel contenuto di proteine nobili della carne e del pesce, e fornita di un numero generoso di calorie, calcolate tenendo conto del peso corporeo ideale del paziente.

Oltre alle malattie glomerulari, più spesso sostenute da alterazioni immunologiche, molte altre erano le nefropatie provocate dalle più svariate cause che, danneggiando direttamente e indirettamente gli altri elementi costitutivi del rene (tubuli, interstizio e vasi), portavano spesso a morte i pazienti, passando, in modo brusco o lento, attraverso le varie fasi della famigerata insufficienza renale.

Questo esito era inevitabile, perché scarse o nulle erano ancora le conoscenze sulla terapia dialitica, indicata nell'uremia acuta e cronica, e praticata – all'inizio con modesti successi – solo in alcuni centri italiani all'avanguardia nella ricerca sperimentale, e dotati di risorse professionali e finanziarie di pregevole valore. In ogni caso, gli ambienti erano ristretti, poco confortevoli, ricavati apposta nei reparti di medicina interna, dove medici intraprendenti e di buona volontà, sono stati pionieri di una metodica in grado di risolvere molti casi d'insufficienza renale acuta e che, oggi, mantiene in vita in Italia circa cinquantamila nefropatici cronici e centinaia di migliaia in tutto il mondo.

Digiuno di conoscenze nefrologiche approfondite, avrei potuto scegliere la Ginecologia se avessi accettato la proposta del Primario di quel reparto, con il quale – durante il tirocinio necessario per partecipare all'Esame di stato abilitante all'esercizio della professione medica – avevo stabilito rapporti di profonda stima reciproca, favoriti soprattutto dal riconoscimento delle mie attitudini e capacità cliniche. Oppure l'Oncologia se, una volta assunto in Ospedale, i responsabili politici avessero ascoltato le richieste di alcuni medici – ed io insieme con loro – che denunciavamo palesi e ingiustificate inefficienze nel nostro territorio in un settore della medicina di così notevole importanza e interesse.

Se, invece, avessi potuto seguire le mie originarie e genuine aspirazioni, mi sarei occupato della Psichiatria, una branca medica di cui ancora oggi subisco il fascino misterioso del suo indagare sull'imperscrutabilità della mente, la sede della coscienza che fa di un essere vivente un uomo e di ogni essere umano, una persona unica e irrepetibile. Non a caso, come tesi di laurea, avevo scelto *"ACTH e cortisonici nella terapia dell'epilessia infantile"*, un argomento che mi ha permesso, appena laureato – era il 20 novembre 1970 – di iscrivermi alla Specializzazione in Clinica delle malattie nervose e mentali dell'Università perugina.

Il titolare di quella cattedra, destinato poi, per meriti professionali, a occupare la sede più importante di Roma, mi aveva affidato due letti sotto la supervisione di un suo aiuto, ed io, ogni mattina, da Città di Castello con il treno mi recavo puntualmente nel mio posto di lavoro, intenzionato ad acquisire le necessarie competenze per diventare un qualificato e stimato conoscitore dell'animo umano.

Purtroppo, quest'esperienza durò solo alcuni mesi, esattamente fino al giorno in cui mi fu comunicata l'esclusione dal Corso di tenente medico, dopo essere già stato visitato prima nel Distretto militare di Perugia e poi nell'Ospedale militare *"Celio"* di Roma. Tale decisione mi obbligava a restare a disposizione dell'esercito italiano, in attesa di essere convocato per partire come soldato semplice in una data e per una sede da destinarsi. La notizia sconvolse i miei piani e la mia prima preoccupazione, di fronte all'incertezza sui tempi della partenza per la naia, fu quella di provare a essere assunto nell'Ospedale cittadino, tentativo fortunatamente riuscito – era l'1 marzo 1971 – con l'assegnazione alla Divisione medica come da me richiesto.

Assicurato il posto di lavoro, io e la mia fidanzata, contrariamente a quanto stabilito nel caso fossi stato subito arruolato come tenente medico, decidemmo di sposarci di lì a qualche mese, prima di partire per il servizio di leva e tanto meno senza attendere la sua fine. In pratica, la mia proficua e intensa attività di nefrologo è iniziata con il reinserimento nel mio posto di lavoro il giorno dopo il congedo militare, in concomitanza con l'assunzione del nuovo Primario della Divisione medica, la cui lungimiranza ha favorito la valorizzazione delle mie risorse umane e professionali.

È a quell'esclusione – da me considerata un'assurda e incomprensibile penalizzazione – che devo l'indicibile gratificazione di avere esercitato la Disciplina nefrologica con fervida convinzione, fino a fondare il Centro di emodialisi, un'impresa determinata dal caso ma iniziata e portata a termine per libera e consapevole scelta, e meritevole di essere portata a conoscenza di un'intera comunità. Una possibilità molto azzeccata di cui non mi sono mai pentito e che, in occasione di un convegno realizzato nel 2002 nella mia città dal titolo *"Le arti nobili del rene"*, mi ha ispirato un panegirico fin troppo sperticato sullo studio delle malattie renali, riportato nel retro del *"depliant"* di presentazione destinato a sensibilizzare i cittadini alla partecipazione.

Uno dei paradossi della Nefrologia, scrissi, è di essere sorta come una superspecialità per poi diventare la più vasta delle specialità internistiche. Nata per curare il rene, la Nefrologia, infatti, si è dovuta cimentare subito con la cura di tutti gli altri organi tranne il rene, ormai irrimediabilmente distrutto: una nuova medicina interna. E, grazie allo sviluppo tecnologico, il

Nefrologo si è trovato a vivere l'affascinante avventura di avere a disposizione la dialisi in grado di sostituire l'organo nativo, consentendo un'esistenza vivibile a molte persone, altrimenti condannate a una morte certa.

Tuttavia, i Nefrologi non si sono certo adagiati su questo successo e, nello stesso tempo, hanno intrapreso la strada del trapianto di rene, che ha permesso di conseguire uno straordinario miglioramento sia dei risultati clinici e metabolici, sia della qualità di vita condotta dai pazienti uremici, nonostante la malattia.

Comunque, la prevenzione delle nefropatie, basata sulla conoscenza approfondita delle funzioni renali, rappresenta sempre l'obiettivo aureo da perseguire: le *"arti nobili del rene"* sono un bene prezioso da tutelare, perché prevenire, è meglio che curare.

Quest'anno abbiamo scelto un linguaggio metaforico, accattivante e, sotto certi aspetti, provocante, per presentare alla nostra comunità un convegno sulle funzioni di un organo che, attraverso la trasformazione di un liquido rosso come il sangue in un liquido giallo come le urine, compie un atto di per sé naturale, ma fuori dell'ordinario, tanto da chiedersi se si è di fronte a un miracolo o una magia.

1.2 Matrimonio d'amore

Dopo sei anni di fidanzamento, il 12 dicembre 1971 mi sono sposato con Carla nella piccola chiesa di Sigliano, un paese di campagna nei pressi della toscana Pieve S. Stefano, a circa venticinque chilometri dalla nostra città. L'avevo conosciuta che aveva diciassette anni – sei meno di me – di domenica, a una festa da ballo in casa di amici, in un periodo in cui stavo studiando per sostenere gli esami del secondo anno di medicina. Magra e longilinea, con occhi castani briosi e maliziosi, mi avevano colpito soprattutto la speciale sonorità del suo sorriso, la spontanea giovialità e intraprendenza del suo stile comportamentale.

È stato un vero e proprio matrimonio d'amore, deciso dopo avere trovato entrambi un lavoro stabile, lei nella Segreteria di una scuola di Anghiari ed io nella Divisione medica dell'Ospedale della nostra città. L'evento, preparato con cura e meticolosità, grazie alle capacità organizzative della mia futura moglie, molto solerte e attenta ai dettagli, è stato partecipato, per volontà comune, solo dai parenti più stretti e dagli amici più intimi.

La cerimonia, sobria e molto commovente, è stata consacrata da Don Domenico, un sacerdote schietto e genuino, che avevo conosciuto in Ospedale in occasione di un suo ricovero. Avevo pensato a lui perché, semplice e profondo nelle riflessioni evangeliche e alieno agli apparati ecclesiastici, amava socializzare con i suoi parrocchiani, gente umile, più spesso di origine contadina, con la quale, dopo avere assolto le usuali pratiche religiose, s'intratteneva soprattutto la sera, raccontando barzellette e giocando a carte.

Al rito sacramentale, in un ristorante nella vicina cittadina di Sansepolcro, è seguito il pranzo, prelibato e completo nel suo genere, animato da squillanti battimani e grida fragorose di *"evviva gli sposi"*, accalorato da inebrianti brindisi, come si conviene nelle feste augurali e gioiose, e concluso con la consegna delle tradizionali bomboniere. Stanchi ma felici, per avere appagato in piena libertà il nostro ardente desiderio, siamo partiti per Roma la sera stessa e, dopo aver cenato in casa di parenti, ci siamo sistemati in un albergo della capitale, nel quale abbiamo passato la nostra prima notte di matrimonio.

La mattina dopo, con un taxi abbiamo raggiunto l'aeroporto di Fiumicino, dove ci attendeva la guida dell'agenzia turistica mediante cui avevamo prenotato il viaggio nuziale di una settimana da trascorrere a Parigi. Superata la paura del decollo dell'aereo – per entrambi era la prima volta – mitigata dalla gentilezza di una giovane e premurosa *"hostess"*, dopo poco più di due ore ci siamo ritrovati nella capitale francese, di cui abbiamo scoperto con interesse e curiosità le principali meraviglie, insieme con altre novelle coppie di sposi. Una meritata vacanza che ha ricompensato con gli interessi sforzi, sacrifici e ansie, accumulati nei lunghi preparativi del nostro sposalizio, vissuti con eccitazione e grande senso di responsabilità.

Giovani – lei ventidue ed io ventotto anni – e indipendenti, con la sicurezza di un posto di lavoro fisso e il benestare dei nostri genitori, avevamo gettato le fondamenta non tanto per realizzare un sogno nel cassetto, quanto per progettare la nostra vita di coppia, darle un senso e un valore etico e comunitario, all'insegna dello slogan *"agire nel piccolo, pensando in grande"*, che ha sempre guidato anche tutte le vicende della mia vita professionale e sociale.

Al ritorno, ci siamo accasati in un appartamento nuovo preso in affitto, ancora non completamente arredato, dove è iniziata la nostra tanto desiderata convivenza, con la consapevolezza, tuttavia, che una minaccia, non di poco conto, incombeva sui nostri programmi e dalla quale non potevamo difenderci come avremmo voluto. Appena qualche giorno dopo, la triste notizia è arrivata con la vituperata raccomandata, che mi comunicava la data di partenza e la destinazione per attenermi all'obbligo legislativo di svolgere il ruolo di soldato semplice nell'esercito italiano per quindici interminabili e tediosi mesi.

1.3 Di necessità virtù

Era il 27 gennaio 1972 – circa undici mesi dopo l'assunzione in Ospedale e un mese e mezzo di vita coniugale – quando, di pomeriggio, sono partito con il treno dalla stazione della mia città alla volta del Centro addestramento reclute di Orvieto. Un pugno sullo stomaco sarebbe stato meno doloroso, ma l'istinto di sopravvivenza, che ha il potere di fare di ogni necessità una virtù, si è imposto ai pensieri deleteri della mente, riuscendo ad alleviare le mie pene.

Dopo avere cenato in un ristorante limitrofo, a notte fonda, mi sono presentato ai commilitoni di guardia che, dopo aver verificato i miei dati anagrafici, mi hanno accompagnato alla mia branda nel camerone dell'ottava compagnia, dandomi le opportune indicazioni sui regolamenti e le consuetudini vigenti in quel luogo che non avrei mai voluto conoscere.

Durante la notte, agitata e insonne, ho cominciato a elaborare una strategia che avrebbe dovuto rendere più sopportabile l'angoscia derivata dalla dura realtà di trovarmi in un ambiente desolante, anonimo, fuori del tempo, e di avere perso all'improvviso identità e ruolo – la ragione fondamentale della mia vita – che avevo costruito in tanti anni di studi ed esperienze. L'occasione d'oro, per mettere in atto i miei propositi, mi si è presentata la mattina dopo, quando il Capitano della mia compagnia mi ha convocato nel suo ufficio per manifestare l'orgoglio che provava per avere un medico fra i suoi camerati.

Ringraziandolo, gli ho dato la mano con vigore e gli ho detto, ostentando autorevolezza e sicurezza, una verità e una bugia, rispettivamente che ero sposato e purtroppo soffrivo di coliche renali. In terza giornata, dopo l'alzabandiera del mattino, ho marcato visita, accusando un forte dolore al fianco destro. In pratica, con l'immediato ricovero in Infermeria per sospetta colica renale, è iniziata la mia attività d'imboscato. Un disonore, stando al significato della parola, perché con *"trucchi e inganni mi accingevo a evitare rischi, disagi e pericoli propri della naia, e ad acquisire privilegi"*, di cui altrimenti non avrei potuto godere.

Che senso avrebbe avuto per me – già medico di ruolo in ospedale, sposato e con la prospettiva di avere dei figli – essere sottoposto all'addestramento riservato ai soldati di truppa, consistente nell'apprendimento di nozioni basilari come conoscere la disciplina militare, marciare, sparare, montare di guardia e quanto altro avrebbe potuto essermi utile nel caso fossi stato richiamato in servizio in occasione di un evento bellico?

Nel piccolo presidio sanitario ho conosciuto il Capitano medico, che ne era responsabile, ed ho incontrato i suoi collaboratori con il grado di Tenente medico, due colleghi del mio stesso corso universitario, con cui ho stretto solidi e amichevoli rapporti. E così, grazie alla mia esperienza, pur breve, di medico ospedaliero, sono riuscito a garantire il buon funzionamento di tale postazione sanitaria. Una struttura molto frequentata da giovani reclute, spesso frustrate e frastornate, se non *"impazzite"* per lo stress, la cui insorgenza era per lo più favorita dalle continue e crudeli reprimende indirizzate loro da inflessibili graduati. Per tutta la rimanenza dell'inverno, ho svolto pratiche burocratiche e amministrative, e vere e proprie funzioni sanitarie e d'assistenza, guadagnandomi la fiducia e la stima sia degli addetti al servizio, sia dei ricoverati.

Dopo circa un mese, per un tacito accordo con il mio superiore, che per fortuna sosteneva le stesse mie ragioni sull'incongruenza della mia permanenza in quella sede non consona alla mia figura civile e professionale, sono stato trasferito nell'Ospedale militare di Perugia con diagnosi di *"Coliche renali recidivanti"* da sottoporre ad altri accertamenti. Accompagnato all'Ufficio accettazione, sono stato ricoverato nel Reparto di chirurgia dal Tenente medico di guardia, che per uno strano gioco del destino era un mio carissimo amico, anche lui compagno di corso degli studi universitari.

Un Colonnello medico intraprendente, un Infermiere civile scaltro e una Suora compassionevole, coadiuvati da alcuni soldati semplici – anche loro imboscati – nel ruolo di ausiliari, costituivano l'équipe sanitaria del reparto, cui ero stato destinato. Il Graduato, che ne era il responsabile, eseguiva le visite e prendeva decisioni. L'Infermiere, un vero esperto in estrazione di unghie incarnite, era addetto alle medicazioni. La Suora, con funzioni di caposala, pensava al vitto e alla disciplina. Gli Assistenti ausiliari, guidati dalla religiosa, tenevano in ordine i presidi medici e pulivano le corsie e i servizi igienici.

In caso di necessità intervenivano come consulenti i Chirurghi civili con il compito di praticare operazioni di tonsillectomia, appendicectomia ed emorroidectomia in sede, niente di più perché nei casi clinici più gravi era previsto il trasferimento nei vari reparti del Policlinico perugino.

Inedia e accidia avrebbero potuto prendere il sopravvento sui pensieri, mortificando la mia anima, se non avessi potuto trovare un significato alla routine giornaliera di altri quattordici lunghi mesi, lontano dagli affetti più cari e dagli interessi più preziosi costitutivi delle mie libere scelte esistenziali. In realtà, mi sono ambientato subito nel mio nuovo ruolo di medico – esonerato dagli obblighi militari – che ho svolto come titolare fino al giorno del congedo, godendo il rispetto degli ospiti del reparto, dei miei compagni di ventura e dei superiori.

Dalla mattina alla sera, il tempo, scandito da visite mediche, colloqui con i degenti, letture di evasione, giochi e scherzi coinvolgenti i soldati malati o presunti tali, orari del pranzo e della cena, scorreva veloce e non concedeva spazio allo sterile rimuginare sull'inutilità e l'inconsistenza di quanto mi era stato imposto.

Dopo alcuni giorni di assestamento, con la complicità del mio amico Tenente medico e all'insaputa delle gerarchie militari, sono uscito dall'Ospedale con la divisa di ordinanza, ho preso il treno e sono tornato a casa per riabbracciare, almeno per una notte, mia moglie. Da allora, due o tre volte la settimana, grazie ad una vecchia cinquecento gentilmente messa a completa disposizione da un mio generoso zio paterno, cui ero profondamente legato, riuscivo a cenare e dormire nella nostra casa per essere la mattina dopo, in perfetto orario, nel mio posto di lavoro.

In quei mesi, sono riuscito anche a eseguire come Medico civile, per conto dell'Istituto nazionale per l'assicurazione contro le malattie, almeno sei visite fiscali la settimana, normalmente remunerate, al domicilio di lavoratori che si mettevano in malattia. Inoltre, ho cercato di esercitare al meglio la mia professione, raccogliendo con scrupolo la storia dei pazienti e visitandoli con accuratezza, perché sapevo, per esperienza diretta, che costituirsi come punto di riferimento per gli altri e sentirsi utili rende la vita più sensata ed equilibrata.

Esperienza, intuito e diligenza hanno giocato notevolmente in mio favore in tre gravi casi clinici – un addome acuto chirurgico, una meningite e una psicosi delirante insorta all'improvviso – che in tre periodi diversi ho trasferito con cognizione di causa e tempestività nelle cliniche specializzate dell'Ospedale civile.

Non potrò mai dimenticare quelle giovani reclute sofferenti e disperate che mi hanno fatto sentire importante, rendendomi merito del personale sostegno medico e morale, di cui hanno usufruito e goduto in circostanze veramente gravose. Loro hanno contribuito molto a far sì che dessi un ragionevole significato a una situazione per me inconcepibile. Pur avendo vissuto malvolentieri quell'esperienza da me giudicata incongrua, sono riuscito ad affrontarla con spiccato senso del dovere, assolvendo anche le più critiche e imprevedibili mansioni cliniche, in attesa dell'agognato congedo, consegnatomi a Roma l'11 aprile 1973.

1.4 *Missione compiuta*

Dopo un'astinenza tecnica e scientifica forzata di quindici mesi, il giorno successivo alla definitiva licenza, ero già al lavoro con la felicità che prova un bambino quando, rapito dalle sue fantasticherie, ritrovando i suoi giocattoli preferiti, reinventa i giochi più amati e coinvolgenti, rimanendo del tutto indifferente a quanto gli succede intorno. Il caso ha voluto che la mia voglia frenetica di recuperare il tempo perduto coincidesse con l'assunzione del nuovo Primario di medicina, avvenuta l'1 maggio 1973, esattamente venti giorni dopo il mio rientro in Ospedale.

Il mio superiore, originario di Grosseto e proveniente da Gallipoli, era un uomo di piccola taglia, dall'aspetto burbero, molto sensibile, metodico e puntuale. Dotato anche di un invidiabile dinamismo e di competenze mediche di tutto rispetto, con lui mi sono trovato subito in sintonia e in poco tempo ho stabilito un rapporto umano e professionale, improntato alla massima stima e fiducia corrisposte, e a una costante e proficua collaborazione.

Trascorso un periodo di adattamento di alcuni mesi, necessari per valutare l'incidenza delle più svariate patologie trattate nel vasto Reparto di medicina generale, il Dirigente responsabile ha convocato tutti i medici per avanzare alcune proposte operative. Due medici avrebbero dovuto interessarsi delle malattie respiratorie, la cui incidenza prevaleva sugli altri processi morbosi, e altri due avrebbero dovuto dedicarsi alle malattie renali, predilette dal proponente.

Mi si stava presentando un'opportunità probabilmente unica per lo sviluppo delle mie competenze scientifiche, e d'istinto mi sono offerto per perfezionarmi nello studio, nella diagnosi e nella cura delle nefropatie. Accettata con soddisfazione la mia candidatura, da allora ho cominciato a frequentare nel mio giorno libero infrasettimanale il Centro di emodialisi del Policlinico perugino e a escogitare il modo di iscrivermi alla Specializzazione di Nefrologia nell'Università di Bologna.

Per raggiungere quest'ultimo ambizioso obiettivo, nel dicembre 1973 ho partecipato al Corso annuale di aggiornamento sulle attualità nefrologiche e dialitiche, che da qualche anno si teneva nell'Ospedale San Carlo Borromeo di Milano. In questa sede avrei dovuto incontrare il titolare della cattedra di tale disciplina, un luminare del settore che – a quanto si diceva nell'ambiente nefrologico italiano – dall'Inghilterra aveva riportato, per primo in Italia, la tecnica della biopsia renale e della sua interpretazione istologica.

Ricordo bene il momento in cui, titubante ma deciso, durante una pausa dei lavori scientifici, mi avvicinai a lui e con voce tremolante, presentandomi, gli manifestai il mio desiderio. Da quel breve colloquio uscii abbastanza rinfrancato, perché l'illustre professore, pur non dandomi certezze, mi consigliò di partecipare alla selezione per l'ammissione alla sua scuola di specializzazione.

Al primo tentativo non fui ammesso, ma l'anno successivo i miei sacrifici furono ricompensati dall'ingresso in uno degli ambienti nefrologici più qualificati e importanti d'Italia, che avrei dovuto frequentare per tre anni consecutivi, per assistere alle lezioni, fare pratica, dare gli esami previsti dal corso di studi e preparare la tesi finale.

La piena coscienza di avere raggiunto, con le mie sole forze, una meta così rilevante e per certi versi insperata – non solo per me ma anche per i miei colleghi e gli amministratori – fu la molla emozionale che mi permise di conciliare gli impegni lavorativi e familiari con gli sforzi e le preoccupazioni derivanti dai periodici spostamenti con la macchina e pernottamenti fuori di casa, nelle più svariare condizioni atmosferiche.

Questa fu solo la prima tappa di una missione professionale, senz'altro proposta con realistica consapevolezza e accettata con favore, ma il cui traguardo definitivo non era stato per nulla individuato. I modi e i tempi di realizzazione sarebbero dipesi solo dalle capacità cognitive ed emotive di chi si era assunto l'onerosa responsabilità – la mia – di un'impresa così ambiziosa e ardua, tutta da programmare e organizzare o, meglio, da inventare di sana pianta.

Come succede quando le scelte – che la vita immancabilmente e spesso senza preavviso propone – sono fatte con coraggio e decisione, fino anche a mettere in gioco le proprie sicurezze, nel settembre 1975 mi si presentò un'altra formidabile opportunità professionale. Mentre godevo gli ultimi scampoli delle ferie estive, per telefono fui convocato dal mio Primario nel suo studio per comunicazioni urgenti.

Il Presidente e il Direttore sanitario dell'Ospedale in persona, promotori dell'incontro, mi chiesero, senza preamboli, se ero disposto a istituire un Servizio di emodialisi nell'ospedale cittadino, più volte richiesto da alcuni nefropatici cronici, i quali per tre volte la settimana erano costretti a recarsi a Perugia per sopravvivere alla loro malattia. Anche in quest'occasione, pur essendo stato colto alla sprovvista, diedi subito il mio assenso, garantendo il massimo impegno, un'assicurazione non gratuita ma motivata dalla certezza di avere già acquisito sufficienti conoscenze preliminari in tale tecnica terapeutica.

Tanta era la fiducia accordatami che mi fu data carta bianca. Il giorno dopo, presentai le prime linee programmatiche che, oltre al mio aggiornamento, prevedevano il distacco dalla Divisione medica di due infermiere – da me liberamente scelte con il benestare dei miei interlocutori – per sei mesi, il tempo minimo indispensabile per conseguire l'addestramento alla metodica dialitica nel Centro regionale. Ero perfettamente consapevole che l'iniziativa sarebbe gravata completamente sulle mie spalle e sulla buona volontà dei due operatori sanitari, perché nessun altro era competente in materia e non si aveva la minima idea di cosa significasse fondare un Centro di emodialisi.

Proprio per questi motivi decisi di partecipare nel Laboratorio di Mirandola, vicino a Modena, a un corso settimanale di pratica sulle apparecchiature dialitiche – di solito frequentato da operatori tecnici – con cui avremmo dovuto lavorare nei prossimi mesi. Grazie a quest'esperienza, promossa a sue spese dalla Ditta fornitrice dei macchinari, appresi dall'Ingegnere responsabile non solo quanto più possibile sul loro funzionamento, ma anche quali dovessero essere i requisiti tecnici e di sicurezza di un centro siffatto.

Non ancora soddisfatto, per non lasciare niente al caso, a spese mie, per un'altra settimana frequentai il Centro di emodialisi di Cremona, di recente istituzione. In questa struttura, diretta da un collega molto esperto e appassionato di terapie dialitiche, acquisii nuove competenze sia tecniche, sia cliniche. Vedere operare medici e infermieri, all'avanguardia nel trattamento dell'insufficienza renale mediante il rene artificiale, corroborò non solo le mie competenze in ambito nefrologico e dialitico, ma anche la salda convinzione di avere scelto la strada giusta per qualificarmi come Nefrologo.

Ormai era tutto pronto per iniziare l'attività dialitica nel piccolo centro ospedaliero, che durante la formazione mia e delle due infermiere prescelte, era stato istituito dai tecnici a norma di legge e nel rispetto delle direttive che avevamo loro impartito. Era il 31 maggio 1976 – un giorno indimenticabile, di portata storica almeno per noi, modesti operatori di periferia – quando le mie collaboratrici emozionate ma sicure, sotto la mia supervisione attenta e fiduciosa, punsero la fistola artero-venosa di due pazienti, per dare inizio per la prima volta a Città di Castello a una seduta emodialitica.

Ci sentivamo protagonisti assoluti di un'avventura, il cui compimento sembrava impossibile, per le limitate risorse disponibili, forti soprattutto della nostra volontà, senso di responsabilità e tenacia, tre qualità, immancabilmente ricorrenti nelle azioni di chi si pone obiettivi ritenuti fondamentali per la propria crescita umana e professionale. Un autoriconoscimento per nulla improprio né fuori luogo, perché – come sono solito dire quando voglio decantare il valore degli obiettivi da noi raggiunti – *"Città di Castello non è Oxford"*.

Considerarsi pionieri della realizzazione di una missione così importante e indispensabile per la salute dei malati renali della comunità locale, non solo è un dato di fatto incontrovertibile, ma è stata anche la ragione d'essere dello sviluppo della nostra professionalità che si è arricchita sempre di più, di pari passo con l'evoluzione tecnica e scientifica delle conoscenze nefrologiche e dialitiche.

Come protagonista – mai spettatore passivo – ho vissuto per circa trentun anni, nel bene e nel male, tutte le vicissitudini del Centro di emodialisi cittadino: le sofferenze dei pazienti, i conflitti con gli infermieri, le incomprensioni dei colleghi, le inadempienze degli amministratori, il confronto con i collaboratori scientifici. Fra gioie e dolori, gratificazioni e delusioni, successi e sconfitte, ho sempre tirato dritto con l'unico scopo di qualificare il servizio, che ho sempre diretto fin da quando ero un semplice assistente del Reparto di medicina. E inoltre – impegno non di poco conto mai venuto meno – ho sempre cercato di assicurare ai malati renali le migliori prestazioni possibili e di stabilire con i loro familiari rapporti interpersonali basati sulla correttezza, sulla stima reciproca e, perché no, sull'affetto condiviso.

1.5 Una dedica doverosa

Farei la magra figura di un ingrato d'infimo grado o, comunque, sarei giudicato un ignobile presuntuoso, se non dedicassi, con qualche riga di spontaneo e autentico riconoscimento, doverosi e, spero, apprezzati meriti, ad alcuni operatori – fra i tanti – che hanno contribuito in maniera sostanziale, collaborando con me, a realizzare il sogno dell'istituzione del Servizio dialisi nella realtà locale. Per la dedizione profusa e la condivisione degli stessi obiettivi, considero anche loro antesignani di un esperimento, ritenuto utopistico da molti, cioè al di fuori della nostra portata per motivi – dimostratisi inconsistenti sul piano pratico – sia tecnici e scientifici, sia organizzativi e legati alla gestione.

Devo molto a questi leali e indefessi collaboratori i quali, ognuno a modo suo per competenze e stile di comportamento, mi hanno permesso di rispondere in tutto e al meglio a una delega assegnatami *"a scatola chiusa"* dai miei superiori amministrativi e sanitari. Un mandato che mi lasciava piena libertà di decisioni e di azioni – un vero attestato di fiducia e di stima di cui andare orgoglioso – ma nello stesso tempo mi caricava la coscienza di un forte senso di responsabilità professionale, diventato, con il passar del tempo, talvolta, davvero intollerabile.

Appena mi fu formulata, con tutti i crismi dell'ufficialità, l'inattesa e conturbante proposta, non potei fare a meno di confidarmi con Umberto, il Nefrologo responsabile del Centro emodialitico di Perugia, che qualche anno prima si era reso protagonista della stessa impresa, ricavando il servizio alla bell'e meglio in una sala della Patologia medica del Policlinico *"Monteluce"*. Il mio collega di quattro anni più grande di me, conosciuto durante gli studi universitari in occasione delle esercitazioni di endocrinologia da lui condotte, non fu colto alla sprovvista dalla notizia in sé e per sé, quanto dalla tempestività con cui il Presidente del nostro ospedale di periferia aveva deciso di istituire un servizio specialistico di così elevata tecnologia.

In fondo, frequentavo il Centro perugino da poco più di un anno e pur ipotizzando, più che altro a parole, la possibilità o, per meglio dire, la necessità di trasferire la tecnica dialitica nel nostro comprensorio a vantaggio di alcuni dializzati ivi residenti, né io né il mio referente pensavamo che avremmo dovuto nell'immediato – calendario alla mano – sottoporre l'evento straordinario al conto alla rovescia, per arrivare preparati e in tempi certi all'appuntamento.

Indubbiamente, avere al mio fianco Umberto e poter contare, in qualsiasi momento, sulla sua competenza ed esperienza, oltre che sui legami di fiducia e di amicizia, instauratisi fra noi fin dall'inizio dei nostri incontri umani e professionali, e divenuti sempre più stretti e vincolanti – alla fine fraterni per quanto mi riguarda – ha inciso molto sulla programmazione dell'iniziativa e sul suo indiscusso successo.

Sotto il profilo sia morale, sia professionale, ho imparato molto da lui – ora in pensione come me, ma ancora, per quello che ne so, Nefrologo praticante –, uomo integerrimo, di notevole stazza, aitante, salutista e soprattutto stacanovista instancabile. Specialista d'indubbio valore – un luminare a tutti gli effetti – era molto stimato nell'ambiente dialitico e beneficiava degli stessi riconoscimenti tecnici e scientifici, attribuiti ai personaggi più illustri della Nefrologia internazionale.

In possesso di capacità cognitive invidiabili, è entrato a buon diritto nella storia di questa disciplina – lo affermo con certezza senza tema di cadere in un'eccessiva enfasi – per alcune vere e proprie invenzioni, fautrici del progresso della tecnica dialitica nel mondo, passate indenni al vaglio della critica sperimentale.

È dovuta al suo mirabile ingegno sia la scoperta del *"Sistema Y Perugia"* applicato alla dialisi peritoneale, con cui si sono abbattute e, in certi casi, eradicate le peritoniti – le complicazioni più temibili legate a tale tecnica depurativa – , sia la dimostrazione di migliori risultati clinici complessivi con l'esecuzione della *"Emodialisi quotidiana"* rispetto a quella trisettimanale, la più praticata a livello internazionale.

Con l'istituzione del Centro di emodialisi nella nostra città, grazie alla stipulazione di una convenzione, ho avuto l'onorata e fruttuosa opportunità di lavorare con lui, a spalla a spalla, per un intero giorno ogni mese e per circa quindici lunghi anni. Un ritrovo mai disatteso, dedicato al controllo dei dializzati, alla visita ambulatoriale dei nefropatici, alla progettazione di studi e ricerche, alla selezione di convegni, seminari, corsi di aggiornamento, cui partecipare, dove lui spesso era efficace relatore e accorto moderatore di tavole rotonde.

Amico e maestro, ho cercato di sfruttare al massimo le sue conoscenze ed esperienze, utilizzando non solo le mie capacità intellettive, ma anche tutte le mie facoltà sensoriali, ascoltando con attenzione ogni sua parola, osservando ogni suo gesto. E, soprattutto, mi sono arricchito di umanità, studiando le norme relazionali praticate con i pazienti, a ognuno dei quali, senza distinzioni di sorta, dedicava il tempo necessario per capirne fino in fondo problemi, paure e angosce, risolvere dubbi e infondere speranza.

Non guardava mai l'orologio, non si distraeva, faceva domande in continuazione durante il colloquio con i malati, segnalava sulla scheda clinica anche i minimi dettagli apparentemente insignificanti e poi, dopo essersi confrontato con me, scriveva con particolare cura la lettera al medico curante. Di fronte a casi clinici difficili e complessi, e a situazioni emergenziali dialitiche non perdeva mai la testa, cercava di ragionare con calma e lucidità, e non mollava mai fino a quando non trovava la soluzione più giusta e personalizzata da praticare in quella contingenza.

Era animato da un'indomita caparbietà a escogitare le risposte più adeguate ai quesiti emergenti e a quelli per i quali si dovevano programmare esami biochimici e strumentali, indispensabili alla formulazione di diagnosi circostanziate e alla somministrazione di terapie quanto più mirate possibili.

Pur essendo dotato di una preparazione medica di tutto rispetto, senza dubbio la mia crescita e sviluppo nefrologico sono dipési in gran parte dall'apprendimento pratico acquisito – se non altro per spirito d'imitazione – durante le esperienze lavorative vissute insieme con lui. Forse, di più in confronto alle lezioni *"ex cathedra"* propinate nei numerosi corsi di aggiornamento, cui ho dovuto partecipare, durante il lungo periodo della mia attività dottorale, per stare al passo con i tempi riguardo alle varie problematiche d'interesse dialitico.

Per altri versi, degne di particolare menzione sono anche altre due persone che hanno permesso di rendere operativo, efficace ed efficiente il disegno elaborato con cura in ogni requisito (struttura, dispostivi, impianti, macchinari) dalla mente dei nefrologi. È questo il motivo che mi spinge a cogliere l'occasione per tessere un esplicito e speciale encomio al coraggio, al fervore e all'abilità delle due infermiere da me prescelte – fra i circa venti operatori di pari grado esercenti nella Divisione di medicina – per importare la tecnica dialitica nel nostro piccolo centro.

Agnese e Lina, la prima Infermiera professionale con diploma di caposala e l'altra Infermiera generica riqualificata, mi avevano colpito soprattutto per la serietà nel lavoro, il carattere estroverso, la capacità di stabilire appropriate relazioni umane con i pazienti. Consideravo queste doti le più adatte per intraprendere un tirocinio di sei lunghi mesi a contatto con colleghi già competenti ed esperti in materia, con pazienti, di cui fino allora non si conoscevano le condizioni cliniche e gli aspetti umani, e in un ambiente lavorativo dominato da apparecchiature mai viste.

La scelta che mi era stata delegata dal vertice ospedaliero mi lasciava piena libertà di movimento ed io l'ho rispettata in pieno. Tuttavia, non è stato facile controbattere alle pretese arroganti e antiquate del sindacato che avrebbe voluto selezionare le due figure professionali attraverso la libera partecipazione di tutto il personale infermieristico a un bando di concorso interno, favorendo chi avesse posseduto una maggiore anzianità di servizio.

Essendo di tutt'altro avviso, sull'argomento in discussione ho accettato di intervenire in un'assemblea di reparto alquanto tumultuosa, dove ho esposto con pacatezza la mia tesi – in netto contrasto con quella sindacale – basata sulla ragionevole convinzione che solo operatori giovani, entusiasti e intraprendenti avrebbero potuto garantire l'acquisizione di una pratica innovativa di alta tecnologia da applicare a livello locale.

Fra mugugni, improperi e malumori alla fine l'ho avuta vinta e, *"le mie preferite"*, come solevano definirle i miei detrattori, hanno cominciato a frequentare il Centro perugino, utilizzando il treno come mezzo di trasporto, a conti fatti per più di centocinquanta giorni complessivi. Si sono sottoposte con umiltà e audacia a non trascurabili sacrifici, moralmente remunerati comunque dalla soddisfazione e gratificazione di essere riconosciute da tutti i dipendenti ospedalieri alfieri della nuova metodologia terapeutica.

Ancora, a distanza di tanti anni, ogniqualvolta che penso agli esordi della nostra attività dialitica, mi compiaccio delle decisioni prese, perché le mie attese non sono state deluse, anzi, volgendo lo sguardo a ritroso, mi rendo conto con orgoglio che hanno oltrepassato notevolmente l'orizzonte prefissato in quei mesi di fervido attivismo.

Al loro ritorno, le due infermiere, protagoniste e sotto certi aspetti complici dell'esercizio di un praticantato che aveva permesso loro di entrare in possesso – per prime nel nostro Ospedale – di procedimenti, manovre, stratagemmi, trucchi del nuovo mestiere, sconosciuti a tutti gli altri, hanno avuto l'opportunità di mettersi subito al lavoro con solerzia e amor proprio.

Qualità mai venute meno, tanto che più di una volta le ho sentite dire con una certa ostentazione e maliziosa provocazione: *"Questo servizio è come se lo avessimo partorito, guai a chi ne parla male"*! Poteva sembrare che fossero gelose delle competenze acquisite, in realtà non lo erano per nulla, perché di mano in mano, con l'incremento progressivo dell'attività dialitica, determinato da ovvie cause di forza maggiore, hanno trasmesso ai nuovi infermieri, completamente inesperti, tutto quanto sapevano ed erano sempre disponibili a prestare soccorso ai colleghi in difficoltà.

Il loro apporto è stato indispensabile per gettare le basi dell'avvio di un servizio che prevede l'applicazione di dispositivi tecnici, la cui gestione in tutti i paesi è affidata al personale infermieristico specializzato. La fiducia e la stima che riponevo in queste due infermiere, all'atto della mia valutazione, non sono state minimamente disattese. Anzi, con l'andar del tempo si sono rafforzate, perché ho potuto assodare di persona il notevole grado d'interesse e volontà, con cui sono progredite sotto l'aspetto umano e professionale, un esempio seguito da tutti gli altri operatori via via assunti nello stesso ambiente lavorativo.

Come punto di riferimento essenziale, per valorizzare le ragioni del conseguimento di obiettivi che sembravano irrealizzabili, ho preso Umberto, Agnese e Lina, le persone più importanti, compartecipi della nascita dell'attività dialitica nella nostra città, ma molti altri sono gli operatori di ogni ordine e grado di cui, a uno a uno, dovrei segnalare i pregi, per la cooperazione ricevuta nella sua crescita e sviluppo.

Ora, cercherò di proiettare alcuni *"flash"* informativi e descrittivi – a uso di lettori incuriositi e desiderosi di farsi almeno un'idea – sulla disciplina e l'assistenza nefrologica, la storia del rene artificiale, della dialisi peritoneale e del trapianto renale, la tipologia dei pazienti, l'ambiente del servizio dialisi. Un *"habitat sui generis"*, dove ogni giorno obbligatoriamente s'incontrano *"Uomini & Macchine"* – pazienti, medici, infermieri e tutti i presidi proposti dalla tecnologia –, ognuno con il proprio ruolo, funzioni e compiti che il destino ha loro assegnato.

BREVE STORIA DI TECNICHE TERAPEUTICHE SALVAVITA

"La tecnologia è indispensabile, ma dietro il computer ci deve essere Ippocrate: in medicina l'*"high tech"*, cioè la supertecnologia, non deve farci dimenticare l'*"high touch"*, cioè il contatto umano, la mente e la mano guidate da ragioni scientifiche, ma anche da altre ragioni che tengano conto della nostra natura, dei nostri limiti, delle forze della vita e della morte".

G. Cosmacini

Breve storia di tecniche terapeutiche salvavita

2.1 Per farsi un'idea

Secondo i nefrologi A. Schieppati e G. Remuzzi (2002), per i comuni cittadini *"i reni sono organi un po' negletti e le malattie renali non hanno la stessa popolarità delle malattie cardiovascolari o dei tumori"*. J.S. Cameron, uno dei nefrologi più brillanti e arguti mai conosciuti, faceva notare che nella Bibbia, nella letteratura, nelle favole e nelle leggende si parla spesso di cuore e sangue, ma mai di rene e urine.

Nell'immaginazione popolare il cuore è associato con i sentimenti, il cervello con l'intelligenza, il fegato con il coraggio, ma non ci sono – a quanto si sa – detti o proverbi o frasi celebri che si riferiscono ai reni. Forse, quest'ultima asserzione non corrisponde al vero, perchè ho letto, in uno dei tanti siti informatici di *"Renalgate"* – termine traducibile in *"accesso a tutte le notizie che riguardano i reni"* –, che gli antichi consideravano questi organi lo specchio dell'anima, vai a capire per quale recondito e simbolico motivo.

È certo, invece, come si desume dai colloqui con i pazienti sottoposti a visita nefrologica, che la maggior parte delle persone sa giusto dove sono i reni e, pur sapendolo, molto spesso parlano di *"mal di reni"*, quando, a dire il vero, soffrono di dolori alle logge renali, dovuti ad altre cause, più spesso ad artrosi lombare. I cittadini più informati al massimo sanno che i reni eliminano le sostanze azotate accumulate nell'organismo, ma non hanno la benché minima idea della complessità di tutte le loro molteplici e mirabili funzioni.

"Arti nobili", mi è piaciuto definirle, proprio per non ridurre alla sola escrezione di urine il prezioso e improbo lavorio di questi due organi, ognuno grande quanto il pugno di una mano, a forma di fagiolo, del peso di centotrenta-centocinquanta grammi, disposto dietro il peritoneo a lato dell'ultimo tratto della colonna vertebrale.

I reni sono organi magici, dicevo serioso agli scolari delle scuole elementari in occasione d'incontri sull'educazione sanitaria promossi dagli insegnanti più attivi, perché in ogni momento del giorno e della notte, qualsiasi cosa noi facciamo, a nostra insaputa e come per incanto, trasformano un liquido rosso come il sangue in un liquido giallo come le urine. E mentre parlavo, per stimolare ancor più il loro stupore, invitavo i giovani allievi, affascinati dalle mie parole, a rivolgere l'attenzione verso uno schermo colorato che riproduceva le immagini, stilizzate e in movimento, della filtrazione glomerulare, del riassorbimento tubulare e dell'escrezione urinaria.

Tre operazioni – ben conosciute dagli studenti di medicina fin dalle lezioni di fisiologia – che sono in grado di compiere questo incredibile miracolo della natura tramite microstrutture invisibili a occhio nudo (glomeruli e tubuli) e una sorta d'impianto idraulico (bacinetto renale, ureteri, vescica e uretra) operanti in perfetta sinergia. Nell'intera giornata, la superficie glomerulare, di almeno un metro quadrato e mezzo di grandezza complessiva, è costituita da due milioni di glomeruli (un milione per ogni rene), cioè di piccoli capillari raccolti a gomitolo in cui instancabilmente scorre sangue, cui, mediante uno speciale gioco di pressioni, spetta il compito di filtrare nel lume tubulare sottostante centoottanta litri di preurina. Un prodotto del sangue costituito da acqua, sali, sostanze metaboliche, ma privo di globuli rossi – la ragione della perdita del colore rosso – globuli bianchi, piastrine, proteine e molte altre sostanze, non sempre ben conosciute, che sono risparmiate dal processo della filtrazione.

Questa soluzione è poi sottoposta a un delicato e selettivo processo di riassorbimento nel circolo sanguigno collegato al sistema dei tubuli renali, di oltre un chilometro di lunghezza complessiva, tanto che dei centoottanta litri di preurina ne rimangono a disposizione, per essere escreti sotto forma di urine, in media solo un litro e mezzo. Negli stessi momenti in cui, senza un attimo di posa, glomeruli e tubuli svolgono le loro funzioni, le urine, a goccia a goccia, cadono nel bacinetto renale, sono spinte nell'uretere, si depositano nella vescica e infine, al bisogno e a comando dell'esercente, sono espulse all'esterno mediante l'uretra.

A tali delicati e meticolosi meccanismi si deve la funzione escretoria del rene, diretta a eliminare con le urine le sostanze azotate, prodotte durante la digestione di vari tipi di proteine, ingerite con gli alimenti quali, ad esempio, pane, pasta, carne, pesce e latte. Gli stessi dispostivi sono deputati a regolare contemporaneamente il volume, la composizione e la concentrazione dei fluidi organici nei settori extra e intracellulari, assicurando così anche l'equilibrio di acqua e sali, acidi e basi per il perfetto funzionamento dell'organismo.

Molti non sanno che il rene è in grado di svolgere anche una funzione endocrina, sotto certi aspetti ancora più complessa, mediante cui, in condizioni normali ma soprattutto dopo determinati stimoli, sono prodotte sostanze o fattori ad azione simile a quella degli ormoni, come la renina, le prostaglandine, l'eritropoietina, la vitamina D attivata e altri elementi non ben identificati che intervengono nel metabolismo intermedio.

Il più noto fra questi fattori è la renina, un enzima che, agendo su una sostanza chiamata angiotensinogeno, innesca un meccanismo composito responsabile della costrizione delle arterie, un effetto controbilanciato dalle prostaglandine, anch'esse di origine renale, che invece determinano dilatazione delle arterie, con il risultato finale di ottenere il bilanciamento delle due azioni contrapposte per regolare la pressione arteriosa. Forse, oggi, è più conosciuta l'eritropoietina – per l'uso dopante che ne fanno gli atleti, soprattutto i ciclisti per incrementare le loro prestazioni specialmente in salita – che il rene produce, a maggior ragione, quando si trova in condizioni d'insufficienza di ossigeno, per stimolare l'eritropoiesi del midollo osseo con il conseguente ripristino della giusta quantità di globuli rossi nel sangue.

Altrettanto interessante e misconosciuta ai più è la generazione renale del principio attivo della vitamina D, che i medici chiamano con una certa prosopopea 1,25 diidrossicolecalciferolo, deputato a mantenere la normale mineralizzazione dell'osso. Degli altri fattori, cui abbiamo accennato, siamo in grado di dire che verosimilmente sono di natura enzimatica ed esercitano la loro azione su alcune fasi del metabolismo lipidico, glucidico e protidico.

Da questa descrizione della funzione esocrina ed endocrina del rene – pur forzatamente sintetica e semplicistica perché concepita per un pubblico profano di questioni mediche – si può ben immaginare quali saranno le conseguenze provocate dalle più varie e numerose malattie e fattori morbigeni. Mi riferisco, soprattutto, da una parte alle glomerulonefriti, nefropatia diabetica, malattie renali vascolari, pielonefriti, rene policistico e dall'altra a farmaci, tossici, batteri, virus, parassiti, funghi, erbe che prediligono quest'organo, così polivalente nell'espletamento dei suoi compiti, provocando talvolta effetti dannosi drammatici.

Quando si è di fronte a un'insufficienza renale conclamata, acuta o cronica, bisogna aspettarsi una serie prevedibile di alterazioni fisiopatologiche, sempre difficili da contrastare e talvolta mortali, ben conosciute e temute dal Nefrologo. Si tratta di quadri clinici di varia complessità, caratterizzati da intossicazione da accumulo di sostanze azotate quali la creatinina e l'urea (non a caso si parla di sindrome uremica), ritenzione idrosalina, iperpotassiemia, acidosi metabolica, ipocalcemia, iperfosforemia, ipertensione arteriosa, anemia, alterazioni ossee, per citare solo le più importanti.

Ognuna di queste manifestazioni poi, per sua natura, è destinata a provocare una vasta ed eterogenea sequela di segni e sintomi correlati, facilmente riscontrabili nei malati renali che sono costretti a rivolgersi e ad affidarsi alle competenze del Nefrologo per sperare di sopravvivere. In questi processi morbosi, provvedimenti dietetici e farmacologici di ogni tipo, pur messi in atto a ragion veduta e in maniera appropriata, possono non essere sufficienti per conservare e ristabilire le funzioni renali, ed è per questa ragione che si deve intervenire con la terapia sostitutiva della funzione renale escretoria.

Allora, si ricorre con urgenza o emergenza all'emodialisi extracorporea estemporanea nelle forme acute, all'emodialisi extracorporea periodica o alla dialisi peritoneale continua per tutta la vita nelle forme croniche. Queste ultime, quando è possibile, possono avvalersi del trapianto renale, l'unica terapia in grado di restituire ai nefropatici in dialisi la funzione non solo esocrina, ma anche endocrina di un rene sano prelevato da un donatore di organi, cadavere o vivente che sia.

2.2 Precedenti indicativi

Quando, nel periodo precedente alla mia partenza per il servizio militare, svolgevo le funzioni di assistente incardinato nel Reparto di medicina, ero in grado, insieme con i miei colleghi, di curare tutte le malattie internistiche, senza alcun indugio o pregiudizio, comprese quelle nefrologiche, in genere rappresentate dalle glomerulonefriti. Invece, nei casi in cui si riteneva necessario eseguire una biopsia renale e si considerava difficoltoso trattare quadri clinici d'insufficienza renale ingravescente, si consigliava il ricovero nella Clinica nefrologica dell'Università di Pisa, considerata allora una delle strutture più qualificate d'Italia in tale specialità.

D'altro canto, spesso erano gli stessi nefropatici che, convinti da passa parola di persone fornite di esperienze concrete positive, si ricoveravano direttamente in quella sede, certi di ottenere le migliori prestazioni mediche per i loro processi morbosi. In quegli anni, anche a Perugia si esercitava una buona Nefrologia, ma i medici sia ospedalieri, sia di medicina generale ignoravano l'esistenza di un Centro di emodialisi funzionante, se pur con i limiti legati all'applicazione di una tecnica ancora rudimentale in molti suoi aspetti, già in grado, tuttavia, di salvare la vita a molte persone e procrastinarne la morte per molti mesi e, in alcuni casi, per diversi anni.

Di quel periodo ricordo, con un certo senso di colpa, il destino di Assunta, una signora anziana che, poco prima di lasciare forzatamente il mio posto di lavoro per assolvere i disprezzati obblighi militari, fu ricoverata con iperazotemia e ritenzione idrosalina. Morì per coma uremico, dopo essere stata sottoposta per alcuni giorni a dieta ipoproteica e a somministrazione di diuretici e cortisonici, l'unica terapia possibile erogata in casi di tale natura nel nostro Reparto di medicina. Un esito infausto responsabile di un fastidioso disagio psicologico, forse immotivato, insinuatosi nella mia mente, non nell'occasione data, ma quando rimuginai la possibilità che la paziente, per sopravvivere, avrebbe potuto giocare la carta dell'emodialisi nel Centro di Perugia, di cui allora appunto non si conosceva l'esistenza.

Tornato dalla naia, come ho già detto, accettai l'invito del nuovo Primario medico di dedicarmi con impegno e convinzione allo studio e alla cura delle malattie renali, e cominciai a frequentare l'ambiente nefrologico perugino, non in maniera ufficiale, ma sfruttando il mio giorno libero settimanale. Lì iniziò il mio curricolo formativo a contatto con gli emodializzati – una categoria di pazienti fino allora sconosciuta – che albergavano nel corpo e nello spirito angoscia e tristezza, i cui tratti distintivi trasparivano chiaramente dall'espressione del loro viso e dalle loro reazioni comportamentali. Solo di rado, il loro volto era appena illuminato da accenni di sorriso forzato o da fievoli risposte di circostanza, provocate dai tentativi del personale d'assistenza di ravvivare l'ambiente – già di per sé desolante e deprimente – con battute ora sagaci ora scherzose.

Osservavo con occhio vigile anche gli infermieri, che di solito erano affaccendati attorno ai macchinari – non esenti da guasti responsabili di complicazioni tecniche abbastanza frequenti e talvolta molto gravi – e nello stesso tempo stavano all'erta, sempre pronti a intervenire a ogni minimo disagio avvertito dai pazienti. La mia attenzione, però, era soprattutto rivolta ai medici, cui spettava il compito di programmare le sedute dialitiche, assistere i malati soprattutto durante le complicazioni cliniche, interpretare i risultati degli esami di laboratorio e prescrivere le terapie farmacologiche domiciliari.

Stupore, ammirazione e interesse erano gli ingredienti fondamentali dell'atteggiamento mentale e dello stato d'animo provocati da quegli appuntamenti, in cui vivevo di persona e intensamente gli incontri obbligati di *"Uomini & Macchine"*, che inevitabilmente dovevano stabilire rapporti simbiotici fino al decesso dei pazienti.

Il primo impatto emotivo fu di sbalordimento di fronte al potere tecnologico che l'uomo aveva delegato a una macchina e ad altri presidi, per metterli disinteressatamente al servizio della vita dei suoi simili. Provavo rispetto e stima verso i medici e gli infermieri per l'autorevolezza e l'umanità con cui esercitavano le loro funzioni a beneficio dei nefropatici, mortificati e offesi dalla malattia, e dalla sofferenza che ne derivava. Ero coinvolto con il cuore e con la mente in quell'ambiente vivo e vitale, di cui ero intenzionato ad apprendere ogni dettaglio, per aumentare le mie conoscenze nefrologiche e trasmetterle nell'Ospedale della mia città.

In quel periodo di tirocinio saltuario, non mi ha sfiorato mai, nemmeno per un attimo, l'idea di istituire a livello locale un centro, in cui applicare nei malati renali una tecnica terapeutica così complessa, raffinata e gravata da numerosi inconvenienti clinici, senz'altro preventivabili ma troppo spesso non passibili d'interventi preventivi. Durante l'accadimento di questi episodi, molto stressanti, che mettevano a dura prova la competenza e l'esperienza degli operatori sanitari, troppo elevato mi sembrava il rischio per la vita degli assistiti, oppressi proprio per tale motivo da una spasmodica tensione psichica durante tutto l'arco della seduta dialitica, costretti com'erano a stare *"legati"* a una macchina.

Mi sembrava già molto arricchirmi di cognizioni squisitamente nefrologiche fino allora sconosciute sia diagnostiche, sia terapeutiche, avendo la concreta possibilità di assistere i pazienti con più sicurezza e appropriatezza. Per me fu già un vero successo quando riuscii a convincere i medici del laboratorio del nostro ospedale a misurare la *"clearance della creatinina"*, una metodica appresa a Perugia mediante la quale è possibile quantificare il grado d'insufficienza renale e regolarsi di conseguenza, secondo la sua gravità, sui provvedimenti dietetici, farmacologici e infine dialitici da consigliare ai nefropatici.

Circa due anni dopo, quando già mi era stato conferito l'incarico di fondare il Centro di emodialisi, mi sono sentito particolarmente gratificato, perché ebbi l'occasione di mettere a frutto le conoscenze nefrologiche acquisite, proponendo puntuali e specifiche indicazioni a un collega in un grave caso d'insufficienza renale acuta.

Silvana era una bella donna di circa trent'anni, ricoverata nel Reparto di medicina verso le ore venti di sera, quando già mi stavo togliendo il camice per uscire dal lavoro, in attesa del medico che doveva darmi il cambio per il turno notturno. Accusava dolori pelvici intensi, presentava oliguria, ematuria, pallore e sudorazione, era in preda ad uno stato di agitazione molto intenso, e gli esami richiesti in urgenza mostravano una spiccata iperazotemia e una grave anemia.

Non avevo dubbi che si trattasse di necrosi tubulare acuta, ma ne ignoravo la causa, perché la giovane paziente, pur sollecitata dalle mie domande pressanti e assertive, si chiudeva a riccio, eludendole e tergiversando. Alla fine, scossa dalla mia determinazione, ora indulgente ora impietosa, tradendo finalmente i motivi della sua cocciuta reticenza, scoppiò in un pianto dirotto e mi confessò di essersi sottoposta a un aborto clandestino.

Per liberarsi del feto, una mammana venale e senza scrupoli prima le aveva introdotto nell'utero un ferro da calza, poi le aveva fatto bere un infuso di prezzemolo. Sapevo bene che il prezzemolo conteneva l'apiolo, una sostanza abortiva capace di indurre quel tipo di danno renale, chiamato allora dai Nefrologi *"da insufficienza legislativa"*, perché ancora non era stata approvata la legge sull'aborto. Ormai tutto era chiaro, chiamai subito il ginecologo di turno, gli esposi il caso clinico e gli suggerii di trasferire d'urgenza la malata presso il Policlinico di Perugia, perché ero convinto che l'unica terapia salvavita fosse l'emodialisi. L'esito favorevole si manifestò con pieno reintegro delle funzioni renali dopo alcune sedute depurative, regalandomi attimi d'intima soddisfazione, quando per caso io e la signora c'incontravamo per il corso, e il nostro sguardo s'incrociava, per un cenno complice di saluto.

Questi illustrati sono solo alcuni frammenti, forse, i più indicativi, delle reminiscenze inerenti alle vicende umane e professionali che hanno scandito le tappe di un percorso formativo, grazie alle quali, gradualmente ma con costanza e convinzione, sono passato dalla fase di scarsa conoscenza alla successiva di proficuo apprendimento e approfondimento della tecnica dialitica.

Una terapia protesica *"sui generis"*, cui si deve una sorta di rivoluzione copernicana – dalla morte certa alla vita degna di essere vissuta – del destino dei malati renali. Una storia densa d'intuizioni, scoperte, esperimenti e infine di successi, realizzati da figure pionieristiche d'indiscutibili capacità scientifiche e tecniche, che si sono prodigate per soccorrere l'umanità sofferente. Ed è per tale motivo – a onere del merito – che ritengo doveroso ricordare almeno a grandi linee le imprese di alcuni di questi personaggi così ingegnosi e famosi.

2.3 Successi straordinari

Come per tante altre malattie, è soprattutto con Ippocrate (460-370 a.C.) – il medico per antonomasia, i cui principi sono stati considerati dai suoi discepoli la più alta manifestazione di comportamento etico e purezza intellettuale – che le alterazioni del rene e dell'apparato urinario sono state analizzate nei vari aforismi e sottoposte a numerose terapie specifiche.

Quando, però, l'interpretazione della Medicina greca divenne appannaggio dei romani, furono Plinio il Vecchio (23-79 d. C.), Dioscoride Pedanio (I sec. d. C.) e Galeno (130-200 d. C.) a descrivere gli effetti salutari della rimozione dei fluidi corporei e dell'aumento del volume urinario con la somministrazione di diuretici vegetali come la salvia e i semi di cipresso.

Anche la dialisi, sotto certi aspetti, può essere fatta risalire ai romani, perché i bagni termali, in parte, avevano lo scopo di rimuovere dall'organismo l'acqua e i vari tossici, come ad esempio l'urea, attraverso la loro diffusione dalla circolazione sanguigna alla superficie cutanea, da cui poi sono rimossi per evaporazione. Sorprendentemente, pochi sanno, fra la gente comune, cosa vuol dire sottoporsi alla dialisi, come succede per le malattie renali, considerate un po' misteriose e spesso sottovalutate, perché subdole, anche se talvolta si manifestano in maniera clamorosa con ematuria ben visibile o con la classica colica renale.

Se consultiamo un comune vocabolario d'italiano o un'enciclopedia sul significato di questo termine, scopriamo che la prima definizione incontrata si riferisce a un fenomeno fisico-chimico di non immediata comprensione, senza attinenza con i reni. Si legge, infatti, di primo acchito che la dialisi è *"un processo di separazione di sostanze a basso peso molecolare, presenti in una soluzione, che avviene per mezzo di una membrana semipermeabile."* Solo la seconda descrizione, facendo riferimento alle malattie renali, spiega che la dialisi è *"la terapia sostitutiva o integrativa della funzione escretrice del rene, somministrata per eliminare l'urea dal sangue"*, tant'è che a tale termine è necessario aggiungere il prefisso *"emo"* traducibile in sangue.

Pertanto, l'emodialisi può essere definita come una particolare tecnica curativa, abbastanza complessa e ingombrante, in grado di sostituire le funzioni renali quando sono completamente compromesse, salvando la vita dei nefropatici, che senza la sua applicazione morirebbero nell'arco di giorni, avvelenati dalle tossine ematiche, non smaltite dai reni naturali. Questa procedura è una delle più importanti conquiste della medicina ed è il risultato di una lunga storia di scoperte geniali e di difficoltà tecniche, per trasformare le intuizioni dei ricercatori – chimici, medici, ingegneri – in soluzioni pratiche.

W. Drukker (1978) scrive: *"Se si dovesse chiamare qualcuno padre della dialisi moderna, l'onore andrebbe a T. Graham (1861)"*, cui si deve la dimostrazione che le pergamene vegetali agiscono come una membrana semipermeabile. Questo chimico scozzese coniò il nome *"dialisi"* in occasione della riuscita di un suo primo esperimento così rappresentato: rivestì una pergamena con albume per chiudere eventuali fori, la tese sopra un contenitore di legno riempito di acqua, vi mise sopra una soluzione contenente cristallodi e colloidi, e vide che solo i cristalloidi diffondevano attraverso la sua superficie nell'acqua sottostante. In un altro esperimento, egli utilizzò come liquido mezzo litro di urine, riscontrando che i cristalloidi urinari passavano nell'acqua e, dopo l'evaporazione di quest'ultima, si formava una massa bianca di tali sostanze, apparentemente simili a depositi di urea. L'illustre personaggio previde anche che alcune sue scoperte, in particolare quelle sull'osmosi pubblicate nel 1854, potevano essere applicate alla medicina, ma, per la sua estrazione culturale e altri interessi professionali, non andò avanti in questa direzione.

Fu solo nel 1913 che il farmacologo di Baltimora J. Abel sperimentò il principio della dialisi di T. Graham in campo biomedico, descrivendo un procedimento in cui il sangue di un animale vivo poteva essere sottoposto alla dialisi tramite un circuito extracorporeo senza esposizione all'aria o ad altre alterazioni potenzialmente pericolose per la vita. In questo esperimento, il dializzatore utilizzato – per il quale fu coniato il nome *"rene artificiale"* – era costituito da numerosi tubi di celloidina di grosso calibro, riuniti in parallelo e bagnati all'esterno da soluzioni saline.

Il merito della prima dialisi extracorporea sull'uomo va al tedesco G. Haas, il quale nel 1926 la sperimentò nei pazienti uremici, riflettendo sull'ipotesi che le sostanze azotate normalmente escrete con le urine e accumulate nel sangue potessero essere allontanate tramite il loro passaggio attraverso membrane semipermeabili di vario tipo: tubi di canna, di carta, di peritoneo e soprattutto di celloidina, questi ultimi considerati i migliori in quegli anni. Tanto è vero che come *"rene artificiale"* tale autore impiegò un insieme di tubi di più piccole dimensioni, costituiti da una membrana semipermeabile di celloidina: il sangue del paziente scorreva all'interno dei tubi più piccoli, mentre nell'intercapedine fra loro e il tubo-involucro passava la soluzione salina che fungeva da liquido di dialisi.

Molti quesiti erano ancora da risolvere, in particolare la biocompatibilità del materiale, la coagulazione del sangue nel circuito extracorporeo, l'individuazione di una membrana semipermeabile resistente ed efficace e di un accesso vascolare idoneo. Due tappe importanti, che costituiscono la base per lo sviluppo dei moderni dializzatori o filtri, furono l'utilizzo dell'eparina come anticoagulante e la scoperta del cellophane come membrana dializzante realizzata da W. Thalhimer (1937). Questo ricercatore, dopo avere fatto lavori sperimentali sul trattamento dell'uremia con scambi di sangue, propose di usare per lo stesso fine un *"rene artificiale"*: sostituì i tubi di celloidina usati da J. Abel con tubi di cellophane, usò l'eparina come anticoagulante e dializzò alcuni cani nefrectomizzati.

Il passo decisivo verso il concetto di *"rene artificiale"*, così come ancora oggi è utilizzato, è da ascriversi a W.J. Kolff, considerato il vero padre della dialisi extracorporea, che nel 1943 eseguì la prima seduta emodialitica in una paziente affetta da nefropatia ostruttiva. Il filtro dializzante era costituito da un tubo di cellophane lungo venticinque metri e del diametro di due centimetri, avvolto a spirale attorno alla parete di una struttura cilindrica, ruotante nel suo asse e immerso in una vasca contenente dieci litri di soluzione dializzante.

Nel 1945, dopo due anni di sperimentazione con questo *"rene artificiale"*, per la prima volta una paziente con insufficienza renale acuta fu mantenuta in vita con sedute emodialitiche, ciascuna di più di dieci ore, fino alla ripresa della funzione renale.

I primi trattamenti erano mal tollerati e molto complessi sia nella preparazione del circuito extracorporeo, riempito per forza di cose con il sangue di più donatori per le grandi dimensioni dei dializzatori, sia nel trovare l'accesso vascolare, solitamente creato tramite l'incannulamento di due grossi vasi, i quali in seguito non potevano più essere utilizzati. Questi due punti erano considerati i più deboli della tecnica perchè ne permettevano l'utilizzo solo alcune volte nell'insufficienza renale acuta e non in quella cronica.

Successivi miglioramenti si ebbero nel 1960, quando F. Kiil allestì a Oslo il primo dializzatore a piastre parallele, un nuovo filtro – da allora definito *"tipo Kiil"* – consistente in un certo numero di fogli di cellophane montati in parallelo in una struttura metallica di supporto a forma di parallelepipedo: le membrane dializzanti erano percorse all'interno dal sangue del paziente e bagnate all'esterno dal liquido di dialisi.

Nello stesso anno gli americani W. Quinton e B.H. Scribner presentarono uno *"shunt artero-venoso artificiale"* per accedere ai vasi del paziente, che consisteva in due cannule di teflon-silastic inserite nell'arteria radiale e nella vena cefalica, vicino al polso del paziente. Le due cannule, lasciate in sede in permanenza, erano aperte e chiuse rispettivamente all'inizio e alla fine della seduta emodialitica mediante uno specifico dispositivo. Lo stesso B.H. Scribner e il suo gruppo nei primi anni '60 apportarono molte migliorie e rifiniture al dializzatore originale di Kiil, adottando il cuprophane come membrana semipermeabile – molto sottile e più permeabile del viscoso cellophane – e riducendo gli strati della stessa da quattro a due, in modo da riempire il compartimento ematico con il solo sangue del paziente, non essendo più necessario il sangue di donatori per il suo riempimento.

Con il perfezionamento della tecnologia si realizzarono anche i primi risultati clinici, tanto che nel 1965 erano sui centosessanta i pazienti mantenuti in vita in Europa dal *"rene artificiale"*, nei quaranta centri allora in grado di eseguire la dialisi. Si può dire che nel mondo, la storia dell'emodialisi periodica per i pazienti affetti da insufficienza renale cronica è iniziata fra il 1960 e il 1962, negli stessi anni in cui è iniziata anche in Italia con l'arrivo dei primi dializzatori *"tipo Kiil"* e il soggiorno all'estero (Seattle, Londra, Lione) di alcuni degli allora giovani Nefrologi.

I primi anni furono davvero pionieristici, ricorrendo a lunghe ore di preparazione manuale del dializzatore e del liquido di dialisi, otto-dodici ore di durata della seduta emodialitica, soluzioni dialitiche oggi considerate non fisiologiche, molte complicazioni intradialitiche, anche gravi, flussi di sangue di cento ml/min, selezione dei pazienti e ciononostante bassa sopravvivenza.

Negli anni successivi, ci si rese conto che lo *"shunt artero-venoso"* era ormai diventato il *"tallone d'Achille"* della dialisi cronica, perché gravato da numerosi episodi di emorragie, trombosi e infezioni – fonte di tormento e angoscia di pazienti, medici e infermieri – con sua conseguente perdita definitiva, spesso dopo solo alcune sedute emodialitiche.

Questo inconveniente fu superato nel 1966 con l'introduzione della *"fistola artero-venosa"* – un'altra pietra miliare nella storia della dialisi – per accedere al circolo, creata chirurgicamente da M.J. Brescia, J.E. Cimino e coll., e solitamente costituita dall'anastomosi tra l'arteria radiale e la vena cefalica al polso del paziente. I vantaggi di questo rivoluzionario tipo di accesso vascolare sono costituiti dalla possibilità sia di garantire elevati flussi di sangue, grazie all'arterializzazione delle vene adiacenti, riceventi il sangue dell'arteria radiale a più alta pressione di quello venoso, sia di praticare ripetute punture di tali vene per entrare con adatti aghi nel circolo sanguigno del paziente.

Un altro personaggio chiave del successo straordinario dell'emodialisi extracorporea fu S. Shaldon (1964, 1969) che, insieme con i suoi collaboratori, introdusse il concetto di *"self dialisi ospedaliera"* e il suo passaggio a quella domiciliare. Per favorire lo sviluppo di queste innovazioni di portata internazionale, egli cominciò ad addestrare i pazienti a mettersi gli aghi da soli e, in alternativa, i familiari che fungevano da *"partner"*, diffondendo in tal modo la popolarità della fistola interna. Le sue intuizioni furono così lungimiranti e condivise dai colleghi che nel 1975 in Europa circa l'83% dei pazienti in dialisi ospedaliera e l'88% di quelli in domiciliare utilizzavano come accesso vascolare una *"fistola artero-venosa sottocutanea"*.

2.4 *Fra gioie e dolori*

Umili ma dinamici operatori sanitari di provincia, noi abbiamo cominciato la nostra storia con l'uso di due macchine, collocate in una piccola stanza rimediata e adattata con l'installazione di un idoneo impianto sia elettrico, sia idraulico, in un'appendice della sezione donne della Divisione medica, appena un mese dopo l'esperienza vissuta da Silvana, premonitrice di vicissitudini future indimenticabili.

Eravamo gonfi di orgoglio, da alcuni scambiato per supponenza, perché finalmente con le nostre conoscenze e competenze potevamo attutire sofferenze, frustrazioni e disagi gravosi e persistenti di quattro pazienti, che fino allora erano costretti a recarsi tre volte la settimana a Perugia – la sede più vicina alla loro abitazione – nella quale da qualche anno si praticava il *"lavaggio del sangue"*.

Le sedute dialitiche erano eseguite in un piccolo ma efficiente servizio con un'apparecchiatura, acquistata dall'Amministrazione ospedaliera e l'altra, donata dalla Fattoria tabacchi, per intercessione del suo legale, marito della dottoressa con funzioni di Direttore sanitario ospedaliero. Tanta era stata la tempestività e l'accortezza con cui fu realizzato il progetto istituzionale che i due *"monitor"* avevano sostato in magazzino solo per circa un mese.

Ai due macchinari, dopo alcuni mesi – quando già assistevamo sette-otto dializzati – ne è seguito un terzo, acquistato con un sostanzioso contributo economico di alcuni imprenditori, amici di Mario, un loro giovane collega di Sansepolcro che da un giorno all'altro si era ritrovato in emodialisi. La sua unica prospettiva fino a quel momento era di percorrere tutto il suo calvario, recandosi a Pisa, anche lui per tre volte la settimana. I suoi patimenti in gran parte sono stati alleviati con il suo trasferimento a Città di Castello – a soli quattordici chilometri dalla sua residenza – grazie all'altruismo di alcuni probiviri e al nostro connaturato senso dell'ospitalità.

Fu questo l'inizio del nostro percorso umano e professionale, talvolta travagliato da fallimenti inspiegabili e talaltra ammorbidito da successi perseguiti con ostinazione, sempre orientato comunque a dare il meglio di noi stessi, a saperne ogni giorno di più, a non mollare mai, pur di fronte a casi difficili, in cui le speranze erano ridotte veramente al lumicino.

La mia fronte s'imperlò di sudore e la strizza m'inondò il cuore quando, munito di principi teorici inconfutabili, ma non molto esperto su alcuni aspetti pratici, per la prima volta, su pressante richiesta dei cardiologi, ho utilizzato la *"tecnica di Seldinger"* per incannulare la vena femorale di Domenico, un uomo di mezza età, di grossa taglia, senza precedenti morbosi.

Le sue condizioni cliniche erano disperate a causa di un esteso infarto acuto del miocardio e di un'insufficienza renale secondaria che doveva essere trattata d'urgenza con la terapia emodialitica, da procrastinare poi nei giorni successivi per dare modo al cuore – sottoposto a provvedimenti intensivi coronarici – di rimarginarsi e riprendere la sua funzione.

I cardiologi e i familiari avevano riposto in me tutte le loro speranze, ed io, pur esibendo sicurezza e sangue freddo, mi sentivo insolitamente preoccupato e oppresso dal peso della responsabilità di cui dovevo rendere conto nell'esercizio delle mie funzioni. Riuscii a beccare subito quella vena così preziosa e a introdurvi con abili e rapide mosse il catetere, mediante il quale il sangue del paziente poteva, per via di quella delicata operazione, essere prelevato a piacere per destinarlo alla depurazione garantita dal *"rene artificiale"*.

Le cure cardiologiche e nefrologiche, applicate con continuità e spirito di collaborazione, e seguendo protocolli di comprovata validità clinica, sortirono effetti molto positivi che permisero la dimissione del paziente dopo quaranta giorni di degenza con la prospettiva non aleatoria del suo ritorno a una vita normale. Quel successo, apprezzato dai miei colleghi con segni di compiacimento e dai parenti con espressioni di riconoscenza, aumentò la mia autostima, tanto da farmi sentire inebriato di una sorta di euforia, forse, per l'acquisizione della consapevolezza che, una volta rotto il ghiaccio, tutto era possibile.

Da allora, acquistammo la capacità di assistere, oltre i pazienti cronici, anche quelli acuti in completa autonomia, senza ricorrere alla consulenza dei colleghi di Perugia che in passato più volte si era resa concreta con il trasferimento dei nefropatici nella loro unità operativa, non avendo ancora la disponibilità delle metodiche dialitiche.

Purtroppo, la vita professionale dei medici, come d'altro canto l'esistenza di tutti gli esseri umani, non è sempre costellata di successi, e la sconfitta può uscire da dietro l'angolo all'improvviso e inaspettata, per aggredirti alle spalle, mortificando le tue più rosee attese, e gettarti nello sconforto più cupo, inquietando la coscienza.

Si chiamava Adriano, allora aveva all'incirca cinquant'anni, e da poco più di due anni eseguiva la terapia nel nostro centro, ma quella mattina – era il suo turno – il suo letto rimase vuoto e intatto. La tragica telefonata arrivò pochi minuti prima delle otto e come un macigno mandò in frantumi le nostre sicurezze e dilaniò le nostre pretese di onnipotenza che l'apprendimento della tecnica salvavita aveva alimentato oltre misura.

> Adriano è morto all'improvviso, il suo corpo immobile e seminudo è stato ritrovato riverso sul pavimento del bagno in una pozza di sangue. Queste sono state le parole, intrise di lacrime irrefrenabili, pronunciate per telefono dai suoi familiari, afflitti da un'angoscia inesprimibile.

Era il primo decesso dall'apertura del centro, forse, causato da un infarto intestinale mai sospettato. Rimanemmo in silenzio per alcuni attimi, guardandoci negli occhi, sorpresi e avviliti, senza nascondere la profonda tristezza che la notizia inattesa aveva procurato al nostro animo, fino a quel momento sereno e propenso all'ilarità. Poi, a mente fredda ci interrogammo sulla possibilità di avere trascurato qualche dettaglio sulle condizioni cliniche del paziente e cercammo di consolarci, non sentendoci parte in causa per l'accaduto e al pensiero che il grave evento si era verificato, per fortuna, a domicilio e non durante la seduta emodialitica.

Dopo questi primi due eventi umani – uno positivo e uno negativo – verificatisi appena agli esordi della nuova attività medica, gioie e dolori, momenti di esaltazione e di avvilimento mi hanno accompagnato in seguito per tutta la vita professionale, insegnandomi a essere moderato nelle mie reazioni emotive.

A non magnificarmi troppo di fronte ai buoni risultati ottenuti, e a contenere l'inevitabile tristezza che ti assale, quando gli effetti delle cure tradiscono le tue speranze. Non solo, mi hanno reso anche consapevole che non di rado gli esiti delle malattie non dipendono dai modi appropriati o meno degli interventi terapeutici del medico. Altresì, in molte circostanze, sono dovuti a variabili imprevedibili, incontrollabili e identificabili nel destino, incombente in ogni azione umana e contro i cui strali ancora non sono stati scoperti antidoti risolutivi e, forse, mai lo saranno.

2.5 Una buona novella

Di tutt'altra natura furono le emozioni che coinvolsero operatori e malati qualche giorno dopo la morte di Adriano, quando fu convocato per trapianto renale Furio, un uomo alto e robusto, docile e assai parco di parole, di poco più di quarant'anni, solo da pochi mesi in dialisi. La buona novella ci fu trasmessa dal Centro trapianti del Policlinico Umberto I di Roma, con dovizia di particolari sui modi e i tempi di trasferimento del prescelto dalla lunga lista d'attesa, e accompagnata da raccomandazioni preziose per la riuscita dell'impianto del rene da cadavere.

Commosso fino alle lacrime e fremente di gioia per l'opportunità che si presentava per la prima volta a un nostro paziente, grazie alla solerzia dei sanitari, mentre parlavo al telefono con il mio collega, pensai proprio a un segno del destino. Ne avevo ben onde, perché pochi mesi prima avevo invitato a Città di Castello R. Cortesini (1978) – l'illustre primario di quel servizio – per tenere una conferenza magistrale sulla donazione di organi da vivente e da cadavere e sulla sua esperienza di trapiantologo.

> La dialisi è certamente una grande conquista della ricerca scientifica, ma non c'è dubbio che un rene naturale è una soluzione molto migliore. Così esordì, con il suo eloquio facile, chiaro e inconfondibile quel luminare di riconosciuta fama internazionale, di cui mi onoro di essere diventato nel giro di poche ore amico fidato e disinteressato estimatore.

Oggi, fra i vari programmi di terapia sostitutiva dell'insufficienza renale cronica, il trapianto è l'unico capace di riabilitare il paziente dall'uremia. La sostituzione artificiale con la dialisi consente, infatti, risultati spettacolari in termini di sopravvivenza ma insieme al paziente sopravvive anche l'uremia. Non c'è da sorprendersi, dato che questa sindrome è dovuta al sommarsi del deficit della funzione renale escretoria ed endocrina, mentre il rene artificiale può unicamente controbilanciare in parte gli effetti dell'abolita funzione escretoria.

Solo un trapianto renale funzionante è in grado di far regredire le alterazioni uremiche presenti prima della dialisi e persistenti durante il programma terapeutico dialitico. Grazie appunto al ripristino di tutte le funzioni renali entro sei-dodici mesi dall'intervento, periodo entro cui si assiste alla riabilitazione completa ed efficace sia clinico-metabolica, sia lavorativa e sociale del paziente.

L'idea di sostituire un organo malato con uno sano, cioè di eseguire un trapianto, ha affascinato i medici fin dal Medioevo, anche se l'operazione riusciva solo ai santi, come sembrerebbe da un dipinto di Francesco di Stefano detto il Pesellino (1422-1457) che mostra Cosma e Damiano, santi protettori dei medici e dottori loro stessi, nell'atto di sostituire un arto malato con uno sano. In realtà, all'epoca la chirurgia era molto primitiva e non era tecnicamente in grado di permettere l'impianto di nessun organo da un individuo a un altro.

Il trapianto può essere considerato il risultato dello sforzo convergente di diverse discipline mediche quali la chirurgia, l'immunologia e la farmacologia. Basti pensare a tutti i ricercatori che hanno ricevuto il premio Nobel per la medicina grazie alle loro ricerche, collegate in un modo o nell'altro al trapianto di organi. Per quanto riguarda il rene, il premio Nobel 1990 è stato assegnato a J.E. Murray, il quale nel 1954 ha eseguito il primo trapianto renale da vivente tra due gemelli identici, che ebbe successo e rimase funzionante per moltissimi anni.

Comunque, per dovere di cronaca, mi sembra corretto segnalare che il primo trapianto renale nell'uomo, purtroppo fallito – il paziente morì dopo due giorni dall'intervento – si deve a Voroney, che nel 1936 in Ucraina azzardò l'impianto di un rene da cadavere in un ricevente affetto da insufficienza renale acuta, dovuta ad avvelenamento da cloruro di mercurio. Lo stesso autore fino al 1949 eseguì altri sei trapianti renali senza peraltro ottenere migliori risultati in termini di funzione e di sopravvivenza.

Ai premi Nobel 1988 G. Hitchings e G. Elion si deve la scoperta dell'azatioprina, un farmaco immunosoppressore che, sperimentato per la prima volta nel 1960 insieme con il cortisone da R. Calne, ha consentito di prevenire il rigetto nel trapianto tra soggetti non identici. In tale ambito, una nuova svolta avvenne nel 1978, quando il medico Borel scoprì la ciclosporina, il farmaco che non solo ha migliorato i risultati del trapianto di rene, ma ha anche reso possibile il trapianto di cuore, fegato e pancreas.

Cortisone, azatioprina e ciclosporina ancora oggi sono usati su larga scala, ma nell'ultimo decennio la ricerca si è dedicata alla scoperta di nuovi farmaci più selettivi e specifici per contrastare il rigetto acuto. Alcuni di questi farmaci, quali il tacrolimus, il micofenolato mofetil, il sirolimus e gli anticorpi monoclonali anti–Il–2, sono ormai entrati nella pratica clinica, e, di fatto, il numero dei rigetti acuti è diminuito. Il sogno dei ricercatori e dei medici è di avere in mano *"il proiettile magico"* che sia in grado di annullare il rigetto per un tempo indefinito, senza provocare alcun effetto collaterale.

L'attività di trapianto, notevolmente aumentata negli ultimi vent'anni, oggi è considerata una terapia efficace e sicura. Si calcola che, in tutto il mondo, le persone che hanno la possibilità di avere un organo trapiantato sono almeno cinquantamila ogni anno. Nel 2010 i trapianti effettuati in

Italia sono stati duemilaottocentoottantasei, ancora troppo pochi rispetto alla lunga lista d'attesa, aggiornata al febbraio 2011 di novemilaquattrocentoottantanove pazienti, di cui settemilaventuno sono malati renali sottoposti alla dialisi. Per costoro la possibilità di cura è legata principalmente alla donazione di organi da cadavere, che sta aumentando grazie ad una maggiore sensibilizzazione dell'opinione pubblica e a una buona legislazione favorente il prelievo di organi.

La cosa più importante da capire è che la donazione degli organi rappresenta, in primo luogo, un atto d'amore per il prossimo, perché consente di continuare a vivere – e a stare bene – a persone destinate a una vita senza speranza. Questa manifestazione d'amore che denota profonda civiltà e umanità è approvata e incoraggiata da tutte le maggiori confessioni religiose. Chi si dichiara disponibile a donare i propri organi e i suoi familiari devono sapere con assoluta certezza che il prelievo è fatto solo ed esclusivamente quando il donatore è deceduto.

Un'altra via per abbreviare l'attesa dei malati renali per un trapianto è la donazione da vivente, una pratica ancora non molto seguita in Italia, ma permessa dalla legge nel caso sia assolutamente libera e non ci sia alcuna pressione sul donatore o richiesta di denaro. L'esperienza basata su verifiche a lungo termine dimostra che si tratta di una procedura non dannosa per il donatore, il quale oggi può essere sottoposto al prelievo di rene anche per via laparoscopica, ovviando a un vero e proprio intervento chirurgico. Circa un anno fa (2010) in Italia è stata approvata una legge specifica anche sul *"trapianto samaritano"*, sulla possibilità cioè di donare un rene a una persona diversa da un parente per fini puramente altruistici, al di fuori di qualsiasi altro interesse.

Un altro modo di procedere è quello di trapiantare organi di animali manipolati geneticamente con l'obiettivo di garantire la tolleranza nel ricevente. In questo modo, non solo si potrebbe evitare il rigetto, ma anche avere a disposizione un allevamento di animali per la produzione di organi per l'uomo, senza essere vincolati dalla scarsità di donatori. Il trapianto di organi di animali, che si chiama xenotrapianto, è una prospettiva concreta, per cui si sta lavorando nei laboratori di ricerca di tutto il mondo. È di pochi anni fa la notizia che ricercatori americani hanno clonato dei maialini poi modificati geneticamente, per rendere i loro organi tollerabili da parte di un potenziale ricevente di una specie diversa. Naturalmente, quest'approccio suscita ancora oggi interrogativi – sul piano sia della sicurezza, sia dell'etica – cui solo più ricerca libera e trasparente potrà rispondere.

Una speranza è riposta anche nell'utilizzo delle cellule staminali, il cui studio, negli ultimi dieci anni, è diventato uno dei campi più promettenti della scienza medica. Grazie alla loro capacità di evolversi in una qualsiasi delle cellule specializzate del corpo umano, le staminali promettono, infatti, di trasformare radicalmente il trattamento di molte malattie incurabili, come – fra le tante – diabete e cancro. Già oggi sono utilizzate nel trapianto di midollo osseo, nel trattamento di alcune forme di leucemia e linfoma, e per alleviare gli effetti collaterali della chemioterapia.

Recente è il trapianto compiuto da P. Macchiarini (2008) di una trachea di donatore cadavere *"ingegnerizzata"* con tessuto della ricevente prodotto dalle cellule staminali prelevate dal suo midollo osseo della zona respiratoria e coltivate in laboratorio. Un espediente brillante e ben congegnato – ideato da ricercatori d'istituti ospedalieri di Inghilterra, Italia e Spagna e probabilmente proponibile in trapianti di altri organi – che nello stesso tempo ha permesso di evitare l'uso d'immunosoppressori e azzerare il rischio di rigetto.

2.6 *Una scelta efficace*

Un altro successo, che ha arricchito le nostre conoscenze culturali, e favorito la nostra crescita professionale da spendere in favore dei pazienti, è rappresentato dall'acquisizione della dialisi peritoneale, un'altra tecnica sostitutiva della funzione renale compromessa. Questa metodica depurativa è basata sulla capacità filtrante della membrana peritoneale che permette il passaggio di sostanze patologicamente ritenute nel sangue a una soluzione sterile introdotta nel cavo peritoneale, una sorta di sacco vuoto sovrastante i visceri addominali.

Una triste circostanza – era il giugno 1980 – creò l'opportunità di tale nuova conquista professionale perché Rosa, una paziente di settant'anni originaria di Sansepolcro, già in emodialisi da poco più di due anni, all'improvviso fu colpita da un grave ictus cerebrale, riportando la paralisi completa dell'emisoma destro e afasia motoria. Affetta da rene policistico e da ipertensione arteriosa, l'emorragia si era verificata per rottura di un'arteria aneurismatica del circolo encefalico di Willis, un'anomalia che incide per il 20-25% nei pazienti portatori di questa nefropatia ereditaria.

In quelle condizioni cliniche, l'uso dell'eparina, indispensabile per tenere scoagulato il sangue nel circuito extracorporeo del *"rene artificiale"*, era sconsigliato e per questo decidemmo, sotto la supervisione dei colleghi di Perugia, di intraprendere la dialisi peritoneale che non prevede la scoagulazione del sangue durante le sedute dialitiche.

I primi approcci sperimentali alla dialisi peritoneale risalgono al 1877, quando Wegner dimostrò che l'introduzione di sostanze iperosmotiche nel cavo peritoneale provocava un richiamo di liquidi dal sangue nello stesso cavo peritoneale. Nel 1922 Putnam suggerì che il peritoneo potesse funzionare come una membrana semipermeabile, consentendo il passaggio di sostanze come urea, glucosio ed elettroliti.

Le prime applicazioni della dialisi peritoneale nell'insufficienza renale furono realizzate nel 1923 da Ganter, attraverso l'iniezione in cavo peritoneale di una soluzione salina. Quest'autore, i cui risultati clinici furono modesti a causa soprattutto di severe complicazioni infettive, rimuoveva mediante paracentesi il liquido peritoneale, dopo un periodo adeguato di permanenza necessario a *"attirare"* le tossine accumulate nel sangue dei numerosi capillari intestinali sottostanti.

I primi successi terapeutici furono riportati nel 1946 da Frank che utilizzò la dialisi peritoneale in alcuni casi d'insufficienza renale acuta e, per introdurre in peritoneo la soluzione salina, si avvalse dell'inserzione di un catetere da rimuovere dopo ogni seduta. Per molti anni, nonostante i tanti altri esperimenti compiuti in varie parti del mondo, tale metodica non ebbe successo, non solo per difficoltà tecniche, ma anche perché, negli anni '50-'60, l'emodialisi aveva una notevole espansione e richiamava l'interesse dei ricercatori e dell'industria.

Molti nefrologi di allora erano convinti che la dialisi peritoneale rimanesse *"Cenerentola"*, vale a dire destinata solo a pochi casi d'insufficienza renale acuta e non sarebbe mai potuta diventare una valida scelta per il trattamento cronico. Tuttavia, nel 1975, dopo la scoperta di cateteri di materiale plastico che potevano essere inseriti nel peritoneo e ivi lasciati per lungo tempo, il medico Oreopulos e l'ingegner Popovitch ne attivarono una metodica di esecuzione molto innovativa, diffusasi man mano negli ambienti nefrologici più disparati per il trattamento a lungo termine anche dell'insufficienza renale cronica. D'incanto, tale tecnica si trasformò in *"Principessa"*, perché ci si rese conto che – in tutto diversa dall'emodialisi ove si eccettuino gli obiettivi terapeutici – non ha niente da invidiare all'emodialisi.

Il nuovo strumento depurativo, cui gli autori assegnarono il nome di *"Capd"*, acronimo di *"Continuous ambulatory peritoneal dialysis"*, consiste in brevi sedute di carico di soluzione *"pulita"* e scarico di liquido *"sporco"*, rispettivamente nel e dal peritoneo. In genere, gli scambi sono praticati a domicilio quattro volte durante un giorno intero, con pause di cinque-sei ore, garantendo, all'interno del peritoneo, la presenza continua di liquido. Fu questo dispositivo che, utilizzato per la prima volta nella signora Rosa, si è imposto anche nel nostro centro come valida sostituzione all'emodialisi, da proporre ad alcuni pazienti, tenendo conto in particolar modo delle condizioni cliniche, familiari, logistiche.

Oggi, salvo le controindicazioni cliniche o di altra natura per l'una o per l'altra, le due tecniche dialitiche possono essere offerte indifferentemente a ogni paziente. A lui è conferita libertà di scelta – salvo controindicazioni assolute – in genere condizionata dalle personali preferenze, attitudini, stile di vita, fattori legati l'ambiente in cui vive, e norme con cui desidera gestire la propria malattia.

Un'altra opportunità offerta ai pazienti – da noi acquisita ormai più di dieci anni fa – è la dialisi peritoneale automatizzata, il cui perno essenziale è rappresentato dall'utilizzo di una piccola macchina portatile. Questo presidio tecnico, una volta programmato, è in grado di caricare e scaricare nel e dal peritoneo la soluzione dializzante nei tempi prestabiliti dal paziente e per diverse ore, di giorno o di notte a piacimento, in poltrona guardando la televisione o a letto durante le ore di sonno.

2.7 Ai giorni nostri

Quando, negli ultimi mesi del 1975 iniziai, insieme con le mie collaboratrici, il lungo tirocinio nella sede di Perugia per apprendere la tecnica emodialitica, ero a malapena edotto sull'interessante storia appena descritta nei tratti più rilevanti. Solo qualche mese prima dell'apertura del nostro centro ho avuto l'opportunità di vedere in funzione, durante lo *"stage"* formativo, gli ultimi dializzatori *"tipo Kiil"*. Questi presidi erano voluminosi, poco efficaci, montati di volta in volta dagli operatori e riempiti con una grande quantità di sangue del paziente, che spesso doveva essere trasfuso sia per la grave anemia dovuta all'insufficienza renale cronica, sia per le consistenti perdite di sangue durante le lunghe sedute dialitiche.

Il *"liquido di lavaggio"*, così chiamato per le sue proprietà depurative, era preparato in una grande vasca centralizzata contenente molti litri di soluzione, il cui solvente era costituito da acqua del rubinetto adeguatamente deionizzata, e il soluto da glucosio ed elettroliti quali sodio, potassio, calcio, magnesio, acetato, cloruri in opportuna concentrazione. Questa soluzione era sottoposta dagli infermieri a mescolamento con una mestola di grandi dimensioni e a controlli minuziosi della qualità mediante specifici test eseguiti più volte durante la dialisi.

La macchina, per configurazione e grandezza apparentemente simile a una lavatrice, aveva il compito di portare al dializzatore sia il sangue del paziente prelevato mediante lo *"shunt artero-venoso"* e immesso nella circolazione extracorporea, sia il liquido del contenitore tramite i rispettivi tubi di trasporto. I pazienti arrivavano all'orario prestabilito quando tutti i macchinari erano pronti per l'uso, s'infilavano con il pigiama sotto le lenzuola del letto, denudavano l'arto superiore munito dell'accesso vascolare, per metterlo a completa disposizione dei sanitari.

Armati di un'illimitata pazienza, erano pienamente consapevoli del logorante martirio – prezzo inevitabile da pagare per sopravvivere alla malattia – che dovevano subire per otto-dieci ore continue. Questa era, allora, la durata della seduta per depurare il sangue, talmente pregno di sostanze azotate che l'odore inconfondibile della loro pelle e del loro alito – definito non a caso *"ammoniacale"* – aleggiava nell'ambiente circostante, provocando una reazione di manifesto disgusto negli astanti.

Loro sapevano, tramite le istruzioni di medici e infermieri, che durante il trattamento dialitico – definito senza mezzi termini *"salvavita"* – gli scambi avvengono a livello del filtro per interposizione della membrana semipermeabile: il trasferimento di soluti nel caso del potassio e dei cataboliti proteici avviene dal sangue al liquido, e nel caso del calcio e dell'acetato dal liquido al sangue. Ed erano anche a conoscenza del fatto che il trasferimento di acqua plasmatica avviene dall'organismo alla soluzione dializzante per ottenere il controllo adeguato della volemia. I due meccanismi di trasporto sono differenti e sono sostenuti da due forze diverse: differenza di concentrazione per i vari soluti e differenza di pressione idrostatica per l'acqua.

Le sedute dialitiche erano gravate da complicazioni di varia natura come crampi, mal di testa, vomito, prurito intenso e, talvolta, da eventi rischiosi come perdite di sangue anche massiccie sia per rottura delle membrane, sia per coagulazione dell'intera circolazione extracorporea, e ipotensione arteriosa drammatica accompagnata da convulsioni e *"shock"*.

Alla fine della dialisi, i pazienti se ne tornavano a casa, stanchi, pallidi, talvolta più sofferenti che all'inizio, tanto che dovevano riposarsi per diverse ore, se non per l'intera giornata, stremati nel fisico e nella mente per lo *"stress"* subìto, con la speranza di stare un po' meglio il giorno dopo e la preoccupazione per la seduta dialitica successiva.

Per fortuna, proprio durante quei sei mesi di formazione intensiva, programmata per apprendere la teoria e la pratica dell'emodialisi, abbiamo assistito a una svolta sensazionale del progresso tecnologico in questo settore. Furono confezionati filtri a piastre parallele più piccoli e destinati al monouso, costruite nuove macchine per dialisi in grado di preparare da sole il liquido di dialisi, togliendo di mezzo la grande vasca utilizzata fino a quel momento per lo stesso bisogno, e sostituiti gli *"shunt"* con le *"fistole artero-venose"*.

Queste innovazioni permisero di eseguire sedute dialitiche più sicure ed efficienti, della durata di quattro ore, ripetute per tre volte la settimana, di ovviare alla selezione dei pazienti, e diminuire sia la frequenza, sia la gravità delle complicazioni cliniche e tecniche intradialitiche, con il vantaggio di migliorare la qualità di vita vissuta dai pazienti e di alleviare gli sforzi e l'apprensione del personale sanitario. Grazie alle ultime conquiste acquisite, per merito di ostinati ricercatori e delle ditte fornitrici dei nuovi presidi tecnici, alla fine del corso ci sentivamo più sicuri e fiduciosi per esordire con la nostra storia.

In quei tempi, è iniziato il nostro curricolo nefrologico e dialitico che nel corso degli anni si è arricchito progressivamente di nuove acquisizioni tecniche e farmacologiche, tutte orientate a fornire ai malati renali le migliori pratiche mediche possibili. Gli strumenti che abbiamo utilizzato sono stati soprattutto lo studio di riviste e testi specializzati, e la partecipazione assidua a corsi, convegni, seminari di aggiornamento per garantire ai pazienti il meglio che l'evoluzione scientifica e tecnologica metteva progressivamente a nostra disposizione. Collaborando con i referenti delle ditte produttrici di presidi dialitici e di farmaci abbiamo avuto l'opportunità di sperimentare filtri, macchine, metodiche e strategie innovative, e utilizzare farmaci di nuova produzione come chelanti del fosforo, eritropoietina, vitamina D, a vantaggio degli utenti assistiti dal nostro servizio.

Un servizio che nel tempo è cresciuto a dismisura a causa dell'aumento vertiginoso dei pazienti sempre più spesso di età avanzata e di elevata complessità, mettendo più volte in crisi le possibilità strutturali e funzionali ospedaliere, e creando non poche difficoltà organizzative e d'assistenza, fonte di conflitti talvolta davvero aspri fra operatori, pazienti e amministratori. Ciononostante, l'efficienza e l'efficacia delle prestazioni non ne hanno mai risentito, e ora i sanitari sono in grado di praticare un'ottima emodialisi e dialisi peritoneale per i malati cronici, trattare casi acuti di varia gravità, indirizzare i pazienti idonei nei programmi di trapianto renale eseguiti nelle sedi di competenza e assisterli in maniera appropriata nel post-trapianto.

L'ambulatorio nefrologico, aperto dopo pochi mesi dall'inizio dell'emodialisi e in seguito fornito di un Eco-color-Doppler invidiabile, è diventato un fulcro molto qualificato dell'assistenza, dove confluiscono malati in fase diagnostica, in terapia conservativa (dieta e farmaci), in procinto di entrare in dialisi, portatori di trapianto renale, emodializzati e peritoneodializzati al di fuori delle usuali sedute depurative.

Molte mancanze sono state superate il 27 agosto 2000 grazie al trasferimento del servizio nell'Ospedale nuovo, coincidente con la sofferta conquista della sua autonomia rispetto alla Divisione medica. Da allora, questo presidio sanitario ha assunto la denominazione di Unità operativa complessa di nefrologia e dialisi, e comprende la sezione di emodialisi, l'ambulatorio nefrologico, dietetico ed ecografico, e quattro letti di degenza ubicati nel Dipartimento medico.

Dagli iniziali due letti tecnici di emodialisi si è passati a diciannove, uno dei quali allocato in Rianimazione per i malati intensivi. E dai primi quattro pazienti in trattamento si è giunti a settantacinque, ma il numero è in continua e inevitabile espansione. Ed è per tale motivo che è già stata programmata l'istituzione di un Servizio ad assistenza decentrata nel nosocomio di Umbertide, con il duplice scopo di rendere più agevoli gli spostamenti settimanali dei pazienti residenti in quella cittadina o nelle zone limitrofe, e di decongestionare il Centro di riferimento tifernate.

In accordo con il Nefrologo bolognese di fama internazionale P. Zucchelli (1995), dobbiamo ammettere che ancora, nonostante tutti gli sforzi prodigati e i grandi successi ottenuti con l'emodialisi e le altre metodiche dialitiche via via attivate, come, ad esempio, l'emofiltrazione, la biofiltrazione, l'emodiafiltrazione, non si può parlare di terapia asintomatica e ideale per la cura dell'insufficienza renale terminale. Se, infatti, gli scopi della terapia ottimale sono la sopravvivenza del paziente a lungo termine, l'assenza di complicazioni intradialitiche, la bassa o assente morbilità e l'indipendenza fisica e psicologica dei dializzati, si deve riconoscere che tali obiettivi non sono stati raggiunti completamente. In particolare, segnaliamo alcune criticità attuali che attendono progressivi miglioramenti nei prossimi anni, non sappiamo se realizzabili in tutto o solo in parte.

- La sopravvivenza del paziente uremico, trattato con dialisi, è inferiore di tre-quindici volte rispetto a quella della popolazione non selezionata, a parità di età e di sesso, riduzione legata soprattutto a un'alta mortalità cardiovascolare, rappresentata dalla patologia coronarica, dall'ipertrofia ventricolare sinistra e dalle aritmie cardiache.
- La seduta dialitica è causa di una serie di sintomi intradialitici che hanno una frequenza diversa con le varie metodiche, ma comunque sempre presenti, come crampi, mal di testa, nausea, vomito e soprattutto ipotensione arteriosa.
- La morbilità dei dializzati è elevata sia per la presenza di sintomi, a patogenesi multifattoriale e in parte sconosciuta, come la sete e il prurito, la cui notevole intensità si riflette negativamente sul benessere di tali pazienti, sia per il progressivo grado d'invalidità dovuto all'artroosteopatia amiloidea, alla vasculopatia ostruente agli arti inferiori, alle complicazioni infettive, tumorali e di altra natura, sempre in agguato.
- La qualità di vita, pur migliorata, resta ancora non soddisfacente a causa delle possibili e a volte frequenti ospedalizzazioni, e del progressivo deterioramento psicologico legato all'odio verso la macchina che crea condizioni di schiavitù per tutta la vita, alla riduzione del guadagno, alla diminuita potenza sessuale e ad altre varie situazioni specifiche per ogni paziente.

Quali soluzioni per il futuro? Non molte, anche se gli esperti ritengono che i cardini fondamentali per ridurre le complicanze della dialisi debbano essere almeno tre:

- La somministrazione di un'adeguata terapia dialitica;
- L'autoregolazione computerizzata della seduta dialitica;
- Una migliore conoscenza e terapia delle alterazioni cardiocircolatorie.

Il primo obiettivo si può raggiungere quando, utilizzando come tampone il bicarbonato e sottoponendo a controllo volumetrico esatto l'ultrafiltrazione e il volume dei reinfusati, si riesce ad ottenere almeno alcuni importanti risultati:

- Mantenere la concentrazione del bicarbonato plasmatico a un livello medio di 24 mEq/l.;
- Sottrarre a ogni dialisi l'urea dal sangue nella corretta dose prestabilita corrispondente a un Kt/V superiore a 1,2;
- Conservare nel paziente un ottimo stato nutrizionale.

Il secondo obiettivo presuppone la prevenzione dell'instabilità cardio-vascolare intradialitica, vale a dire di crisi ipertensive e collassi, che si può conseguire mediante il monitoraggio continuo con sensori specifici, cioè con la correzione automatica istantanea – già motivo di avanzata ricerca e sperimentazione – dei vari fattori, da cui dipendono la portata cardiaca, il volume ematico, la frequenza del cuore e le resistenze vascolari periferiche, e di conseguenza la pressione arteriosa.

La realizzazione del terzo obiettivo, problema non ancora completamente risolto, rimane subordinato all'applicazione delle evidenze scientifiche, scaturite dai numerosi studi internazionali in corso, di cui siamo in trepida attesa.

Comunque sia, le prospettive di migliori risposte che si potrebbero avere, grazie ai continui progressi tecnico-scientifici, nella terapia dell'insufficienza renale con l'emodialisi e le sue varianti già segnalate, la dialisi peritoneale e il trapianto renale, non devono farci dimenticare l'importanza della prevenzione primaria e della diagnosi precoce delle nefropatie.

Il cardine di queste attività cliniche, sulla cui sollecitazione c'è ancora molto da fare, è costituito dall'ambulatorio nefrologico ed ecografico che dovrebbero essere attivi in tutte le ore del giorno. Tuttavia, la *"performance"* di questo servizio così essenziale non può prescindere dalla collaborazione con i medici di medicina generale, gli specialisti in altre discipline, e soprattutto i cittadini singoli e associati.

Questi ultimi dovrebbero condurre uno stile di vita appropriato per ridurre quanto più possibile i fattori di rischio di malattie, identificati ormai con assoluta certezza nel fumo, alcol, uso di sostanze tossiche, abuso di farmaci, obesità, ipertensione arteriosa, diabete mellito, ipercolesterolemia, ipertrigliceridemia, iperuricemia, stress, vita sedentaria.

Pur ritenendo terminato questo capitolo, mi si permetta – non me ne vogliate per quest'umana debolezza – di dedicarmi una breve appendice di autocelebrazione, forse un po' enfatica, ma secondo il mio sentire ampiamente giustificata. Tutte le volte che nei momenti di quiete, come in questo frangente, la mia memoria, sempre vigile e mai doma, riesce ad afferrare le briglie dei flussi inarrestabili e tortuosi del pensiero e dell'immaginazione, per convogliarli lungo il percorso a ritroso della mia esperienza di Nefrologo, io avverto di nuovo pulsare nelle vene, come all'inizio dell'attività dialitica nel nostro Ospedale, un entusiasmo febbricitante e inesprimibile.

Sì, perché esaltazione, passione ed eccitazione mi hanno sempre accompagnato quando si trattava di sperimentare nuove tecniche, presidi strumentali e farmacologici, generati dai progressi scientifici, e di risolvere situazioni cliniche delicate e scabrose.

Nel mio piccolo, anch'io mi sono sentito protagonista – insieme con tanti altri personaggi illustri nazionali e internazionali che hanno fatto la storia della dialisi ed ho avuto modo di conoscere di persona – di queste innovazioni spettacolari, cui si devono la convivenza dignitosa dei dializzati con la loro malattia e il miglioramento continuo della loro salute fisica e psichica.

Soprattutto, mi hanno oltremodo inorgoglito sia il coraggio, se non la temerarietà, che ho avuto di avventurarmi, con pochi mezzi a disposizione, nella fondazione di un servizio fino allora inesistente, sia la determinazione con cui sono riuscito a scalare con successo livelli di eccellenza inimmaginabili, ampiamente riconosciuti soprattutto dai pazienti e dalla pubblica opinione.

Credo veramente di essere stato *"ispirato da un dio"*, come vuole il significato etimologico della parola *"entusiasmo"*, quando accettai quella lungimirante proposta, rifiutata da altri colleghi in passato, forse, per pavidità o scarsa stima di sé. È stata una svolta decisiva nella mia vita professionale, affrontata con un tale spirito battagliero che mi ha sempre permesso di far fronte alle molteplici avversità, talvolta tanto gravi da far tremare i polsi, presentatesi durante l'esercizio delle mie funzioni per il volere di un destino, per lo più favorevole e fedele alleato, ma talvolta fin troppo cieco e improvvido.

CAPITOLO TERZO

ANALISI AMBIENTALE DI UN SERVIZIO DI EMODIALISI

"Ogni momento della vita dell'uomo è stato un'accanita lotta per la sopravvivenza, un tentativo di imporsi e di vivere, contro ogni manifestazione della natura che tende a dar vita, ma anche a selezionare, non per distruggere le proprie creature, ma nel tentativo di migliorarle".

Priuli

Analisi ambientale di un servizio di emodialisi

3.1 *Al centro del palco*

Quando s'innalza il sipario di un Centro di emodialisi, a qualsiasi latitudine esso si trovi a operare, i personaggi che s'impongono in tutta la loro baldanza e tracotanza sono i *"reni artificiali"*. Forse, perché, garanti supremi della sopravvivenza dei malati renali, altrimenti destinati a morte sicura, sono loro che, inopinatamente, rubano la scena agli altri protagonisti, calamitando lo sguardo, stupito e nello stesso tempo intimidito, degli spettatori di turno.

Sono marchingegni complessi, in fondo *"belli a vederli"* – un altro motivo per mettersi in mostra – , la cui *"performance ed estetica"*, il *"design"* creato dai costruttori per renderli appetibili nelle operazioni di *"marketing"*, oggi, rispetto ai primordi della dialisi, sono molto migliorati e armonizzati. Nel loro complesso, questi raffinati assemblaggi tecnologici sono costituiti dalla macchina, dal filtro dializzatore, dal circuito ematico extracorporeo e da quello del liquido di dialisi.

Fra le quattro strutture, cui il progresso scientifico ha delegato la sostituzione della funzione dei reni umani danneggiati dagli insulti morbosi, chi primeggia, troneggiando nel palcoscenico dove si consumano i rituali ossessivamente ripetitivi della purificazione spettacolare del sangue intossicato dalle sostanze azotate, è la macchina.

Considerato a buon diritto il cervello dell'intero sistema, dotato di congegni raffinati in grado di assicurare un elevato automatismo e una programmazione computerizzata, tale presidio:

- Prepara, riscalda e ottimizza la composizione del liquido di dialisi;
- Controlla la temperatura del sangue;
- Rileva le perdite ematiche attraverso le membrane;
- Evita la disfunzione di altri parametri ritenuti essenziali per la gestione della seduta dialitica in condizioni di efficienza, efficacia e sicurezza.

Come un *"organismo umanizzato"*, si erge maestoso a fianco del letto del paziente e, sicuro del fatto suo, comunica con prontezza e decisione, mediante segnali acustici e spie luminose, ogni deviazione dalla norma. Messaggi intransigenti che richiamano l'attenzione del personale sanitario d'assistenza, costretto a non defilarsi troppo dalla sua postazione, a tendere l'orecchio e a stargli con gli occhi puntati addosso.

Suoni e luci inconfondibili che creano apprensione e inquietudine nei pazienti, scossi a ogni pur minima percezione di pericolo. Esercizio di funzioni e "*diktat*" autorevoli che rendono il dispositivo consapevole di svolgere il ruolo indiscusso di padre e padrone, un titolo di merito ben riconosciuto dalle serene riflessioni di un giovane paziente entrato in dialisi solo da qualche mese.

Il mio rapporto con la macchina, testimonia Corrado con lucida rassegnazione, aperta tuttavia alla speranza, è ambiguo e non è facile da spiegare. Alcune volte, la considero quasi una silenziosa amica che s'impegna con coerenza e continuità per aiutarmi a vivere. Altre volte, invece, mi sento un suo dipendente e come tale provo una sorta d'irritazione rabbiosa dentro di me. Comunque, per quanto possa lamentarmi, il diavolo non è poi così brutto e cattivo come si vuole dipingere e raffigurare, anche se spero tanto che un giorno o l'altro possa usufruire di un trapianto renale e riprendere una vita normale.

Agganciato a un sostegno fissato di lato alla macchina, s'intravede il filtro dializzatore, in genere a fibre capillari, che, a dispetto delle sue dimensioni, notevolmente inferiori rispetto a quelle dell'apparecchiatura, e della posizione in cui è sistemato – quasi di retroguardia – rappresenta la vera unità funzionale del "*rene artificiale*", cioè l'indiscusso, legittimo e nobile sostituto dei reni umani, ormai diventati "*grinzi*".

Costituito all'esterno di materiale plastico trasparente che funge da supporto, si presenta come una struttura cilindrica a forma di tubo di varie dimensioni – di solito cm. 34 di lunghezza e cm. 16 di circonferenza – contenente all'interno la membrana semipermeabile, costituita da migliaia di fibre capillari filiformi, la cui superficie complessiva, estesa quanto quella glomerulare naturale, può variare da un minimo di 0,5-0,7 mq a un massimo di 1,5-1,6 mq.

È in questo prezioso e raffinato congegno che avvengono materialmente gli scambi di soluti e di acqua fra sangue del paziente e liquido di dialisi secondo ben collaudati principi biofisici. A ogni passaggio, 50-70 ml di sangue si distribuiscono all'interno dei capillari, mentre il liquido di dialisi li bagna all'esterno in controcorrente, senza venire a contatto con il sangue. Oggi, le membrane dializzanti, dotate di differenti caratteristiche depurative, diffusive e di biocompatibilità, si distinguono, in base alla loro natura chimico-fisica, in due categorie:

- Cellulosiche, costituite da cuprophane, cellulosa rigenerata, acetato di cellulosa;
- Sintetiche, composte da poliacrilonitrile, polisulfone, polimetilmetacrilato.

Mentre le membrane della prima classe sono in grado di rimuovere agevolmente le tossine uremiche di più piccolo peso molecolare come, ad esempio, urea, creatinina, acido urico, quelle della seconda hanno il compito di sottrarre le sostanze tossiche di più elevato peso molecolare – le cosiddette *"medie molecole"* ancora non del tutto identificate – e una maggiore quantità di acqua plasmatica, grazie alla loro più elevata capacità di ultrafiltrazione.

Il filtro dializzatore è dotato di due porte – d'ingresso e di uscita del sangue – e di due porte – d'ingresso e di uscita del liquido – per fare sì che da un lato sia ricevuto il sangue contaminato dal circuito ematico extracorporeo e restituito, purificato e ridotto di volume, al paziente, e dall'altro sia accolta la soluzione dializzante sterile dal circuito del liquido di dialisi e riversata, inquinata e aumentata di volume, direttamente nel tubo di scarico.

Il circuito ematico extracorporeo è costituito da una serie di tubi cavi di piccolo calibro, di materiale plastico, articolati in due segmenti principali, denominati rispettivamente *"linea arteriosa"* che porta il sangue *"sporco"* dal paziente al filtro dializzatore e *"linea venosa"* che restituisce il sangue *"pulito"* al paziente a una velocità media di 300 ml/min., per gli effetti della pompa ematica peristaltica incorporata nella macchina.

Il circuito del liquido di dialisi è costituito da due tubi di plastica di calibro maggiore, di cui, come già segnalato, uno trasporta al filtro dializzatore la soluzione dializzante, formata da acqua di rete opportunamente trattata e dal concentrato (in un rapporto di trentacinque parti a una), contenente sali minerali, sostanze osmoticamente attive e bicarbonato, e l'altro, a scambio avvenuto con il sangue all'interno del filtro, la invia direttamente da questo allo scarico, a un flusso di 500 ml/min., assicurato da una pompa continua anch'essa inserita all'interno della stessa struttura.

Il lavoro svolto dal *"rene artificiale"*, sotto gli *"input"* programmatici e direzionali dei Nefrologi, e la preparazione e l'esecuzione pratica dell'emodialisi, eseguite dagli Infermieri specializzati nella materia, è imponente, se si considera che in quattro ore, mantenendo la velocità di flusso dei due liquidi nei valori indicati per l'intera seduta, sono purificati in media settantadue litri di sangue del paziente, utilizzando centoventi litri di acqua e una cartuccia di concentrato.

Mantenendo costanti questi parametri, in assenza di complicazioni cliniche e tecniche, e alla presenza di un filtro dializzatore appropriato e di una fistola artero-venosa ben funzionante, si è certi di raggiungere l'obiettivo di un'emodialisi considerata efficiente. Questa corrisponde, come abbiamo già detto, a un Kt/V superiore a 1,2, vale a dire, in parole povere, alla sottrazione, alla fine di una seduta dialitica di quattro ore, di almeno 2/3 dell'urea ematica iniziale – per ipotesi 70 mg% alla fine rispetto ai 210 mg% dell'inizio – presa unanimemente come sostanza di riferimento per definire il grado d'intossicazione uremica dei malati renali.

Il secondo obiettivo da tenere altrettanto in grande considerazione nella gestione di ogni seduta dialitica è il ripristino del *"peso secco"* del paziente in chilogrammi, dopo le quattro ore prestabilite. Alla fine di questo periodo devono essere sottratti, sotto forma di acqua plasmatica, i liquidi accumulati inevitabilmente fra un'emodialisi e l'altra, la cui quantità (tre, quattro, cinque… chilogrammi) dipende dalle abitudini alimentari del soggetto e dai suoi valori in ml/24 ore di diuresi residua, in molti casi del tutto assente.

In pratica, nella routine giornaliera di un centro di emodialisi tutto ruota attorno a questi due obiettivi essenziali, la cui realizzazione dipende dall'integrità e dall'efficienza delle strutture dei reni artificiali, dalle competenze degli infermieri – i veri esperti della tecnica dialitica – dalla supervisione del nefrologo di turno e dalla *"compliance"* dei dializzati.

Comunque sia, amati e odiati dai pazienti, dominati e vituperati dagli infermieri, secondo le circostanze, sono sempre i *"reni artificiali"* che, occupando il centro della scena e assorbendo le energie e le risorse degli uni e degli altri, promuovono, dettano e conducono le regole del gioco dei rapporti umani interpersonali durante la dialisi.

La dialisi è un espediente terapeutico di alta tecnologia, talvolta fonte di soddisfazioni e gratificazioni e talaltra causa di conflitti e recriminazioni, da cui, in maniera obbligatoria, esclusiva e sostanziale, dipende sia la sopravvivenza dei malati renali, sia il livello della loro qualità di vita. Tanto che chi ne necessita, non può esimersi per nessuna ragione, pena la morte certa dopo pochi giorni dal diniego.

3.2 Scene in un interno

L'appuntamento, fissato sempre per le stesse ore – otto la mattina e quattordici il pomeriggio – e nello stesso luogo, non ammette deroghe, dimenticanze e qualsiasi motivo che possa interferire con lo svolgimento dell'usuale e indispensabile processo dialitico, sostitutivo della funzione renale irrimediabilmente compromessa.

Gli infermieri, in tenuta da lavoro bianca, linda e in ordine, a passo spedito entrano direttamente nelle sale dialisi, trenta-quarantacinque minuti prima dell'inizio della seduta. I pazienti, in genere accompagnati dall'autista, arrivano alla spicciolata nella sala d'attesa. Si accomodano sulla sedia, sapendo di essere convocati al loro posto letto cinque minuti prima dell'attacco alla macchina. I medici passano in visita poco dopo l'avvio della dialisi, rendendosi disponibili per ogni evenienza straordinaria che possa verificarsi nelle quattro ore programmate per depurare il sangue dei nefropatici.

In ogni turno di dialisi, il cerimoniale è sempre il medesimo e si sbroglia in azioni sceniche in un interno creato ad arte, accogliente, pulito, ben illuminato, a temperatura controllata, con una parte di parete – da terra fino all'altezza dei *"monitor"* – lavabile e colorata di blu. Una tinta scelta intenzionalmente – in occasione del trasferimento nell'Ospedale nuovo – che ho etichettato come *"blu guarigione"*, per l'effetto benefico di sollievo e serenità sull'animo umano, soprattutto se sofferente, attribuito a questo colore dagli esperti.

In quest'ambiente, pregno di un numero incalcolabile di storie vissute nel bene e nel male, *"Uomini & Macchine"* interpretano la loro parte secondo un copione standardizzato, costituito da abitudini e consuetudini più volte replicate e assodate con lo scorrere del tempo, e ormai fissato indelebilmente nella loro memoria:

- Dei pazienti, per una sorta di coazione a ripetere gli stessi gesti, atteggiamenti e comportamenti;
- Degli operatori sanitari, in virtù di una scelta deliberata che implica l'arricchimento continuo delle loro conoscenze e competenze, e l'accoglienza premurosa riservata agli assistiti;
- Delle macchine, che una volta messe in moto, grazie al potere della tecnologia, sono obbligate a compiere con precisione e continuità le operazioni predisposte dai costruttori.

Mentre i malati renali, più spesso taciturni e seri che loquaci e sorridenti, attendono con ansietà e preoccupazione di essere chiamati dall'ausiliario di turno per sottoporsi all'ennesima dialisi, gli infermieri armeggiano con rapidità e sicurezza attorno alle macchine. Stabilizzano la concentrazione del sodio della soluzione dializzante, sistemano il filtro dializzatore nel suo supporto, vi collegano i tubi del circuito ematico e del liquido di dialisi, ingranano la linea arteriosa sotto il rotore della pompa di aspirazione ematica, preparano la siringa con l'eparina, e il telino sterile con l'ago fistola.

A operazioni concluse, i pazienti sono invitati a entrare, chi in carrozzella, qualcuno in barella, e chi con le proprie gambe. I più autonomi, a passi incerti, tenendo con la mano la loro borsetta con dentro i premi fistola e poche altre cose, si avviano, parlottando fra loro, verso la propria sala dialisi. S'infilano nello spogliatoio, da cui escono, bell'è pronti in pigiama o in vestaglia, pigramente tenuti sotto gli abiti. Si sistemano sotto le coperte del loro letto e si affidano, a volte con fiducia, più spesso con timore, all'operatore che si trovano di fronte. Qualsiasi esso sia, senza possibilità di scelta, di cui conoscono per esperienza il livello di abilità e sicurezza, e il grado di disponibilità all'ascolto e alla comprensione.

La puntura della *"fistola artero-venosa"*, soprattutto quando questa presenta anomalie o malformazioni, forse, è l'evento cruciale dell'intera seduta dialitica, in un incontro veramente ravvicinato fra malato e infermiere, con implicazioni fisiche e psichiche. Un abboccamento a viso a viso che, talvolta, in caso d'insuccesso, può diventare un vero e proprio scontro verbale, ricco di epiteti coloriti, che si scambiano vicendevolmente i due contendenti per scaricare la tensione nervosa, accumulata in entrambi, per motivi diversi, in quegli attimi davvero difficili e dagli esiti imprevedibili.

Ogni infermiere conosce bene l'accesso vascolare di tutti i pazienti e sa perfettamente come pungerlo con i due aghi fistola, l'arterioso e il venoso, che poi saranno collegati alle rispettive linee del circuito ematico. Ogni volta, però, è come se fosse la prima, e talvolta l'impresa è oggettivamente ardua. Pertanto, l'esecutore, predisponendosi ad avviare la delicata operazione, si raccoglie nelle condizioni di massima concentrazione e compie con meticolosità gli abituali atti dovuti in religioso silenzio.

Dopo avere interrogato il paziente sul suo stato di salute nel periodo interdialitico e avere riportato le notizie raccolte nella scheda dialitica, si pone ai bordi del letto, si china leggermente, scopre il braccio dedicato del suo assistito. Poi, avvolge il laccio emostatico poco sopra i segmenti vasali per farli protrudere sotto la cute, ispeziona con attenzione il decorso dei vasi, li palpa dolcemente e li disinfetta con cura.

Infine, con mossa rapida del pollice e dell'indice scappuccia l'ago e aggancia con circospezione le alette che ne stanno alla base, cioè all'imbocco della parte fistolosa. Appoggia la punta dell'ago sulla cute, la spinge dentro il lume vascolare con un secco *"zac"*! Nel momento in cui l'operatore, vedendo il sangue rigurgitare nella fistola connessa all'ago, si premunisce di togliere il laccio emostatico, la sua ansia si scioglie d'incanto, un sorriso di compiacimento illumina il suo viso, il suo sguardo altero incontra quello riconoscente della vittima designata.

Questa – voltatasi dall'altra parte, fin dall'inizio delle manovre liturgiche, per non vedere – smorza l'inevitabile smorfia di dolore, seguita al taglio cutaneo prodotto dall'aculeo, e ringrazia il suo assistente con un *"bravo"*! Un'esclamazione scaturita dal fondo del cuore, accompagnata dalla frase appena sussurrata fra sé e sé: *"Anche oggi, per fortuna, l'ho scampata"*!

Impiantati i due aghi fistola nelle sedi cutanee più propizie, di nuovo l'infermiere torna ad affaccendarsi attorno alla macchina, manovrando la manopola della velocità della pompa ematica, fa scorrere lentamente il sangue dall'ago fistola nella linea arteriosa per farlo giungere al dializzatore, dove intanto arriva per altra via il liquido di dialisi. E mentre all'interno del sistema filtrante, fra le due soluzioni interfacciate dalla membrana semipermeabile, si compiono i primi scambi che segnano l'inizio del processo depurativo, l'operatore, senza scomporsi, con lo sguardo vigile – consapevole della delicatezza del momento – attende la fuoriuscita del sangue dal dializzatore nella linea venosa, per accompagnarlo passo passo fino al rientro nel sistema vascolare del paziente.

Non appena tutti i pazienti delle sale dialisi sono collegati alle macchine, il medico di turno insieme con gli infermieri passa in visita, soffermandosi con rispetto e sollecitudine al letto di ognuno, per stabilire la personalizzazione della conduzione della seduta dialitica, raccogliere le notizie anamnestiche, controllare i parametri vitali, richiedere eventuali esami diagnostici, verificare l'assunzione dei farmaci prescritti a domicilio, decidere sulla somministrazione intradialitica di medicine e compilare il diario clinico.

Quando è necessario, compaiono sulla scena anche lo Psicologo, la Dietista e l'Assistente sociale, figure professionali fondamentali nella terapia di tale categoria di malati cronici, afflitti da molteplici bisogni esistenziali, non solo fisici. Questi esperti, prendendosi cura dei dializzati selezionati e proposti alla loro osservazione dai Nefrologi, prospettano con cognizione di causa tentativi risolutori dei problemi personali, rispettivamente di natura emozionale, nutrizionale e previdenziale, in un ambiente lavorativo in cui gli interventi integrati multidisciplinari sono indispensabili.

Dopo circa due ore dall'inizio della terapia dialitica è la volta del personale ausiliario che, guidando lentamente il carrello delle vivande con il sorriso sulle labbra, educazione e deferenza, passano per ogni letto e offrono panini con salumi o formaggio, *"brioche"*, succhi di frutta, tazze di tè, in genere ben graditi dagli ospiti per l'aumento dell'appetito e del gusto dovuto alla progressiva disintossicazione del sangue.

Di solito, allo stato attuale, grazie ai progressi tecnici e scientifici, e all'esperienza acquisita in tanti anni di attività, il rituale delle quattro ore di dialisi è caratterizzato da procedimenti routinari, per lo più esenti da rischi e pericoli, tanto che i pazienti possono svagarsi, guardando la televisione, leggendo un giornale o un libro, o sonnecchiare se lo desiderano.

All'apparenza, essi sembrano giovarsi di un luogo accogliente e sereno, dove in realtà, se pur mascherate e/o attutite da presenze umane gioiose e gioviali, risaltano sempre sia l'ansia e l'apprensione di chi subisce la terapia, basata su presidi tecnici aridi e freddi, sia l'ostentata sicurezza e tranquillità dei suoi esecutori.

E, soprattutto, dove campeggia la presenza subdola e minacciosa della macchina, il terzo incomodo, il vero ospite di riguardo che esige rispetto, pretende cura e attenzione, e domina gli uni e gli altri, obbligandoli a soddisfare i suoi capricci, apparentemente irragionevoli e spesso incomprensibili, e a tener conto delle sue esternazioni imprevedibili e impudenti.

Da qui alla fine dell'erogazione della terapia dialitica, chi, per la prima volta, riesce a sbirciare dentro le sale, dove si compiono le procedure tecniche, e tenta di scoprirne le norme esecutive, in genere, rimane subito colpito dalla supponenza dei macchinari. Strumenti meccanici esuberanti che con le loro propaggini ripiene di sangue tengono prigionieri i malati, cui si vietano tassativamente i movimenti dell'arto, sede della *"fistola artero-venosa"*, per evitare che gli aghi fuoriescano dalle vene arterializzate.

In subordine, l'occasionale spettatore coglie il via vai degli infermieri che, destinati alla vigilanza continua e scrupolosa delle fasi della dialisi, si dirigono lesti e decisi verso gli apparecchi a ogni sussulto dei pazienti, spesso interpretato come segno premonitore d'imminenti complicazioni, e si allertano per controllare parametri clinici e dispostivi tecnici.

In questa scenografia, i reni artificiali sono serviti e riveriti, e perfino blanditi e coccolati come *"star"* vezzose e pretenziose, e gli operatori, ammaliati dal loro fascino e sedotti dal loro potere, sono costretti a rispondere a ogni loro volere, ogniqualvolta e in qualsiasi maniera si manifesti.

I dializzati, invece, che dovrebbero stare in bella vista sul podio, proprio perché il sistema sanitario ne riconosce la centralità a tutti gli effetti, rimangono sullo sfondo come semplici comparse. E, pur liberi di dormire, parlare, ridere, piangere, gridare, leggere, mangiare, sono in realtà depauperati di ogni autorità e – non di rado – dignità, e quasi si nascondono sotto le coperte per non farsi riconoscere ed eludere così ogni forma di compatimento.

Umiliati e offesi dalla malattia, e in più succubi degli apparati salvifici e di chi li manipola, mostrano palesemente – con gesti, espressioni del volto e interrogativi posti ai loro assistenti – tutti i segni della loro impotenza, insofferenza e nervosismo per i rischi e i danni, cui possono andare incontro durante quelle lunghe e tormentose ore di forzata sottomissione.

A buon diritto – è il caso di dire – perché, nonostante la maggior sicurezza acquisita con il tempo sia per il miglioramento delle prestazioni legate ai progressi tecnologici, sia per la crescita professionale dei medici e degli infermieri, determinata dall'apprendimento di specifiche competenze ed esperienze, tutto può accadere ai malati in dialisi, in qualsiasi momento, all'improvviso e senza preavviso, e troppo spesso per inadeguata sorveglianza e attenzione degli operatori.

Ancora abbastanza frequente, soprattutto in pazienti anziani con instabilità emodinamica, è l'ipotensione arteriosa, causata nella maggior parte dei casi dall'eccessiva e/o rapida perdita di liquidi con conseguente dimunzione del volume circolante del sangue e, talvolta, aggravata da pericolosi sintomi quali *"shock"* e crisi convulsive, richiedenti interventi medici tempestivi e appropriati.

Spesso questo intralcio clinico, anticipato da campanelli d'allarme quali sbadigli, sudorazione, nausea e crampi, può essere prevenuto in un'elevata percentuale di casi dal personale d'assistenza, cui si richiede, perciò, non solo una vigilanza continua rivolta al malato, ma anche un assiduo controllo della sua pressione arteriosa.

Un inconveniente intradialitico, che determina malumore e senso di colpa con riflessi psicologici non trascurabili nel personale d'assistenza, è rappresentato dalla coagulazione del sangue nel filtro dializzatore e nel circuito extracorporeo, soprattutto se dovuta – per dimenticanza – alla mancata infusione di eparina fin dall'inizio della seduta.

Nei casi più gravi, nei quali il paziente, in genere già anemico, perde una quantità di sangue equivalente a un'emotrasfusione, con conseguente aumento dell'astenia e diminuzione della lucidità mentale, è sempre necessario sostituire tutto il sistema di scorrimento del sangue, un'operazione che comporta non solo disagi agli assistiti e agli assistenti, ma anche dispendio di risorse economiche da non sottovalutare.

Da evitare, per quanto sia possibile, è lo sfilarsi accidentale di un ago dalla sede d'inserzione della *"fistola artero-venosa"*, un evento che può accadere per un movimento brusco involontario del braccio in un soggetto collaborante mentre dorme o in chi, trovandosi in uno stato di agitazione psicomotoria, non risponde alle ingiunzioni reiterate di collaborazione, intimate vanamente dall'operatore di turno. Un episodio come questo, se non si è pronti a intervenire – soprattutto se la pompa ematica ruota a pieno ritmo, ad esempio, 300 ml/min, e le condizioni cliniche del paziente sono compromesse – può essere fatale per il malato, il quale in pochi minuti può perdere tanto sangue da andare incontro a uno *"shock"* emorragico irreparabile sia per l'entità dell'ipovolemia, sia per la velocità con cui s'instaura.

Oltre queste complicazioni, descritte più in dettaglio, meritano un accenno anche altre, non meno importanti quali, ad esempio:

- I disturbi del ritmo cardiaco che richiedono l'intervento del cardiologo;
- L'emolisi che consiste nella rottura dei globuli rossi, cui possono conseguire dolore lombare, alterazioni pressorie, malessere generale, iperpotassiemia;

- La rottura della membrana semipermeabile – con conseguente passaggio di sangue nel bagno dialisi – che comporta la sostituzione immediata del filtro dializzatore.

L'imprevisto più grave in assoluto è l'embolia gassosa, che può occorrere poco prima del distacco del paziente dalla macchina, quando l'operatore con avvedutezza deve restituire al paziente la quota parte di sangue che per tutta la durata della seduta ha circolato in continuazione nel circuito extracorporeo e nel dializzatore. Durante tutta la seduta dialitica, ma soprattutto in questa fase non sono ammissibili né distrazione né deconcentrazione nell'esecuzione delle operazioni di prammatica.

Interrotto l'afflusso di eparina e arrestata la pompa del sangue, l'infermiere con delicatezza deve sfilare l'ago arterioso dalla fistola e infilarlo attraverso il tappo gommoso di chiusura all'interno di un flacone contenente soluzione fisiologica o glucosata. Subito dopo, deve riavviare la pompa ematica per far sì che inizi gradualmente il recupero completo del sangue sotto la pressione del liquido che defluisce dalla bottiglia prima nella linea arteriosa, poi nel filtro e, infine, attraverso la linea venosa, nell'organismo.

A questo punto della procedura, è di vitale importanza soprattutto il controllo rigoroso della lenta progressione del sangue nella linea venosa perché questa, una volta arrestata la pompa ematica per favorirne il rientro con la sola forza di gravità esercitata dall'infuso sovrastante defluente, deve essere bloccata prontamente con una pinza per evitare che, insieme al sangue, si convogli, nel sistema venoso del paziente, anche aria.

Nel caso in cui accada questa evenienza, il paziente va incontro appunto a embolia gassosa, la cui sintomatologia, essendo dipendente dalla quantità di aria che – entrata in circolo, raggiunge il cuore ed è intrappolata nei rami dell'arteria polmonare sotto forma di bolle gassose –, è molto variabile e può consistere, in ordine di gravità, in tosse secca, dolore retrosternale, dispnea, collasso e perfino morte.

Di fronte ad una complicazione del genere l'intervento del medico deve essere immediato e intensivo, mettendo in atto i seguenti rimedi:

- Disposizione del malato sul fianco sinistro, con la testa in basso e gli arti inferiori sollevati per tentare di far defluire l'aria dai polmoni nell'atrio destro del cuore;
- Eventuale somministrazione endovenosa di alte dosi di cortisone per ridurre l'edema polmonare;
- Somministrazione di ossigeno per rinvigorire cuore e polmoni;
- Infusione di dopamina e digitale come supporto cardiologico;
- Rianimazione cardio-respiratoria, se necessaria.

Se, invece, tutto procede regolarmente, si può dire che, con la completa restituzione del sangue al degente, il trattamento dialitico è terminato. Restano solo da tamponare i fori della *"fistola artero-venosa"* con la corretta fasciatura che funge anche da protezione.

Da questo momento, mentre agli infermieri professionali spetta lo smaltimento dei rifiuti sanitari (filtro dializzatore, linee arteriose e venose, aghi fistola, flaconi e siringhe varie), agli ausiliari competono la pulizia e la disinfezione esterna delle macchine, e l'avviamento automatico del loro lavaggio interno sterilizzante. Tutte queste operazioni sono propedeutiche all'espletamento del turno successivo che deve avvenire nelle migliori condizioni igieniche possibili sia ambientali, sia dei macchinari.

Intanto, i pazienti, finalmente liberati dai tubi che li legavano alla macchina, si siedono per qualche minuto sul bordo del proprio letto per riprendere fiato. Poi, presa la loro borsetta, si dirigono a rilento e con indolenza – a passi più esitanti di qualche ora prima – nello spogliatoio per rivestirsi. E, infine, salutando e ringraziando con un filo di voce i loro assistenti, riprendono la via della sala di attesa, dove giungono puntuali e premurosi gli autisti che li riportano a casa.

Questo, in sintesi, è lo scenario che si presenta nel corso di una delle tante sedute dialitiche, per la precisione centocinquantasei all'anno per paziente, se la cadenza stabilita è trisettimanale, come di solito si prescrive nella maggior parte degli uremici cronici. Trattamenti tecnologici sempre uguali e sempre diversi, il cui esito non è mai scontato – per una quantità indeterminata di variabili dipendenti e indipendenti – che si svolgono in qualsiasi Centro di emodialisi del mondo.

Ho cercato di rappresentarlo come meglio ho potuto – certo sarebbe più istruttivo per un semplice cittadino assistere di persona a un turno di dialisi – con tutti i limiti delle mie capacità semantiche e stilistiche, per far comprendere, soprattutto ai lettori che non le conoscono, le procedure di esecuzione, l'importanza e la complessità della terapia dialitica. E, soprattutto, per farli riflettere sulle sue molteplici e inevitabili ricadute sull'esistenza di chi è costretto a subirla, pur di sopravvivere alla sua malattia, ed anche di chi l'ha scelta per qualificarsi come professionista.

3.3 Riverberi esistenziali

Gli studi sulle implicazioni esistenziali legate all'insufficienza renale cronica e all'emodialisi, e l'interesse per la qualità della vita dei pazienti, sottoposti cronicamente a tale terapia, sono comparsi per la prima volta in letteratura negli anni '60 per merito di autori quali R.G. Wright (1966) e A.K. De-Nour et al. (1968). E si sono incentrati, fin dall'inizio, sulle risposte emozionali di malati, la cui sopravvivenza è garantita da una macchina, come dimostra l'affermazione di H.S. Abram (1977):

> L'emodialisi cronica per insufficienza renale terminale è un esempio di progresso tecnico che pone la persona dializzata di fronte a nuovi stress psicologici dai quali, a volte, è sopraffatto.

La dipendenza dalle macchine per sopravvivere è una questione che pone interrogativi ricorrenti sulle reazioni dell'uomo all'utilizzo di organi artificiali, come, ad esempio, succede nel settore degli interventi di cardio-chirurgia. In quest'ambito, i malati appena operati sperimentano nell'unità di terapia intensiva la dipendenza dai respiratori meccanici, dai continui controlli elettrocardiografici e dai congegni computerizzati e monitorizzati. Nella confusione mentale della postcardiotomia, spesso essi dirigono le loro emozioni su questi apparecchi e si creano false esperienze che li portano a considerare i dispositivi tecnici come entità ostili, pericolose e incontrollabili.

Tuttavia, mentre in tali situazioni la subordinazione agli apparati tecnici è breve, con la dialisi le relazioni sono stabili e si prolungano per tutta la vita – salvo che non si proceda con successo a un trapianto renale – e il paziente in un modo o nell'altro deve inevitabilmente *"imparare a vivere con il rene artificiale"*, transitando la sua preoccupazione dal dover sopravvivere alla morte alla necessità di prolungare la vita con questo tipo di terapia.

Il paziente affetto da uremia cronica terminale, cioè irreversibile, trovandosi a faccia a faccia con la morte, in genere, quando inizia la terapia dialitica, reagisce con una sorta di euforia dopo alcune sedute depurative, il suo obnubilamento sensorio e mentale si schiarisce, e la sua abulia e apatia migliorano in maniera clamorosa.

Di fronte a questo tipo di reazione, nei primi anni della dialisi, si diceva non solo simbolicamente, ma anche realisticamente che egli era *"ritornato dal mondo dei morti"*, una raffigurazione non più accettabile nei giorni nostri dai professionisti della Disciplina nefrologica. Infatti, ora è possibile programmare l'ingresso in dialisi di ogni nefropatico cronico in buono stato clinico e metabolico, perché è costantemente controllato e educato a gestire la propria malattia – per quanto riguarda sia la dieta e i farmaci, sia lo stile di vita – durante il *"follow–up"* ambulatoriale, ormai istituito in ogni ambiente specializzato.

Quando le condizioni mentali sono più vigili, la dialisi all'inizio può procurare ansietà al malato, soprattutto se egli si vede *"agganciato"* alla macchina e assiste al passaggio del suo sangue che scorre dentro e fuori il filtro dializzatore attraverso i tubi trasparenti di plastica. Di solito, questo stato d'animo è temporaneo, soprattutto se il personale sanitario ha l'accortezza di spiegare preventivamente all'utente le procedure d'assistenza e della gestione, e com'è stabilito il trattamento di routine.

Comunque, si racconta di un dializzato andato incontro a un episodio di una vera e propria spersonalizzazione durante la prima seduta: egli, vedendosi sospeso sul soffitto, spettatore della sua dialisi, reagì con un attacco di panico incontrollato e con urli ferini inveì contro gli astanti che giudicò colpevoli di averlo incarcerato in quel luogo maledetto.

Tuttavia, a parte casi isolati aneddotici, quando il paziente si abitua al regime dialitico, l'apprensione istintiva del vivere supera il timore del morire, un sentimento quest'ultimo che si ritrova negli stadi più avanzati della terapia sostitutiva, specialmente in seguito alla morte di qualche compagno di stanza. Per il resto della sua esistenza, chi ha bisogno di questo particolare tipo di cura continuerà a porsi, quando più quando meno, in una forma o nell'altra, questa domanda: *"Vale la pena vivere questa vita assoggettata alla dialisi"*?

Una domanda del tutto pertinente, stando alle considerazioni riportate da R.G. Wright (1966), che ha rilevato con chiarezza e accuratezza gli stress, le rinunce e le restrizioni, cui il paziente e insieme con lui, per certi aspetti, anche i suoi familiari devono far fronte. Secondo l'autore, particolarmente gravosi sono le limitazioni nella dieta e nelle bevande, la preoccupazione per lo *"shunt"*, il terrore che esso possa infettarsi o si formino coaguli. A questi inconvenienti si aggiungano problemi concomitanti seri, spesso di difficile, se non d'impossibile, approccio risolutivo, quali il senso di progressivo deterioramento fisico e psichico, la decalcificazione ossea, il prurito, l'insonnia e l'impotenza sessuale.

Interessante è lo studio di H.S. Abram (1977), in cui l'autore approfondisce – quando ancora la dose dialitica per paziente era due volte la settimana per complessive trenta ore – alcune situazioni psicologiche, proprie solamente di quei malati renali cronici, costretti a imparare a convivere con la macchina, l'unico sistema per avere assicurata, se non una vita normale, almeno la sopravvivenza.

Le più frequenti ripercussioni mentali sono legate al conflitto che il dializzato subisce quando i messaggi ricevuti sono contraddittori, e incidono inconsciamente sul suo stato d'animo, provocando reazioni diverse. Come nel caso in cui da una parte gli si chiede di collaborare e quindi di accettare la dipendenza dalla tecnica e dagli altri interventi terapeutici, e dall'altra di comportarsi come soggetto indipendente in grado di lavorare e mantenere la propria attività familiare, lavorativa e sociale.

Di fronte a queste richieste ambigue di dipendenza e indipendenza, se il paziente riesce ad accettare il programma dialitico, coopera attivamente e nello stesso tempo conserva anche il ruolo di persona e di cittadino a tutti gli affetti. Se, invece, si sente minacciato dalla dialisi e rimane in uno stato di eccessiva dipendenza, non rinuncia al ruolo di malato, diventa esigente, si ribella, rifiuta di restare a dieta, è indisciplinato, diventa scontroso con gli infermieri e, nei casi di dipendenza forzata, come sostengono A.K. De-Nour et al. (1968), manifesta i sintomi dell'aggressività repressa.

Altrettanto espressivi sono i disturbi dell'immagine di sé che avvengono quando il malato tende a incorporare la macchina e a proiettare su di essa i suoi sentimenti, costruendo singolari fantasticherie, come quelle descritte da un nefrologo a proposito di un adolescente dializzato, il quale, introiettando idealmente il *"monitor"* nella raffigurazione del proprio corpo, soleva disegnare uomini meccanizzati.

Miraggi di dializzati riportati in letteratura, quali *"zombi"* – gli spiriti incarnati in cadaveri che tornano a vivere – o *"androidi"* – i robot dalle sembianze umane – non sono rari e confermano il potere che il sistema dializzante ha nel manipolare le funzioni psichiche dei soggetti di cui preserva la vita.

Un sacerdote dopo essere stato dializzato, predicando su *"l'abbastanza semplice storia di Gesù che resuscita qualcuno"* descrisse se stesso come un moderno Lazzaro salvato dal *"miracolo del progresso scientifico e medico"*.

Un altro paziente immaginava di interloquire con la macchina come se fosse un suo simile e parlando della propria identità diceva come se fosse una cosa ovvia: *"In fondo sono una specie di macchina sperimentale in un mondo di frontiera"*.

Una signora molto risentita con un medico, il quale cercava di convincerla che avrebbe sentito più vicino il *"rene artificiale"*, se avesse imparato a farlo funzionare, gli rispose con sdegno: *"Non voglio essere pane e ciccia con la macchina, lei faccia il lavoro assegnatole dai costruttori che io farò il mio"*.

Si riporta anche il caso di un dializzato che – stando immobile in croce con un braccio stretto dall'apparecchio della pressione arteriosa e l'altro occupato dagli aghi fistola per la dialisi – si descriveva come *"un uomo spezzato, disarticolato, sbatacchiato e completamente controllato dai fili attaccati alle sue braccia, una marionetta ammalata"*.

Un nefrologo parla addirittura di *"fantasie alla Frankenstein"*, associando le cannule o gli *"shunt"* con i tubi che sporgono dal collo del mostro.

Ancora più gravi sono le elucubrazioni che spesso assillano la mente dei dializzati, quando si domandano se vale la pena vivere nelle loro condizioni e pensano al suicidio, come succede alla fine, alla maggior parte di loro. I più, naturalmente, non commettono quest'atto, tuttavia alcuni la fanno finita con mezzi diversi, mediante modi passivi, rifiutando la dialisi o le prescrizioni dietetiche, o attivi, procurandosi direttamente la morte.

Non sono certo, ma ho il fondato sospetto che almeno in due casi, diversi anni fa e a distanza di qualche anno uno dall'altro, nel nostro centro abbiamo assistito a questa pratica. Un evento che lascia interdetti e frustrati i medici e gli infermieri, inclini a rimuginare, in queste dolorose e inaspettate circostanze, su penosi sensi di colpa, il più delle volte immotivati e insensati.

Ricordo con simpatia e affetto Benito, per la sua loquacità e intraprendenza, un imbianchino sulla cinquantina, veterano della dialisi ereditato da Perugia, con circa quindici anni di trattamento sulle spalle, più subìto che accettato, e intristito per speranze sistematicamente deluse di un trapianto cercato con tenacia, ma mai prospettato. Debilitato nel fisico e nella mente, era sofferente di un prurito generalizzato indomabile e portava, su tutto il corpo, le stigmate inconfondibili autoindotte da compulsivi grattamenti. I rapporti con sua moglie, già compromessi, si erano oltremodo incancreniti dopo la scoperta della malattia e l'inizio della dialisi.

Una sera mi telefonò, gemente e disperato, dicendomi che si era chiuso in camera perchè la consorte, dopo un violento ennesimo litigio, voleva ucciderlo con un grosso coltello da cucina e stava forzando la porta per compiere il delitto più volte minacciato. Non ero per niente convinto che dichiarasse la verità, comunque cercai di calmarlo, manifestando la mia impotenza di intervenire nell'immediato e gli proposi di telefonare ai carabinieri o, in alternativa, di cercare di convincere la compagna a parlare con me.

Prevalse la seconda proposta, tenni al telefono per qualche minuto la signora, cercando di farle capire la gravità di quello che stava succedendo. Lei negò quanto riferito dal marito, accusandolo di avere maturato nel tempo idee deliranti e di sottoporla sempre più spesso a rabbiose scenate di gelosia. Dopo essersi sfogata, con un pianto dirotto mi confessò di non poterne più di quell'uomo diventato così egoista e crudele, e di una vita che aveva assunto l'aspetto di una lenta agonia segnata da dispiaceri e sofferenze. Poi, prima di congedarci, mi ringraziò per averla ascoltata e per avere capito le sue più che giustificate pene, in gran parte dovute agli effetti deleteri che la malattia e la dialisi avevano provocato nella psiche di suo marito, ormai irrimediabilmente alterata nella sfera sia cognitiva, sia emotiva.

Ho avuto la conferma di questi suoi squilibri mentali circa un mese dopo quella telefonata, quando Benito una notte d'estate si presentò in Ospedale in stato di grave disorientamento nel tempo e nello spazio, accompagnato da parestesie e rigidità muscolari diffuse. Sottoposto d'urgenza a un esame elettrocardiografico, comparvero in tutta evidenza i segni inconfondibili di un'iperpotassiemia all'ultimo stadio, una complicanza frequente negli uremici dializzati, soprattutto anurici, se abusano di alimenti e bevande contenenti potassio.

Un veleno per questi malati, che ha il potere di bloccare loro il cuore e portarli alla morte, se non s'interviene immediatamente con l'emodialisi, l'unica possibilità di salvezza. Il medico e gli infermieri non ebbero nemmeno il tempo di pungere la *"fistola artero-venosa"* di questo paziente che morì di colpo fra le loro braccia per arresto cardiaco. Ai suoi tempi, uomo estroverso, affabulatore, affabile, ma ormai stanco di vivere e consapevole dei disagi che procurava alla sua famiglia con i suoi incomprensibili comportamenti, forse, ha cercato la morte – una delle più dolci fra le tante – causata da un'abbuffata di *"sostanze proibite"* consumate in breve tempo, magari in un luogo appartato o in macchina. Conoscendone la storia, il carattere, la personalità ed anche le vicende più intime della sua vita familiare, secondo me si è trattato di un suicidio mascherato.

Fra i nostri pazienti, un altro sospetto di suicidio è stato quello di Gisella, un'insegnante sessantenne nubile, in pensione da qualche anno, che viveva da sola e si distingueva agli occhi di tutti per il suo modo stravagante di vestirsi e comportarsi. Aveva un fratello ingegnere di maggiore età – anch'egli non sposato, che viveva in Toscana, e si era interessato una sola volta della salute della sorella – e nessun altro riferimento né familiare né amicale.

Non era stato facile convincerla a entrare in un programma dialitico, perché era sfuggente e sembrava non capire cosa significasse tale terapia. Lei non rispondeva a tono, un ostacolo di comunicazione non di poco conto che faceva presagire una scarsa o nulla collaborazione. Con nostra sorpresa una mattina, quando venne per un controllo ambulatoriale, accettò, contrariamente al solito, di vedere direttamente i pazienti collegati alla macchina. Ed io istintivamente le dissi che, dopotutto, eravamo una grande famiglia, dove ci si voleva un gran bene.

Lei avrebbe avuto la possibilità per tre giorni la settimana di stare qualche ora in compagnia di colleghi e amici, e poi di ritornarsene liberamente a casa. Fu un toccasana inaspettato – un ritrovato benefico, prodotto più dalle mie capacità intuitive che introspettive – per il suo cuore spezzato, con tutta probabilità, da un senso di solitudine invadente, pervasivo, e ad alta nocività esistenziale.

Dopo qualche giorno, Gisella si sottopose volentieri alla costruzione della *"fistola artero-venosa"*, che si sviluppò nel migliore dei modi, tanto che i segmenti vascolari apparivano come scolpiti da sotto la pelle, immagini scultorie superbe, predilette dagli infermieri. I quali, quando la paziente iniziò la dialisi, a ogni suo turno, se la contendevano animosamente per la facilità, con cui l'accesso vascolare rispondeva alle punture eseguite con gli aghi fistola, e la sicurezza pressoché assoluta di fare centro al primo tentativo.

Questa paziente era davvero stramba, agli appuntamenti mattutini si presentava in dialisi scarmigliata, sonnacchiosa, eppure briosa, vestita di abiti sgualciti dai colori più svariati, abbinati senza gusto né cura, certamente fuori moda, inconsapevolmente anticonformista, comunque rispettosa e gentile con tutti. Durante la dialisi prendeva parte alle discussioni con i suoi compagni di stanza e gli operatori, ma i suoi interventi spesso erano fuori luogo, e le sue battute, ora spassose ora incongrue, provocavano reazioni ilari e ironiche negli interlocutori.

Talvolta canticchiava e sorrideva fra sé e sé, talaltra leggeva o ascoltava la musica da una radiolina, e quando consumava la colazione, senza alcun accorgimento spargeva, per tutto il letto, una grande quantità di briciole di pane, di biscotti o altri cibi. Residui alimentari, che poi lei raccoglieva a uno a uno con le dita, per riportarli alla bocca, noncurante dei bonari rimproveri riguardo a questo suo comportamento così poco conforme alle più elementari norme igieniche.

Che fosse un soggetto singolare e unico nel suo genere appariva evidente a qualsiasi persona che aveva modo di osservarla o di comunicare con lei, ma che fosse etichettabile, dopo circa tre anni di terapia dialitica, come *"personalità schizoide"* dallo Psicologo, con cui si collaborava per rilevare i disturbi mentali dei nostri dializzati, non lo pensavamo nel modo più assoluto.

Per il semplice motivo che non ci sembrava *"cupa, tendente a isolarsi e ad astrarsi dalla realtà"*, sintomi considerati importanti per formulare la diagnosi di tale patologia. Invece, il nostro collega ne era certo non solo per i colloqui avuti con la paziente, ma anche per i risultati ottenuti con la somministrazione di test di personalità, compreso il test di E. Rorschach (1884-1922). Questo esame è basato sulle capacità di percezione e sull'interpretazione spontanea e creativa, da parte del soggetto analizzato, di dieci tavole ottenute per mezzo di macchie d'inchiostro, alcune in bianco e nero, altre con tonalità diverse di colore.

L'esperto non aveva dubbi perché sembra che tale tipo d'indagine tagli, come si è soliti dire, la testa al toro rispetto alle indicazioni ottenute con gli altri strumenti diagnostici, fornendo un'immagine quasi completa della personalità, perché è in grado di valutare l'intelligenza, l'affettività, l'adattamento sociale e la presenza di disturbi psichici fino all'individuazione di quadri psicopatologici. È soprattutto in ragione di tali considerazioni diagnostiche

che pensai più che a un incidente a un suicidio, quando una mattina Gisella non si presentò in dialisi e fu ritrovata morta dai carabinieri nella sua casa, riversa sul pavimento, vicino alla finestra della camera, in una pozza di sangue, fuoriuscito dall'esuberante *"fistola artero-venosa"*, rimasta beante nelle sedi dove era normalmente punta dagli infermieri.

Il suo autista, come faceva di solito quando doveva trasportarla in dialisi con la macchina, quella mattina più volte aveva suonato il campanello e l'aveva chiamata da sotto le finestre, ma poi, non ricevendo risposta, sapendola sola e sospettando il peggio, telefonò ai carabinieri. Gli agenti arrivarono prontamente, forzarono la porta, entrarono di corsa in casa e si trovarono di fronte all'agghiacciante e avvilente spettacolo di quel corpo di cadavere dissanguato, molto pallido, pressoché nudo, coperto solo in parte dalla vestaglia da camera, ormai freddo e rigido.

In fin dei conti, pensai, e con me i colleghi e gli infermieri, non era difficile procurarsi la morte, indolore e in pochi minuti per *"shock"* emorragico, senza bisogno di utilizzare armi da taglio o chissà quali altri sistemi, senz'altro più complessi e dolorosi. Bastava scarificare con le unghie delle dita la cute nei punti d'infissione degli aghi fistola, i quali, in genere, dopo l'uso, si rimarginano con una crosticina facilmente asportabile.

Un artificio, forse più volte pensato e finalmente messo in atto dalla nostra malata – cui eravamo veramente affezionati perché sapevamo che era sola e indifesa – raggirata dai pensieri ingannevoli della sua mente e vinta da una disperazione, covata da qualche tempo senza darlo a vedere o comunque mascherata da gesti ed espressioni fuorvianti i comuni osservatori.

Anche se rari, alcuni studi trattano non solo dei rapporti fra il paziente e la terapia dialitica di per sé – che possono essere di accettazione o di rifiuto – ma anche delle reazioni dei familiari, in genere del coniuge, e del personale d'assistenza riguardo ai comportamenti dei dializzati. Sono descritti sentimenti di vera e propria ostilità e addirittura d'impulsi omicidi nei confronti del coniuge ammalato come, ad esempio, è successo a *"un marito che fantasticava di sfasciare a colpi d'ascia la macchina della dialisi"*, deputata a depurare il sangue della moglie.

Si sa che alcuni medici, nonostante le numerose segnalazioni sulle difficoltà psicologiche e fisiche legate alla dialisi, sono convinti che tale terapia non sia traumatica e rappresenta *"un modo di vita"* o non differisca da qualsiasi altra malattia cronica, e di conseguenza è inutile, se non dannoso, l'intervento dello Psicologo.

Spesso la collaborazione sollecitata dai nefrologi e dagli infermieri rende *"passivi e buoni"* i pazienti, i quali tendono a non lamentarsi, ad accettare tutto quello che capita loro e a ringraziare perfino i loro assistenti anche per procedure dolorose e poco piacevoli, perché hanno maturato l'idea che gli atteggiamenti negativi non sarebbero tollerati e potrebbero essere controproducenti per la loro salute. Viceversa, gli infermieri frequentemente si sentono frustrati da quei pazienti che non si lasciano accudire o diventano troppo esigenti o rifiutano qualsiasi tipo di collaborazione.

Nei Centri di emodialisi, compreso il nostro, non mancano nemmeno tentativi di approcci sessuali fastidiosi di pazienti nei riguardi di alcune infermiere, che talvolta si lamentano di uomini esibenti i loro membri o dediti all'aperta masturbazione. Ho riscontrato che in questi casi è importante capire le reazioni mentali dei malati per non sentirsi minacciati dai loro comportamenti, acquisire una solida sicurezza intima e prevenire il loro totale rifiuto della terapia sostitutiva.

La Psicologia insegna che i pazienti esigenti hanno bisogno di dipendenza molto accentuata, mentre quelli inclini a tentare approcci sessuali hanno il terrore dell'impotenza e regrediscono allo stadio infantile, una reazione inconscia con cui cercano di richiamare l'attenzione dell'infermiera, dalla quale si aspettano cure materne.

Gli esempi riportati fanno considerare la dialisi come una sorta di paradigma per quanto riguarda sia le risposte esistenziali a una malattia cronica qual è l'insufficienza renale terminale trattata con tale tecnica, sia rispetto a tutti gli altri congegni artificiali che, utilizzati per garantire la sopravvivenza dei pazienti, possono determinarne la dipendenza. La conoscenza e la pratica di terapie di natura tecnologica, come si è visto, mettono in risalto alcuni conflitti psicologici, permettendo di evidenziare e rispondere a importanti questioni, quali il rapporto paziente-macchina, il ruolo della dipendenza e indipendenza nelle malattie croniche, l'uso del rifiuto come principale meccanismo di difesa e le relazioni interpersonali coinvolgenti pazienti, famiglie, infermieri e medici.

A proposito della tecnica emodialitica, H.S. Abram (1977) sostiene – ed io dopo oltre trenta anni dalle sue lucide e realistiche considerazioni sono pienamente d'accordo con lui – che:

> Oggi vivono e lavorano, sottoposti al rene artificiale, un numero sconosciuto di persone che altrimenti sarebbero morte. Anche se condannate a essere schiave di una macchina, è comprensibile che la loro vita possa essere dolce entro certi limiti. Sottomettersi – con il mietitore che ghigna alle spalle a ogni movimento, sapendo che verrà il suo turno – non vuol dire raggiungere la serenità o una facile accettazione. Al contrario, chi vive con successo tramite l'emodialisi, si dibatte in uno stato di tumulto

interiore represso e non potrà mai trovare scampo salvo che nella morte. La storia di chi è vissuto con e grazie all'emodialisi conferma la difficoltà della situazione (...). L'uomo che vive di tempo imprestato prova disagio, e le più recenti creazioni mediche e chirurgiche, dispensatrici di tempo a prestito, devono essere viste nei loro risultati morali oltre che in quelli fisici.

3.4 *Una scelta fondamentale*

Fin dall'istituzione del nostro centro, la mia attenzione e interesse – fermo restando l'impegno costante, al passo con i tempi, a erogare le più aggiornate prestazioni scientifiche e tecniche – si sono soffermati in particolar modo e con passione sulle problematiche dei dializzati e le loro relazioni con gli operatori. È stata una scelta basilare, favorita dalla mia connaturata predilezione per le scienze umanistiche quali, ad esempio, psicologia, filosofia, antropologia, sociologia, e maturata nel corso degli anni con la vocazione acquisita, operando nel volontariato socio-sanitario cittadino. Sulla scia di queste motivazioni e stimoli nel periodo 1985-1990 ho promosso – con l'aiuto di colleghi e collaboratori – iniziative di ricerca, la cui realizzazione ci ha permesso di definire, chiarire e approfondire il mondo complesso e multiforme che alcuni chiamano, forse, con fin troppo forzata enfasi "Universo dialisi".

In altre parole, i risultati dei nostri studi, se pur intrapresi in casistiche esigue di pazienti e infermieri con strumenti, da noi giudicati "artigianali" o comunque "poveri", ci hanno consentito di analizzare un ambiente "sui generis". Un luogo d'incontro predeterminato in cui ogni giorno sono costretti a coesistere i nefropatici con i loro bisogni, desideri e speranze, e i sanitari con i loro doveri ed esigenze in un percorso umano, scandito soprattutto dai tempi e dai modi obbligati della terapia dialitica.

Da qui è nata la convinzione che, rispetto alla quasi totalità delle altre categorie di pazienti, i nefropatici cronici si possono considerare "di professione malati", perché passano la maggior parte della loro vita più a curarsi che a vivere. I principali avvenimenti del loro "curriculum vitae" sono strettamente legati al primo impatto con la sofferenza e alle varie fasi e tipi di terapia.

Alla scoperta della malattia per i pazienti inizia un lungo calvario, contrassegnato in un primo momento da rilevanti problemi psico-sociali, quali la paura dell'ignoto, l'orrore della morte, l'incomprensibilità e il rifiuto del processo morboso, la caduta degli interessi e dei programmi a lungo termine. Già di fronte a una lieve insufficienza renale, essi sono costretti ad adattarsi a rigide norme igieniche, dietetiche e farmacologiche, imposte dal medico e sopportate con spirito di sacrificio e insofferenza. È l'inevitabile prezzo che devono pagare per conservare la funzione renale residua a livelli che permettano di mantenere un accettabile benessere fisico e psichico, continuare a lavorare e coltivare le abituali relazioni familiari e sociali.

Il passaggio alla terapia dialitica, con la quale la funzione renale umana è sostituita per un tempo imprecisato, è sempre traumatico e sconvolgente per i pazienti e per i loro familiari. In genere, si sostiene che gli uremici cronici in emodialisi mutano il loro modo di sentirsi persone e subiscono un cambiamento del modo di percepirsi, poiché a una condizione di salute e di benessere si sostituisce uno stato di malattia cronica e di timore.

A detta della maggior parte degli autori, il tragitto emozionale e cognitivo, che questa categoria di pazienti è costretta a percorrere, è caratterizzato da quattro fasi:

- Fase dello *"shock"*, dovuto alle numerose *"perdite"* subite;
- Fase della reazione, finalizzata a prendere coscienza della nuova realtà;
- Fase dell'elaborazione, dedicata a ritrovare la dimensione dell'esistenza;
- Fase dell'orientamento, utilizzata per attribuire nuovi significati alla vita.

Alcuni di loro non riescono a percorrere per intero questo cammino e rimangono intrappolati nella prima fase e, debitori e schiavi della macchina o, comunque, della tecnica, instaurano con essa un rapporto di amore e odio. La macchina, cui essi sono legati come in simbiosi, prima è amica fedele, segno di salvezza, poi sanguisuga feroce che consuma il corpo e svilisce l'anima. Allora, il dilemma dell'esistenza di questi pazienti oscilla fra la certezza della morte e una vita dipendente da una tecnologia. Le espressioni come paura della morte, emarginati, morti vivi, schiavitù dalla macchina e così via sono, come abbiamo già indicato, le più citate in letteratura. I principali problemi, cui possono andare incontro i nefropatici sottoposti a emodialisi ospedaliera, sono:

- La dipendenza forzata dal servizio e dallo staff sanitario;
- Lo smembramento della vita familiare per il tempo trascorso in dialisi;
- La perdita o la diminuzione dell'attività lavorativa;
- La tendenza ad acquisire un atteggiamento di passività.

Fra le molteplici cause di stress, che colpiscono gli emodializzati cronici, le più frequenti risultano:

- La consapevolezza della minaccia continua per la vita;
- Il regime dialitico che comprende non solo le ore settimanali di depurazione, ma anche le costrizioni dietetiche e gli obblighi farmacologici;
- Le conseguenze indirette legate alla malattia e alla dialisi, le quali, oltre alla perdita del lavoro, sono rappresentate da problemi familiari, sessuali, sociali e dalle limitazioni del tempo libero e degli spostamenti;

- I danni organici e funzionali provocati dall'uremia e dalla dialisi, che si manifestano con vari sintomi, fra cui i più frequenti e fastidiosi sono l'astenia, la sete, il prurito, le alterazioni della libido, i dolori osteo-articolari, l'insonnia, l'ansia, la depressione, la paura, l'incertezza, l'ira e le frustrazioni.

Di diverso significato emozionale sono i problemi, cui possono andare incontro i nefropatici cronici che hanno scelto il trattamento domiciliare con emodialisi o con dialisi peritoneale. I più conflittuali sono rappresentati fondamentalmente dalla tensione fra malato e *"partner"*, costretti a vivere in contatto diretto e forzato, dallo stress dovuto all'accentuata responsabilità nella gestione della malattia e dallo scambio dei ruoli familiari abituali.

Immuni da preoccupazioni non sono nemmeno gli uremici cronici, ai quali il trapianto ha restituito le funzioni renali. Liberati dalla schiavitù della dialisi, restano condizionati da regole igieniche, dietetiche e farmacologiche, e dipendenti dal personale d'assistenza. Inoltre, continuano a vivere una situazione d'incertezza per quanto riguarda il futuro e talvolta rimangono come imprigionati nel ruolo di malati che hanno vissuto per tanto tempo.

In definitiva, si può dire, senza naturalmente generalizzare, che gli uremici cronici sono *"pazienti difficili"*. Sono malati a vita, lo sono diventati a una certa età, per i motivi più svariati, all'improvviso o progressivamente. La loro personalità è sconvolta nel fisico, nel cuore e nell'intelletto, molti si adattano e sperano, altri non ce la fanno, per alcuni le relazioni familiari migliorano, per altri peggiorano, molti perdono il lavoro, altri continuano a lavorare a tempo parziale. La macchina li salva, ma contemporaneamente li tormenta, hanno un rapporto di stima e di amicizia con gli operatori, ma talvolta si sentono vittime e perseguitati da essi, il trapianto li guarisce, ma non li libera completamente dalla schiavitù dei farmaci e dei controlli medici.

Consapevoli della realtà descritta – acquisita dai dati della letteratura e dall'esperienza personale – per comprendere meglio i bisogni e i problemi di questo genere di malati, e adeguare la nostra professione e professionalità alle loro esigenze e attese, più di venti anni fa abbiamo sottoposto quattordici emodializzati del nostro centro a un'indagine ben congegnata, articolata in quattro fasi metodologiche (L. Giombini et al., 1988):

- Discussione di gruppo libera e registrata alla presenza di un Nefrologo, uno Psichiatra e due Psicologi per individuare le aree problematiche;
- Applicazione del test di Rorschach da parte di uno Psicologo, per avere informazioni sul livello intellettivo, le dinamiche affettive ed eventuali alterazioni psichiatriche;

- Somministrazione del questionario MMPI (Inventario Multifasico della Personalità Minnesota di S.R. Hathaway e I.C. Mc Kunley) per determinare il profilo di personalità;
- Intervista su alcuni aspetti della qualità della vita, indagati con una serie di domande specifiche al fine di valutare il grado di disfunzione.

La discussione di gruppo ha permesso di rilevare alcune aree problematiche specifiche di quella situazione spaziale e temporale:

- La malattia renale era considerata insopportabile, totalizzante, debilitante e ineluttabile;
- La seduta emodialitica, ritenuta intollerabile e imprevedibile, era affrontata con la paura di andare incontro a incidenti tecnici e a complicazioni cliniche;
- Il servizio dialisi era a corto di spazi, macchine e personale d'assistenza;
- I rapporti con gli operatori sanitari, distinti per livello di competenza, generavano dipendenza, incomprensioni e conflitti;
- Lo stato psico-fisico era percepito come precario per la presenza di sintomi organici e funzionali;
- La quantità di farmaci assunti era eccessiva e gli effetti collaterali, dovuti alla loro assunzione, si manifestavano frequentemente;
- Le restrizioni di liquidi e di alimenti contenenti potassio e fosforo erano difficili da accettare;
- In seno alla famiglia i rapporti erano conflittuali, perché i pazienti si sentivano di peso, avevano perso il loro ruolo preesistente alla malattia ed erano condizionati per la difficoltà di programmare la loro vita;
- I pazienti si sentivano socialmente emarginati o si autoemarginavano perché avevano perso affetti, amicizie, tempo libero ed erano stati declassati o licenziati dal lavoro per perdita di capacità, invalidità o a causa delle ore settimanali sottratte dalla dialisi;
- Gli organismi amministrativi e sanitari erano giudicati insensibili, superficiali e indifferenti alle loro necessità (difficoltà a ottenere l'assegno di accompagnamento).

Con la somministrazione del test di Rorschach e il questionario MMPI è stato dimostrato che la maggior parte degli emodializzati soffriva d'inibizione intellettuale, depressione, ipocondria, ansia somatizzata, e in un caso – già descritto – sono stati rilevati disturbi schizoidi di una certa severità clinica.

Per quanto riguarda l'intervista sulla qualità della vita sono state poste domande attinenti ai seguenti aspetti: cura di sé, tempo libero, velocità di esecuzione, comunicazione, partecipazione alla vita familiare, relazioni affettive e sessuali, ruolo genitoriale, rapporti sociali, *performance* lavorativa, interesse per il lavoro, *"hobby"* e informazioni, capacità d'iniziativa. In linea di massima le risposte dei pazienti confermarono che molti di loro presentavano varie disfunzioni in genere di media gravità, corrispondenti a quelle rilevate nella discussione di gruppo sostenuta con gli esperti.

Lo studio della letteratura, le nostre indagini e le esperienze quotidiane a contatto diretto con i pazienti sottoposti a emodialisi sono state molto utili, per favorire l'emersione delle loro difficoltà esistenziali. Queste opportunità si sono rivelate indispensabili per individuare i criteri su cui organizzare e realizzare percorsi formativi appropriati, mirati non solo ad acquisire conoscenze e competenze tecnico-scientifiche su base nefrologica e dialitica, ma anche ad arricchire la *"cultura umanistica"* dei medici e degli infermieri.

Non c'è dubbio che per stabilire le migliori relazioni umane e professionali con gli assistiti non è tanto il *"sapere"* o il *"saper fare"* a renderle adeguate, quanto il *"saper essere"*. Perché è quest'ultimo l'attributo che più contraddistingue e qualifica, l'identità, il ruolo e la personalità degli operatori sanitari.

In sostanza, è lecito sostenere che la professionalità di questi ultimi nasce soprattutto dal *"saper essere"* persone dotate di requisiti tali da permettere loro di porsi nei confronti del malato in una posizione di accoglienza, ascolto e dialogo con lo scopo di:

- Accettarlo per quello che è e avvicinarlo con cortesia, rispetto e interesse;
- Informarlo sui suoi problemi e la sua nuova situazione nel servizio ospedaliero;
- Insegnargli ad affrontare nel miglior modo le difficoltà di adattamento alla malattia e all'organizzazione ospedaliera;
- Comprendere i suoi bisogni ed esigenze, promuovendone la collaborazione;
- Sostenerlo psicologicamente quando si trova in stato di prostrazione, stimolandone l'autonomia;
- Fare da tramite fra lui e tutti gli altri soggetti che gli ruotano attorno;
- Guidarlo e consigliarlo tenendo conto dei suoi problemi e necessità.

A questa scelta essenziale non abbiamo mai abdicato prima di tutto per senso del dovere, essendo consapevoli che, come altre attività lavorative, anche la Disciplina dialitica è una *"helping profession"* costruita soprattutto sull'empatia. E in secondo luogo per una sorta di autodifesa personale, sapendo che è proprio in questa categoria di occupazioni che si annidano i germi della *"sindrome del burn-out"* – su cui rifletteremo più avanti – il cui rimedio più efficace è la formazione incentrata soprattutto sul *"saper essere"*.

3.5 La malattia nella malattia

Lo Psichiatra F. Ciappi e coll. (1988), da noi sollecitati ad analizzare le condizioni ambientali, relazionali e lavorative, confrontandosi con pazienti e operatori, hanno volutamente demandato ad altri il compito di illustrare e discutere i risultati specifici ottenuti con i metodi sperimentali già descritti. Mentre loro, quando se n'è presentata l'occasione, hanno deciso di scegliere una relazione particolare, con l'intento di suscitare curiosità, resistenze o contrapposizione, comunque di andare oltre le certezze.

Quello che si presenta agli astanti in un Centro di emodialisi, premettono, è un fenomeno polimorfo che sembra resistere all'omologazione richiesta dalla tradizione clinica, nel senso che le persone curate dal servizio non appaiono come malati comuni, come di solito ci si aspetta che siano i malati. Sembra quasi, proseguono con estrema lucidità e capacità d'introspezione psicologica, dai vissuti, dalle relazioni, dalle problematiche e dai *"fantasmi"*, rilevati nel corso dei colloqui con i protagonisti delle vicende umane e tecniche del Centro dialisi, che la cura dialitica rappresenti per il nefropatico cronico una sorta di *"malattia nella malattia"*. La macchina che dovrebbe curare la malattia diventa essa stessa causa di patologia.

È come se il corpo e lo spirito della persona fossero sospesi in un limbo e proiettati sempre oltre qualcosa che – a parte il trapianto renale, speranza di una migliore vita futura – appartiene tutte le volte al passato. Se qualsiasi tipo di malattia, forse, per come la medicina oggi funziona, pavoneggiandosi nel delirio tecnologico, estrae ed estranea il malato dalla sua storia e dal suo tempo, riconsegnandolo al suo limite biologico, la malattia trattata con emodialisi sembra portare al definitivo compimento questa estrazione ed estraneazione, annullando la storia del paziente che diventa inevitabilmente *"oggetto senza tempo"*.

Il tempo è scandito dal ritmo dialitico e il paziente – se va bene allucinato nell'attesa troppo spesso illusoria della donazione di un rene – soffre sempre il rimpianto per la vita passata, prima che avvenisse l'incontro con la macchina. Il tempo così congelato nella sua prevedibile e ripetitiva ritmicità – senza intervallo – destituisce il paziente di ogni possibilità vitale, di slancio, di progettazione e di proiezione nel mondo.

L'esperienza della mancanza di vita si accompagna così all'esperienza delle cose più che delle persone: il corpo vissuto, insieme con la sua storia, assume sempre più il carattere di *"corpo-cosa"*, trasformandosi in *"involucro che ogni volta si riempie per essere svuotato e di nuovo si scarica per essere riempito"*, cioè non più corpo come veicolo nel mondo ma oggetto come ostacolo nella vita di ogni giorno.

La cura dialitica, unico mezzo per sopravvivere e unica possibilità di aggancio con il futuro e con il mondo, costringe il dializzato a pagare a caro prezzo questa sopravvivenza: la malattia senza la dialisi condurrebbe alla morte e, d'altro canto, la depurazione del sangue allontana il decesso attraverso un'esperienza fatidica, indipendentemente dall'incidente dialitico, pur sempre possibile e paventato.

Insomma, per evitare l'incontro con la morte si produce un'esperienza dalle stesse caratteristiche e il vissuto di morte è il veleno che accompagna la persona, talvolta per moltissimi anni, fino alla fine reale, in una sfida continua a perdere, che qualche volta fa apparire il dializzato a se stesso come un eroe.

I ricordi di tanti *"compagni d'arme o di macchina"* caduti sul campo, e delle *"battaglie"* passate in altri centri prima che si aprissero Perugia e poi Città di Castello, ricorrono frequentemente nei loro colloqui. In effetti, si costituisce una gerarchia simile a quella militare da parte sia dei malati, sia degli operatori, una scala di grado provvista di tutti i privilegi e gli svantaggi propri di un'istituzione totale, il cui scopo, oltre quello di ritardare l'evento finale, morendo un po' alla volta, è quello di mantenersi e perpetuarsi.

La dialisi serve soprattutto a se stessa, alla ricerca sulle macchine, sui filtri, al predominio della tecnica, che richiede un asservimento incondizionato, non importa se del malato o dell'operatore, estranei l'uno all'altro.

È la macchina che risalta sul proscenio e di essa bisogna conoscere il più possibile. Sia chi c'è attaccato, sia chi ci lavora, deve investigare su tutti i suoi segreti. Si sposta l'oggetto dell'attenzione in maniera così radicale che gli occhi – siano quelli del malato o dell'infermiere o del medico – sono calamitati inevitabilmente, senza condizioni, dalla macchina.

Quello che si svolge sullo sfondo non ha grande importanza, mentre è proprio su questo scenario che bisognerebbe porre l'interesse. La conoscenza e il controllo della macchina, con il carico emotivo, l'apprensione, l'investimento che queste operazioni comportano, trasformano il mezzo in fine. E di conseguenza, l'operatore e il malato sono privati della possibilità di comunicare e di istituire un rapporto e una storia, perché, ogni volta, l'appuntamento con la macchina ha per entrambi il significato di condizionare i loro pensieri, sentimenti e azioni.

A ben pensarci, se dovessimo rappresentare il Servizio dialisi come una sala d'aspetto e la cura dialitica come una riedizione della situazione precedente, il terreno di trasformazione e quindi di cura dovrebbe essere proprio quello dell'incontro, dell'appuntamento oltre la macchina e della valorizzazione di tutti gli scambi possibili, al di là da quelli legati ai filtri e ai tentativi di purificazione meccanica.

Così non sembra che sia, e i sintomi di questa relazione disfunzionale – impersonale o apersonale – sono manifesti anche nelle condizioni di stress vissuti dagli operatori, i quali da un lato si sentono impegnati a difendere la frontiera della vita e dall'altro sanno di stare lì a ritardare solo la morte sicura.

È richiesta un'elevata qualificazione per ottenere un piccolo risultato, un ritardo, una dilazione, però di questo non si può parlare. Il silenzio è il terreno comune che unifica gli attori, rotto dall'incidente, dalla mancata perdita di peso, dall'errore nella fase di stacco, dall'asimmetria della relazione in cui il vero perdente appare talora vincitore.

Da sempre, d'altronde, la medicina si è posta come rituale che permette di rimuovere il fantasma personificato nella paura della morte, e il suo sistema si è sempre rinforzato per rispondere a questo fine, al punto di non far palesare i fallimenti o, comunque, di non farli retroagire sui suoi principi fondanti. Forse, l'obiettivo della pratica medica non è tanto quello esplicito di guarire o di curare, quanto soprattutto quello di *"trattare"*, di contenere, di permettere la negazione del fantasma della morte.

La medicina, come scienza della vita e insieme intervento tecnico anti-biologico, poiché non può includere nel suo campo d'azione anche la morte, si paralizza di fronte ad un processo patologico, che nello stesso tempo è una situazione molto chiara sia di vita, sia di morte.

Visto sotto tale ottica, il dializzato è molto simile al canceroso, ma al contrario di questo, la sua parte vitale è la macchina, da lui considerata come una sorta di *"cancro"*, un tumore necessario, come, forse, lo è per chi lo costruisce. La macchina, però, è anche l'elemento vitale del malato, perchè è in essa che si svolgono i processi di purificazione di vita, mentre il corpo produce l'avvelenamento e in prospettiva la morte inevitabile del suo proprietario, la cui salvezza dipende appunto esclusivamente dal dispositivo tecnico creato a bella posta.

C'è una sorta di schizofrenia, di scissione, per cui il corpo è morto, e il sangue del corpo dentro la macchina è tenuto in vita per far continuare al corpo l'esperienza di morte. Il corpo produce morte, la macchina, attraverso il filtraggio del sangue, permette al corpo di continuare a morire, anche se gli consente di vivere.

Si potrebbe anche dire il contrario, cioè che la medicina, pur sapendo parlare solo con la vita, riesce a parlare solo con la macchina che non è vita, non riuscendo a parlare – perché muta – con le persone, con la loro vita, come se ne avesse paura. È come se avesse paura del doppio, della possibilità di cogliere gli aspetti ambivalenti del sistema vivente.

D'altronde, quest'anomalia è conseguenza logica dell'originaria scissione fra mente e corpo, determinata da pregiudizi dottrinali che hanno favorito l'allontanamento delle due parti, anziché la loro integrazione. E la medicina si è scelta il corpo come anatomico e storico, cioè quello vissuto e sintetico, mentre quell'espressione mentale di senso non è stata più comprensibile.

La macchina, prodotto della medicina, si occupa solo del rettile, rimanendo aperta la questione del senso della vita, una visione dentro la quale è possibile accettare la sconfitta, e insieme rioccuparsi del presente. Il malato che, a causa della malattia e del trattamento, esce dal tempo e dalla storia, è pur sempre riconsegnato alla vita, alla sua appartenenza biologica, alla sua originaria possibilità di esistere, al suo presente, che può manifestarsi in ogni modo.

Poiché la macchina, capace di catturare ogni attenzione e interesse, finisce per impedire lo stabilirsi di una relazione mutuale di cambiamento, di un incontro fra due interlocutori, di una storia destinata a evolversi, ci si trova di fronte ad un furto del presente, il cui spazio è occupato da un assente.

Presente vuol dire essere nei pressi di qualcosa e di qualcuno, per riconoscerlo, per viverlo, per individuarsi e svilupparsi. Invece, assente vuol dire essere lontano dall'ente, da quel qualcosa o qualcuno che permette il riconoscimento e quindi una tensione in avanti, un'evoluzione, un progresso.

Questo fatto congela entrambi i sistemi, e la loro tensione non è più *"pro"*, ma diventa *"in"*, tanto che la tensione si traduce in attesa, in speranza che si realizzi qualcosa, in fiducia che accada un evento. S'instaura una paralisi che attiva ogni possibile fantasia, dal miracolo alla grazia, da una legge vigente a un altro dispositivo da promulgare.

In questa situazione, sembra opportuno, sperando che sia possibile suggerire qualcosa, trasformare la domanda o almeno arricchirla, superando il cosa fare attuale che porta alla ricerca, allo stress, ai vissuti d'impotenza o di onnipotenza, per interrogarsi sul come fare.

Interrogarsi sul come fare, significa passare da un dato di fatto a un processo, ed essere più attenti e attivi nelle relazioni umane, nel *"qui e ora"*. Il come fare implica l'esistere e non il progettare, e comporta l'attivazione, dentro di sé, delle proprie capacità e delle proprie risorse nella situazione data, così com'essa è, e non come magari vorremmo che fosse.

Il come fare nel suo complesso – di fronte al senso di frustrazione imposto dalla malattia e al potere che la macchina esercita sui dializzati per la sua indispensabilità – è implicito nel modo di porsi e di agire degli operatori verso i malati, così come illustrato nel paragrafo precedente e nel successivo. L'obiettivo principale è quello di promuovere una vera e propria alleanza terapeutica fra gli uni e gli altri, la sola in grado sia di minimizzare gli effetti del processo morboso con tutte le risorse a disposizione, sia di ridurre la macchina a semplice strumento di cura sotto il dominio e al servizio dell'uomo.

3.6 *A un amico dializzato*

"Di professione malati e difficili per eccellenza" si può dire, ancora oggi, soprattutto dei malati renali cronici che sono sottoposti a emodialisi per tre volte la settimana in un centro ospedaliero per tutta la loro esistenza. In tale

situazione acquista valore rilevante la dedica *"Ricordando un amico dializzato"*, scritta da una persona – a me sconosciuta – che ha raccolto le confidenze e le confessioni di un nostro paziente, sottoposto alla terapia con la macchina per la dialisi. È stato lo stesso destinatario a farmi dono di questa poesia che traduce con parole toccanti e commoventi l'ambivalenza dei sentimenti che possono frullare nel cuore e nella mente di una persona, la cui vita è sostenuta integralmente da un organo artificiale.

Si chiamava Lorenzo, era un'anima in pena, poco più che quarantenne, sposato, senza figli, tanto irascibile da andare su tutte le furie per qualsiasi manchevolezza, anche minima, procurata dal personale d'assistenza. Con lui, mi sono scontrato più volte, per le sue reazioni minacciose, spesso immotivate, che accendevano litigi portati all'eccesso, iniziati durante la seduta dialitica e perduranti anche dopo, per il corridoio del Servizio dialisi, fino all'ascensore. Una volta arrivò a dirmi che quando camminavo per strada dovevo dotarmi di un corpetto antiproiettile, perché lui era capace di spararmi o di farmi fuori con una coltellata.

> Stia attento e si guardi sempre intorno, ogni volta che esce da casa, m'intimò, perché se per caso l'incontro, quando meno se lo aspetta, chissà che non mi venga la tentazione di spargargli addosso con la pistola o di operarlo di appendicite con un coltello che mi porto sempre dietro, tanto è il risentimento che nutro nei suoi confronti.

L'ho conosciuto solo poco prima del suo ingresso in dialisi, dovuto a una glomerulonefrite cronica insorta vent'anni prima. Lui, per tale malattia, era controllato dai colleghi di Perugia, che lo affidarono al nostro servizio per motivi logistici – abitava a pochi chilometri dal nostro Ospedale – già con la *"fistola artero-venosa"* bell'è pronta per essere punta. All'inizio non mi sembrava che fosse così contestatario e aggressivo, anzi, dai colloqui che avevo avuto con lui sulla sua patologia e le sue condizioni personali, familiari, lavorative e sociali risaltava una saggia remissività. Questo suo modo docile e sereno di presentarsi faceva presagire una proficua e stabile collaborazione, e l'accettazione incondizionata della terapia sostitutiva, su cui aveva avuto modo di riflettere a lungo, soprattutto negli ultimi tempi, insieme con i medici che lo avevano avuto in cura per tanti anni.

Invece, quando iniziò il trattamento, dimostrò di covare una rabbia repressa imprevista, pronta a esplodere, talvolta inaspettatamente, con contumelie e turpiloqui rivolti contro chi si opponesse alle sue vedute e opinioni sulla conduzione del Servizio dialisi. Inoltre, era dominato da un vittimismo esasperato come se un destino malevolo – o lo stesso Dio, bersaglio prediletto di tante sue bestemmie indicibili – si fosse accanito esclusivamente con lui, unico succube al mondo di tante avversità.

Dopo qualche tempo, avendo capito i motivi del suo disagio psichico, comprensibilmente legati alla malattia, al rifiuto della dialisi e alla perdita del lavoro, al fine di incanalare nel verso giusto la sua esuberanza caratteriale e verbale, gli proposi di farsi paladino dei diritti avanzati dai malati e portavoce delle loro richieste di miglioramento strutturale e funzionale del servizio.

Da allora, i miei rapporti con Lorenzo cambiarono radicalmente, tanto che fra noi nacquero un rispetto e una stima autentici, e, lui, sentendosi valorizzato come persona, diventò un punto di riferimento importante per i suoi compagni di sventura soprattutto dei più deboli e remissivi. E con l'esperienza maturò capacità di dialogo e di confronto costruttivi, se pur critici, che gli permisero di ottenere risultati favorevoli per lo sviluppo del nostro centro.

Dopo circa quattro anni di trattamento, questo paziente dalle facoltà cognitive apprezzabili e dalla personalità emotivamente controversa, ora mansueta ora incontenibile, e con il quale avevo stabilito ormai rapporti d'intima confidenzialità, fu finalmente convocato nottetempo a Ginevra per essere sottoposto a trapianto renale. Fra l'entusiasmo generale, appena attutito dal timore di qualche eventuale imprevisto intercorrente che avrebbe compromesso la riuscita dell'evento, le nostre risorse organizzative furono messe a dura prova, ma il nostro impegno umano e professionale fu compensato dall'esito positivo dell'intervento e dalla riconoscenza del ricevente e dei suoi familiari per la nostra sensibilità e competenza.

Lorenzo per tre anni, pur sottoposto all'usuale terapia contro il rigetto – non certo esente da effetti collaterali – e ai controlli ambulatoriali ravvicinati, condusse una vita normale lontano dalla dialisi, dedicandosi ai suoi interessi preferiti nel tempo libero. Mi ricordo, in particolare, che era amante del gioco degli scacchi, tanto che riprese a partecipare con pregevoli risultati alle gare organizzate in varie città italiane. Tuttavia, non rinunciò mai, per uno spiccato senso di solidarietà, a continuare la sua attività di delegato locale – per la verità molto ascoltato dai dirigenti amministrativi e politici – da tutti riconosciuto come strenuo difensore dei diritti dei dializzati.

Finché un giorno scoprì di avere maturato un diabete mellito, per gli effetti del cortisone, un farmaco fondamentale per contrastare le crisi di rigetto, sempre in agguato. Fu costretto a intraprendere la terapia insulinica e una dieta rigorosa, trattamento che, insieme alla malattia intercorrente, favorì l'insorgenza di depressione, aggravata in seguito da disturbi cardiocircolatori e da un peggioramento della funzione renale, forse dovuto alla recidiva della vecchia glomerulonefrite nel rene trapiantato.

Entrò di nuovo in dialisi, stavolta in condizioni molto più precarie rispetto al passato, tanto che dopo circa due mesi la moglie, una sera d'inverno, tornata a casa dal lavoro, lo trovò morto, forse, per infarto fulminante del miocardio. Era seduto in poltrona di fronte al televisore acceso con la testa piegata sul lato sinistro, come se dormisse, e la camicia bagnata di grappa, scivolatagli addosso dal bicchierino, rinvenuto in frantumi sul pavimento.

Ora, sento spontaneo il desiderio di riportare integralmente il contenuto della poesia scritta per Lorenzo, che pur geloso di questa calorosa manifestazione di affetto, riservatagli dal suo migliore amico, ha voluto farmene parte, avendogli confidato che da pensionato avrei scritto qualcosa sulla mia esperienza di medico. Lo faccio volentieri, con la speranza che, leggendola, i medici e gli infermieri deputati all'assistenza quotidiana di malati renali in dialisi, ne colgano il significato più intimo e riflettano seriamente sull'importanza della pratica dell'arte relazionale – *"il saper essere"* – nell'esercizio della loro professione.

Ricordando un amico dializzato

Nell'arena del mondo c'incontriamo.
Quale vincolo di vita e di morte ci unisce?
La presunzione che gli altri mi capiscano, non la voglio avere.
È ben lungi dall'essere compreso minimamente il dramma che ogni giorno affronto e, come me, migliaia di altri esseri umani.
Per capire come si possa desiderare che il nuovo giorno non spunti, devi viverla questa vita.
Ogni levar del sole è una sofferenza continua, spietata, senza appello.
Una cosa è vivere con la speranza che il giorno dopo sarà un po' diverso, che una soluzione qualsiasi ti darà serenità, un'altra è avere la certezza che non sarà così.
Allora la famiglia, il lavoro, gli amici, rifugi sicuri di tanti sentimenti struggenti diventano miraggi lontani.
La fede stessa, che ti dava pace nei momenti di disperazione, lascia il posto all'indifferenza più totale.
Ci sono attimi in cui spero che tu, macchina, che mi dai la vita, ti fermi!
Ci sono momenti in cui spero ardentemente di non incontrarti mai più!
Non ti amo, mi dai la vita e ti odio, macchina!
Eppure come un amore nato a prima vista, in questo frammento di passioni, ti lascio e ti ritrovo, così, senza speranza, come un naufrago che, in balìa di un mare tempestoso, trova rifugio in una sottile asse di legno.
Questo non vuol essere un inno a te, me, cento, mille come me, che cercano

tanti come te, ma un'invocazione a Chi potrebbe alleviare tante sofferenze, ricordandosi di noi, autentici martiri dalle piaghe aperte tutti i giorni. Spettatori… attori. Niente è più bello di una vita vissuta in serenità!

Quale dimensione della professionalità per rispondere all'invocazione di chi ha perso la speranza della serenità? Forse, proprio quella delle relazioni etiche di chi ha maturato con l'esperienza le relative capacità – proposte come decalogo da S. Wolf (1974-1975) e di seguito riportate – e si predispone con animo aperto e benevolo a utilizzarle a beneficio dei pazienti:

- *Empatia,* per percepire esattamente ciò che sente il paziente e comunicargli questa percezione;
- *Rispetto,* per apprezzare la dignità e il valore del paziente e del suo diritto di fare le sue scelte nei suoi tempi;
- *Genuinità,* per essere liberamente e profondamente se stesso e acquisire così la fiducia del paziente;
- *Concretezza,* per potersi esprimere in coerenza con i bisogni del paziente in modo da esaudirli;
- *Confronto,* per far venire alla luce le contraddizioni del paziente e farlo riflettere;
- *Apertura,* per rilevare sentimenti e opinioni del paziente, e stabilire con lui rapporti confidenziali;
- *Immediatezza,* per entrare in contatto *"qui e ora"* con il paziente e mostrargli comprensione;
- *Calore,* per esprimere al paziente, con parole e azioni, interesse e affetto;
- *Forza,* per offrire al paziente attenzione e sicurezza;
- *Autorealizzazione,* per avere vissuto con pienezza il rapporto con il paziente.

Sono dieci precetti semplici da declinare, ma difficili da apprendere e comprendere nella loro più intima risonanza emozionale, e, soprattutto, da mettere in pratica tutti i giorni al letto del malato, per colmare il difetto di senso dell'altruismo e i limiti formativi umanizzanti. Queste inadeguatezze impediscono o comunque limitano lo sviluppo di uno stile professionale più appropriato alle vere esigenze e attese degli assistiti. Mi riferisco, in particolare, alla necessità di maturare una condotta clinica che dovrebbe essere imperniata non tanto sulla malattia in sé e per sé, ma sulle numerose e complesse problematiche riflesse sulla persona malata, il cui desiderio fondamentale è di recuperare salute, dignità e libertà inevitabilmente represse dal processo morboso.

3.7 *Un paziente illuminato*

Piero, una persona – a dir poco – eccezionale, ha cominciato a praticare l'emodialisi a Milano all'età di poco più di vent'anni e, ancora oggi, all'età di circa cinquantasei, assapora i benefici e subisce i sacrifici legati a questo tipo di terapia. Nel corso della sua lunga malattia è stato sottoposto sempre a Milano, a due trapianti renali, che, purtroppo, sia l'uno, sia l'altro, a distanza di molti anni, non ha resistito alle insidie del rigetto o comunque delle complicazioni, degradandolo di nuovo al ruolo di emodializzato. Già responsabile del Centro di emodialisi, ho conosciuto questo personaggio, dotato di un carisma suadente e persuasivo, nei primi anni '80, non come malato renale ma come cittadino, invitato da noi, membri di un gruppo di volontariato appena costituitosi a Città di Castello, per parlarci della sua ricca esperienza – molto conosciuta e apprezzata in Umbria – d'impegno civico gratuito e disinteressato nel settore socio-sanitario.

In quell'occasione, mi avevano colpito il suo volto incorniciato da una folta barba nera, gli occhi scuri e guizzanti, l'eloquio calmo e affascinante, requisiti che lo rendevano simile a un santone dedito a pratiche ascetiche, ammantato di saggezza e pazienza. Aveva la rara capacità sia di evitare il diverbio sterile e dettato da considerazioni strumentali, sia di sostenere le sue idee con determinazione e schiettezza, senza scendere a compromissioni di alcun genere con i suoi interlocutori, di cui rispettava idee e argomentazioni. Moderatore per eccellenza, possedeva i requisiti del *"leader"*, sempre pronto a trovare il bandolo della matassa nelle situazioni più conflittuali e intricate, e di raggiungere i migliori accordi condivisi fra posizioni diverse apparentemente inconciliabili.

Solo dopo qualche anno, in un'altra circostanza, questa volta legata alla mia attività di Nefrologo, ho saputo della sua condizione di emodializzato assistito nel centro di Foligno, della sua carica di membro del Consiglio direttivo dell'*"Aned"*, l'Associazione degli emodializzati, e della sua storia personale. Sono questi i motivi per cui, in occasione del 25° anniversario celebrante l'istituzione del nostro Servizio dialisi (2001), in qualità di Presidente scientifico di *"Amare"*, l'Associazione dei malati renali – di cui parlerò in seguito – ho affidato a Piero il compito di trattare il tema *"La famiglia, il lavoro, gli altri"* nell'ambito del convegno *"Approccio multidisciplinare alla persona in emodialisi: dalla malattia alla salute."* Quale migliore opportunità, se non questa, per pubblicare fedelmente l'illuminante relazione di un uomo che, nonostante la malattia cronica e invalidante con cui convive da circa trentacinque anni, dimostra di essere un personaggio dotato di virtù umane e culturali fuori dal comune? Con stima e gratitudine gli cedo volentieri la parola, per confermare le sue capacità dialettiche.

Gli emodializzati, esordì Piero, sono i primi esseri umani a vivere privi di una funzione vitale naturale, sostituita da una macchina: sono un effetto, cioè una risultante, del rapporto tra natura e scienza, tra corpo e tecnologia, tra soggettività umana e oggettività razionale.

I tentativi dell'umanità post-illuministica, proseguì con autorevolezza e proprietà linguistica, di ricreare la vita attraverso la costruzione di automi meccanici o tramite l'assemblaggio di *"pezzi umani"*, per costruire un essere asservito – Frankenstein – hanno trovato nei pazienti con insufficienza renale una sintesi inattesa, quasi accidentale. Proprio nel momento in cui la medicina e la tecnologia hanno rivolto la propria attenzione alla possibilità di sostituire, almeno in parte, la funzione depurativa dei reni.

Sono apparsi, dunque, questi uomini asserviti, nel senso che dipendono totalmente da attività connesse alle migliori acquisizioni scientifiche, dalla corrente elettrica, all'informatica, passando per la meccanica e la fisica. Esistenza di persone che hanno continuato a vivere, estendendo la propria vita oltre il limite naturale sancito dalle nude possibilità organiche.

Mentre le conquiste scientifiche e le innovazioni tecnologiche si vanno comunemente acquisendo con la stessa velocità con cui sono utilizzate o trattate dagli organi d'informazione, gli aspetti culturali di tali progressi sono più lenti nell'affermarsi, anche quando producono univoci effetti positivi sulla realtà quotidiana.

La cultura, prodotta dall'interazione dell'uomo con l'ambiente, viaggia con velocità assai ridotta rispetto alla disponibilità e all'uso di mezzi strumentali che sono messi continuamente a disposizione dai progressi tecnici.

Così, se possiamo ormai ritenere comunemente acquisita la metodica dell'emodialisi e della dialisi peritoneale per il trattamento dell'insufficienza renale, dobbiamo prendere atto, invece, che gli sviluppi culturali, determinati da questo genere di sopravvivenza artificiale, non sono stati quasi per nulla indagati e messi allo scoperto, pur avendo ormai una dimora, progressivamente di massa, più che trentennale, anche nel nostro paese.

Lo dimostra bene la pressoché assenza di letteratura specifica, essendo l'esistente, attinente al solo campo scientifico, oppure ferma all'aneddotica clinica o alla forma di diario intimo. Questi materiali, senz'altro preziosi, sono ancora grezzi, rispetto alle potenzialità e alle implicazioni che una più approfondita esplorazione istruttiva potrebbe riservare.

La persona che, a un certo momento dell'esistenza, si viene a trovare nella condizione di dializzato, deve – volente o nolente – riposizionare la vita secondo indicazioni, non si sa quanto precise, che vengono dall'ambito sanitario, dal contatto e dalla frequentazione sodale.

Il progressivo innalzamento dell'età media dei dializzati, insieme all'incremento del numero dei trapianti, sta contribuendo in modo sostanziale ad attenuare il peso del problema lavoro che, pur essendo presente nelle persone in età lavorativa, per le ovvie implicazioni dovute alle limitazioni imposte dalla malattia, si è andato assottigliando rispetto agli anni in cui prevaleva in dialisi la presenza di giovani, per i quali veniva meno il lavoro in concomitanza dell'inizio della terapia.

Invece, proprio l'apporto di un'occupazione, adeguata alle possibilità e alle aspirazioni individuali più autentiche, può davvero fare la differenza tra chi riesce a tenere alto l'interesse per l'esistenza e chi subisce in modo assillante la mutilazione esercitata dalla patologia. Ciascun malato sviluppa un diverso grado di consapevolezza rispetto alla gestione della nuova condizione vitale, che può essere pertinente in grado diverso, secondo il tipo d'interazione della soggettività personale con una serie di variabili estranee.

Le diverse tecniche di sopravvivenza e di ricerca di possibili equilibri sarebbero tutte degne di attenzione e d'indagine, perché frutti originali prodotti dalle differenti individualità. Si passa dalla massima passività, con conseguente totale delega e affidamento all'ambito sanitario e familiare, alla vigilanza intransigente che non è disposta a rinunciare alla comprensione e alla gestione di alcun aspetto della patologia e della cura, tanto meno alle altre implicazioni di una normale vita di relazione. Esistono un'evidente continuità e contiguità fra un atteggiamento attivo nell'ambito del trattamento clinico e il rapporto positivo e propositivo con l'assistenza.

Uno dei migliori livelli di qualità raggiunto da una struttura sanitaria, che si occupa di nefrologia e dialisi, sarebbe senz'altro la misurazione del grado di consapevolezza raggiunta dalle persone malate assistite dal servizio, siano esse in terapia conservativa oppure in trattamento sostitutivo. Così come i fenomeni sociali sono prodotti dall'incessante interagire fra la dimensione collettiva e quella individuale, anche gli equilibri del dializzato sono determinati dall'interazione con le condizioni di vita e di relazioni in cui come malato si viene a trovare.

Egli, di norma, è portato a relativizzare le cose, mentre tende a intensificare i rapporti con le persone, in modo direttamente proporzionale al grado di coinvolgimento affettivo. Questa tendenza, acuendosi con l'estendersi del tempo di sopravvivenza in trattamento, si associa con un'accentuata vulnerabilità emotiva, che può rappresentare una fragilità persistente o addirittura permanente, ravvisabile anche nel normale dispiegarsi delle consuete relazioni quotidiane.

Se la condizione umana del dializzato non è supportata da un'organizzazione socio-sanitaria adeguata e da un sistema di riferimenti sociali e relazionali necessari e sufficienti a produrre dinamiche positive, si assiste di frequente alla mutazione problematica delle pulsioni vitali della persona dializzata, in particolare nell'ambiente di cura. Ne sono fedeli esempi l'attaccamento viscerale al *"proprio"* letto, al *"proprio"* apparecchio di dialisi, al *"proprio"* armadietto dello spogliatoio, all'intransigenza ossessiva sui tempi e sulle sequenze degli *"attacchi"* e degli *"stacchi"* dialitici. Questi comportamenti non sono altro che tentativi impropri di sostituzione di esigenze insoddisfatte con certezze apparentemente rassicuranti di solida consistenza, insieme alla rivendicazione della necessità di procedure ritualizzate.

Gli aspetti legati all'emotività e al bisogno di relazioni umane importanti, se non appagati in ambito familiare, amicale o lavorativo, determinano la ricerca di forme anomale di soddisfazione, all'interno del luogo di cura, verso il personale sanitario, in particolare dell'altro sesso. Allora, assillanti diventano le richieste di attenzione, facilmente scaturiscono gelosie e antipatie motivate da futili ragioni e spesso accadono eventi inspiegabilmente regressivi e infantili, quando non apertamente aggressivi. Prende il sopravvento una gamma intricata di pulsioni che rendono difficoltosa la convivenza e oltremodo faticoso l'espletamento delle funzioni professionali dei sanitari.

Nella storia delle patologie croniche, le malattie renali hanno un posto di sicuro risalto sociale per il livello di collaborazione, sviluppatosi negli anni, fra l'ambiente medico e l'organizzazione dei malati. Partita dalla comune esigenza di far affermare, diffondere e affinare una metodica tecnologica capace di sostituire una funzione vitale dell'organismo umano, la collaborazione tra personale sanitario della nefrologia e malati organizzati ha dato risultati insperati in campo sia terapeutico, sia sociale, innalzando il livello riabilitativo della dialisi e del trapianto di organi, grazie al comune perseguimento di precisi obiettivi di politica sociale e sanitaria.

La dimensione associativa, capace di indurre nel malato la percezione collettiva dei problemi, rappresenta, non solo per l'istituzione sanitaria, ma anche per la società nel suo insieme, il miglior contributo di civiltà e umanità che persone svantaggiate possono offrire all'interno del consesso umano.

Prova ne sia il conferimento all'*"Aned"* della Medaglia d'oro al merito della sanità pubblica, promosso anni or sono, dal Ministero della salute della Repubblica Italiana. Puntare sulla collaborazione vuol dire mettere le parti che si occupano di promozione e tutela della salute nelle migliori condizioni per evitare gli errori, per dispiegare al meglio le specifiche potenzialità e per arricchire il sistema democratico di percorsi e obiettivi qualificati a garanzia di tutti, sani e malati.

Termina qui la lucida e oggettiva relazione di Piero, che sembra descrivere l'ambiente di un Servizio dialisi – da me e da lui ben conosciuti per motivi diversi e comunque ovvi per entrambi – in maniera asettica, con lo sguardo di un osservatore esterno, se vogliamo esperto, e non certo di un utente a vita, condizionato dalla malattia e dalla terapia che lo sostiene. Come se la malattia che cura e vive da tanti anni non gli appartenesse, non per una sorta d'impassibilità nei suoi riguardi o per averla esorcizzata, chissà poi con quali strumenti, ma, forse, per averne fatta un'opportunità di crescita cognitiva, emotiva e culturale.

Mi rendo perfettamente conto che la mia tesi *"restare in salute o addirittura migliorarla, nonostante la malattia"* – la provocazione implicita nel titolo del convegno – può sembrare paradossale. Invece, non lo è, se riflettiamo, non senza stupore, sul successo di questo paziente speciale dalla biografia invidiabile. Di questo suo brillante profilo storico mi sembra opportuno e utile riportare alcune note, presentate in una sua abbastanza recente produzione letteraria, con l'intento di far conoscere meglio un personaggio così straordinario – un esempio da seguire a disposizione di malati e sani.

Il testo, intitolato *"Acque sorgenti, avventure dei sensi narrate dall'acqua"* (2002), informa che Piero Fabbri è nato a Spello in provincia di Perugia il 19 ottobre 1954. Ha trascorso parte degli anni giovanili a Milano, dove ha conseguito la Maturità classica presso il Liceo Berchet ed ha fatto le prime esperienze nel campo della comunicazione e della creatività (Cooperativa *"Il Guado"*, Periodico *"Discese cornara"*).

Laureatosi in Scienze Politiche presso l'Università di Camerino in provincia di Macerata, ha profuso il suo impegno fra lavoro e militanza civile, occupandosi prevalentemente di temi sociali e sanitari (Cooperativa *"La locomotiva"*, Medicina democratica, Redazione di *"Ambiente e salute"*), culturali e ambientali (mensile *"Umbria"*), e del terzo mondo (Emergency, Cooperativa *"L'altrocommercio"*, Periodico *"La farfalla e la tempesta"*), alimentando costantemente la vena creativa della scrittura.

Già Difensore civico del Comune di Foligno – dove risiede, nella frazione di San Giovanni Profiamma dal 1979 – ricopre adesso tale carica istituzionale presso il Comune di Campello sul Clitunno, è iscritto all'Albo dei Giornalisti Pubblicisti ed è Direttore responsabile del sito internet www.difensorecivico.org della Rete Nazionale dei Difensori civici locali.

Da due anni svolge il ruolo di Consulente per il Csesi, Dipartimento d'Igiene dell'Università di Perugia, occupandosi della formazione degli *"operatori di strada"*, e presiede il Coordinamento regionale per la riduzione del danno (Corida).

È tra i fondatori della Cooperativa Raccolto *"L'arte di comunicare con l'arte"* di Milano, un sodalizio di artisti e autori di tutte le discipline presieduta da Daniele Oppi, la quale annovera, fra i soci, alcune delle maggiori personalità del mondo della cultura italiana.

Ha ricoperto a lungo incarichi nazionali nell'*"Aned"*, di cui è socio dal 1977 e per la quale ha redatto per anni il Foglio informativo.

Ha pubblicato: *"Limpida l'aria"*, il Guado, Milano, 1977; *"L'acqua che fa morire"*, Raccolto, Milano, 1991; *"Malati organizzati, storia dell'associazione nazionale degli emodializzati"*, Brufo Editore, Perugia, 1992; *"Un rene in pancia, diario minimo di un trapianto"*, Brufo Editore, Perugia, 1994.

Di fronte a tale rassegna, forzatamente succinta, dell'attività professionale e culturale di Piero, uno dei tanti malati renali che vivono grazie alla dialisi, è proprio il caso di domandarsi come abbia fatto questa persona, così prolifica e generosa nelle sue espressioni umane, civili e sociali, a trovare il tempo per far fronte alle numerose ripercussioni che la malattia ha riversato nel suo corpo e nella sua mente. Forse, è stata proprio la sua esperienza di malato cronico – per quanto possa sembrare irragionevole – a spingerlo a valorizzare al meglio tutte le risorse riposte nell'interiorità della sua ricca ed eclettica personalità, e a scoprire il senso della sofferenza, di fronte alla quale molti si deprimono senza vie di fuga e rimangono, talvolta colpevolmente, inerti e intristiti per tutta la durata della loro vita.

3.8 Intime relazioni

In Nefrologia, la cronicità della malattia a tempo indeterminato, i periodici controlli medici, le innumerevoli sedute dialitiche e gli svariati incontri occasionali sono occorrenze propizie per facilitare, promuovere, arricchire e approfondire le relazioni solidali, amicali e affettive fra pazienti e operatori sanitari. Non a caso, la maggior parte dei dializzati, se non la totalità, considera il Centro dialisi come la loro *"seconda famiglia"*. Una sorta di albergo, in cui s'incontrano umane sofferenze, macchine impietose e situazioni struggenti, e che forse, proprio per questi motivi, si rivela accogliente, comprensivo, premuroso e, addirittura, motivo di svago e d'intrattenimento, soprattutto per quegli anziani, i quali, per esigenze lavorative parentali, a casa loro sono destinati a vivere lunghe ore di assoluta e deprimente solitudine.

Tutti i medici e gli infermieri che si occupano di dialisi conoscono bene le dinamiche relazionali che intercorrono fra loro e gli assistiti, perché, volenti o nolenti, ne sono coinvolti nell'intimo, proprio per i sentimenti di reciprocità che si attivano per naturale propensione umana nella lunga, continua e stretta convivenza. Allora, quando un malato si aggrava, è ricoverato per complicazioni intercorrenti o va incontro alla morte, il loro dispiacere e la loro afflizione, non raramente, assumono livelli d'intensità simili a quelli che si provano quando sono i propri familiari a trovarsi nelle stesse condizioni.

Fin dall'apertura del servizio, una volta acquisiti e maturati questi stati emozionali, in occasione del decesso di pazienti, indipendentemente dalla loro età dialitica, ho sentito la necessità, diventata poi consuetudinaria, di manifestare per iscritto ai familiari le mie personali condoglianze, ritenute importanti per l'elaborazione del lutto e con la consapevolezza che sarebbero state accettate con piacere e commozione.

Ne avevo ben onde, perché ho sempre ricevuto riscontri lusinghieri di autentico e profondo apprezzamento – *"fino alle lacrime",* come spesso hanno scritto i parenti – di persone meravigliate per la *"partecipazione al loro dolore"* da parte del medico. In particolare, rimanevo colpito dalla sensibilità di chi aveva il coraggio di confessare che avrebbe conservato quelle *"parole di conforto e consolazione",* e così aderenti al *"ritratto"* del loro caro, per rileggerle nei giorni a venire, nei momenti di più triste nostalgia.

In tanti anni di attività, ho custodito, gelosamente, nel cassetto del mio comodino un numero imprecisato di biglietti di ringraziamento, indirizzati a me, ai miei colleghi e collaboratori, nei quali i parenti dei dializzati hanno espresso con trasporto e sincerità d'animo la più profonda riconoscenza per l'affettuosa assistenza dedicata ai loro congiunti fino al giorno della morte. Ho riportato alla luce alcune frasi, di cui voglio rendere testimonianza, perché si possa comprendere che un Centro dialisi non è solo, come alcuni potrebbero pensare, un luogo di malattia e sofferenza, e talvolta di conflitti e litigi.

Nel suo *"habitat",* se si hanno l'accortezza e la pazienza di favorire, oltre le indispensabili competenze tecniche, relazioni sinceramente empatiche, si possono intrecciare fra i malati e il personale sanitario legami di amorevoli emozioni, di comunione di sentimenti che durano per tutto il decorso del processo morboso dei dializzati e rimangono impressi per sempre, anche oltre la morte, nella mente e nel cuore dei membri delle loro famiglie.

Anna – con inusitata dolcezza e serenità – così risponde alle mie condoglianze esternate per la morte della madre Assunta:

> Mi sono domandata spesso perché quella notte la mia mamma aveva deciso di non morire, il Signore l'aveva chiamata, ma lei aveva scelto di tornare da noi! Sapeva che non eravamo pronti, e quest'atto d'amore l'ha pagato con la croce di Gesù. La sofferenza e il dolore del corpo non hanno nulla a che vedere con i peccati. Credo, invece, che questa sorte Dio la destini ai suoi figli migliori, a quelli forti in grado di sorreggere la croce, ai suoi Santi, a Gesù.
>
> Secondo il poeta libanese Khalil Gibran (1883-1931) (...): La natura non compie mai balzi. Come non spezza i rami giovani, non impedisce che un albero vecchio e stanco cessi di esistere (...). L'autunno del corpo conduce all'inverno, e questa stagione è necessaria perché possa sopraggiungere una nuova primavera.
>
> La mia mamma lo sapeva, aveva passato l'inverno, e ora si era preparata, non aveva più paura di morire. È stata con noi fino a quando non

abbiamo pregato Dio per accoglierla con sé, per poi donargliela con tutto il cuore, e il suo trapasso è stato lieve. Volevo ringraziarla per la cura che ha avuto per lei e di noi, per quel braccio forte e generoso che ci ha sorretto in questo cammino.

Siamo eternamente riconoscenti a lei e ai suoi colleghi.

La giovane Monica mi scrive – con inaspettata nostalgia – in occasione della morte della nonna Concetta:

> In questo momento difficile per la scomparsa dell'amatissima nonna, la sua riflessione breve ma bellissima e intensa, è arrivata al mio cuore e a quello dei miei genitori. Io e la mia famiglia desideriamo ringraziarla sentitamente, oltre che per le parole profuse, per l'aiuto instancabile, offerto alla mia nonna in tutti questi anni di malattia. Sono certa che lei e il suo reparto hanno fatto tutto il possibile per aiutarla e assisterla, ed io e la mia famiglia vi saremo eternamente grati. Il reparto di emodialisi, che inizialmente guardavamo con timore e una certa ritrosia, perché comunque voleva dire *"modificare, per certi aspetti, la nostra vita"*, era diventato una seconda famiglia, cui ci eravamo affezionati. Mio padre era quasi diventato, mi permetta di dirlo, *"uno dei vostri"*. Ora, la nonna è morta ed ha lasciato dentro di noi un vuoto incolmabile. Io, egoisticamente, avrei voluto ancora vederla in vita, nonostante l'aggravarsi della malattia negli ultimi giorni e la forte sofferenza fisica. Sa, dottore, pensavo che anche ora, per l'ennesima volta, fosse sopravvissuta: la ritenevo quasi immortale! Innumerevoli volte, come ben sapete, mia nonna era arrivata vicino alla morte, e poi, stupendoci tutti, era migliorata. Invece, questa volta se n'è andata veramente. È la vita! Sono sicura, però, che lei è in Paradiso e da lassù prega per farci superare questo difficile momento: ma le sue preghiere non sono solo per i suoi familiari, ma anche per lei e i suoi collaboratori, per avere reso più belli i difficili pomeriggi di cura.
>
> Con infinita gratitudine e affetto.

Marisa, moglie di Furio, da lei ricordato in una sua testimonianza come *"il suo piccolo grande uomo, che in una tiepida sera di primavera se n'è andato in punta di piedi e con tanta discrezione, la stessa che l'ha accompagnato per tutta la vita"*, si rivolge a tutti gli operatori sanitari con queste amabili parole:

> Quando una persona muore, lascia sempre un vuoto attorno a sé, ma quando a morire è un malato, da voi assistito, per anni, tre volte la settimana, con tanta professionalità e umanità, il vuoto è ancora più grande. Ricorderò sempre con gratitudine quanto avete fatto per il mio Furio in questi quattro anni, in cui è stato sottoposto al trattamento dialitico. Soprattutto negli ultimi tempi, per tutta una serie di altre *"attenzioni"*, che sono state per gli operatori del servizio, senz'altro motivo di nuovo impegno,

ma gli hanno permesso di continuare a vivere dignitosamente, anche se con patologie sempre più gravi e complesse da gestire. L'assistenza umana e professionale data a Furio e la vostra spontanea disponibilità al dialogo sono state per me motivo d'incoraggiamento all'inizio della malattia, di condivisione e conforto dei miei stati d'animo, sempre più provati e rattristati nel corso dell'aggravarsi della sua salute. Continuate a essere attenti, delicati e amorevoli nei confronti di ogni malato e dei suoi familiari che, talvolta, fragili per le situazioni che vivono, hanno bisogno di essere curati anche con l'umanità e le *"coccole"* di chi sta loro vicino.

Grazie, veramente di cuore, anche in nome di Furio.

Alessandra mi ringrazia sentitamente per le *"belle parole"* che le ho scritto per la morte del marito Luciano:

L'occasione delle festività natalizie mi offre la possibilità di fare a lei e alla sua famiglia i più sinceri auguri, e con la presente di ringraziarla per le belle parole che ha avuto per mio marito. Luciano era veramente una persona molto buona ed ha sopportato il calvario della malattia, senza mai lamentarsi durante gli anni nei quali è stato sottoposto all'emodialisi. Non può immaginare quanto sia stato importante per lui durante questo periodo il conforto di una parola amica e il sostegno di persone capaci nei momenti difficili. Il suo ruolo e la sua presenza sono andati ben oltre il suo stretto compito professionale. A lei e a tutti i suoi assistenti vorrei esprimere i più grandi e affettuosi ringraziamenti, perché per mio marito nulla è stato più prezioso del sorriso, della cordialità, delle piccole esortazioni e delle continue attenzioni. La fede, che l'ha sostenuto durante tutta la vita, gli ha permesso di accettare qualsiasi sofferenza. Il vuoto che ha lasciato in me e nei suoi figli, che l'hanno tanto amato, ora mi sembra incolmabile. Voglia, però, il Signore aiutarmi in questo momento di sconforto e dolore, pensandolo felice lassù, in Paradiso. Vorrei, inoltre, esprimerle la mia gratitudine per il bel ricordo, con il quale ha descritto il rapporto che si era instaurato fra voi e del quale Luciano parlava sempre. I miei familiari si uniscono al sentimento di riconoscenza.

Con i più cordiali ringraziamenti.

Emilia mi dedica parole d'intima tenerezza in occasione della morte di Lidia, l'anziana madre, donna minuta da noi considerata la *"nostra mascotte"*. La chiamavamo *"Barbie"* per i capelli raccolti a ciocche con fiocchi di stoffa colorata e lo sfoggio di biancheria linda e raffinata. Così la rendeva bella, nei tre appuntamenti settimanali, la figlia, che le stava accanto per tutta la durata della dialisi.

Profondamente commossa per la sua partecipazione al mio dolore che, le assicuro, non avrei mai pensato fosse così immenso, non finirò mai di ringraziarla per quello che ha fatto per la mia mamma e per me. Le sue parole mi hanno fatto piangere e, nei momenti di solitudine e di sconforto, mi riaffiorano alla mente e mi danno coraggio, perché la sento vicina con il suo carattere forte e sicuro. Lei che, come nessun altro, ha conosciuto le mie preoccupazioni, i miei sentimenti e la mia indole che è molto debole e non vuole accettare le cose brutte della vita.

Mi manca la mamma, ma ho nostalgia anche di lei e di tutti gli amici della dialisi. Non so se riuscirò a rivedervi, sarà per me molto difficile, comunque sappia che siete tutti in cima ai miei pensieri. Non mi dimentichi dottore!

Riceva il mio abbraccio affettuoso e sincero.

Tonina mi rende grazie con grande dignità in ricordo di Mauro, morto per cancro gastrico, dopo una lunga storia di emodialisi prima in ospedale e poi a domicilio, e infine di trapianto renale ben riuscito.

Non ho parole per ringraziarla per la lettera che mi ha inviato in un momento così doloroso della mia vita. È stato vicino al mio Mauro con tutta la dedizione possibile, unita a una comprensione e una carica umana, che non potrò mai dimenticare. Tutto quello che mi ha scritto, corrisponde perfettamente allo stato d'animo, in cui mi trovo in questi momenti tristi e difficili, e cerco di non far trapelare il dolore angosciante che mi opprime, per non aumentare la sofferenza di mia figlia Cristina, che è ancora giovane e ha bisogno di ritrovare, con il tempo, un po' di serenità. Questo mi aiuterà a vivere, nella consapevolezza di qualcosa più grande di noi, in cui sperare. La mia esistenza è stata un calvario. Solo l'amore, che ci ha sempre tenuto uniti tutti e tre, ci ha aiutato a superare tante avversità. Le sono tanto grata di tutto, assieme a mia figlia.

Le invio i più sinceri saluti e il nostro affetto.

Dopo qualche mese, è ancora Tonina a scrivere:

Ho presente ancora la lettera che gentilmente mi fece avere dopo la perdita del mio Mauro ed è proprio vero, come lei dice, che il sollievo alle nostre sofferenze ci può venire dando amore agli altri, e prima di tutto ai nostri cari. Ho mia figlia che mi dà tante soddisfazioni e ringrazio Dio per questo immenso dono. Viviamo nel ricordo di suo papà e cercando di aiutare le persone che soffrono. Cerco di seguire i suoi consigli per avere la forza di lottare, perché la vita continua, nel ricordo sempre di quanto amore e dedizione ci ha dato Mauro. Unisco alla presente una sua foto e spero che lei la gradisca, ringraziandola ancora per la comprensione e il conforto che ha saputo darmi nei momenti più difficili.

La ossequio, insieme a mia figlia Cristina.

Marisa, nella sua profonda risposta, ricorda il *"carattere difficile"* di suo marito Giuliano, affetto fin da giovane da una grave malattia renale, che dopo dieci anni di cronicità l'ha portato alla dialisi. Con tale terapia ha vissuto per altri dieci anni, assistito sempre dalla moglie durante le sedute praticate in ospedale, per volere del paziente che, egoisticamente, la voleva sempre accanto, anche se non ce ne fosse bisogno.

In questo momento, tanto doloroso per me, ho gradito molto ricevere la sua lettera. Le sue parole mi sono di grande conforto, non solamente ora, lo saranno sempre. Giuliano, nonostante il suo carattere difficile, era una persona eccezionale alla quale non potevamo non voler bene. Sono convinta, quindi, che sia da parte vostra, sia dalla mia è stato fatto sempre il possibile e nel migliore dei modi, per aiutarlo a tirare avanti in tanti anni di malattia. Mi auguro, come lei mi ha scritto e ha detto altre volte, nei momenti particolarmente difficili, che dopo la morte c'è il Paradiso e Giuliano sta già godendo la felicità eterna. Io, dottore, sono religiosa, ma non a tal punto, come lei, di avere la certezza assoluta. Mi sto accorgendo, però, di giorno in giorno, di esserne anch'io sempre più convinta. Anche Giuliano, poco prima di morire, ha rivolto lo sguardo più di una volta verso il Crocefisso, ma non con rabbia, come tante altre volte, con rassegnazione, come se volesse chiedere perdono a Dio. La ringrazio molto che io possa contare sempre su di lei, da parte mia le dico che ci rivedremo e ci incontreremo, perché così vuole Giuliano. Ricordi le sue parole pronunciate pochi giorni prima di morire: *"Dottore, le voglio molto bene e ho tanta fiducia in lei, anche se qualche volta abbiamo litigato"*. Alla stima nei suoi confronti aggiungo la mia.

Un abbraccio forte e grazie di tutto.

Il collega Gianfranco, in occasione della morte della madre, mi risponde con queste parole:

Non avresti potuto scrivermi un biglietto più sentito. Senza conoscerla a fondo, hai fatto un ritratto perfetto di mia madre. Mi hanno commosso la tua sensibilità, gentilezza e affetto, come uomo e come medico dalla parte del malato, e mia madre l'ha apprezzato sempre. Una mattina mi ha chiesto di essere lasciata sola. Dopo dieci minuti, in silenzio, non era più. Ha sentito e sapeva che era arrivata la sua ora? Me lo chiederò sempre. Conserverò il tuo biglietto nell'album di famiglia. Ho saputo che vai in pensione, mi dispiace molto, perché... se i migliori se ne vanno?

Grazie a nome mio e di mia madre e non aggiungo altro.

Patrizia, figlia di Rossana, così si esprime, rispondendo al biglietto che le ho scritto in occasione della morte della madre, dovuta a una gravissima pancreatite necrotico-emorragica acuta, insorta nel corso della dialisi peritoneale, praticata per molti anni:

La ringrazio sentitamente per le parole e il pensiero che ha espresso nei confronti della mamma. Non le nascondo che ho provato un forte senso di commozione, suscitato dall'idea che una presenza, per me così importante, abbia lasciato un ricordo positivo nel cuore e nell'anima di altre persone. Durante questa esperienza ho capito che i medici svolgono un ruolo molto importante nella vita dei loro pazienti, con cui possono nascere anche dei legami profondi, condividendo momenti felici e a volte, purtroppo, dolorosi come quelli della sofferenza e della morte. Da tutto ciò può nascere un forte senso di attaccamento e coinvolgimento reciproco. La mamma si sentiva protetta *"dal suo dottore"*, riferendosi a lei in particolare. Così si esprimeva spesso e così manifestava l'affetto che da sempre la legava al personale medico e paramedico del Reparto di nefrologia.

Con la speranza che il ricordo non svanisca, la ringrazio e la saluto cordialmente.

Vera, Maria Rosaria e Francesco, figli di Giacinta mi gratificano con sincero e profondo affetto per lo scritto che ho inviato quando è deceduta la loro madre.

Le sue parole sono state per noi di grande conforto in questa triste circostanza e un grande incoraggiamento a guardare con serenità al futuro. Non ci saremmo mai aspettati, oltre alla grande competenza professionale, tanta sensibilità e umanità. È davvero una persona *"al posto giusto"* che, oltre ad aiutare i pazienti nel fisico, s'interessa dei loro aspetti psicologici e morali, e di quelli delle famiglie. Il suo biglietto lo conserveremo come una cosa bella e preziosa. Ci permetta di abbracciarla.

Grazie, dottore, a lei, i suoi colleghi e collaboratori tutti.

Altre manifestazioni di stima e gratitudine le ho ricevute a fine carriera, quando si è saputo che, a breve, sarei andato in pensione. A titolo di esempio, ne riporto alcune, sempre con l'intento di ripetere che i medici, nonostante le inevitabili delusioni e frustrazioni incontrate nel corso della professione, se agiscono con competenza, umanità e coerenza, possono essere gratificati da sentimenti di fiducia e apprezzamento illimitati.

Stefania, *"infermiera modello"* responsabile dell'ambulatorio nefrologico, allora in congedo per maternità, m'invia a casa una lettera del tutto inaspettata.

Potrà sembrare insolito che abbia deciso di scriverle una lettera. Mi è venuta spontanea, dopo avere appreso che si è congedato dall'attività lavorativa, confermando così la sua coerenza riguardo al fatto di non avere dato preavviso, come mi aveva accennato. Ebbene, forse, la notizia avrà fatto piacere a coloro che non la amano. Invece, io sono sinceramente molto dispiaciuta e anche se il mio rientro è ancora lontano, inizierò fin d'ora a prepararmi psicologicamente all'idea di non poter più fare affidamento su di lei. D'altronde, il mio inserimento a Città di Castello non è mai stato facile e, lei, insieme a pochi altri operatori, ha rappresentato un vero punto di riferimento per me, in mezzo a gente spesso incompetente, nonostante la qualifica e il camice bianco. La ringrazio per la sua disponibilità nei miei confronti e per le opportunità che mi ha dato di arricchire il mio ruolo e le competenze in un ambito sanitario che non conoscevo. Mi auguro che il suo eventuale successore sia alla sua altezza e sappia valorizzare il personale come ha sempre cercato di fare lei, nonostante le resistenze di molti. Inoltre, spero che possa scoprire nuove motivazioni e gratificazioni, come le ha trovate nel lavoro, da lei svolto con impegno e passione per tanti anni. Le rinnovo la mia stima e il mio affetto, e la ringrazio di nuovo per la sua collaborazione in un percorso lavorativo che, anche se breve, ha significato molto per la mia crescita umana e professionale.

È di nuovo Stefania che mi scrive, dopo essere rientrata al lavoro e quando ero già in pensione da qualche mese.

"Non le chiedo di amare la dialisi, ma di provarci", lei mi disse. Così è iniziata la mia breve ma intensa parentesi lavorativa presso l'ambulatorio nefrologico nel periodo che va dal 2003 al 2005 (…). È stato bello lavorare nell'ambulatorio nefrologico, perché, nonostante le difficoltà dei pazienti di approcciarsi alla dialisi e a tutto quello che ne fa parte, si creano rapporti autentici con le persone, legami profondi che li fanno sentire meno soli. A causa dell'evoluzione della malattia verso la dialisi, i contatti sono frequenti e, nel caso di dializzati in lista di attesa per trapianto renale, si devono eseguire controlli ripetuti con date da rispettare e spesso con problematiche che talvolta deludono le speranze. Il compito degli operatori è di non far gravare troppo sui pazienti i vari aspetti burocratici, attinenti le prenotazioni dei vari esami diagnostici e delle visite specialistiche, e quanto altro diventa pesante da gestire per i malati, la cui stanchezza sia fisica, sia psichica si aggrava con l'andare del tempo. Con i pazienti si condivide un sacco di emozioni: sono inevitabili lo sconforto per l'aggravarsi della malattia e l'avvicinarsi della dialisi, e l'attesa infinita per ottenere un trapianto renale. Nel periodo trascorso in tale struttura, sono stati trapiantati due pazienti, eventi che mi hanno riempito di gioia e hanno rinnovato il mio entusiasmo per le mansioni svolte come, ad esempio, la preparazione dei sieri da inviare nei Centri di riferimento per trapianto renale. Ti senti come quando a scuola ottieni un bel voto, perché hai fatto bene i compiti. Lo so che questo paragone può sembrare ridicolo, ma lo faccio per dimostrare quanto sia importante la motivazione nel proprio lavoro, soprattutto quando è in gioco la sfera psicologica delle persone. Nonostante non operi più nell'ambulatorio nefrologico, non per una scelta personale ma aziendale, incontrare i malati renali è sempre piacevole, perché i loro saluti trasmettono

calore e cordialità, più di quanto accada con i parenti più stretti. Ognuno di loro, anche quelli che non ci sono più, sono stati importanti per me, come lei, che mi ha insegnato ad amare la dialisi e mi ha dato l'opportunità di realizzarmi sotto il profilo professionale e umano.

Maria Antonietta, una *"affezionatissima paziente"* come lei si definisce, mi fa la gradita sorpresa di scrivere:

> Dalla nostra prima conoscenza, che risale ai tempi del mio amatissimo suocero, quando ho cominciato a frequentare il Centro di emodialisi dell'ospedale vecchio, sono passati quasi vent'anni. Nel frattempo, mi sono ammalata anch'io e ho avuto modo di conoscere la sua professionalità ancora meglio. Lei, per me e anche per mio marito, era divenuto un punto di riferimento importantissimo. Forse, quando si sta male, ci si attacca di più a chi pensi che possa farti stare meglio, ma non è solo per questo. All'inizio, quando ho cominciato a frequentare l'ambulatorio nefrologico dell'ospedale, avevo molta soggezione di lei, che con il tempo si è trasformata in grandissima stima e ammirazione, visto il rapporto confidenziale creatosi. Lei, per quanto mi riguarda, è stato un medico con notevole professionalità e umanità, una figura paterna per me. Mentre scrivo queste righe, rivivo il mio percorso e le assicuro che sono molto emozionata. Intorno a lei, ha avuto modo di formare altri medici, che sicuramente saranno alla sua altezza, ma io non la dimenticherò mai.
>
> Siamo arrivati in prossimità delle festività natalizie e, unitamente alla vicinanza in occasione della sua pensione, io e mio marito auguriamo di cuore a lei e alla sua famiglia tanta serenità per gli anni a venire.

Mario, da molti anni sottoposto a emodialisi, con la sua famiglia manifesta la sua gratitudine nei miei riguardi con queste parole:

> La lettera che lei ha voluto cortesemente inviare a tutti i suoi pazienti e ai loro familiari ci ha particolarmente toccato, perché, conoscendola, è stata senz'altro ispirata dai nobili sentimenti e comportamenti professionali che hanno contraddistinto la sua vita di medico. La stima per lei e la sua grande umanità ci hanno dato tanto sostegno e fiducia che lei non può immaginare. Ci creda profondamente riconoscenti per tutto quello che ha fatto per il Reparto nefrologico e, in particolare, per i dializzati.
>
> Con sentimenti di gratitudine le esprimiamo i nostri più cordiali auguri.

Questo è il tenore delle tante dimostrazioni di affetto – di questo si tratta, di cos'altro se no – di pazienti e familiari, che ho ricevuto nel corso della mia professione. Rileggendole con spirito rinnovato, oggi più di ieri, mi scaldano il cuore, ma senza ombra di nostalgia, e rinsaldano ancora di più, se ce ne fosse bisogno, l'entusiasmo e la passione con cui ho esercitato e, soprattutto, vissuto il ruolo e le funzioni di Medico, un mestiere, come ho più volte dichiarato, che deve essere scelto solo se si è spinti da un'autentica e forte vocazione.

3.9 La "febbre" degli infermieri

Esiste una sostanziale differenza di contenuti e dinamiche fra un Servizio dialisi e la maggior parte degli altri servizi ospedalieri. Mentre in questi ultimi avviene la consumazione dei rapporti con gli utenti – i malati guariscono, muoiono o diventano lungodegenti – in un Centro dialisi si assiste all'accumulazione dei vissuti, dei comportamenti e delle relazioni che si articolano nel tempo della cronicità della malattia.

D'altra parte, quest'ultima si ripresenta di continuo come emergenza acuta in relazione sia alle metodiche usate, sia alle esigenze dei pazienti, che manifestano svariate problematiche, descritte da L. Giombini et al. (1988) e implicazioni psicologiche, rilevate da R. Falcini et al. (2001), legate, le une e le altre, all'insufficienza renale cronica e all'emodialisi.

È inevitabile che, soprattutto negli infermieri, si determinino varie occasioni di stress in forma prolungata ed emergente, vissute intensamente per la difficoltà di *"tirarsi indietro"*, di delegare ad altri gli interventi d'assistenza e di controllare le variabili possibili. Più precisamente sembra che anche gli operatori sanitari della dialisi possano ammalarsi di *"burn-out"*, termine inglese che L. Sandrin (2004) traduce con le parole *"andare in tilt"*, *"essere fusi"*, *"essere scoppiati"*. Tutte espressioni che nel linguaggio quotidiano si riferiscono a quel logorio psico-fisico che alla fine può *"bruciare"* – traduzione più appropriata del termine *"burn-out"* – le energie, soprattutto di chi svolge una professione di aiuto.

Secondo F. Pellegrino et al. (2005), dal punto di vista clinico lo stress lavorativo può essere codificato in correlati psichici, fisici, psicosomatici e comportamentali che rappresentano l'esito di un processo di disadattamento disfunzionale. In particolare, questi autori, di fronte a quadri morbosi del genere, da sottoporre a valutazione dei rischi potenziali presenti in un determinato ambiente lavorativo, suggeriscono di fare riferimento a due sistemi classificatori, considerati per lo più sovrapponibili:

- Capitolo V della *"Classificazione delle malattie e dei problemi riguardanti la salute"* sulle sindromi e i disturbi psichici e comportamentali dell'OMS (ICD-10).
- DSM IV, il Manuale diagnostico statistico dei disturbi mentali dell'"*American Psychiatric Association*".

Prendendo come riferimento queste due guide nosografiche e analizzando le categorie di disturbi associati più frequentemente a condizioni di stress lavorativo, particolare attenzione deve essere rivolta sia alle *"Sindromi da disadattamento"* nella molteplicità delle loro manifestazioni cliniche, sia alla *"Sindrome post-traumatica da stress"*. Proprio perché, in caso di richieste d'indennizzo, queste due patologie rientrano nell'ambito delle *"Reazioni a gravi stress e sindromi da disadattamento"* e sono specificatamente richiamate nella circolare 71 dell'INAIL del 17 dicembre 2003 e nel Decreto del Ministero del Lavoro del 27 aprile 2004, pubblicato nella GU n.134 del 10 giugno 2004.

Medici, infermieri, psicologi, volontari, assistenti sociali e assistenti spirituali sono le figure più a rischio di *"burn-out"*, poiché sono giornalmente a contatto con persone bisognose di aiuto, una situazione in cui il coinvolgimento emotivo è tanto forte che può accadere di non avere più il distacco necessario a svolgere efficacemente la propria attività. L. Giombini (1989), ritenendo che le principali cause del *"burn-out"* fossero rappresentate dalle caratteristiche del servizio, dai vari tipi di assistenza erogati, dalle deficienze organizzative e della gestione, dalle peculiarità dei pazienti assistiti, dai meccanismi psichici di difesa, messi in atto di fronte alla sofferenza, ha invitato dieci infermieri ad automisurarsi la *"febbre"* con il termometro del *"burn-out"*, un test costituito da cinquantuno voci, estrapolate dal *"Questionario Arips"* descritto da G. Contessa (1987):

- La mattina andare al lavoro è un grosso sforzo per me;
- Il lavoro che faccio, in fondo, è del tutto inutile;
- Quando penso al lavoro, sento rabbia e risentimento;
- Il lavoro mi serve solo per sopravvivere economicamente;
- Non riesco a trovare niente di positivo nel lavoro che faccio;
- La mia vera vita è al di fuori del lavoro, dove mi basta riuscire a fare i fatti miei;
- Durante la giornata di lavoro mi sento stanchissimo/a;
- Ogni giorno non vedo l'ora che arrivi il momento di andare a casa;
- Dopo una giornata di lavoro mi sento distrutto/a;
- In verità coloro con cui ho rapporti di lavoro non mi piacciono molto;
- Appena posso, cerco di evitare contatti con gli utenti;
- Penso che i miei utenti non siano tanto belli;
- Faccio molta fatica ad ascoltare veramente ciò che vogliono dirmi gli utenti;
- Mi sembra di essere sempre allo stesso punto, di non fare progressi;
- In fondo, se i miei utenti non traggono vantaggi dal mio aiuto, è colpa loro;

- Ciò che contano, alla fine, sono soprattutto le formalità (procedure, regolamenti, schede);
- Mi addormento con difficoltà e dormo poco e male;
- Con i colleghi cerco di evitare ogni discussione;
- Sul lavoro la cosa che m'importa di più è star bene, stare in pace, farmi i fatti miei;
- Penso che ci vorrebbero più misure di controllo sul comportamento dei miei utenti (più disciplina, più punizioni, più psicofarmaci);
- Soffro spesso d'influenze, allergie, mal di testa, disturbi intestinali;
- Faccio fatica a cambiare opinione e non sopporto l'idea di dover cambiare qualcosa nel mio lavoro;
- Sono molti, sul lavoro, quelli che la vogliono con me o non mi stimano;
- Prendo pillole di ogni genere;
- Appena posso, mi assento dal lavoro adducendo motivi familiari o di salute o altro;
- In famiglia sono irritabile e litigioso/a oppure ho problemi con il partner;
- Che cosa sto facendo? Chi me lo fa fare?;
- Sto sacrificando troppo il mio privato;
- In fondo per le tre lire che mi danno;
- Certi miei utenti, certi colleghi, certi dirigenti guadagnano più di me o come me senza sbattersi tanto;
- Quale carriera mi aspetta? Posso andare avanti in questo posto per venti anni?;
- Forse, mi conviene guardarmi in giro o a riprendere a studiare: non si sa mai;
- Non riesco a essere utile ai miei utenti;
- Nel mio territorio è impossibile fare un buon lavoro;
- L'istituzione non offre alcun valido appoggio, anzi;
- Tutta l'organizzazione in cui lavoro, non risponde alle reali esigenze degli utenti;
- Superiori, dirigenti e politici non hanno alcun apprezzamento per ciò che faccio;
- Gli utenti non hanno quasi mai dimostrato apprezzamento per ciò che faccio;
- Schede, relazioni, rapporti scritti mi soffocano;
- Sono impreparato per il lavoro che faccio e si vede;
- A causa del mio sesso, ho più problemi degli altri nel mio lavoro;
- Non so cosa fare io e cosa devono fare gli altri (colleghi, amministratori, dirigenti, consulenti);
- Nel territorio il mio prestigio è zero;
- I rapporti con i colleghi sono inesistenti o negativi;
- Verso il lavoro provo spesso noia o nausea;

- L'importante è evitare i problemi sul lavoro;
- I casi difficili, le riunioni, gli straordinari, se li facciano gli altri;
- Meno impegno possibile sia mentale che temporale;
- Ora mi defilo, mi dò per occupatissimo;
- Devo cercare di farmi affidare un incarico di tutto riposo;
- Quanto mi manca per la pensione minima?

Pensando agli ultimi sei mesi, gli intervistati dovevano cercare di puntualizzare se era capitato loro di sentire o fare le cose indicate sopra, segnando con una crocetta (X) i sentimenti e i fatti verificatisi più spesso e con più intensità. La *"febbre"* in °C di ogni compilatore si ottiene sommando il numero delle crocette segnate, dividendole per quattro e aggiungendo trentasei al numero ottenuto.

Sui dieci infermieri che hanno partecipato volontariamente all'indagine, quattro hanno riportato una temperatura non superiore a 37 °C, tre sono stati giudicati a rischio (temperatura fino a 38 °C) e gli altri tre sono stati considerati malati (temperatura fino a 40 °C.) Naturalmente i dati ottenuti con il test, in una casistica forzatamente esigua, non hanno nulla di scientifico e tanto meno si prestano a far emergere considerazioni definitive sui disagi psicologici di cui soffrono alcuni professionisti che lavorano nei Centri dialisi.

Tuttavia, sia per le procedure con cui sono stati rilevati che per la discussione, cui sono stati sottoposti, hanno permesso di prendere coscienza dell'esistenza di un malessere esistenziale da valutare attentamente per impedirne l'aggravamento e/o la cronicizzazione. In seguito, sono state analizzate e approfondite le cause dei sintomi di logoramento che possono insorgere nel personale d'assistenza addetto ai nefropatici cronici in emodialisi, con l'obiettivo di mettere in atto gli opportuni provvedimenti preventivi e terapeutici.

Fra questi ultimi è stata preferita la formazione professionale permanente, un antidoto efficace, sicuro e privo di effetti collaterali, che, somministrato regolarmente a dosaggi adeguati, agisce in profondità con l'effetto di potenziare le risorse umane e culturali esistenti e procurarne di nuove, utili per affrontare il cambiamento, favorito dallo sviluppo delle conoscenze scientifiche, dall'evoluzione tecnologica e dall'acquisizione di nuovi saperi.

In altre parole, le nostre indagini ci hanno insegnato che l'esperienza del *"burn-out"* è un momento di crisi, e di conseguenza, di discernimento, e spesso è sufficiente chiarire compiti e ruoli, modificare l'ambiente di lavoro o il proprio modo di lavorare per riconquistare lo slancio ideale di un tempo, in un processo continuo di rinnovamento e arricchimento dei requisiti professionali, etici, organizzativi e della gestione, posti al servizio dei malati.

SINDROME DA ESAURIMENTO PER ECCESSO DI EMPATIA

"Sono uno che fa le cose sul serio e nel lavoro mi sono buttato con entusiasmo, perché aiutare la gente, è stato il mio sogno di bambino. Fin dall'apertura del centro dialisi, sono entrato in sintonia con i malati, ma all'improvviso mi sono sentito come un'auto in panne, bloccato, esausto e frastornato, forse, per eccesso di coinvolgimento emotivo o, meglio, per difettoso controllo dell'empatia".

L. Giombini

CAPITOLO QUARTO
Sindrome da esaurimento per eccesso di empatia

4.1 Ferito a morte

Ci sono alcune date nella vita di una persona che non si possono dimenticare, perché, per vari motivi, talvolta inaspettati e sconosciuti, pur spegnendosi le reminiscenze del passato, possono essere riattizzate, quando lo si desideri, dal lume della ragione. Cioè dal nocchiere, cui ogni essere umano ricorre per indagare negli anfratti nebulosi dell'archivio della memoria storica, in cui sono affastellati i dolori e le gioie dell'esistenza. Ora, che lo voglio, non mi è difficile far riaffiorare alla coscienza, fra i numerosi giorni riposti e gelosamente custoditi nel forziere dei ricordi, uno dei momenti più tristi, sconvolgenti e incancellabili del mio viaggio terreno, almeno fino a quel momento.

Il 15 agosto del 1978 era una giornata di splendido sole, picchiante nella campagna di Candeggio, una piccola frazione della mia città. Io, mia moglie, il nostro piccolo Francesco di appena quattro anni, due suoi cuginetti, suoceri e cognati, ci si riposava nella casa adiacente alla chiesa, l'abitazione malandata, pressoché in rovina, del sacerdote responsabile della parrocchia. Da qualche tempo dismessa, era stata gentilmente concessa alle nostre famiglie dalla curia vescovile, per evitarne il definitivo crollo e la sua riduzione a un ammasso d'inutili e ingombranti rovine.

Subito dopo pranzo, mentre ero semisteso e appisolato su una sedia a sdraio nel giardino della dimora estiva, resa abitabile dai nostri prolungati sforzi congiunti, ho avvertito come un colpo di pugnale che, all'improvviso e senza causa apparente, mi ha trafitto la nuca. In un attimo la sua lama affilata, impietosa e invasiva, lasciandosi dietro una scia di patimento straziante e inspiegabile, mi si è conficcata nella gola, mi ha bloccato lo stomaco e lì è rimasta, ospite inattesa e perturbante.

Ferito a morte e grondante di rivoli di sudore agghiacciante lungo tutto il corpo, pensai di essere protagonista di una scena onirica molesta e angosciosa prodotta durante il dormiveglia, favorita dal lauto pasto consumato appena due ore prima. Purtroppo, non era così, e gli effetti deleteri del drammatico evento si fecero sentire all'istante e mi provocarono una forte preoccupazione. Squarciato il groviglio dei pensieri da quella dura mazzata sferrata alle spalle da una mano incorporea, mi sentii come un pover'uomo indifeso, irrimediabilmente deprivato del senso della vita, degli interessi preferiti e degli affetti più diletti.

Diventato d'impeto alieno a me stesso, mi alzai in piedi per scuotermi di dosso quella morsa soffocante che mi comprimeva i visceri e m'impediva di ragionare, ma non riuscii a trovare il benché minimo sollievo. Allora, nel tentativo di distrarmi – per spegnere quelle sensazioni così dolorose – a piccoli passi mi allontanai dai miei familiari, con cui stavo godendo la frescura dell'ombra stagliata da rigogliosi alberi grandi e vetusti, inondati dalla calura del giorno ferragostano. Speravo di trovare conforto nella solitudine, raccogliere le idee disperse nel vuoto dell'intelletto e soprattutto cercare di capire quale fosse la cagione di quello che mi stava succedendo per prenderne le distanze, pensando ad altro, e individuarne i possibili rimedi.

Mai mi sarei aspettato di trovarmi nel vicolo cieco di quell'angoscia cupa e destruente, proprio nel periodo in cui mi sembrava di spendere al meglio i miei talenti cognitivi, culturali e affettivi nella conduzione della vita professionale e familiare, proteso verso un futuro che immaginavo roseo e colmo di successi e soddisfazioni.

Perché, mi domandavo, all'improvviso, il cervello, abitualmente lucido e ben orientato, mi si avviluppa in lugubri pensieri? Lo spirito, in genere sereno e fiducioso, è deprivato dei sentimenti più nobili? Lo stomaco, sempre spoglio di qualsiasi malanno, mi s'irrigidisce in spasmi strazianti? Chi mi ha inflitto questo rovinoso maleficio? Quale grave torto posso avere commesso per meritarmi una così atroce tribolazione? Perché proprio io sono stato scelto come vittima designata di un destino, fino a ora dimostratosi benevolo e fedele nei miei confronti?

Intanto, mentre girovagavo, meditabondo e senza una meta, per gli impervi viottoli agresti, e le mie fosche riflessioni elucubravano senza tregua in combutta fra loro, il sole ridondante di vermiglio cominciava a defilarsi dietro le colline. Il cielo, affrescato di un blu intenso senza nubi, volgeva all'imbrunire e il fresco mite della sera dispensava carezze aleggianti, qua e là, danzando tra le fronde delle piante. Mentre io, da sempre amante degli spettacoli della natura e di lunghe passeggiate all'aria aperta, quella volta – indifferente, confuso e inebetito – non vedevo l'ora di tornare in città, nella mia casa.

È l'unica speranza, mi dicevo, per rimuovere questa terribile esperienza fra le mura domestiche, contando soprattutto sull'amore, la comprensione e la capacità di analisi di mia moglie, la sola persona in quel momento, cui potevo confidare le mie pene e chiedere consigli.

4.2 *Tormento dell'anima*

Confortato da questa possibilità, appena entrati nella nostra abitazione, presi Carla in disparte – lontano dagli occhi e dagli orecchi indiscreti dei suoceri, del cognato celibe e del mio adorato figlio – per confessarle di essere stato colpito all'improvviso da un inesprimibile malessere generale, accompagnato da un soffocante nodo alla gola, un'estrema debolezza muscolare, un'assoluta mancanza di volontà, cardiopalmo, sudorazione e sensazione di cadere da un momento all'altro.

È come se avessi perso identità e ruolo, le dissi piangendo, non sono più in grado di organizzare idee, azioni e programmi, mi sento svuotato di ogni energia e sentimento. Mi sembra di essere stato derubato del mio futuro e non riesco a levarmi dalla testa questo tormento che mi blocca il pensiero e mi rode l'anima, come se il tempo si fosse fermato, imprigionato da questa idea fissa, sterile ma dotata dell'enorme potere di congelare mente e spirito.

Pur presa alla sprovvista dalle mie parole, che erano intrise di lacrime amare e imploravano consolazione e sostegno, la mia consorte non nascose la sua apprensione. Comprese al volo il mio disagio psichico, ma non mi rincuorò. Anzi, mi addebitò, senza pietà, la colpa di essermela cercata, per non averla mai ascoltata ogni volta che mi faceva notare di essere troppo preso dallo studio e dal lavoro, trascurando sia lei, sia Francesco.

Da quando sei tornato dal servizio militare, mi rimproverò, ti sei gettato a corpo morto sui libri di medicina, ai quali non hai mai rinunciato nemmeno durante le ferie, trasportandoteli anche in spiaggia durante il soggiorno estivo marino, senza mollarli un attimo, con quella grande sacca di stoffa che hai comprato apposta. E ora, dopo tutti questi anni di frenetico superlavoro, le tue energie psichiche si sono completamente consumate e sei andato incontro a una vera e propria depressione che a te sembra sia insorta all'improvviso, ma così non è, come ben sai.

In realtà, le avvisaglie del tuo esaurimento hanno cominciato a manifestarsi già al mare nel mese di luglio, quando mi dicevi che la sera avevi le gambe a pezzi e durante la notte non riposavi bene a causa di un dolore localizzato dalla parte del fegato.

Spero che questo forzato contrattempo ti serva da lezione, t'induca a prendere un periodo di riposo, a curarti e a dedicarti di più alla famiglia, È ora di smetterla di fare l'eroe a tutti i costi, mentre i tuoi colleghi cercano di disimpegnarsi con più disinvoltura dal lavoro, rispettando rigorosamente l'orario ordinario, senza alcuna recriminazione e senso di colpa.

La sua era una diagnosi incontestabile e condivisibile, ma non per questo rassicurante, perché, come medico a contatto ogni giorno con decine di pazienti, conoscevo bene i tormenti, gli affanni e le miserie del *"male oscuro"*, che si era impossessato della mia esistenza con inaudita e intollerabile violenza. Mi rendevo perfettamente conto di essere stato aggredito da una patologia molto frequente nel nostro secolo – tanto da essere considerata un'epidemia in continuo aumento – e difficile da trattare sia con psicofarmaci, sia con sedute psicoterapeutiche mirate, pur somministrate per lunghi periodi da professionisti seri e preparati.

Il mio giudizio prognostico negativo sui disturbi psichici, che mi angustiavano in quei momenti di grande tensione emotiva, assunse tinte più scure, quando mi ricordai di avere tanto sofferto degli stessi sintomi all'età di diciotto anni, nel pieno delle mie forze fisiche e intellettive spese con *"eccessiva generosità"* – com'ero solito dire – nello studio e nel gioco del calcio, le due passioni più care e impegnative della mia giovinezza.

Passai insonne quella notte, girandomi nel letto senza posa, costernato nell'intimo e illanguidito nelle risorse mentali più vive. Ciononostante, pur stremato e mortificato, la mattina dopo non rinunciai ad andare in Ospedale. Tuttavia, m'imposi di non strafare e di osservare il regolare turno di lavoro, evitando ore straordinarie e il rientro pomeridiano. Per più di una settimana, nel tentativo di recuperare le forze perdute e limitare i danni, cadenzai i giorni secondo un programma ben preciso rispetto al passato, quando il tempo era assorbito quasi del tutto dall'attività professionale svolta a ritmi sempre più serrati.

Pur continuando a lavorare, lasciai completamente libero il pomeriggio, cercavo di riposarmi in poltrona dopo pranzo, non presi più in mano un libro di medicina, dedicandomi solo a letture di evasione. Prima di cena andavo a passeggio con mia moglie e la sera mi coricavo prima del solito, cercando di dormire più a lungo possibile, con la speranza di svegliarmi più rinfrancato e di affrontare la giornata con più vigore.

Pensavo di farcela da solo, senza assumere farmaci, confidando nel sostegno compassionevole e paziente di Carla, e in uno stile di vita più salutare e più prodigo di effetti benefici. Purtroppo, non ci riuscii, e mi ritrovai nel buio tetro di un tunnel, perso e irretito in un viluppo deleterio di subbugli di umore mai provati. Alla mercè dell'angoscia, della tristezza e della sofferenza, non vedevo all'orizzonte alcuno spiraglio di luce e una disperazione intollerabile soffocava del tutto i miei interessi lavorativi, sociali e culturali, fino allora coltivati e tanto amati.

Cominciai a perdere il sonno, la mattina, al risveglio, mi sentivo più stanco della sera, mi alzavo con fatica, come un automa andavo al lavoro – non ho perso un giorno di lavoro in quel periodo così difficile della mia vita – più che altro per passare il tempo, in attesa della sera, quando, al calare della luce, facendo due passi in compagnia di mia moglie, mi sentivo più rinvigorito. Non era più vita quella, ma solo mera sopravvivenza, priva di significato, non più degna di essere vissuta, scandita da lunghe giornate grigie, improduttive, passate a rimuginare sempre le stesse idee fisse, stereotipate, cariche di contenuti luttuosi.

Più di una volta, imbevuto di profonda solitudine e inettitudine, ho pensato che in quelle condizioni sarebbe stato meglio morire o addirittura farla finita. Poi, arrivava la sera e in compagnia di mia moglie, mentre camminavo, man mano riprendevo un po' di fiato, quanto bastava per recuperare quella scorta di energia e di speranza che riusciva ad addolcire, almeno in parte, gli abbagli della mente, le indolenze dello spirito, i languori dello stomaco.

Che cosa sarebbe stato di me se non avessi avuto accanto una compagna così forte e disponibile a sostenermi, senza indugio e con grande amore, in quei momenti così drammatici e inquieti, pervasi da un'intensa nostalgia per le memorabili imprese del passato, pietrificati in un eterno presente arido e tedioso, e forieri di un futuro incerto e senza speranza?

Devo essere molto riconoscente anche a mio figlio Francesco che, inconsapevole, esigeva a buon diritto non solo le attenzioni della madre, ma anche quelle paterne. Pur svilito, pavido e affranto, ero costretto, per senso del dovere, a intrattenermi con lui per una coccola, un gioco, un diversivo, dimenticando per qualche attimo le mie funeste apprensioni.

4.3 *Farmaci salvagente*

A distanza di poco più di un mese da quel tragico ferragosto, sempre più sconvolto dalla persistenza e, per certi aspetti, dal peggioramento del mio stato fisico e psichico, e piegato dall'ostinazione inflessibile di Carla, decisi di consultare uno psichiatra per una precisazione diagnostica, un sostegno morale e un eventuale trattamento a base di psicofarmaci che non avrei mai voluto intraprendere. Avevo molta fiducia nel collega prescelto, di nome Fabrizio, da me ben conosciuto fin dagli studi universitari di medicina, da lui superati con il massimo dei voti, un esempio da seguire per gli studenti dello stesso corso, che pendevano dalle sue labbra per le sue capacità di apprendimento e di sintesi, e molto stimato nell'ambiente della salute mentale del nostro comprensorio per la sua riservatezza, competenza e serietà professionale.

La prima volta che, come paziente, lo incontrai, aveva dei piccoli occhiali bianchi calati sul naso, la barba folta e villosa, e i capelli lunghi, incolti, rossicci e fluenti da guru indiano, e un sigaro acceso, appena stretto fra i polpastrelli del pollice e dell'indice della mano destra. Seduto dietro la scrivania dello studio, pregno di nubi ondose di fumo plumbeo e acre, quando entrai, si alzò pigramente dalla sedia per venirmi incontro e salutarmi con una pacca confidenziale sulle spalle.

Mi accolse come un vero amico, si sedette con calma, e con voce tranquilla e flebile, e un cenno fugace della mano m'invitò ad accomodarmi nella poltrona di pelle nera di fronte a lui, pronto ad ascoltarmi con premura, senza limiti di tempo. Incoraggiato dalla sua palese e gradita disposizione d'animo a porre attenzione ai passaggi tortuosi e oscuri della mia vicenda esistenziale, non feci alcuna fatica a raccontargli in dettaglio tutti i miei guai. Iniziai dal quel fatidico 15 agosto 1978 quando senza preavviso e apparentemente senza motivo, franai nel gorgo fragoroso d'irrequiete passioni ossessive, fino allora sconosciute e vissute irrimediabilmente senza tregua.

Intimidito dalla sua esibita sicurezza e nello stesso tempo rasserenato dal modo rispettoso con cui mi ascoltava, per circa un'ora, senza interruzione, diedi libero sfogo, sfrondato da ogni ritegno, a tutte le mie emozioni, ora piangendo per la commozione ora rammaricandomi per l'accaduto. Poi, rimasi in silenzio in attesa della risposta, che il mio interlocutore, dopo una breve pausa, pronunciò con poche parole ma sentenziose, tanto che me le ricordo come se fosse ora. Soffiando in aria l'ennesima boccata di fumo, succhiato a più riprese con palese goduria dal suo sigaro, ridottosi ormai a un mozzicone, sfarinato in cenere dallo sfregamento rapido delle sue dita pressate contro il portacenere, con il sorriso fra le labbra, ricongiunse le mani per darmi il suo parere sulle mie interiori rivelazioni fino allora inconfessate.

Luciano, mi disse, guardandomi dritto negli occhi con dolce comprensione e poggiando il palmo della sua mano destra sul dorso della mia sinistra, si tratta di una forma di depressione reattiva dovuta a uno stress prolungato, a superlavoro o, se vogliamo, a un'assunzione eccessiva di responsabilità rispetto alle tue possibilità. È come se tu avessi fatto il passo più lungo della gamba e l'arto per il momento non può svolgere la sua usuale funzione, e ha bisogno di una protesi temporanea per svolgerla e di un certo periodo di riposo.

Comunque, stai tranquillo, di fronte a questi disturbi lo psichiatra fa sempre una bella figura, perché sono i più facili da trattare con piccole dosi di psicofarmaci – ansiolitici, antidepressivi e, se necessario, ipnotici. Si somministrano come salvagente o, se vuoi, come paracadute per soffrire di meno e per evitare la cronicizzazione dei sintomi, in attesa che il tempo faccia la sua parte, e le batterie biologiche, ora completamente esaurite, si ricarichino.

Vedrai, fra due-tre mesi starai già molto meglio, ci vedremo una volta la settimana, lasciati guidare. Ora, tu non sei in grado di farlo da solo, il mio telefono è a tua completa disposizione di giorno e di notte, depenna dalla tua agenda qualsiasi impegno extralavorativo. Se vuoi, puoi continuare a lavorare, purché non ti costi fatica né disagio.

Da quel primo appuntamento uscii rinfrancato, per avere trovato un solido punto di riferimento, e nello stesso tempo confuso, al pensiero di dover assumere farmaci di cui conoscevo sia i benefici, che avrei sperimentato non prima di due-tre settimane dall'inizio della cura, sia gli effetti collaterali spesso fonte di sintomi, forse, più fastidiosi di quelli di cui già soffrivo. Tuttavia, la fiducia nei confronti dello specialista prevalse sullo scetticismo provocato dai miei pregiudizi su quelle amare e vituperate medicine. Diventai un paziente scrupoloso, probabilmente più accorto di alcuni malati che come nefrologo ogni giorno assistevo, non di rado con relativo o nullo successo, in ambulatorio o in reparto.

Il primo risultato positivo fu la ripresa quasi immediata del sonno, grazie all'ipnotico, non accompagnata tuttavia dal ripristino delle forze fisiche che, anzi, soprattutto il mattino, erano molto più scarse. Tanto limitate da rendere pressoché disumano lo sforzo per alzarmi dal letto e andare al lavoro, l'unica possibilità, in quei momenti accidiosi, per divagare dalle perturbazioni persistenti della mente, ormai ridotta a un coacervo di pulsioni negative e incontrollate. Nello stesso tempo, la propensione al pianto, forse, favorita dall'ansiolitico, si era imposta con più frequenza e insistenza, ma era ben accolta e spesso cercata, per la sua funzione consolatoria e liberatoria.

Provavo questa sensazione tutte le volte che da solo mi rifugiavo nella mia camera o mi appartavo con la macchina in qualche luogo poco frequentato o entravo in una chiesa per implorare intercessioni divine, di cui in passato, in pieno benessere, non avevo mai sentito la necessità. In quei giorni vani e infernali, avevo scoperto che un altro efficace lenitivo per le mie sfibranti inquietudini era il colloquio con i pazienti e i loro familiari, soprattutto l'ascolto in profondità dei loro malanni, che esigevano risposte congruenti, comunicate non senza sforzo.

Durante quegli approcci squisitamente umani e solidali mi sentivo come uno di loro, e il fatto di trovarmi spesso di fronte a persone molto più sofferenti m'infondeva coraggio di per sé. Non solo, perché nello stesso tempo mi accorgevo di dimenticare le mie afflizioni che perdevano gran parte del loro potere nocivo. Acquisita tale consapevolezza, spinto da una sorta di virtuoso opportunismo, andavo alla ricerca dei casi clinici più disperati sia per accumunare la loro esperienza di malati alla mia, sia per l'effetto terapeutico vicendevole che scaturiva dalle nostre salutari e consolatorie interrelazioni comunicative.

4.4 Una collega speciale

Una svolta più efficace sul decorso delle mie angustie psicologiche si è verificata quando ho conosciuto Franca, una giovane dottoressa tirocinante del Reparto di medicina, con la quale mi ero confidato senza alcuna pregiudiziale per la dolcezza e la pacatezza con cui s'intratteneva e trattava con i pazienti e i familiari. Con questa collega, aderente al Movimento dei Focolari, entrai subito in sintonia, soprattutto per la fiducia che emanava dal suo sguardo sereno e disarmante. Mi spiegò che la realtà ecclesiale di cui faceva parte era nata per opera di Chiara Lubich, la quale nel 1943, mentre infuriava la guerra, aveva risposto a una chiamata spirituale e si era messa al servizio dell'intera umanità, contagiando in poco tempo milioni di persone in tutto il mondo.

La spiritualità comunitaria che è alla base di tale movimento, in seguito approvata dalla Chiesa con il nome di *"Opera di Maria"*, è fondata sulla preghiera di Gesù: *"Padre, fa che tutti siano una cosa sola, come te ed io siamo una cosa sola"*. In particolare, il legame che unisce le anime dei proseliti, è la *"Parola di vita"*, un versetto del Vangelo meditato ogni mese dalla fondatrice – ormai scomparsa e senz'altro assunta in cielo per il suo carisma taumaturgico – e distribuito in più di cento nazioni. Inoltre, i neofiti sono uniti da autentica e profonda fraternità, e dai loro incontri periodici, condensati in scambi di esperienze testimoniali.

Con Franca stabilii questa comunanza ideale d'intenti, una forma d'intima e compartecipata religiosità che apriva il cuore alla speranza, custodita anche dopo il termine del suo tirocinio e coltivata per molti anni. Lei, puntualmente, in un modo o in un altro, mi faceva recapitare le interpretazioni evangeliche mensili, la cui lettura mi procurava conforto e consolazione fino alle lacrime. In quei momenti di segreto abbandono, mi beavo di un intenso senso di solidarietà, che immaginavo condiviso contemporaneamente da tante altre persone sparse in ogni angolo della terra, forse, turbate dai miei stessi crudeli e incomprensibili crucci.

Ho ritrovato molte di quelle meditazioni, dimenticate nel libro *"Un minuto per te"* di G. Adani (1977), un altro rifugio spirituale, dove ero solito isolarmi in quei mesi bui e spietati della mia vita, da cui, pensavo, che non sarei più uscito e avrebbero pregiudicato per sempre il compimento dei progetti predisposti quando ero nel pieno delle mie facoltà mentali. Fra quelle occasioni di riflessione, che tanto hanno contribuito alla riscoperta del mio autentico Sé, mi dispongo – con il pensiero rivolto agli ignari e agli scettici per cercare di far capire il senso e il tenore di tali messaggi – a illustrare un breve frammento di quelle del maggio 1990. In 1 Pt, 2,20 è scritto:

> Se, facendo il bene, sopporterete con pazienza la sofferenza,
> ciò sarà grazia di fronte a Dio.

Chiara Lubich spiega: Qui, l'apostolo Pietro si rivolge agli schiavi che si sono convertiti alla fede e ai quali, come a tutti gli schiavi nella società di allora, accadeva di subire incomprensioni e maltrattamenti del tutto ingiusti.

E poi s'interroga come vivere la Parola di vita del mese, esortando i fedeli:

> I modi, con cui pure noi oggi possiamo essere incompresi e maltrattati, sono tanti. Essi vanno dalle indelicatezze e sgarbi ai giudizi malevoli, alle ingratitudini, alle offese, alle vere e proprie ingiustizie (...). La Parola di questo mese vuole che, pur nella difesa legittima della giustizia e della verità, non ci dimentichiamo mai che il nostro primo dovere, come cristiani, è di amare l'altro, cioè di avere verso di lui quell'atteggiamento nuovo, fatto di comprensione, di accoglienza e di misericordia, avuto da Gesù verso di noi (...).

Quando riflettevo sul significato di tali insegnamenti, sempre e comunque ispirati all'amore per gli altri, a un tratto mi si riscaldava l'anima e mi s'illuminava la mente, e per alcuni scampoli di tempo mi appagavo di una serenità tanto rigeneratrice quanto inconsueta, contumace per la maggior parte del giorno e della notte, imbrigliato com'ero nella fitta tela di cattivi pensieri.

4.5 Un padre spirituale

In seguito, sperimentai le stesse sensazioni ed emozioni una volta la settimana, quando cominciai a frequentare la casa di un parroco di campagna – anche lui *"focolarino"* – su designazione della mia amica Franca, che nel frattempo aveva terminato il tirocinio ed era impegnata con gli esami universitari. Si chiamava Luciano come me, lo conoscevo già, ma solo come paziente affetto da una cirrosi epatica secondaria a epatite cronica in fase di scompenso, che periodicamente lo costringeva a ricoverarsi nel Reparto di medicina per complicazioni intercorrenti, talvolta evolutive fino al coma cerebrale. Era un'anima bella e candida, che già con lo sguardo, governato da due occhi grandi di colore castano scuro, penetranti e accesi da intensi bagliori, resi ancora più luminosi dalle lenti sovrastanti degli occhiali, e il sorriso ritratto a larghe maglie per due file di denti eburnei e levigati con cura, aveva il potere prodigioso di placare l'ansia e infondere coraggio.

Mi accoglieva con una vigorosa stretta di mano, invitandomi a sedere di fronte a lui, e dopo avermi domandato come avevo passato la settimana, prendeva un vangelo fra le mani, lo apriva a caso e insieme si commentavano alcuni versetti capitati sotto la nostra vista, adottandoli come balsamo contro le mie malie spirituali. Il vangelo di Giovanni era il mio prediletto, soprattutto per alcuni suoi versetti, la cui lettura e meditazione erano per me, motivo di grande sollievo, sorgente di vita e speranza, viatico di verità e libertà:

- Gv 15,5 Io sono la vite, voi i tralci. Chi rimane in me ed io in lui, fa molto frutto, perché senza di me non potete far nulla.
- Gv 15,9 Come il Padre ha amato me, così anch'io ho amato voi. Rimanete nel mio amore.
- Gv 15,12 Questo è il mio comandamento: che vi amiate gli uni gli altri, come io vi ho amato.

Già prima di leggere queste dolci e disarmanti parole, sentivo formarsi un groppo in gola, denso di trasporto incontenibile, e inumidirsi gli occhi di calde lacrime che, quando era il momento del raccoglimento e del confronto con il mio affettuoso sodale, tracimavano, copiose e generose, dal loro naturale solco, rigavano le mie rosse e calde gote, e pacificavano i miei assillanti scompigli emotivi.

Avere acquisito la consapevolezza, se non la certezza, di non essere solo, di appartenere a un essere invulnerabile, di essere amato da lui che tutto sa e può, e di essere tutt'uno con lui, soprattutto quando la sofferenza bussa forte alla porta del tuo cuore fino a scardinarla con gli arnesi funesti della disperazione e dello smarrimento, ha valso più di tante sedute di psicoterapia. Non un esperto psicologo ma quell'umile sacerdote, munito di uno spirito fraterno francamente carismatico, mi ha insegnato l'arte della meditazione con cui ho scoperto le virtù ignote della mia anima e ho imparato a praticare la visualizzazione creativa.

Con gli occhi dell'immaginazione – e non per l'effetto di chissà quale rapimento mistico – arrivavo a vedere, qualora lo volessi, nei luoghi di solitudine dove mi rifugiavo in silenzio, un Gesù Cristo dalle sembianze umane. Bello e maestoso, con la barba rigogliosa e i capelli biondi e lunghi, vestito di una tunica bianca che copriva i calzari, sollevato da terra sopra gli alberi, lo osservavo rapito mentre scendeva lentamente da una collina lussureggiante, si avvicinava a me, e mi abbracciava con amore paterno per proteggermi e confortarmi.

Vivevo quegli incontri consolatori, cui partecipavo con assiduità e fervore, a guisa di una vera e propria *"Cristoterapia"*, somministrata a piene dosi, da quel personaggio speciale, mite e indulgente, dedito alla fede in Dio e alla carità verso gli afflitti, e di cui ancora, talvolta, sento una dolce nostalgia. Quei colloqui hanno avuto un ruolo decisivo, certamente più dei farmaci, nella risoluzione definitiva di quella selva di cattivi pensieri creati da una mente, allora frastornata, stanca e offuscata.

A ogni appuntamento era come se prendessi una boccata di ossigeno, un nutrimento immateriale che per vie sconosciute si dirigeva dritto al cuore, per rianimarlo e mantenerlo vivo almeno fino al ritrovo successivo. Era davvero un uomo straordinario – assurto fin dall'inizio a mio padre spirituale, di cui parlavo con fierezza per magnificarne le doti – prodigo di affetto e tenerezza, e porto sicuro di pace e ristoro.

Ho frequentato il mio benefattore per molte settimane, non l'ho mai sentito lamentarsi dei suoi guai fisici gravi e pervasivi, pativa in silenzio, e pur martoriato, umiliato e offeso dalla malattia, ha sempre mantenuto integra la sua indubbia e non comune dignità.

La sua morte, alla quale ho assistito assorto, senza versare una lacrima – perché lo sapevo già in Paradiso, in mezzo a Dio, la Madonna, gli Angeli, i Santi e gli Spiriti buoni del mondo – si è compiuta senza agonia, come se dormisse, con il sorriso sulle labbra, nel suo letto, circondato dai familiari, altri pochi intimi e Franca, la sua allieva, la mia amica.

Durante la messa funebre, partecipata da una marea di gente traboccante fuori dalla chiesa, fin oltre il piazzale antistante, anch'io insieme a altre persone, soprattutto giovani, ho avuto il coraggio e l'onore di rendere pubblica testimonianza delle grazie ricevute da quel semplice, amabile e indimenticabile pastore di anime dallo sguardo ammaliante, il sorriso smagliante, e animato da autentica carità cristiana dispensata con gratuita dovizia.

4.6 *Un amico ritrovato*

Ho incontrato Angelo, a circa un anno di distanza dall'inizio delle cure mediche e spirituali, quando i passi della mia vita erano più decisi e disinvolti, ma ancora si susseguivano lenti e traballanti. Ci siamo incrociati, per caso, di pomeriggio, dopo alcuni anni di totale silenzio, imposto da scelte di programmi di studi non coincidenti. Di professione insegnante, era – e tuttora è – il mio unico vero amico. A lui ho raccontato, in dettaglio e senza alcun infingimento, le mie sconvolgenti e burrascose traversie.

La nostra solida amicizia – lui sapeva tutto di me ed io tutto di lui – era nata e si era rafforzata negli anni delle scuole medie con il gioco del calcio – lui in difesa ed io all'attacco – e la condivisione dell'obbligo di eseguire insieme ogni giorno i compiti assegnati per casa dai professori. E, forse, si era ancor più consolidata per diritto di sangue, dovuto al destino della sorellanza che legava le nostre nonne materne, due donne energiche e robuste, protagoniste entrambe di un'esistenza centenaria, costellata di stenti e tribolazioni, ma anche di festosità e appagamenti.

Il mio amico, taciturno, schivo e di forte carattere, nonostante un fondo di connaturata tristezza che lo fa apparire introverso e brusco nei modi, è in realtà dotato di spiccata sensibilità e generosità che già al primo incontro mise subito al servizio delle mie intime confidenze, ascoltandomi in silenzio e con grande attenzione. Resosi disponibile anche per il futuro, per qualche mese, ogni giorno, assolti i nostri impegni lavorativi, trovavamo i tempi e i modi più opportuni per passeggiare e colloquiare come negli anni passati, con mio grande beneficio.

Fu durante alcune di quelle piacevoli e salubri passeggiate, in un momento in cui mi sembrava di avere ritrovato gran parte del mio equilibrio interiore, che gli confessai di sentire forte il desiderio di dedicarmi agli altri, soprattutto ai più deboli e indifesi, una disposizione d'animo favorita dall'esperienza della sofferenza, di cui conoscevo, ma fino allora solo in teoria, la sua paradossale valenza pedagogica, sconosciuta ai più.

Come il solito, Angelo, la cui presenza e ascolto avevano già di per sé effetti terapeutici sulle mie indisposizioni, aveva compreso il mio messaggio, ma non mi sembrava che ne avesse colto il profondo significato, probabilmente ignorato o non ancora sufficientemente analizzato nemmeno dai dispositivi cognitivi della mia mente.

Invece, mi ero sbagliato, perché dopo qualche giorno mi disse di avere parlato dei miei nobili e pressanti propositi con Luigi, il sacerdote della sua parrocchia, una persona già impegnata nel civile di fine intelligenza e perspicacia, che conoscevo solo di vista e per fama, decantata da molti suoi parrocchiani. Quest'uomo prestante, ricco di esperienza e cultura, in qualche frangente della sua vita sacerdotale si rivelava scomodo alle gerarchie della chiesa locale, per i suoi orientamenti politici e la sua libertà di coscienza. Talvolta, era così agguerrito nel difendere le sue opinioni da mettere in imbarazzo con i suoi sferzanti interventi il proprio vescovo per le sue prese di posizione, secondo lui troppo assolutiste, su alcuni problemi eticamente sensibili.

Fu così che un medico, un insegnante e un sacerdote s'incontrarono per dare origine, dopo avere sensibilizzato amici e conoscenti in maniera capillare, e alcune riunioni preliminari, a un movimento di volontariato socio–sanitario, radicatosi gradualmente con forza e vitalità nel tessuto civile, culturale e politico della comunità locale, e le cui motivazioni, attività e finalità saranno di seguito tratteggiate.

Grazie alla solidarietà di questi occasionali ma speciali compagni di viaggio, dopo circa due anni dall'insorgenza della malattia, in fondo al *"tunnel della sofferenza"* ho cominciato a intravedere qualche barlume di luce, predittivo di una completa guarigione. Il risanamento totale, però, sopraggiunse un po' più tardi con l'esperienza dell'affidamento del più piccolo fra undici cugini della calabrese Cittanova, accolti in Umbria da alcune famiglie per intercessione di una comunità di Reggio Calabria gestita da volontari ecclesiastici.

4.7 Un bambino innocente

Di appena cinque anni di età, Giuseppe era più piccolo di un anno rispetto al nostro Francesco e aveva due fratelli destinati alla sua stessa sorte: Girolamo di otto anni, affidato alla famiglia del Primario del reparto medico, e Rocco di undici, preso in carico dalla famiglia di un collega cardiologo dello stesso ospedale. Non ho mai conosciuto a fondo le vie e i personaggi, mediante cui si è arrivati a definire e a proporre l'assegnazione temporanea ad alcune famiglie nella nostra regione di undici bambini e adolescenti imparentati fra loro: cinque a Perugia, altrettanti a Città di Castello e uno a San Giustino.

Della delicata vicenda, invece, ricordo con chiarezza le urgenti motivazioni, illustrate in dettaglio sia dal Primario medico, prescelto come coordinatore e autore della proposta alle famiglie affidatarie della nostra città, sia dai *"mass media"* nazionali dell'epoca, che in quei giorni sull'evento battevano grancassa, tale da procurare un certo timore fra noi, generosi protagonisti di quelle azioni di pura e spontanea solidarietà.

In quel periodo, una faida generazionale fra due nuclei familiari mafiosi tristemente famosi in Italia – di cui non ardisco pronunciare il nome – era sfociata in una serie di delitti di sangue riguardanti anche donne e bambini, episodi mai successi fino allora. E di tale gravità da fare prendere decisioni radicali, concordate con le madri – i padri erano morti ammazzati o in carcere – al gruppo di sostegno volontario.

Per le vedove e i figli delle famiglie, vittime delle recenti gravi perdite e a rischio di altre vendette fino allo sterminio, il programma, ideato e concordato con gli interessati, prevedeva, dopo un periodo di transizione in Umbria, il trasferimento definitivo all'estero. Un'operazione difficile e complessa, ma che qualche anno prima in una circostanza simile – per quanto ne sapevamo – aveva avuto successo, interrompendo la spirale di violenza e determinando il ripristino di una vita normale, almeno per i membri di una delle due famiglie contendenti, rifugiatisi in Canada grazie alla stessa provvidenziale e intraprendente associazione di volontariato.

Era buio fitto di una giornata d'inverno, fredda, piovigginosa e molto umida, quando da Reggio Calabria arrivò il pulmino nella piazzetta antistante alla casa parrocchiale di Luigi – il sacerdote conosciuto tramite Angelo e con cui si era già costituito il nostro sodalizio –, posta di fianco alla Chiesa di San Domenico, di cui l'energico prelato era titolare, e vicinissima all'Ospedale. Ne uscirono a rilento, a uno a uno oltre l'autista e un prete, sei ragazzini avviluppati in cappotti striminziti. Infreddoliti, tremanti e impauriti si trovarono di fronte i consegnatari, frementi e, nello stesso tempo, incuriositi per la particolare sfida – accettata in piena coscienza e libertà – della loro custodia per i prossimi mesi.

Per me e Carla fu facile individuare di primo acchito, attraverso i vetri dell'automezzo, il bambino a noi assegnato, perché era il più piccolo. Non senza emozione e imbarazzo, ci avvicinammo a lui mentre scendeva dal furgone. Giuseppe, infagottato in un soprabito invernale logoro, male abbottonato, troppo compresso in vita e con le maniche oltremodo corte, aveva i capelli neri spettinati e stopposi, il viso ovale di colorito olivastro, una fossetta impressa sul mento. Il suo sguardo era triste e perso nel vuoto, le labbra sottili e serrate, le scarpe, di colore marrone, slacciate e così strette da imporgli un'andatura incerta e goffa, e costringerlo a comunicare smorfie di dolore ad ogni passo.

Sorridenti e suadenti ma avari di convenevoli, ritenuti inopportuni in quel clima gelido e furtivo, chiamammo Giuseppe per nome, lo afferrammo per mano e, dopo avere salutato i nostri amici che erano intenti a compiere lo stesso nostro rituale, salimmo in macchina con il piccolo ospite, per dirigerci verso la nostra abitazione. Lui, visibilmente confuso e diffidente, rimase muto e con gli occhi rivolti a terra fin dall'inizio e per tutto il tragitto, di certo completamente ignaro di quanto gli stava succedendo intorno, vittima innocente di una ventura sfortunata.

Solo quando vide Francesco e, poi, insieme con noi tutti, mangiò i tortellini ancora fumanti, preparati a bella apposta dai miei suoceri, si rianimò e regalò a ognuno – mentre ci si presentava – uno sguardo fugace, accennando un timido sorriso a ogni nome pronunciato. Questi fievoli segnali di apertura nei nostri confronti facevano ben sperare, il ghiaccio sembrava rotto e la fiducia nel successo dell'impegno, che avevamo accettato con amore e senso di responsabilità, sembrava a portata di mano.

In fondo, pensavamo, si tratta di integrare nel nostro ambiente familiare una piccola creatura imberbe per un limitato periodo, non più di un anno, e l'unico modo possibile per farlo consiste nel volergli bene come se fosse nostro figlio.

Invece, non fu così facile, perché le insidie, che nei giorni successivi si presentarono in tutta la loro crudezza e imprevedibilità, erano implicite proprio nel connubio forzato avviato fra una famiglia normale e stabile, e un infante in fuga, sradicato dalla sua terra, con la sua storia particolare, i suoi drammatici vissuti, l'educazione ricevuta in un ambiente familiare turbolento e precario.

All'inizio, Giuseppe appariva apatico e abulico, si lasciava spogliare e vestire come un automa. Era restio a farsi lavare, e sarebbe stato tutto il giorno davanti al televisore, scegliendosi a ragion veduta i programmi preferiti. Ogni giorno, contava i soldi portati da casa, che teneva ammucchiati dentro un fazzoletto sporco e annodato ad arte. Non sapeva né scrivere né leggere, però sembrava molto buono e giocava volentieri con Francesco.

Inoltre, era dominato da molte angosce, senz'altro ingigantite durante la notte, quando il sonno le trasfigurava in incubi orribili. Si svegliava di soprassalto, sobbalzava sul letto, e con la fronte imperlata di sudore raggelante, gridava come un ossesso. Il buio lo inquietava e non c'era verso di portarlo fuori di casa, già al calar del sole, perché temeva di essere ammazzato. Voleva che gli si facesse il bagno in una bacinella e non nella vasca – tanta era la paura di affogare – e a ogni rumore trasaliva e si avvinghiava, piagnucolando, alle nostre gambe per trovare protezione.

La pazienza, la dolcezza e l'autorevolezza di Carla sono state decisive, per ribaltare tale situazione, che rischiava di compromettere la riuscita del nostro compito e creare pericolosi disagi relazionali all'interno della nostra famiglia. Si deve soprattutto a mia moglie, coadiuvata solo in parte dai suoi genitori ed anche da me – pressoché liberato dalle mie mille ubbie – se dopo meno di un mese si sono dissolte le abitudini negative di quella piccola creatura indifesa, che ha acquistato serenità e fiducia, e si è trasformato in un ometto ubbidiente e educato al pari di Francesco.

Poco a poco, Giuseppe ha imparato a spogliarsi e vestirsi da solo, ha accettato di guardare la televisione a orari prestabiliti e di tenere i suoi soldi dentro il salvadanaio, si è lasciato iscrivere a scuola dove ha appreso con profitto il metodo della lettura e della scrittura. Inoltre, con nostra grande soddisfazione, è riuscito a liberarsi completamente di tutte le sue paure: ha smesso di urlare durante la notte, la sera era lui che chiedeva di uscire da casa con noi, con tranquillità ogni settimana si disponeva dentro la vasca per fare il bagno e quando sentiva dei rumori, non si spaventava più, avendo imparato a coglierne il significato e la provenienza.

Inevitabilmente, fra noi e lui era nato un affetto profondo e vicendevole, ma il contratto di affidamento era giunto al termine e, essendone consapevoli fin dall'inizio, il definitivo commiato per quanto triste potesse essere, non ci aveva colto alla sprovvista. Quell'esperienza, così ricca e provvidenziale sotto il profilo sia umano, sia morale, ha avuto fine dopo circa un anno, con il congedo da quei cinque figli sventurati, che ebbe luogo in pieno giorno in una piazzetta antistante a una scuola di Città di Castello.

Il definitivo addio è avvenuto non senza emozione, tradita da qualche rigagnolo di lacrime dal seno sfuggite – pur represse per pudore, ma senza successo – e ben visibili sulle guance accese degli adulti, nonostante il loro impacciato tentativo di occultarle alla vista dei passanti, con l'atto non proprio disinvolto di soffiarsi il naso, utilizzando un fazzoletto di fortuna pescato in fretta e furia in una tasca del vestito o in una borsetta.

Da quel giorno non abbiamo avuto più contatti con Giuseppe, ma più volte negli anni successivi – ed anche di recente – sono comparse notizie sulle cronache dei giornali non proprio edificanti sulle vicissitudini di alcuni membri della sua famiglia, compresa la mamma e altri cugini, che hanno avuto problemi con la giustizia. Purtroppo, il progetto ideato da quella benemerita comunità di volontariato – riuscito solo nella prima fase con l'affido temporaneo degli undici cugini ad alcune famiglie di una regione lontana dalla Calabria – è fallito nella fase conclusiva che prevedeva il loro espatrio, per tutta la vita, in un paese lontano dall'Italia.

A tutt'oggi, non so quale sia stato il destino di quel bambino incolpevole di cinque anni, al quale, a sua insaputa, sono molto riconoscente e verso cui nutro ancora un sincero affetto. Grazie anche a lui – oltre alle persone che ho cercato di descrivere per testimoniare un tratto gravoso e scabroso della mia esistenza – non solo ho riacquistato in tutto e per tutto il mio equilibrio interiore, ma l'ho anche arricchito di altre risorse intellettuali, emozionali e spirituali, cui devo il mio successo di uomo e di medico.

Proprio per questi sentimenti rimasti intatti nella mia mente e nel mio cuore, mi auguro che Giuseppe – ora adulto, non più innocente, di trentasei anni – sia riuscito, nonostante le condizioni di origine, suo malgrado avverse, a fare buon uso della sua vita, abbia un lavoro, una famiglia, dei figli e possa essere sereno e felice con loro.

4.8 *Una ragione plausibile*

Fugata la tormenta, abbattutasi all'improvviso con irruenza e l'inganno sulla mia esistenza – riducendo a un mucchio di macerie le mie migliori prerogative mentali e sentimentali – più volte ho avuto l'opportunità di riflettere sui motivi che mi avevano procurato così tanta inquietudine e sofferenza. Stati d'animo turbolenti e difficilmente domabili che avevano sconvolto i programmi della mia vita umana e professionale, predisposti con cura e lucidità, e diretti verso un futuro ottimistico, il cui orizzonte, almeno fino a quel momento, appariva denso di nobili attese.

A dire il vero, la causa della mia malattia l'aveva ben individuata mia moglie, quando mi rimproverò di essermi gettato a capofitto sul lavoro, in virtù di una sorta d'infervoramento ossessivo, provocato dall'errata convinzione che senza la mia presenza e vigilanza, il Centro di dialisi – una creatura tecnica e scientifica che allora aveva poco più di due anni di età – e i nefropatici, ivi assistiti, non sarebbero stati gestiti e curati come si deve.

Tuttavia, imputare allo stress lavorativo la colpa della crisi di annichilimento che mi aveva attanagliato e tenuto in penosa cattività, imbelle e disarmato per lunghi mesi, se pur giustificabile sul piano eziologico, è comunque riduttivo e fuorviante, perché non coglie l'essenza del problema in questione. L'autoanalisi approfondita, cui mi sono sottoposto di buon grado e senza tema di svelare chissà quali anomalie albergano nelle nicchie inconsce della mia personalità, mi ha impedito di attribuire l'origine della mia malattia a moventi estranei al mio essere interiore. Quali, ad esempio, l'organizzazione del lavoro, le insufficienze strutturali e del personale, la tipologia dei pazienti, i conflitti con i colleghi, i collaboratori e gli amministratori – e quanti altri ancora – che pur possono avere inciso sull'insorgenza e lo sviluppo dei disturbi di cui ho patito.

Ho preferito indagare sul perché fin da bambino ho desiderato diventare dottore, sulle motivazioni che mi hanno spinto a esercitare tale professione. La risposta è venuta spontanea: il mio ideale era aiutare la gente, rimarginare ferite e ridare la gioia di vivere a chi l'aveva perduta. E una volta assunto nel Reparto di medicina, fin dall'inizio, i malati mi hanno amato per la mia disponibilità e diligenza, così come li ho amati io, entrando in sintonia con loro e cercando di rendere l'ambiente ospedaliero sempre più confortevole e sicuro. A maggior ragione, quando ho cominciato a trattare con gli emodializzati, titolari di un numero indefinito di bisogni e desideri, talvolta così complessi e impellenti da non poter prorogare a lungo o comunque delegare ad altri l'assolvimento.

Forse, questa mia autovalutazione può sembrare appesantita da un fondo di sterile retorica e/o di stantio moralismo che ne minano la validità, ma non è un caso che molti psicologi si sono interrogati sull'attitudine di molte persone ad aiutare gli altri e a sacrificarsi per loro, e a valutarne l'impatto sulla loro psiche. C'è un sostanziale accordo tra gli studiosi del settore nel definire pro-sociale quel comportamento, messo in atto volontariamente da una persona per aiutare un'altra che si trova in stato di necessità, e nel parlare di comportamento altruistico, quando l'aiuto è prestato con l'intenzione di beneficiarla senza aspettarsi ricompense per quello che è stato fatto.

Certo, in quest'ultimo caso molte forme di aiuto potrebbero sembrare totalmente altruistiche, ma guardando più da vicino e più in profondità, si possono scoprire potenziali *"ricompense interessate destinate al buon samaritano"* di turno, quali, ad esempio, l'aumento di autostima, la conferma del suo valore, l'ammirazione e le lodi dispensate dagli altri, la gratitudine del beneficiato, la risoluzione di sensi di colpa, solo per citarne alcune. Non è di questo, però, che intendo discutere e nemmeno delle varie teorie che hanno cercato di spiegare il perché del comportamento di aiuto, da quelle sociobiologiche a quelle psicologiche, dalla teoria dell'apprendimento a quella dello sviluppo cognitivo. Piuttosto, come ho già detto, m'interessa capire il perché, quando tutto filava liscio e potevo gloriarmi del successo della mia attività professionale, sono letteralmente *"scoppiato"* e mi sono ridotto a una larva di uomo e di medico, non più vivo e vitale ma torpido, disorientato e bisognoso di sostegno morale e spirituale.

Non c'è dubbio che mi è stata ostile sia la presa in carico di un'eccessiva responsabilità esercitata in piena solitudine nel realizzare la complessa e ardua impresa affidatami, sia la tendenza assillante a raggiungere la perfezione in ogni atto d'assistenza, organizzativo e della gestione, come se fossi pervaso da un intransigente sentimento di onnipotenza. Credo, comunque, che il nemico acerrimo sia stato il mancato controllo dell'empatia, una delle più importanti variabili, insieme, ad esempio, all'autostima, alla socievolezza, alle abilità relazionali, che predicono, meglio di altre, l'orientamento di un individuo a conformarsi a un comportamento pro-sociale e altruistico.

L'empatia, nei suoi aspetti sia cognitivi – *"porsi dal punto di vista dell'altro e comprenderne i bisogni reali"* –, sia emotivi – *"sentire dentro di sé quello che l'altro sente"* – accresce la disponibilità ad aiutare, ma può rendere psicologicamente molto vulnerabili. Alla fine, in determinate circostanze, l'intelligenza emotiva può prendere il sopravvento su quella cognitiva, determinando un difetto di controllo delle proprie emozioni, una condizione che può favorire l'insorgenza di quel tipo di sofferenza che Joinson per primo ha chiamato *"fatica da compassione"*.

Probabilmente, in quegli anni, oltre alla smania di saperne sempre di più sui processi nefrologici e dialitici, senz'altro per esigenze professionali ma, comunque, sempre a vantaggio dei pazienti, mi sono anche lasciato coinvolgere troppo intensamente nelle dinamiche relazionali con loro, difficili ed esigenti al tempo stesso, subendo le conseguenze di un'eccessiva distribuzione di empatia contemporaneamente a più persone. Ancora R. R. Greenson (1995) non aveva scritto sull'empatia le parole che avrebbero potuto essermi di aiuto per evitare i miei disagi esistenziali:

> Essenziale per lo sviluppo della capacità ottimale di provare empatia pare la capacità del terapeuta di essere allo stesso tempo distaccato e coinvolto, osservatore e partecipe, oggettivo e soggettivo nei confronti dei pazienti.

A me sembra congruo interpretare questo enunciato come un pragmatico invito, rivolto a tutti quelli che sono coinvolti nelle relazioni di aiuto, a mantenere una sorta di *"neutralità affettiva"* di fronte alle problematiche dei loro interlocutori, con lo scopo di prevenire i fastidi dovuti a un eccessivo affaticamento psichico. Allora, non avendo idea – soprattutto per inesperienza – di tale modo di comportarsi, e troppo a lungo coinvolto nelle innumerevoli richieste di sostegno e rassicurazione, avanzate senza soluzione di continuo dai nefropatici e dai loro familiari, non sono riuscito ad evitare quella che C. Berry (1993) chiama con una felice espressione *"la trappola del messia"*: amare e aiutare gli altri senza risparmiarsi, dimenticando di amare e aiutare se stessi senza rendersene conto.

Quest'autrice descrive con intensa partecipazione emotiva il rischio di ritrovarsi rinchiusi in una gabbia senza scampo, per non essere riusciti a dispensare l'empatia nella giusta misura:

> C'era qualcosa in me, una forza inarrestabile e irresistibile, che mi spingeva a lavorare per molte ore ogni giorno, e per tutta la settimana. Non avevo mai tempo per me stessa, eccezion fatta per quei momenti in cui crollavo. Ero talmente stimolata ad aiutare il prossimo che, talvolta, mi sentivo vittima di un vero e proprio vizio.

"Se non lo faccio io, nessuno ci penserà": di questo è ossessivamente convinto chi è caduto nella trappola. Ed anche del fatto che *"le necessità degli altri hanno la precedenza assoluta sulle proprie"*. Sembrano rarissimi i *"messia"* che si fermano e s'interrogano sulle ragioni della loro corsa sfibrante e infinita. Sono fiero di rientrare in quella categoria di privilegiati, perché sono riuscito a fermarmi, ho cercato di capire quello che mi era successo e sono evaso dalla trappola, migliore, più forte e, soprattutto, più saggio di prima.

Tuttavia, devo riconoscere, a onere del vero e con grande umiltà, che non l'avrei scampata, se non avessi incontrato quelle persone eccezionali – i cui tratti distintivi ho descritto a grandi linee – alle quali devo molto per lo spirito di solidarietà con cui mi hanno sostenuto e, forse, sopportato, e per la capacità empatica – guarda caso – di cui si sono avvalsi, con maggiore o minore consapevolezza, per *"mettersi nei miei panni"* e condividere le mie angoscianti sciagure.

"BURN-OUT", IL PREZZO DA PAGARE PER L'AIUTO AGLI ALTRI

"Burn-out" è una parola che evoca l'immagine
dell'ultimo guizzo di una fiamma, di
un guscio vuoto e consunto,
di ceppi morenti e ceneri
fredde e grigie".

C. Maslach

"Burn-out", il prezzo da pagare per l'aiuto agli altri

5.1 Disamina sul "burn–out"

Per uno strano gioco del destino, dopo poco più di un anno dalla completa guarigione dal *"mal di vivere"*, che per oltre due anni mi aveva fatto patire le pene dell'inferno fino alla dannazione, mi si è presentata l'interessante e avvincente opportunità di capire fino in fondo quello che mi era successo, quali ne fossero le cause, di approfondirne le conseguenze e individuarne i rimedi preventivi e terapeutici.

Il tramite è stato un numero di *"Animazione sociale"* (n. 42-43), una rivista di studi e d'interventi del volontariato, cui il nostro gruppo si era abbonato su indicazione di Luciano Tavazza, una persona con *"una marcia in più"*, che – come amo ricordare – per molti anni ha rappresentato l'archivio storico e culturale del volontariato in Italia, nel ruolo di Presidente del Mo.V.I., il Movimento di Volontariato Italiano, costituito allora da quattrocento associazioni di matrice ecclesiale e laica.

Lo studio – riportato in quel numero della rivista – che attrasse nell'immediato la mia attenzione riguardava il tema di deontologia professionale presentato sotto il titolo: *"L'operatore sociale cortocircuitato, la burning-out sindrome in Italia"*, trattato da G. Contessa (1981–1982). Da quel momento, forte dell'esperienza con cui l'avevo vissuta e soprattutto dei mezzi che mi avevano permesso di superarla, questa malattia cominciò a incuriosirmi, tanto da illustrarne – forse per primo in Italia – la possibile insorgenza nei sanitari dei servizi di emodialisi, in occasione di un Corso di aggiornamento nazionale sulle tecniche nefrologiche e dialitiche (1990).

Come ricorda W. S. Paine (1982), la parola *"burn-out"* compare in lingua inglese negli anni '30 nel gergo dell'atletica professionale e di altri sport, per designare quel fenomeno per cui, dopo alcuni successi, un atleta si esaurisce e quindi non può dare più nulla dal punto di vista agonistico. Il termine *"Sindrome del burn-out"*, invece, è stato coniato da H.J. Freudenberger (1975) per descrivere sintomi di affaticamento fisico, mentale ed emotivo in professionisti che si occupavano d'igiene mentale.

In seguito, è stato utilizzato da C. Maslach (1976) in una relazione, presentata al Congresso di S. Francisco organizzato dall'Associazione degli psicologi americani, in cui la relatrice si riferiva a una situazione che aveva avuto modo di osservare con frequenza sempre maggiore negli operatori dei servizi sociali e sanitari. Dopo mesi o anni d'impegno generoso, questa categoria di lavoratori *"si brucia"*, manifestando nei confronti della loro professione un atteggiamento di nervosismo e irrequietezza o di apatia e indifferenza, e talvolta anche di cinismo.

Il primo che in Italia si è occupato in maniera organica della *"Sindrome del burn-out"* è proprio G. Contessa, il quale ha proposto di tradurre il termine *"burn-out"* con cortocircuito, domandandosi:

> Chi è l'operatore socio-sanitario cortocircuitato? Questa è la sua risposta: È l'operatore di un centro antidroga in superlavoro, sottopagato, che sente l'intenzione di evadere come i suoi utenti; è l'insegnante che prova nausea per le riunioni, gli sforzi innovativi e i rapporti con i genitori; è l'infermiera che si sente sommersa dalle continue pressioni richieste dai pazienti (…).

Insomma, è cortocircuitata una vasta gamma di operatori sociali e sanitari che si sentono frustrati, perché da un lato non ricevono una sufficiente remunerazione economica e dall'altro sono sopraffatti da un'enorme mole di lavoro, non orientata a procurare adeguate gratificazioni professionali. In definitiva, se vogliamo estremizzare il grave malessere di cui sono afflitti tali soggetti, si considera cortocircuitato chi alla domanda se sarebbe disposto a essere fra dieci anni allo stesso posto a eseguire lo stesso lavoro, risponde senza mezzi termini: *"Preferirei essere morto"*!

D'accordo con S. Spinsanti (1988), si può affermare che chiunque eserciti professioni molto esigenti sul piano umano, ha bisogno di ripiegarsi periodicamente sulle proprie intime motivazioni, contrastando l'inerzia che può nascere dalla *"routine"* o da quel vizio dello spirito – spesso dovuto a un lento accumularsi di delusioni – chiamato nel Medioevo accidia, e oggi interpretato come *"burn-out"* dalle scienze americane del comportamento. Perciò, non è un caso che questo processo morboso è stato riscontrato e studiato soprattutto negli operatori dei servizi per malati mentali, anziani, tossicodipendenti ed emodializzati. Questi professionisti, partiti con grande entusiasmo e attese per la loro attività, nell'impatto con realtà deprimenti possono ritirarsi su posizioni difensive di apatia, distacco e negativismo, dominate da disturbi psichici, comportamentali, relazionali e psicosomatici.

In realtà, come più recentemente affermano F. Pellegrino e coll. (2005), oltre i medici, gli infermieri, gli psicologi, gli assistenti sociali, molti altri professionisti possono essere colpiti da *"burn-out"* quali insegnanti, agenti di polizia, *"manager"*, sacerdoti, avvocati, controllori di volo, ingegneri, politici, imprenditori, impiegati, giornalisti. Data la notevole diffusione di questa patologia, il suo progressivo incremento, ed anche in considerazione del fatto che il termine *"burn-out"* è stato usato in modi molto differenti fra loro, per una maggiore comprensione di tale questione è opportuno identificarne il significato intrinsecamente più consono ed esaustivo.

Se su tale voce si consulta il dizionario, si trova la seguente definizione: *"Fallire, logorarsi o essere esauriti a causa di un'eccessiva richiesta di energia, resistenza o risorse."* C. Maslach (1976), invece, in disaccordo con la definizione del dizionario, interpreta il *"burn-out"* come la *"perdita d'interesse e cura per la gente con cui si lavora, come risposta a uno stress da lavoro"*.

Al contrario, C. Cherniss (1980), dedicando la propria attenzione alle motivazioni, considera il *"burn-out"* una sorta di ritirata psicologica dal lavoro, come risposta a un eccessivo stress o insoddisfazione. *"Ciò che era vissuta come una vocazione"* – egli afferma – *"diventa un lavoro, per il quale si perdono entusiasmo, interesse e senso di responsabilità"*.

Per J. Edelvich e A. Brodsky (1980), infine, l'entrata in cortocircuito corrisponde a una *"perdita progressiva d'idealismo, energia e scopi, da parte delle persone impegnate nelle helping professions o professioni d'assistenza come risultato delle condizioni in cui lavorano"*.

Considerate nel loro insieme, queste definizioni indicano che il *"burn-out"* è un processo transazionale che consiste in tre fasi.

- Fase dello stress, che implica uno squilibrio tra risorse disponibili e richieste.
- Fase della tensione nervosa, che rappresenta l'immediata e breve risposta emotiva a questo squilibrio ed è caratterizzata da sensazioni di ansietà ed esaurimento.
- Fase della reazione difensiva, che è contrassegnata da alcuni cambiamenti nell'atteggiamento e nel comportamento di cui si ha bisogno, come, ad esempio, la tendenza a trattare gli utenti in modo distaccato e meccanico o la cinica preoccupazione per la gratificazione personale.

5.2 Tratti di personalità

Le cause responsabili dell'insorgenza del *"burn-out"* possono riguardare sia la storia e la personalità dell'individuo, sia le condizioni e le procedure lavorative dell'ambiente in cui esso agisce. Di queste, pur essendo molteplici, già a una riflessione generica, se ne possono individuare alcune, intrinseche ed estrinseche rispetto ai prestatori d'opera. In alcuni operatori, possono essere considerati fattori favorenti alcune motivazioni quali:

- Lo squilibrio tra i propri desideri e la realtà presente, che crea nel soggetto un senso di delusione e di sfiducia;

- La tendenza a prendere in considerazione solo i risultati e non il processo degli avvenimenti nel loro insieme;
- La percezione assolutistica che solo il lavoro conta;
- I conflitti relazionali che consumano la persona e indeboliscono il senso di autostima.

In certe situazioni lavorative, possono essere considerati fattori predisponenti alcune tendenze operative quali:

- La "*routine*" del lavoro, che impoverisce e stanca;
- La mancanza di un clima umano, che sostenga e aiuti nello svolgimento dei propri compiti;
- Le eccessive esigenze del prossimo, cui non si riesce a dire di no;
- L'incapacità di uscire da ruoli e condizionamenti consolidati.

La questione diventa più complessa se, per definire le cause del "*burn-out*", teniamo conto delle ricerche e degli studi effettuati nei servizi sociali e sanitari, che si sono concentrati non su un solo livello di analisi, ma almeno su tre livelli riguardanti nello specifico l'individuo lavoratore, l'organizzazione del lavoro e i fattori sociali.

Per quanto riguarda le cause individuali, legate cioè alle varie caratteristiche dell'operatore, la domanda che ci si pone è la seguente: "*Quale tipo di persona è più probabile che diventi vittima del burn-out*"?

Alcune ricerche sullo stress e i meccanismi di difesa indicano che certi tratti di personalità e le mete riguardanti la carriera professionale sembrano essere predisponenti, tanto che sono state individuate cinque condizioni facilitanti l'insorgenza dello stress come causa del "*burn-out*".

- Chi soffre di ansia nevrotica può tendere ad autopunirsi se fallisce, a manifestare rabbia e depressione di fronte ai conflitti, e a sentirsi infelice se non salva gli altri, a causa del suo forte desiderio di autorealizzazione, d'instabilità emotiva, di scarsa autostima e di un eccessivo interesse per le opinioni degli altri.
- Chi è affetto da "*Sindrome di tipo A*", caratterizzata dalla conduzione di uno stile di vita molto attivo, aggressivo e competitivo, in lotta perenne contro il tempo – soprattutto se il lavoro richiede impegno e qualificazione professionale – è particolarmente esposto alle malattie legate allo stress.
- L'individuo, la cui capacità di controllo delle situazioni emergenti risiede al di fuori della sua sfera d'influenza, in genere è rinunciatario e tende più facilmente a subire lo stress, gli insuccessi e il "*burn-out*", rispetto all'individuo il cui luogo di verifica è situato al suo interno.

- Chi ha un carattere rigido è più predisposto allo stress – specialmente nelle professioni il cui compito è di aiutare gli altri – per la sua incapacità di adattarsi.
- Il soggetto introverso più facilmente subisce il conflitto e lo stress, perché evita sia di difendersi efficacemente nei loro riguardi, sia di risolverli.

Forse, più importanti dei tratti di personalità, nella risposta individuale allo stress, sono gli obiettivi, i valori e gli atteggiamenti che corredano la professione e in base ai quali si possono distinguere tre tipi di operatori più esposti al *"burn-out"*.

- Gli *"umanitari"*, più orientati verso una professionalità che tende a esaltare il rapporto umano con il paziente, provano maggior conflitto rispetto a quelli che enfatizzano l'efficienza.
- Gli *"attivisti sociali"*, che attraverso il lavoro cercano di cambiare società e istituzioni, sperimentano maggiore stress lavorativo rispetto agli altri.
- I *"carrieristi"*, che perseguono il raggiungimento del successo, sperimentano maggiore tensione rispetto a quelli indirizzati verso l'acquisizione delle competenze.

Come per la maggior parte dei problemi, anche nel caso del *"burn-out"* prevenire è meglio che curare. Eppure, se dovessimo prendere in considerazione la categoria dei medici, durante gli anni dell'università, in pratica non si fa nulla per identificare i soggetti a rischio. Anzi, del problema nemmeno se ne parla e, addirittura, in generale si ritiene che l'educazione, riservata ai laureandi in medicina, sia fatta apposta per facilitare la comparsa di sintomi di logoramento psichico e fisico.

5.3 Medici a rischio

In particolare, sono J.S. Alpert e S.M. Wittenberg (1988) che considerano esposta a un rischio molto elevato di esaurimento la categoria dei medici, in parte per le caratteristiche della loro personalità e in parte per le richieste che gravano su essi. Le basi per l'insorgenza del *"burn-out"* in questi professionisti non sono legate ai motivi per i quali hanno scelto lo studio della medicina come, ad esempio, l'interesse culturale, la possibilità di rendersi utili agli altri, il reddito elevato, la condizione sociale, il potere. Al contrario, la causa principale sembra essere l'immagine troppo idealizzata che la maggior parte delle persone ha del medico, il quale, nel tentativo di essere all'altezza del giudizio positivo assegnato dagli altri, entra in conflitto con se stesso fino a logorarsi a livello psicologico-emozionale.

Ancora oggi, molti pazienti valutano il loro curante come una sorta di figura magica, inspiegabilmente oltremodo apprezzata, se non riverita, per il fatto di essere immersa, fino al sacrificio di se stessa, nell'esperienza del dolore e della sofferenza, tanto da essere assimilata ai sacerdoti, ai sovrani e ai grandi guerrieri. Ci sono individui che, nonostante i numerosi episodi di malasanità denunciati, hanno un'idea piuttosto romantica del medico e, anzi, la abbelliscono ancora di più, sull'esempio dello scrittore scozzese R.L. Stevenson (1850-1894), che ha scritto:

> Vi sono uomini e loro categorie, che si elevano sopra il gregge comune: l'artista raramente, ancora più di rado l'uomo di chiesa, il medico quasi di regola. Quest'ultimo è considerato il *"fiore all'occhiello"* della nostra civiltà, perché provvisto di generosità, un'attitudine messa alla prova da centinaia di segreti da lui custoditi e da tanto tempo sperimentata in tante situazioni imbarazzanti e, cosa ancora più importante, di alacrità e coraggio degni di un Ercole.

Se questa è l'immagine che la gente ha del medico e spesso lui stesso ha di sé, non c'è da stupirsi, quando una persona, smaniosa di guadagnare la massima considerazione di se stessa, fa di tutto per intraprendere e portare a termine gli studi di medicina, ed esercitare al meglio la professione. E non c'è nemmeno da meravigliarsi se la preparazione professionale di uno studente che ha scelto tale attività comporta un notevole impegno fisico, mentale ed emotivo.

Tutti sanno che per conseguire una laurea in medicina è necessario essere padroni di conoscenze acquisite su tanti libri specializzati, affrontare fatiche di ogni genere senza tregua e grande spirito di sopportazione, far fronte a situazioni emotivamente difficili, conservando l'equilibrio interiore, avere un atteggiamento duro ed esigere molto da sé e dagli altri.

Tuttavia, quando questa proiezione sentimentale non corrisponde alla realtà – spesso basata su un sistema fallace che tende a indurre il medico a glorificarsi come soggetto aristocratico, esigente e determinato – è possibile esporsi al rischio di *"burn-out"* per effetto di moventi quali il superlavoro, la mancanza di controllo delle situazioni, le incertezze diagnostiche, i sensi di colpa, l'atteggiamento punitivo verso i pazienti.

Se poi a questi fattori causali si aggiungono vari tipi di stress emotivo quali la morte di un paziente, il dolore della sua famiglia, il fatto di dover aiutare i parenti a superare lo *"shock"* di una brutta notizia, la necessità di assistere a sofferenze, senza essere in grado di alleviarle in maniera adeguata, il pericolo di esaurirsi si amplifica ulteriormente. Sollecitazioni ancora peggiori per la tenuta psicologica del medico possono provenire dalle pretese di alcuni pazienti, che, ad esempio, si arrabbiano se non migliorano, prendendosela ingiustamente con i sanitari, oppure esigono di essere visitati immediatamente, anche se si tratta di un problema di poco conto.

Di fronte a tutte queste richieste, spesso il medico ha sufficiente energia per reagire e mantenere tutto sotto controllo, ma quando pretende troppo da sé, se la sua partecipazione è eccessiva o se la sua capacità di programmazione è insufficiente, può andare incontro a un processo di logorio caratterizzato da uno specifico corteo sintomatologico. Allora, possono insorgere, talvolta in rapida successione, reazioni nocive quali una sensazione di fastidio, un sottofondo d'irritabilità, un atteggiamento piuttosto cinico, un'esagerazione delle speranze di gratificazione economica o comunque legata a cose materiali, uno stato di depressione e, nei casi più gravi, la tendenza a fare ricorso a bevande alcoliche o a farmaci.

Quello dell'esaurimento professionale non è un problema teorico, al contrario rappresenta un fenomeno reale e diffuso, che trasforma medici intelligenti, motivati e sensibili in persone squilibrate, scontente e prive di rispetto per sé e per gli altri. In tutto questo processo si ha una perdita di talento e di energie che lascia semplicemente sgomenti. E, inoltre, la sofferenza che ne deriva sia per i medici, sia per i loro pazienti è veramente tragica. Oggi, questa evenienza di solito è affrontata a posteriori, vale a dire quando ha già determinato gran parte del danno. Viceversa, si dovrebbe fare di tutto per prevenirne la comparsa.

La soluzione del problema potrebbe iniziare già durante l'università, proponendo agli studenti di medicina una forma di educazione ampia, impostata anche sull'interesse per le arti, la letteratura, la filosofia, le attività sportive, un passatempo di varia natura, allo scopo di coltivare un diversivo rispetto alla scienza medica. Inoltre, i futuri medici dovrebbero essere in grado di organizzare il loro tempo, far fronte alle varie esigenze della loro professione, occuparsi di loro stessi, oltre che dei loro pazienti, frequentare corsi di aggiornamento e, soprattutto, trovare soddisfazione anche nella vita familiare e sociale.

In sostanza, per evitare la *"Sindrome del burn-out"*, i medici dovrebbero percorrere altre vie per realizzarsi al di fuori della loro professione, perché *"le persone unilaterali rischiano di perdere il senso della prospettiva e una delusione professionale finisce per avere un peso insostenibile, invece di essere controbilanciata da soddisfazioni in altri settori"*.

Al momento, per questi professionisti, assumere un tale tipo di comportamento, non è facile, perché gli interessi posti al di fuori del campo medico, appaiono talmente remoti che alla fine si ha quasi paura di coltivarli e questo provoca nelle migliori delle ipotesi una condizione di tranquillo isolamento, ma a volte anche rabbia, per il fatto di sentirsi esclusi. Tale difficoltà è testimoniata con acutezza dall'affermazione dal medico statunitense O.W. Holmes

(1809-1894), personalità molto versatile conosciuta anche per la sua attività di poeta, saggista e narratore:

> Ogni anno che passa, due cose mi convincono sempre più. La prima è che le vite più autentiche sono quelle che assomigliano a un diamante, con molte sfaccettature corrispondenti ai vari aspetti del mondo circostante. La seconda è che la società tenta sempre e in ogni modo di ridurci a una sola superficie piatta. Ed è molto difficile opporsi a quest'azione di livellamento.

5.4 Ambiente lavorativo

Quando s'indaga sulle cause del *"burn-out"*, è necessario domandarsi anche quali sono le caratteristiche lavorative e organizzative, potenzialmente responsabili della sua insorgenza, prendendo in considerazione alcuni modelli operativi riferiti al ruolo del personale, alle decisioni da prendere e agli obiettivi del programma stabilito. Una serie importante di studi ha dimostrato che uno dei principali modi, attraverso cui le condizioni di lavoro influiscono sulla comparsa dello stress e del *"burn–out"*, è rappresentato dalla distribuzione dei compiti e dei doveri tra gli operatori, all'interno della cui gestione si possono creare cinque situazioni di possibile rischio.

- *"Sovraccarico di ruolo"*, che occorre quando le richieste lavorative sono eccessive rispetto al tempo e agli sforzi, spesi dagli operatori, e/o le possibilità di riposo sono limitate;
- *"Ambiguità di ruolo"*, che può manifestarsi quando gli operatori non ricevono le giuste informazioni sui compiti da svolgere e, soprattutto, quando questi ultimi sono fra loro incompatibili;
- *"Incompetenza professionale"*, che, associata spesso a insufficienti conoscenze e abilità, rende gli operatori più insicuri e più esposti alle critiche.
- *"Incompliance degli utenti"*, che consiste nella tendenza dei pazienti a opporre resistenza alle prestazioni e/o a non rispondere alla terapia, determinando avvilimento e senso d'impotenza;
- *"Routine lavorativa"*, che tende a produrre operazioni ripetitive, non senso, insoddisfazione, noia, perdita d'interesse.

Il secondo aspetto dell'organizzazione del lavoro che può favorire la diffusione del *"burn-out"* è rappresentato dalle regole con cui sono prese le decisioni. Alcune teorie e ricerche indicano che le decisioni gerarchiche, cioè prese dal solo supervisore, possono incrementare lo stress lavorativo negli operatori rispetto a quelle prese sia in modo autonomo dalla singola persona dello *"staff"*, sia collettivamente da più persone.

Stando così le cose, si può dedurre che l'esercizio del potere in senso gerarchico riduce l'autonomia e il controllo da parte del personale, contribuendo a determinare una sorta d'impotenza appresa che alla fine può predisporre al "*burn-out*". La stessa cosa può accadere, quando un elevato grado di burocratizzazione limita l'indipendenza degli operatori e la loro possibilità di influire sulle condizioni di lavoro. In conclusione, si può dire che una maggiore partecipazione dello "*staff*" è associata a una minore tensione di ruolo, a una più intensa soddisfazione sul lavoro, a una migliore comunicazione e a una chiarezza più appropriata rispetto allo svolgimento delle mansioni.

Gli obiettivi, le norme e le ideologie presenti nei programmi di un servizio sociale e sanitario rappresentano il terzo importante elemento nell'organizzazione del lavoro, che in genere si manifesta in quattro funzioni fondamentali dell'attività d'assistenza.

- *"Gestione della terapia"* – Lo sviluppo di un modello di terapia, che si dimostra valido e completo, vivo e coinvolgente, può ridurre lo stress lavorativo e il "*burn-out*";
- *"Mentalità burocratica"* – L'ordine, la standardizzazione, l'uniformità e l'efficienza, che sono alcuni dei requisiti propri della mentalità burocratica, sono collegati a un maggiore sentimento di alienazione, stress e "*burn-out*", scoraggiando la creatività, l'entusiasmo e il coinvolgimento nel proprio lavoro;
- *"Attività di ricerca"* – Lo "*staff*", che è incoraggiato a coltivare la ricerca e quindi ad acquisire nuove conoscenze per migliorare il servizio fornito ai pazienti, si sente più gratificato, si muove con maggiore libertà d'azione e stimolazione intellettiva, ed è meno esposto al rischio di agenti stressanti;
- *"Interessi del personale"* – Nei programmi di lavoro e di formazione, nei quali i bisogni psicologici degli operatori sono subordinati agli altri o addirittura completamente elusi, l'incidenza del "*burn-out*" si dimostra maggiore.

5.5 Insidie sociali

Anche se troppo spesso del tutto trascurati o, comunque, sottovalutati, sembrano almeno tre gli aspetti della nostra società – nella quale sono inseriti i servizi sociali e sanitari – che possano contribuire a incrementare il rischio di "*burn-out*" nel personale medico e infermieristico.

- *"Declino della vita comunitaria"* – La diminuzione del senso di appartenenza dei cittadini alla comunità, accompagnata dal loro cambiamento di atteggiamenti e comportamenti, può fungere da agente favorente la comparsa di sintomi propri del "*burn-out*" fra gli operatori, dediti alla cura dei malati, almeno secondo tre differenti vie.

- ✓ La struttura sociale, tendendo a disgregarsi, determina un aumento dell'incidenza di turbe psichiche che porta a una maggiore domanda sanitaria rivolta ai servizi di competenza.
- ✓ I sostegni informali come, ad esempio, il quartiere, il vicinato e la parrocchia, che in passato erano considerati momenti efficaci di aggregazione, hanno perso molto della loro funzione e di conseguenza è venuta meno l'offerta di aiuto sociale.
- ✓ Mentre gli utenti hanno sempre meno fiducia nei servizi sociali e sanitari, pur dovendovi ricorrere più spesso rispetto al passato, gli operatori sono diventati più propensi alla critica e si domandano quali sono i loro specifici compiti, essendo costretti a essere in parte anche psicologi, sociologi, antropologi e politologi.

- *"Speranze deluse"* – Oggi, rispetto al passato, oltre le consuete e legittime gratificazioni, gli operatori ricercano nell'attività lavorativa più novità, autenticità e autorealizzazione. Questo modo di intendere la professione – più come fine che come mezzo – ha portato a nuove e più nobili speranze nei confronti dell'esercizio delle loro funzioni. Se tali attese, come purtroppo spesso succede, sono sistematicamente frustrate, è possibile che influiscano negativamente sull'equilibrio psicologico, determinando un profondo senso di insoddisfazione e di disturbi a questa correlati.

- *"Mistica professionale"* – In passato, era abbastanza comune considerare certi professionisti eroici e affascinanti, soddisfatti e gratificati nel lavoro. Allo stato attuale, invece, molte convinzioni date per ovvie e logiche sono state sfatate in maniera definitiva, ed è facile dimostrare – quando prendiamo in considerazione la pratica professionale quotidiana – che:

- ✓ Le credenziali possedute dall'operatore non sono sinonimo di competenza e abilità, e queste di successo professionale;
- ✓ Lo stato professionale non garantisce un alto livello di autonomia personale e di controllo sul proprio lavoro;
- ✓ I pazienti non sono sempre e comunque comprensivi, rispettosi, riconoscenti e disposti a collaborare;
- ✓ Il lavoro, che è svolto, pur con attenzione e spirito di servizio, non è intrinsecamente interessante, espressivo e avvincente;
- ✓ Le relazioni fra i colleghi non sono basate di per sé sul reciproco aiuto e su una scontata collaborazione.

Anche la disattesa di queste fondamentali prerogative, proprie delle professioni di aiuto, può essere causa favorente l'instaurarsi del *"burn-out"*.

5.6 Profilo clinico

La *"Sindrome del burn-out"* è un processo morboso caratterizzato da logorio fisico, psichico e spirituale, dovuto alla difficoltà di gestire efficacemente lo stress lavorativo con la conseguente incapacità di assolvere compiti e responsabilità. Alcuni autori lo considerano contagioso, perché può procedere dai pazienti all'*"équipe"*, da un membro del gruppo di lavoro a un altro e da questo ai pazienti. I suoi effetti si riflettono negativamente non solo sull'operatore, ma anche sull'organizzazione del servizio, sulla comunità e sugli stessi utenti. In linea generale, si può dire che questo fenomeno interessa le diverse dimensioni della personalità, determinando varie manifestazioni cliniche.

- *"Disturbi fisici"*, caratterizzati da mancanza di energia, senso d'indebolimento generalizzato, prostrazione e assenza di stimoli;
- *"Reazioni emotive"*, tra cui prevalgono atteggiamenti impulsivi e incontrollati, forte titubanza decisionale e, talvolta, stato confusionale circa il valore delle proprie azioni;
- *"Ripercussioni spirituali"*, che si manifestano sotto forma di disincanto e resistenza all'intimità, senso di vuoto e di solitudine, perdita di significato;
- *"Difficoltà relazionali"*, contrassegnate da crescente percezione d'incomprensione e d'isolamento sociale, e da uno stato d'animo di avversione per il proprio lavoro.

Più specificatamente J. Edelwich e A. Brodsky (1980) identificano quattro stadi del cortocircuito, la cui progressione non è lineare ma ciclica, nel senso che può ripresentarsi più volte nella vita.

A. Entusiasmo idealistico

Le motivazioni che spingono una persona a scegliere di lavorare nei servizi sociali e sanitari sono molteplici, ma la base su cui poggiano è sempre fondata sull'entusiasmo. Il desiderio di fare qualcosa per cambiare il mondo – per lo più sollecitato da principi idealistici, religiosi, politici, umanistici e, se vogliamo, tecnocratici – è senza dubbio la giustificazione più importante.

Tuttavia, molte altre ragioni, sostenute da una maggiore o minore consapevolezza, entrano in gioco, fra le quali spiccano la sicurezza dell'impiego pubblico, la soddisfazione di svolgere un lavoro di prestigio, la voglia di approfondire la conoscenza di sé e di esercitare un controllo o un potere sugli altri. In questa fase, una delle cause del *"burn-out"* può essere rappresentata da desideri di onnipotenza, di successo, di apprezzamento, di rapporto con l'utenza, di formazione permanente e così via, frustrati, però, dalla mancanza di rispondenza ambientale ed esperienziale.

B. *Stagnazione*

Dopo l'iniziale entusiasmo, questa fase rappresenta un primo stallo per l'operatore, il quale continua a lavorare, ma comincia ad accorgersi che l'esercizio della professione non soddisfa tutti i suoi bisogni, e i risultati del suo impegno appaiono impalpabili, incerti e aleatori. È il momento sia del rimpianto per il superinvestimento nel lavoro e il disinvestimento nel privato, sia del sentimento di carriera bloccata, come se non ci fossero nuove esperienze e altri sforzi da compiere.

Subentra, allora, la consapevolezza della delusione per il basso salario percepito, che si accentua se quest'ultimo è confrontato con quello dei colleghi dello stesso servizio, destinati a mansioni superiori. Arrivato a questo punto, l'operatore rischia di passare da una situazione di eccessiva esaltazione professionale a una condizione di totale avvilimento, oppure di fuggire alla ricerca di altre opportunità nella speranza di realizzare le sue magiche aspirazioni deluse.

C. *Frustrazione*

Questo sentimento, che appare quando l'operatore comincia a pensare di non aiutare realmente nessuno e di non servire a nulla, è fonte di numerosi sintomi, fra i quali, i più rilevanti sono la stanchezza, la tensione, l'irritabilità, la perdita dell'iniziativa progettuale, l'impazienza, l'insonnia, le difficoltà relazionali e sessuali, l'ulcera gastrica, i difetti respiratori e digestivi, la cui insorgenza è dovuta alle seguenti cause.

- *"Senso d'impotenza"* – Molti operatori si lamentano del fatto che non riescono a influire effettivamente sui problemi o sono lasciati a decidere da soli. Nello stesso tempo, le istituzioni nelle quali lavorano, sono vissute come impotenti, perché emergono drammaticamente le differenze fra obiettivi dichiarati e risultati realizzati. Deleteri, inoltre, sono il burocratismo, i giochi di corridoio, il conservatorismo istituzionale, la rigidità organizzativa, lo scarso apprezzamento dei superiori, la spersonalizzazione. L'operatore in *"burn-out"* trova in alcune situazioni un terreno fin troppo fertile, perché accusi d'insipienza, se non di malafede, gli amministratori. D'altra parte questi ultimi, talvolta, hanno dei buoni motivi per imputare agli operatori alcune colpe quali incompetenza, disaffezione, dilettantismo, utopismo. Un altro elemento, non di poco conto, del senso d'impotenza dell'operatore è la scoperta che lui stesso e l'istituzione per cui lavora non rispondono ai bisogni reali e alle esigenze degli utenti.

- *"Apprezzamento degli utenti"* – Quest'atteggiamento, causa non secondaria dell'insorgenza di frustrazione negli operatori, viene meno soprattutto nel caso in cui gli utenti:

✓ Diventano comprensibilmente ostili, se si sentono in qualche modo obbligati a usufruire di un servizio;

✓ Chiedono prestazioni, che gli operatori non vogliono o non possono dare;

✓ Si rivolgono al servizio, pretendendo risposte che gli operatori possono dare, ma solo in misura controllata o limitata.

- *"Lavoro d'ufficio"* – Alcuni operatori si sentono mortificati, quando si rendono conto di svolgere funzioni burocratiche o impiegatizie – per essere obbligati a compilare schede, relazioni, rapporti, progetti – a discapito del loro desiderio di trattare con gli utenti e di assisterli tutte le volte che ne abbiano necessità.

- *"Rapporti con i colleghi"* – Il riscontro che la collegialità e l'interdisciplinarietà, ingredienti indispensabili nell'esercizio di funzioni professionali di natura sociale e sanitaria, sono sottoposte alle stesse regole delle comuni relazioni umane, può provocare, quando queste vengono meno, disillusioni molto intense.

D. *Apatia*

Alla frustrazione può conseguire progressivamente la mancanza di passione e volontà, una sorta di svilimento emozionale, che può essere avvertito come noia o nausea. Operatori che avevano iniziato il loro lavoro, preoccupandosi della sorte degli utenti, non si sentono più coinvolti, il loro desiderio di aiutare gli altri tende a sparire e le loro angustie riguardano solo la loro salute, benessere, serenità e sopravvivenza. L'apatia è soprattutto sentita a guisa di una consapevole *"morte professionale"*, per l'arresto d'ideali, scopi, autorealizzazione lavorativa e autostima, una situazione davvero drammatica che può essere superata solo con una forte scossa emotiva o con un radicale cambiamento esistenziale.

Analizzando i quattro stadi clinici della *"Sindrome del burn-out"*, brevemente descritti, in linea generale possiamo dire che le vie d'uscita sono rappresentate dal passaggio – rispettivamente – dall'entusiasmo al realismo, dalla stagnazione al movimento, dalla frustrazione alla soddisfazione e dall'apatia al coinvolgimento.

5.7 *Misure di previdenza*

Considerando che lo stress lavorativo si riscontra, quando c'è uno squilibrio tra le domande degli utenti e le risorse degli operatori quali competenza, abilità, tempo, energie, obiettivi e preferenze, l'alleviamento del *"burn–out"* può essere ottenuto individuando e intraprendendo alcune linee di condotta così concepite:

- Ridurre o eliminare le richieste di lavoro;
- Modificare gli obiettivi, le preferenze e gli intenti personali;
- Incrementare le risorse degli operatori per soddisfare le richieste dei pazienti;
- Predisporre meccanismi alternativi difensivi rispetto al ripiegamento su se stessi, stato d'animo abbastanza frequente negli operatori incanalati nella spirale del *"burn-out"*.

Inoltre, preso atto che il *"burn-out"* è il risultato anche delle condizioni lavorative, la prevenzione o il superamento del cortocircuito non può non essere intrapreso se non attraverso il cambiamento dell'ambiente in cui si lavora e delle consuetudini operative. Sono indispensabili, allora, provvedimenti legislativi, strutturali, organizzativi e culturali per migliorare lo stato e le funzioni dei servizi sociali e sanitari. Tenendo presente, comunque, che il miglior incentivo per realizzare un'adeguata e personalizzata prevenzione del *"burn-out"* è la formazione di base degli operatori.

Solo con questo tipo d'intervento è possibile ridefinire identità, ruolo e obiettivi degli operatori sociali e sanitari, congruenti e appropriati rispetto ai compiti e alle mansioni che devono essere praticate nei confronti di un certo tipo di utenti, in cui si sviluppano e si mescolano problematiche e dinamiche complesse del tutto peculiari, a causa del profondo disagio in cui vivono. Inoltre, è anche necessario – come abbiamo già detto a proposito dei medici – che questa categoria di professionisti si crei o recuperi spazi propri di tempo libero e di relazioni sociali e culturali, estranei all'ambiente di lavoro e con persone impegnate in attività diverse dalle loro.

Molto si può fare sul piano lavorativo e organizzativo, ovviando a quegli interventi fasulli che non risolvono i problemi, ma li negano o li rimandano quali le attività saltuarie e brevi, l'assenteismo e la fuga dal lavoro, per nulla incidenti sul cambiamento degli atteggiamenti e dei comportamenti.

Alcuni provvedimenti, come i seguenti, possono contribuire non poco a rimuovere lo stress lavorativo e il *"burn-out"* nei soggetti a rischio:

- Analizzare, interpretare e accettare situazioni di *"burn-out"*, in vista di un più puntuale e opportuno superamento;
- Ristrutturare i compiti mediante la riduzione degli orari di lavoro, la definizione ottimale degli *"standard"* del personale in rapporto al numero e al tipo degli utenti, la valorizzazione del lavoro in coppia o in *"équipe"*, la rotazione delle mansioni;
- Prevedere interventi di sostegno per gli operatori quali la supervisione, il *"counseling"*, l'affiancamento di operatori più anziani ed esperti, le

riunioni di verifica del lavoro svolto, senza, tuttavia, mortificare l'autonomia, la partecipazione e la creatività;
- Garantire un giusto salario e un riposo, proporzionati al tipo di mansioni praticate, alle caratteristiche degli utenti assistiti e alle responsabilità professionali e morali da queste derivate;
- Partecipare a iniziative di riqualificazione e formazione ricorrenti, al fine di aggiornare conoscenze e competenze, e acquisire maggiore sicurezza e adeguatezza nell'erogazione delle prestazioni d'assistenza e di sostegno.

Tuttavia, questi rimedi, per quanto applicati con oculatezza e a ragion veduta, non sono sufficienti a risolvere i disagi dell'operatore, se non sono accompagnati dalla sua volontà di rifuggire da certe *"idee irrazionali"* come le seguenti, che ne compromettono la stabilità cognitiva ed emotiva:

- Esigere di essere molto amato da tutti gli assistiti;
- Sperare nella simpatia incondizionata dei suoi superiori;
- Considerarsi sempre competente ed essere convinto di avere successo in ogni circostanza;
- Giudicare un nemico da combattere chi non la pensa e non si comporta come lui;
- Pretendere di occuparsi di tutti i problemi che affliggono ogni persona;
- Imputare agli utenti o alle istituzioni la causa della propria infelicità;
- Prevedere catastrofi se pazienti o istituzioni non fanno ciò che ci si aspetta da loro.

Una volta che queste *"idee magiche"* siano state ridimensionate o, meglio, superate, occorre che l'operatore tenga presente che i seguenti suggerimenti potranno essergli di giovamento:

- Ognuno è responsabile solo per se stesso e non degli utenti o dell'istituzione;
- È necessario aspettarsi di fare un lavoro difficile e senza grandi aiuti, di trattare anche con persone spiacevoli e con punti di vista totalmente diversi, e di essere lontani dalla perfezione, così come lo sono colleghi e utenti;
- Bisogna perseguire obiettivi realistici, senza avere la pretesa di salvare il mondo;
- È più utile e salutare porre l'accento sui successi piuttosto che sui fallimenti, e centrare l'attenzione sui processi piuttosto che sui risultati;
- È fuori luogo attribuire a se stessi, nel bene e nel male, tutto ciò che capita agli utenti;
- È buona norma darsi una prospettiva di lungo respiro, storica – per così dire – anziché farsi condizionare dalle situazioni del momento.

Riflettendo sulle questioni brevemente descritte, sembra che un programma di prevenzione del *"burn-out"*, incentrato sul cambiamento di alcuni atteggiamenti e comportamenti causali, sia possibile, essendo in grado di diminuire di qualche livello d'intensità lo stress, la demoralizzazione e la disperazione, cui possono andare incontro gli operatori. Tuttavia, non bisogna farsi illusioni, perché ogni mutamento del nostro modo di essere, pensare e agire, è sempre lento e difficile, ed esige forza e perseveranza, e al tempo stesso conoscenza e comprensione del problema da affrontare e risolvere. A tale proposito, motivo d'incoraggiamento e di speranza, proviene dall'affermazione di J. Baldwin:

> Non tutto ciò che è affrontato, può essere cambiato,
> ma nulla è possibile modificare se non è affrontato.

5.8 Una nota politica

Quando alla fine del 1981 si cominciò a parlare in Italia della *"Sindrome del burn-out"*, molti temevano che si trattasse di una delle tante terminologie diagnostiche, di cui la scienza sociale americana è molto prolifica. Al contrario, ricerche e studi sempre più numerosi dimostrano che operatori, i quali hanno scelto un ruolo per definizione quasi immune da disturbi, corrono gli stessi rischi dei loro utenti a causa delle condizioni in cui lavorano.

Oggi, l'incidenza e la gravità di questa malattia sono molto rilevanti. Allora, G. Contessa, analizzandone le cause, considerava i lavoratori dei servizi sociali e sanitari *"nuovi proletari"*, chiarendo in maniera esplicita il significato di questa espressione politica così forte. Proprio per confermare tale sua posizione, scriveva senza timori reverenziali:

> Essi sono pagati a livelli minimi, sottoposti a straordinari, remunerati male o per niente, spesso in condizioni di lavoro precario o nero, privi di prospettive di carriera, socialmente poco valorizzati, asserviti a organizzazioni arcaiche, bassamente professionalizzati, più volte colpiti da varie malattie professionali. E, per completare la sua coraggiosa tesi, aggiungeva che la delega ricevuta dalle leggi e dalla classe politica è quella di badare a tutti i bisogni degli assistiti, ma le risorse umane e materiali di cui dispongono non permettono certo di soddisfare questo compito. Comunemente, proseguiva, sprovvisti di validi strumenti del mestiere, si trovano collocati in ambienti carichi di tensioni e di conflitti, dovendo fare i conti con tutta una serie di problemi angoscianti, il più delle volte inesauribili e irrisolvibili, motivo inevitabile di stress, senso d'impotenza e *"burn-out"*.

A distanza di molti anni, F. Pellegrino e coll. (2005), prendendo atto delle mutate condizioni culturali, lavorative e sociali nel mondo della produzione, considerato in tutte le sue aree professionali, in un loro manuale, dopo aver definito l'ambito clinico del *"burn-out"* – dalla diagnosi alla terapia – esaminano gli aspetti più strettamente tecnici legati alla valutazione del rischio psicologico e di complessità organizzativa nel settore lavorativo.

Solo con il PSN 2003-2005 e il Decreto pubblicato nella G.U. 134 del 10 giugno 2004 si è iniziato a fare chiarezza sulle patologie correlate al lavoro in generale, sotto la pressione di una letteratura specialistica sempre più dettagliata e dei tribunali italiani sempre più solleciti a coinvolgere le aziende di ogni tipo come agenti causali dei danni provocati da una gestione impropria delle risorse umane.

Lo scenario dei modelli tradizionali di esposizione al rischio si è aperto verso un modello integrato richiamato con efficacia dal DL 626/1994 che attribuisce al medico competente la responsabilità rispetto all'integrità psichica e fisica del lavoratore. Si è preso finalmente atto, anche se ancora a livello embrionale, della necessità di salvaguardare il benessere complessivo del lavoratore, nella consapevolezza che elevati livelli di stress psicologico possono avere conseguenze negative a livello personale, aziendale e sociale.

Oggi, lo stress lavorativo – individuato in un primo tempo come causa del *"burn-out"* soprattutto nei professionisti dei servizi sociali e sanitari – si presenta in una dimensione trasversale implicata in tutte le tipologie di lavoro e in tutti i livelli di responsabilità, dall'usciere al dirigente, ed è così frequente nell'Unione Europea da stare al secondo posto tra i problemi di salute connessi all'impiego, interessando il 28% dei lavoratori.

Secondo i dati ufficiali dell'Agenzia Europea per la Sicurezza e la Salute sul Lavoro, il costo dei problemi correlati allo stress lavorativo nei paesi europei ammonta a circa venti miliardi di euro l'anno. Le ricerche, effettuate in questo settore, mostrano che il 50-60% dei giorni lavorativi persi sono collegati allo stress ed evidenziano come l'elevata presenza di tale forma di logorio psichico e fisico rende le aziende o i reparti non commercialmente sani. Questo giudizio è ben rappresentato dalle parole di F. Pellegrino e coll.:

> Un individuo stressato commette più errori, si ammala di più, rende di meno, si rapporta agli altri con più difficoltà, non regge i ritmi dell'azienda, favorisce l'insorgenza di conflitti in ambito lavorativo, si vede rapidamente ridotta la propria qualità di vita, perde ogni motivazione progettuale rispetto a se stesso, all'ambiente di lavoro e alla società.

L'efficacia dei dispositivi legislativi, promulgati in questi ultimi anni, consiste nell'aver preso atto che le patologie dei rischi noti stanno diminuendo. Al contrario, ad acquistare maggior rilievo sono le malattie da rischi emergenti quali le *"Patologie da fattori psico-sociali associati a stress"* come la *"Sindrome del burn-out"* e gli *"Effetti sulla salute dei fattori organizzativi del lavoro"*.

Si è aperto così un nuovo capitolo, in via di continuo sviluppo, nella direzione della prevenzione e cura dello stress lavorativo, come testimoniato dall'*"Accordo volontario europeo tra le parti sul tema dello stress sul lavoro"*, siglato a Bruxelles con l'obiettivo principale di rivisitare questo concetto, in previsione del perseguimento di una politica mirata allo sviluppo del benessere, aiutando le persone a intraprendere efficaci strategie di adattamento.

L'ENWHP, il Network europeo per la tutela della salute nei luoghi di lavoro, conferma questa visione, incentrando l'attenzione sulla necessità di migliorare l'ambiente e l'organizzazione del lavoro, stimolare la partecipazione attiva di tutti gli operatori coinvolti nei processi produttivi e favorire la crescita umana e professionale di ognuno, quale fonte di motivazione e gratificazione.

In sintonia con i provvedimenti europei, in Italia solo dall'1 gennaio 2011 le aziende hanno l'obbligo di preparare un *"Documento di valutazione rischio stress"*, sulla base delle indicazioni della Commissione consultiva permanente per la salute e sicurezza sul lavoro, la cui formulazione è stata predisposta con lo scopo di valutare il rischio di stress lavoro-correlato.

Ne è passato di tempo, forse troppo, dagli anni '50, quando furono avviati gli studi riguardo agli effetti delle condizioni lavorative sull'equilibrio psico-fisico dell'uomo. È stato il medico austriaco H. Selye (1907-1982), ricordato per le sue ricerche sullo *"stress"* e l'identificazione e descrizione della *"Sindrome generale di adattamento"*, che nel 1976 ha osservato:

> L'uomo è in salute se le sollecitazioni dell'ambiente
> sono proporzionate alla sua capacità di risposta.

È proprio il caso di dire: *"Meglio tardi che mai"*!

CAPITOLO SESTO

VOLONTARIATO, UN VALORE AGGIUNTO NELLE "*HELPING PROFESSIONS*"

"Il volontariato rappresenta una spinta di libertà che non
può essere né soffocata né limitata: una spinta che fa
aprire le porte alle proprie capacità di amore
verso gli altri".

O.L. Scalfaro

CAPITOLO SESTO
Volontariato, un valore aggiunto nelle *"helping professions"*

6.1 *Una premessa etica*

Ogni volta che rifletto sulla provvidenziale scelta di dedicarmi al volontariato – intrapresa dopo avere vissuto il grave sconcerto esistenziale sopra descritto – ripenso agli anni del liceo, quando, di fronte ai soprusi mossi contro un compagno di classe, incapace di farsi rispettare, prendevo letteralmente fuoco. E, nonostante la mia innata ritrosia, spesso scambiata per calcolata indifferenza o vituperata supponenza, ne prendevo le difese con veemenza, incurante dei rischi, cui potevo andare incontro, scontrandomi con avversari più prestanti.

Era più forte di me, nessuno poteva trattenermi, sentivo il sangue ribollirmi nelle vene e montarmi alla testa, e d'impeto mi gettavo nella mischia. Fra i contendenti, indipendentemente dalle ragioni di ognuno, sceglievo sempre di stare dalla parte del più debole. Agivo senza tentennamenti, pur di soddisfare quell'impulso irresistibile ad aiutare l'altro, che in quel momento si trovava in difficoltà e aveva bisogno della mia irruente intromissione.

Durante l'età dell'adolescenza e della giovinezza mi sono capitati molti di questi episodi, ma, proprio perché determinati da un impulso incontrollato, prevalente sui più ponderati criteri di giudizio della ragione, non ho mai meditato abbastanza sui motivi di quella generosa condotta, sul suo recondito significato e le sue imponderabili conseguenze nello sviluppo e nella crescita della mia personalità.

In seguito, ho maturato l'idea che quel contegno, così esplosivo nel modo d'agire, era l'espressione primordiale dell'esigenza del cuore, orientata a rendermi ben disposto verso le sorti avverse dell'altro. Questa convinzione si è affermata a tempo debito, di pari passo con la graduale acquisizione della consapevolezza delle mie cognizioni, emozioni e sentimenti, e la definizione della mia specifica identità di uomo e di persona. In altre parole, era il sentimento della solidarietà allo stato brado che covava, a mia insaputa, dentro di me e, non mitigato dai lumi dell'intelletto, si ribellava senza darmi la possibilità di ragionare troppo al cospetto di atti violenti e ingiusti, perpetrati ai danni dei coetanei più indifesi.

Con l'inizio della mia attività professionale, frequenti sono state – e non potevano non esserlo, dovendo fare i conti tutti i giorni con la sofferenza –

le riflessioni sulla solidarietà come valore umano, per la vita delle persone e della comunità. Tuttavia, è soprattutto con la scoperta e l'esercizio del volontariato – un tema diventato ormai da qualche tempo oggetto di studio da parte di sociologi, psicologi, filosofi, politologi – che ho avuto l'opportunità di studiare e meditare più a lungo e in profondità sui requisiti e i meriti di questa virtù, dal cui indice di diffusione e pratica dipende, in gran parte, il destino dell'umanità.

E ora che mi accingo a valutarla sotto il profilo etico, di primo acchito mi viene da precisare – per sfrondare ogni equivoco sulla sua reale identificazione – che oggi si parla anche troppo di solidarietà e, talvolta, se ne discute a sproposito, in maniera pietistica e compassionevole, senza intenti promozionali e educativi. Tanto che non di rado è proposta come sedativo per placare le inquietudini della nostra coscienza o esaltata per soddisfare la nostra naturale predilezione per il narcisismo. Difatti, quando se ne disputa, se il disquisitore di turno non si sottopone a un'umile e rigorosa autocritica su come vive la solidarietà, è possibile che incappi in alcuni abbagli fra i quali prevalgono:

- La retorica, intesa come un certo modo di porsi che, non essendo ispirato da un'autentica tensione spirituale, tende a produrre solo effetti formali;
- Il moralismo, che si manifesta quando si sale in cattedra per dare lezione d'intransigente moralità sui comportamenti degli altri, senza pensare ai propri;
- Il riduzionismo, per il quale la solidarietà è intesa come azione minoritaria e non nel suo nobile significato;
- Il trionfalismo, che presenta la solidarietà come la panacea.

Inoltre, quando dalle belle rappresentazioni si passa alle azioni concrete, è necessario distinguere fra condotte sicuramente altruistiche e interventi più deboli – senza dubbio comunque degni di rispetto – come ad esempio:

- Il buonismo, proprio di chi è consapevole delle difficoltà altrui, ma pur essendo ispirato dalla volontà di operare bene, non fa seguire ai desideri e alle parole i fatti;
- L'elemosina, che è un modo materiale di adoperarsi per gli altri, stimolati da un istintivo senso di pietà di fronte a richieste d'assistenza occasionali;
- La beneficenza – sempre più spesso sollecitata e organizzata da molte associazioni e, in grande, dalla televisione – che consiste nel raccogliere fondi economici per la realizzazione di obiettivi d'interesse comune;
- L'assistenzialismo, caratterizzato da prestazioni nei più svariati settori, pur necessari e utili, ma non incidenti sulle cause responsabili degli stati di necessità, su cui si dovrebbe porre maggiore attenzione.

Allora, se vogliamo davvero chiarirci le idee sulla solidarietà, in primo luogo è bene fare uso di un vocabolario e/o di un dizionario d'italiano, perché, quando vogliamo definire esattamente un termine linguistico, dovrebbe essere regola comune consultare testi di tal genere. Se poi di questo vocabolo vogliamo approfondire il significato, dovremmo rivolgerci a testi specializzati su materie e/o discipline specifiche. In linea con tali presupposti, mi sono servito di un dizionario d'italiano molto aggiornato, di recente pubblicazione, in cui la solidarietà è definita come:

> Un insieme di legami affettivi e morali che uniscono l'uomo singolo
> alla comunità e questa all'uomo.

Non soddisfatto, per entrare più a fondo nella conoscenza del tema trattato, ho utilizzato un dizionario di sociologia, nel quale la parola *"solidarietà"* è equiparata alla voce *"altruismo"*. In questo testo, l'altruismo, considerato uno dei tipi di comportamento prosociale, è definito come:

> Un comportamento volontario, messo in atto da una persona per beneficiare un suo simile, senza previsione di ricompense esterne. E, inoltre, tale fonte letteraria precisa che un atto per definirsi altruistico deve rispondere a tre condizioni:

- Essere fine a se stesso;
- Svolgersi volontariamente;
- Produrre bene.

Forse, la solidarietà è connaturata all'uomo – mi risulta che anche gli animali dimostrano di essere solidali fra loro – ma perché possa costituire il principio ispiratore di azioni altruistiche e dare pieno significato al senso della vita, è necessario coltivarla e trasformarla da mero impulso istintivo in vero e proprio sentimento e valore – una dote emotiva e cognitiva da conquistare che caratterizza un particolare stile di vita – facendo un uso oculato della consapevolezza, della volontà, dell'intelligenza e della creatività.

Gli psicologi sociali ritengono che studiare l'altruismo è d'interesse teorico e pratico nello stesso tempo, perché capirne le motivazioni, diventa fondamentale per promuovere programmi propositivi di educazione alla vita sociale. È necessario, tuttavia, rendersi conto che le relazioni di aiuto sono condizionate da fattori legati alla personalità, da variabili cognitive ed emotive, dall'ambiente familiare, sociale e culturale. Fra le variabili predicenti la messa in atto di azioni solidali, ce ne sono alcune che meglio di altre possono essere utili per spingere la famiglia, la scuola, le comunità religiose e altre agenzie educative a intraprendere, in quest'ambito, interventi formativi.

Queste variabili in gran parte sono ereditarie, e quindi stabili, ma altre, sono plastiche – ovvero suscettibili di essere individuate e sviluppate mediante mirati processi di apprendimento – come quelle di seguito elencate:

- La socievolezza, intesa come propensione a farsi carico degli altri e dei loro problemi, favorendo rapporti affettivi reciproci e interrelazioni sociali virtuose;
- L'autostima, che fa sentire le persone a loro agio con se stesse e gli altri, disposte ad amare e a lasciarsi amare;
- L'autoefficienza sociale, un modo per sentirsi utili e in grado di influenzare positivamente gli altri;
- L'empatia, con cui la disponibilità ad aiutare gli altri si arricchisce e permette di condurre in modo migliore le relazioni sociali;
- Il giudizio morale, basato sulla scoperta di principi di valore universale, progressivamente interiorizzati e orientati a fare rispettare le norme sociali;
- La responsabilità, che rende più forti e incisive le relazioni di aiuto;
- Le abilità strumentali di tipo relazionale, interpersonale e sociale.

Sul fondamento della solidarietà, considerazioni acute e interessanti sono state fatte di recente da D. Tettamanzi (2009) nel suo libro *"Non c'è futuro senza solidarietà"* – un titolo che sembra un vero e proprio slogan, denso di significati culturali, sociali e politici – in cui l'elargizione di questo valore è sollecitata come obbligo e dovere al tempo stesso, cogliendone appieno la dimensione etica e mettendo in subordine l'ispirazione emotiva e sentimentale. Quest'autore – arcivescovo di Milano, promotore del *"Fondo Famiglia-Lavoro"*, destinato ai membri della sua diocesi in correlazione alla crisi economico-finanziaria in atto nel mondo – descrive con linguaggio profondo, accattivante e convincente il significato della sua tesi.

Non si può non essere solidali, scrive l'illustre personaggio, perché una sorta di debito non solo individuale, ma anche comunitario ci lega – tutti quanti insieme – alle generazioni che ci hanno preceduto, alle loro scelte, ai risultati da esse raggiunti in ogni campo: scientifico, morale, culturale (…). (…) Siamo condebitori, in modo esteso, comune e indiviso; condebitori di molto, di quasi tutto quanto costituisce il nostro progresso, la nostra civiltà (…). (…) E questo debito, che nessuno potrà mai esigere né far valere, bussa con urgenza alle nostre coscienze (…) E poi aggiunge con fermezza che alla solidarietà come fatto, legame e interdipendenza, che si manifesta alla stregua di debito condiviso e partecipato da tutti, corrisponde – specularmente – un dovere di solidarietà, da onorare in modo consapevole, libero e responsabile.

A questo punto, facendo rilevare con soddisfazione e autentico spirito laico che il dovere della solidarietà è previsto anche dalla Costituzione repubblicana, rimarca:

> Proprio all'art. 2, tra i principi fondamentali, è inserita l'affermazione di un profondo legame tra i diritti inviolabili dell'uomo e l'adempimento dei doveri inderogabili di solidarietà politica, economica e sociale, auspicando il fiorire di una nuova primavera civile e culturale fatta di volontariato, mutuo soccorso, cooperazione.

6.2 *Educazione alla solidarietà*

Stimolato dalle basilari asserzioni del noto Arcivescovo, mi sono posto la domanda di qual è il rapporto tra la solidarietà e l'amore, inteso come l'origine e il culmine di ogni valore umano, di ogni virtù, di quel "*quid*" indefinibile che coinvolge il cuore degli uomini e tutte le manifestazioni della loro vita personale e sociale. Se questa è l'ottica con cui si riflette su tale relazione, l'unica risposta – potremmo dire enfaticamente la "*soluzione regina*" – è che non si può dare solidarietà senza amore e solo quest'ultimo può garantire alla solidarietà l'autenticità, la pienezza e la sacralità del suo significato.

Allora, chi vuole dedicarsi alla solidarietà deve individuare il percorso educativo necessario ad apprendere il sentimento che ne costituisce l'essenza, una meta che G. Colombero (1987) suggerisce di raggiungere, utilizzando "*la scala dell'amore*". Una metafora che l'autore ha coniato per rappresentare un itinerario spirituale i cui gradini – duri da salire anche per le coscienze più collaudate e gli animi più sensibili – sono costituiti da alcuni peculiari passi obbligati, da percorrere fino ad arrivare alla vetta:

- Munirsi di speranza, nel senso di essere fiduciosi e di sentirsi accettati per quello che si è, senza veli e ipocrisie, e rendersi disponibili a chiedere e ricevere aiuto ogni volta che se ne ha bisogno;
- Esercitarsi all'autocontrollo, inteso come volontà a compiere e perseguire obiettivi ritenuti efficaci;
- Intendere la vita come progetto, in altre parole raggiungere la capacità di dare una risposta esauriente e indicativa alle azioni che si compiono;
- Sviluppare la competenza per capire l'uomo, la storia e gli eventi, insomma per comprendere di più il cuore dei nostri simili;
- Puntare sulla fedeltà, come sinonimo di coraggio per essere trasparenti negli atti quotidiani della vita e per difendere i propri comportamenti, quando si ritiene che debbano essere assunti per idee giuste;
- Aprirsi alla condivisione, allargando le braccia all'accoglienza senza condizioni di sorta;

- Praticare il servizio, maturando la voglia di tenerezza e il sentimento dell'amore intimo senza riserve;
- Apprendere la sapienza, considerata come l'arte di vivere bene, non per cercare comodità e successo, ma per cogliere le cose che ci fanno gustare la vita.

Il cardine essenziale di uno stile di vita basato sulla solidarietà – in grado di abbattere i muri dell'indifferenza e dell'intolleranza, allacciare rapporti intimi con gli altri, costruire ponti di umanità – presuppone incontri, relazioni e legami con le persone, che si possono rendere concreti nelle più innumerevoli modulazioni affettive, morali e sociali. Queste norme di approccio con il prossimo, che s'incontra nella vita di ogni giorno, sono sottese di relazioni emozionali e sentimentali – non si tratta di buone maniere e di galateo o di tecniche e tattiche relazionali –, e sono schematizzabili in quattro categorie così argomentate.

A. Relazioni povere

Abbastanza frequentemente ci si trova fra le cose e gli oggetti, dove non si creano né interazioni umane né tanto meno sentimenti di reciprocità, sono le persone che appaiono come oggetti e cose prive di significato. Gli altri sono estranei, emotivamente sconosciuti, non suscitano né amore né odio, non esiste dialogo, perché a prevalere, sono la neutralità emotiva e la superficialità. In queste disponibilità relazionali dominano, soprattutto, indifferenza, impassibilità e diffidenza, sentimenti che, in genere, si vivono per strada, nei supermercati, sui mezzi di trasporto, ma spesso anche nei condomini, negli ambienti di lavoro e, talvolta, anche nelle famiglie e nella comunità.

B. Relazioni intime

Si sente che gli altri esistono e si è felici della loro esistenza, perché ci si può conoscere e accettarsi per come siamo, e si rispetta reciprocamente, senza riserve, il diritto di essere diversi. Si è disponibili all'incontro, si pone attenzione agli altri, si entra in sintonia con loro, si generano comunione e amore, che rappresentano le manifestazioni più elevate dell'amicizia e della benevolenza. Tipica modulazione di questo genere di relazioni è rappresentata dall'amore fra due persone, quando si realizza il massimo di convergenza fra loro, e le due esistenze diventano consorzio di due vite, si legano alla stessa sorte e accettano di mettere in comune tutto ciò che possiedono.

C. Relazioni di servizio

Ci sono persone che fanno di tali relazioni il progetto fondamentale e lo stile della propria vita, mediante cui esprimono il massimo di apertura agli altri e si pongono nella dimensione pura e disinteressata del servizio, al di là dei propri interessi ed egoismi. Queste persone speciali, che non rinunciano a loro stesse, ma si realizzano, fino a trascendersi e a nobilitare la loro vita, escono da sé, non si tirano indietro, aiutano chi è in difficoltà e con la forza della solidarietà, in genere, si dedicano al volontariato. È il massimo della crescita morale e spirituale, che si ottiene, liberandosi – non per incanto né senza sforzo, ma progressivamente e attraverso lezioni di amore che la vita offre o, forse, per grazia ricevuta – dall'asfissia dell'egotismo e del narcisismo, per scelta libera e consapevole.

D. Relazioni trascendentali

Siamo nel regno della fede, nel rapporto con un essere supremo, nel radicamento dell'uomo in un'entità superiore, in cui i credenti collocano il significato della loro vita e le sorti del loro destino. È l'apice di un percorso esistenziale, il cui raggiungimento, per la maggior parte delle persone, presuppone il passaggio obbligatorio attraverso l'esperienza autentica delle relazioni intime e di servizio, ma che, talvolta, esula da queste, come succede ai mistici, i quali, sperimentando momenti di estasi, si perdono fino ad annullarsi nell'assoluto.

6.3 Stile dialogico

La solidarietà si svuoterebbe del suo intimo e reale significato, se ci accontentassimo di definirla solo in termini etimologici e/o sociologici, e non la sperimentassimo negli incontri quotidiani con gli altri, e non si stabilisse con loro un dialogo. Questo è un prodotto della natura di per sé impegnativo, talvolta rischioso, insidioso e conflittuale, perché coinvolge persone che hanno personalità e caratteri distinti, con mentalità e attitudini peculiari, e un modo diverso di intendere la vita e i suoi problemi. Pertanto, per apprendere uno stile comunicativo appropriato e assumere un comportamento dialogico ideale, è necessario riflettere su almeno sei prerogative essenziali – di seguito illustrate – se si vuole esercitare in concreto la solidarietà di fronte alle vicissitudini che accadono nel mondo dell'incontro, dove vivono, operano e interagiscono gli esseri umani.

- *Fiducia*

La paura dell'altro, soprattutto se diverso, è basata sull'istinto di conservazione, il cui fine è la difesa della propria integrità, della propria vita: l'altro che s'incontra per la prima volta è un'incognita, di cui bisogna diffidare e di fronte al quale non ci si può scoprire. Chi vuole stabilire una relazione umana aperta, ricca e intensa deve cercare di lasciarsi andare, superare la diffidenza, mettere da parte l'istintivo atteggiamento di cautela, vedere il prossimo in una dimensione più serena e farsene un'immagine positiva. Chi impara ad avere fiducia è ottimista, ha il coraggio di guardare dritto negli occhi dell'altro, di tendere la mano, di dialogare con lui con pacatezza e rispetto, perché crede e spera nell'uomo.

- *Accettazione*

In genere, quando si ascolta un altro, si giudica, si valuta, si classifica, si etichetta, si è ipercritici, si rifiutano le sue idee per difendere le nostre che ci rendono più sicuri e più tranquilli. Accettare l'altro significa riconoscergli la libertà di essere se stesso – unico e irriproducibile, con le sue idee e i suoi sentimenti – , di essere diverso, di impostare la sua vita come meglio crede. L'atteggiamento di accettazione si rende concreto nell'espressione di un sentimento non solo di rispetto, ma anche di apprezzamento che porta a considerare l'altro come un valore, degno di considerazione e rassicurazione e, se necessario, di conforto e consolazione.

- *Parità*

Spesso ci si pone di fronte all'altro con un atteggiamento di superiorità, ritenendo di essere preminenti per condizione economica, per facoltà intellettuali, per ruolo sociale, e ci si arroga il diritto di disporre, proibire, sottomettere, pretendere, dare direttive autoritarie, senza ascoltare e cercare di capire le ragioni di chi s'incontra, si frequenta e ha bisogno del nostro aiuto. Chi ha maturato un atteggiamento di parità considera l'altro per quello che è, non tiene conto delle differenze razziali, culturali, economiche e religiose. Più semplicemente ascolta e considera con attenzione i problemi di chi è vicino a lui, esponendo le proprie idee senza forzature, senza tentare di convincere e prevalere, e, offrendosi disinteressatamente, per trovare insieme soluzioni a quesiti, dubbi e interrogativi.

- *Empatia*

È abbastanza usuale mostrare indifferenza e disinteresse, quando un altro simile si rivolge a noi per avere un consiglio, per confrontarsi e per ricevere rassicurazione sulle sue vicende esistenziali. Quando prevalgono questi sentimenti, viene meno l'ascolto attento e profondo, il dialogo perde d'intensità e d'intimità, e l'altro si sente ignorato e rifiutato, e avverte un senso di malessere, di disagio e di amarezza. Chi, invece, ha appreso l'atteggiamento dell'empatia si lascia coinvolgere nel mondo delle emozioni dell'altro, riesce a sentire e comprendere le sue sofferenze, le considera autentiche, coerenti e legittime, interpreta i suoi sentimenti e con l'intuizione del cuore si mette a disposizione, e fa sì che il suo vicino si senta ascoltato, accettato e apprezzato.

- *Spontaneità*

La manipolazione è propria di chi pensa solo ai propri interessi personali e si prefigge lo scopo di raggiungere i propri obiettivi con l'inganno, la seduzione, l'astuzia ed anche il ricatto. Il manipolatore agisce senza scrupoli, cerca di irretire gli altri e, talvolta, nasconde la sua ambiguità e doppiezza sotto le vesti della persona buona, mite, indifesa e perseguitata. Chi si comporta con spontaneità, invece, non ha niente da nascondere, ascolta per puro piacere, dialoga per il gusto di colloquiare, intrattiene con gli altri rapporti trasparenti, confidenziali, autentici e sinceri, e nutre un profondo rispetto per la libertà di pensiero e per le motivazioni di chi lo incontra.

- *Flessibilità*

La persona inflessibile non conosce il dubbio, è convinta di avere il monopolio della verità, fa del suo settarismo e fanatismo i suoi idoli, predilige il dogmatismo e l'intolleranza, ritiene giusto solo il suo modo di vedere e non lascia un minimo spazio alle idee, alle opinioni e ai sentimenti degli altri. Al contrario, la persona flessibile è tollerante, aperta, non ha paura, rispetta il diverso, accetta il pluralismo in ogni ambito, è capace di confrontarsi, di mettersi in discussione ed è disposta a lasciarsi persuadere. Questo comportamento permette di raggiungere il livello più alto di crescita umana e sociale, perché è vero che il diverso disturba, provoca un confronto, rappresenta una sfida alle nostre certezze e si contrappone al nostro narcisismo. Comunque, è altrettanto vero che chi non è come noi, non sente e non pensa come noi, spesso si presenta come novità e come proposta, di valore e d'intensità tali da cambiare il nostro modo di pensare, di percepire e di vivere, fino a renderci non solo più buoni, ma anche più giusti.

La solidarietà può essere esercitata sempre, comunque e con chiunque, e in tutte le latitudini, ma soprattutto nell'ambito dell'emarginazione. Questo termine, in linea di massima, è strettamente legato a quello di diversità sociale di un individuo o di un gruppo, e con il quale s'indica il processo di segregazione del diverso – relegandolo in ruolo sottoposto e indesiderabile – in uno stato di esclusione e di sofferenza. Nelle persone emarginate si sono spezzati i vincoli aggreganti di controllo e solidarietà, e la società, nella sua conformazione di comunità morale, non è disposta a distribuire le opportunità di cui godono gli altri cittadini, che osservano i principi istituzionali. A titolo esemplificativo, si può dire che l'emarginazione si presenta a tre livelli – corrispondenti a tre gradi di normalità – che spesso sono condensati in un'unica storia personale.

> *Emarginazione culturale*

È legata alla diversità che, essendo percepita come riprovevole, è colpita da un giudizio morale negativo, che tende a porre chi ne soffre ai margini del gruppo, cui appartiene. La diversità può essere fisica, razziale, sessuale (donne, omosessuali), generazionale (anziani, bambini), socio-territoriale (meridionali, extracomunitari).

> *Emarginazione relazionale*

Un esempio è costituito dal sovraccarico esistenziale delle famiglie, all'interno delle quali è presente almeno una persona da assistere, la cui cura è affidata prevalentemente, se non esclusivamente, ai membri della famiglia stessa, per il mancato aggancio alle reti di solidarietà, di rappresentazione, di conoscenza e di sostegno.

> *Emarginazione materiale*

È legata alla povertà, fenomeno diffuso anche in Italia, soprattutto nel Meridione, in cui albergano – anche per il grave disagio economico in cui versano le famiglie – ramificazioni di criminalità comune e organizzata, che hanno assunto la funzione di vere e proprie agenzie di collocamento al lavoro, sostituendosi alle istituzioni.

È facile capire che l'insieme degli aspetti rappresentati, se pur in estrema sintesi, prefigura un tipo di lotta all'emarginazione, che può rivelarsi efficace solo se gli interventi delle istituzioni, dettati dai principi della giustizia e dell'equità, saranno capaci di integrarsi con il volontariato, nutrito e sostenuto dal sentimento della solidarietà umana e sociale. Si tratta di realizzare insieme – singoli cittadini, famiglie, collettività, enti locali, associazioni spontanee – iniziative di ampio respiro, in grado di incidere sui vissuti e le condizioni di casi umani concreti, creando luoghi, opportunità, azioni, che possano favorire il superamento delle cause principali del loro allontanamento dal consorzio sociale e comunitario.

6.4 La lezione del volontariato

Il volontariato è un fenomeno di sempre, in chiave di solidarietà per i non credenti e di carità per gli uomini di fede. Storicamente nel mondo e in Italia sono presenti diverse manifestazioni di volontariato – tutte ugualmente rispettabili – di natura filantropica, ideologica, di classe, di corporazione, ecclesiale, anarchica. Oggi, i contenuti dell'azione volontaria sono cambiati profondamente in conformità alla storia dell'uomo (crescita della cultura, della libertà, dei diritti) e della chiesa (dottrina sociale, concilio vaticano II, magistero).

Le matrici, da cui è originato il volontariato, sono di natura ecclesiale (Caritas, Misericordie, Ceis, Avo), di natura laica (Croce rossa, Pubbliche assistenze, Avis, Aido, Protezione civile, Gruppi di volontariato sociale e sanitario), di natura laicista (Soccorso rosso).

> Ricerche d'istituti specializzati calcolano che il 60% delle associazioni è di matrice religiosa, il 30% d'ispirazione socialista o tradizione solidaristica operaia, il 10% di origine laica. Come si rileva dai dati del rapporto biennale su base Istat, presentato il 5 dicembre 2006 dal Ministro delle politiche sociali Paolo Ferrero – in occasione della Festa della giornata internazionale dedicata al volontariato – sono quattro milioni gli italiani che saltuariamente s'impegnano per gli altri.

> Si segnala un aumento del 150% di volontari in otto anni, sempre più laureati (in media il 13 %), ma si pone l'accento anche sul problema di partecipazione giovanile, di ricambio generazionale. Sono sempre più gli adulti e i pensionati che si danno da fare per il prossimo. Allo stato attuale, il 38,5% di chi s'impegna ha tra i quarantacinque e i sessantacinque anni, e fra le persone sopra i sessantasei anni sono ben cinquantamila che fanno *"i nonni vigili"* davanti alle scuole.

> I volontari sorvegliano biblioteche e musei, aiutano i coetanei in difficoltà, lavorano alla Caritas o all'Arci, nelle carceri o al Wwf, se ne stanno sotto il sole o la pioggia per raccogliere fondi per Emergency o l'Associazione leucemie.

Come dicono V. Mazzocco e M. Guidotti, le due presidenti del Forum del terzo settore, il volontariato è:

> Una ricchezza del paese, un forte collante sociale segnato da momenti importanti di cittadinanza attiva.

La mappa più aggiornata del volontariato racconta di associazioni più equamente distribuite sul territorio:

- Ottocentoventiseimila volontari s'impegnano a tempo pieno in ventunomila e ventuno associazioni iscritte nei registri nazionali, che sono per 31,3% nel nordest, per il 28,5% nel nordovest, per il 19,3% nel centro e per 20,7% nelle isole dove sono cresciute del 263%;
- Il volontariato italiano è presente anche all'estero con più di duemila e duecento associazioni, di cui il 9% fa attività e organizza progetti in Africa, Oriente, Sudamerica;

- Nel tempo i settori d'intervento cambiano: diminuisce l'importanza delle attività sanitarie (28%) e dell'assistenza sociale (27,8%), a favore d'iniziative di ricreazione e impegno culturale (14,6%), crescono soprattutto i volontari della Protezione civile (9,6%) e ambientale (4,4%).

Per una migliore comprensione dei contenuti, del ruolo e degli obiettivi del moderno volontariato, è opportuno rifarsi a una delle più diffuse definizioni del protagonista dedito a questo libero impegno di solidarietà sociale. Una definizione che oltre ad avere il vantaggio di consentire immediatamente l'emergere di alcune specifiche caratteristiche dell'azione gratuita, compiuta nel campo del privato sociale, permette di distinguere tale tipo di azione dalle iniziative caritative, di beneficenza e assistenza – tutte eticamente positive – che volontariato non è, almeno nella sua accezione odierna.

Oggi, chi è considerato *"Volontario"*?

È considerato volontario quel cittadino che liberamente – non in esecuzione di specifici obblighi morali o doveri giuridici – ispira la sua vita ai fini di solidarietà. Egli, adempiuti i suoi doveri civili e di stato, si pone a disinteressata disposizione della comunità, promuovendo una risposta creativa ai bisogni emergenti del territorio con attenzione prioritaria per i poveri, gli emarginati, i senza potere. Questo cittadino impegna energie, capacità, tempo ed eventuali mezzi di cui dispone, in iniziative di condivisione, realizzate preferibilmente attraverso l'azione di gruppo e tali da essere:

- Aperte a una leale collaborazione con le pubbliche istituzioni e le forze sociali;
- Condotte con un'adeguata preparazione specifica;
- Attuate con continuità d'interventi, destinati sia ai servizi immediati, sia all'indispensabile rimozione delle cause d'ingiustizia e di ogni oppressione della persona.

La definizione proposta – soggetta naturalmente a ogni altro perfezionamento – appare rispondente sia ai valori sanciti dal dettato costituzionale, sia alla migliore tradizione democratica europea e anglosassone. Inoltre, ha il pregio di convergere con l'etica evangelica e di rispettare il pluralismo di motivazioni laiche ed ecclesiali, che sono fondamento del volontariato anche nel nostro paese. Infine, permette di identificare con chiarezza il moderno volontariato – così diverso e innovativo rispetto a quello tradizionale – essendo passati progressivamente (per norme, contenuti e finalità dell'esercizio delle azioni solidali):

- Dalla carità intesa come beneficenza alla tutela dei diritti calpestati;
- Dalle opere di contenimento alla rimozione delle cause;
- Dall'impegno individuale alla crescita del fatto associativo;

- Dal dono di cose alla condivisione di vita;
- Dai servizi per i poveri di pane ai servizi aperti ai "*poveri moderni*";
- Dalla concorrenza con l'ente pubblico alla collaborazione con esso;
- Dall'azione di buoni al coinvolgimento della comunità;
- Dall'attività di supplenza delle istituzioni all'integrazione, creando spazi originali, dove lo stato e l'ente locale non possono essere monopolisti.

Gli ambiti sociali e sanitari, in cui può operare il volontariato, non sono definibili a priori, anche perché è un dato di fatto acquisito dall'esperienza che, dovunque c'è un'attività retribuita, ve ne può essere una gratuita e disinteressata, e tanti sono gli esempi in grado di sostenere quest'assunto:

- Malati domiciliari, ricoverati in ospedale e lungodegenti;
- Soggetti diversamente abili, fisici, sensoriali e psichici;
- Anziani soli, non autosufficienti e ricoverati nei cronicari;
- Ragazzi disadattati, devianti, in pericolo, orfani, abbandonati e oggetto di violenza;
- Dimessi dagli ospedali psichiatrici e dalle varie case di accoglienza;
- Tossicodipendenti e alcolisti;
- Ragazze madri e prostitute;
- Stranieri lavoratori e studenti esteri.

Qualsiasi cittadino, di ogni età e sesso, ordine e grado, ruolo e stato sociale, è un potenziale volontario, ma non può essere privo di alcuni requisiti fondamentali, che tenterò di illustrare sinteticamente, e la cui acquisizione è indispensabile per impegnarsi in concreto, con serietà e continuità, in favore degli altri mediante azioni solidali gratuite e disinteressate.

> *Requisiti etici*

Per i non credenti il volontariato assume i valori universali della storia dell'uomo e, in particolare, di tutti quei movimenti culturali e d'azione che si sono adoperati per la sua liberazione – specialmente delle fasce più deboli dei cittadini – da condizionamenti, oppressioni ed emarginazioni. In questo caso, i principi fondanti più in vista sono rappresentati dalla solidarietà, l'uguaglianza dei diritti e della dignità, la dedizione, la generosità, la mutualità, la giustizia e la libertà. Invece, per i credenti delle diverse chiese, il volontariato assume valori ecclesiali peculiari, che si uniscono, animano, arricchiscono e aggiungono nuove e diverse motivazioni all'impegno terreno. Più specificatamente per la chiesa d'ispirazione cristiana, sono la gratuità dell'amore di Dio, la sua donazione per l'uomo e tutto ciò che ne discende, a provocare i fedeli ad accogliere l'appello dell'evangelista Matteo: "*Gratuitamente avete ricevuto, ora gratuitamente restituite*".

Comunque sia, la fede non fa più buoni, non separa dagli altri – se mai rende diversi per la concezione differente del credente rispetto alla vita, il dolore e la morte – tanto da ritenere, giustamente, che il volontariato non possa essere considerato *"Monopolio dei credenti"*. È da questo duplice patrimonio che nascono la gratuità, il disinteresse, l'assenza di fini strumentali, la condivisione, l'arricchimento reciproco, la capacità di ascolto, il contributo alla rimozione delle cause di emarginazione, il collegamento e la collaborazione con le istituzioni e le strutture civili ed ecclesiali.

➤ *Requisiti professionali*

Nella formazione dei volontari è necessario dare equilibrato spazio all'essere, al saper fare e al fare, evitando il nozionismo, favorendo, invece, l'acquisizione di un certo modo di essere, di un vero e proprio stile di vita. È fondamentale trasmettere non solo cultura, ma anche capacità di costruire, ovviando all'esaltazione di elementi tecnologici e specialistici, per facilitare, al contrario, l'apprendimento dell'attitudine a promuovere, liberare, mobilitare i cittadini e restituire il gusto del protagonismo alle persone raggiunte dai servizi prestati. Inoltre, le azioni solidali non possono essere occasionali e improvvisate, ma devono garantire il senso della continuità, che sarà rispettato solo se sotteso di una precisa e puntigliosa programmazione.

Il servizio erogato, più che di tensione morale deve essere ricco d'incidenza operativa, rifuggendo dal mero assistenzialismo. In sostanza, il volontario non deve essere uno specialista ma *"uomo-ponte"* (dei francesi), *"uomo-contatto"* (dei belgi) e non un rifugiato nel privato. In altre parole, deve essere capace di stabilire un mondo di rapporti fra tutte le parti che si muovono attorno alle persone in difficoltà, munito della consapevolezza dei bisogni emergenti, delle risorse disponibili, delle risposte da dare, delle esigenze e delle priorità da soddisfare, e dell'inclinazione a esercitare un ruolo di costume, educativo, di solidarietà, di sostegno, d'informazione e di conforto.

➤ *Requisiti sociali*

Il volontario non è un eroe né un missionario né un consolatore né un buon samaritano, ma una persona con una *"marcia in più"*, che s'impegna nel civile; un qualsiasi cittadino che *"si rimbocca le maniche"*, perché ha capito che i problemi della comunità sono di tutti; un essere umano maturo che ha cura di sé, degli altri e del mondo che lo circonda. Egli rispetta le diversità che ognuno porta con sé e ha scelto l'autogestione e il disinteresse, sottraendosi – non per spirito aristocratico, ma per convinzione morale – a un modello di delega e di mercificazione di tutti i rapporti interpersonali. I suoi obiettivi principali sono quelli di garantire un servizio solidale alla persona e alla comunità in cui vive – fatto di condivisione e compartecipazione –, di sensibilizzare l'opinione pubblica e di animare e umanizzare le istituzioni pubbliche e private.

➤ *Requisiti politici*

Il volontariato non è *"un'isola di perbenismo"*, né *"un club di buoni"*, ma una rete diffusa di relazioni virtuose, un luogo frequentato da persone animate da coscienza critica, che non assumono atteggiamenti di maggioranza silenziosa – incapace di progettazione – ma, al contrario, prediligono la partecipazione concreta, solidale, non delegata e autonoma rispetto alle istituzioni. Chi pratica il volontariato riconosce il ruolo e il valore dei partiti, del sindacato e delle istituzioni, ma non crede nell'onnipotenza del pubblico, né a uno stato interventista che si assume l'impegno – populistico e demagogico – di *"accompagnare i suoi abitanti dalla culla alla tomba"*.

Il vero volontario rifugge dall'illusione di poter tutelare gli emarginati se lo stato è debole, il sindacato è compresso, la cooperazione è inesistente, e se le politiche sociali non perseguono obiettivi di crescente democrazia. Questo è il motivo per cui sceglie la strategia della collaborazione, dell'inventiva, della promozione che non lo fa né separato, né antagonista rispetto alle grandi forze politiche e sociali.

Tuttavia, la politica, secondo il suo modo di essere e di agire, non deve essere intesa come potere, mediante il cui esercizio si favorisca l'uno o l'altro, il proprio amico o partito, ma come servizio rivolto a tutti, e in modo specifico ai più sofferenti, a chi non conta nulla. Certamente, chi ha scelto di impegnarsi nel volontariato, rappresenta un segno di contraddizione nella società di oggi, perché non chiede carriere, non rivendica gratifiche, non ragiona nella logica dell'appropriazione, preferisce l'essere all'avere.

Nel mondo odierno, non si può fare a meno dell'*"esercito di volontari"*, perché questa massa multiforme di cittadini attivi è diventata un interlocutore politico e culturale indispensabile, in un momento in cui:

- È presente una crisi generale, politica, economica, morale e, soprattutto, culturale;
- I partiti ripensano alla loro identità e al loro ruolo;
- Esiste uno stato di conflitto permanente tra lavoratori e datori di lavoro;
- La partecipazione è vissuta fra mito e frustrazione;
- I cittadini hanno sfiducia nelle istituzioni e rifluiscono nel privato.

A chi vuole trasformare il naturale impulso ad allacciare legami affettivi e morali con i propri simili in un vero e proprio sentimento di solidarietà, il problema che si pone è il modo di essere e di agire di fronte all'altrui sofferenza. Questa conversione e scelta di campo sono indispensabili se si vuole utilizzare il trasporto solidale verso i propri simili come valore etico, professionale, culturale e politico in un impegno gratuito e disinteressato di volontariato.

A tale riguardo, una riflessione sulla condivisione – intesa sia come stile concreto di vita per realizzare pienamente se stessi, sia come strumento di comprensione e di risposta alle necessità delle persone – diventa indispensabile. Per la semplice considerazione che condividere non significa semplicemente *"dividere con altri"* o in senso figurato *"partecipare a idee e sentimenti altrui"* ma assume ragioni più profonde e dirompenti quali:

- Mettere in discussione – con una costante verifica – le proprie certezze e sicurezze;
- Ridefinire i rapporti familiari, amicali, culturali, politici e religiosi, alla luce del senso più intimo che si vuole dare all'accoglienza e alla solidarietà;
- Accettare di *"vivere il quotidiano come educazione alla sobrietà nell'uso delle cose, nei rapporti interpersonali e negli affetti"*. L'ha chiesto il papa Benedetto XVI a tutti i cittadini nell'Omelia del 31 dicembre 2008;
- Essere interessati alla vita altrui, partecipando all'altro la propria vita in pari dignità e opportunità.

Solo coinvolgendosi in profondità con chi è emarginato, si può lottare insieme per rimuovere le logiche dominanti e le cause del disagio, nel riconoscimento della complessità dei bisogni e nel rispetto dei diritti di ognuno. La solidarietà, per impegnarsi nel volontariato, nell'accezione moderna che si vuole dare a questa parola, richiede un mutamento nel modo di concepire la società e la storia, un cambiamento radicale di intendere la vita.

Molti gruppi di volontariato, sotto l'azione della condivisione e grazie alla diretta conoscenza delle diverse forme di emarginazione, si sono addestrati a svolgere più tipi di servizio, fra cui risaltano:

- La sperimentazione di norme di vita comunitaria;
- L'attivazione di cooperative di servizio;
- La partecipazione attiva alle iniziative del territorio;
- La gestione di centri di ascolto, di luoghi diurni d'assistenza, di nuclei familiari;
- La promozione e la produzione di cultura (centri di documentazione e ricerca, riviste di animazione e formazione).

Comunque, oggi, e ancor più in futuro, con i tempi che corrono, la domanda più importante, che il volontariato si deve porre, riguarda che cosa cambiare nella società, nelle istituzioni e nei servizi, affinché possa essere realmente migliorata la condizione dei poveri e degli emarginati in una prospettiva promozionale e liberatoria.

Il volontariato da solo può cambiare poco, perché il cambiamento esige il coinvolgimento di tutte le forze culturali, sociali e politiche. Innanzitutto, di quelle alle quali la popolazione ha affidato la gestione della cosa pubblica e la realizzazione del bene comune. Dentro queste forze e insieme con esse, il volontariato – per la sua sensibilità sociale e per il suo contatto quotidiano con gli *"ultimi"* della società – può mettere a disposizione un potenziale di trasformazione, forse, insostituibile.

A patto che questa forza sociale, così variegata nelle sue espressioni operative, faccia tesoro delle sue caratteristiche fondanti, fra le quali devono risaltare:

- La conoscenza capillare e approfondita dei *"mondi vitali"* della comunità;
- L'impegno civico a rimuovere i meccanismi economici, politici, burocratici che determinano o aumentano la sofferenza;
- La funzione liberatoria, intesa come perseguimento della valorizzazione della dignità umana e la difesa dei suoi diritti;
- La collaborazione con lo stato e con tutte le sue strutture democratiche distribuite in tutto il territorio nazionale, nel rispetto dell'autonomia di ognuno;
- La propensione e il coraggio a mettersi in gioco, ad anticipare il nuovo, a integrare gli interventi, a umanizzare i servizi, a sensibilizzare l'opinione pubblica, a verificare i risultati ottenuti, a denunciare le ingiustizie, a progettare e programmare le azioni solidali.

In ogni caso, è necessario maturare la convinzione che la scelta dell'altruismo, della condivisione e della liberazione – da sperimentare nella pratica quotidiana – deve essere basata sull'acquisizione di alcuni punti cardine:

- Solidali o altruisti non si nasce – al più si può beneficiare di una qualche predisposizione – ma ci si diventa, spesso rinunciando a noi stessi e sacrificando tempo e risorse personali, certamente non invano, perché molti sono i meriti, soprattutto morali e spirituali, che – quando meno te lo aspetti e immancabilmente – si ricevono dal nostro impegno disinteressato;
- Non si libera nessuno, se prima, spazzando via gli scarti del qualunquismo, del conformismo e del menefreghismo – veri e propri idoli della nostra società – non liberiamo noi stessi dai pregiudizi, dall'egoismo e dalla superbia;

- Per incidere nella società non conta tanto la solidarietà del singolo, quanto quella condivisa, compartecipata da più persone, organizzate e amalgamate in un'associazione legalmente riconosciuta, nella quale l'educazione all'altruismo e al volontariato deve rappresentare la condizione senza la quale non è possibile perseguire gli obiettivi che ci siamo posti.

6.5 Dalla teoria alla pratica

Se alle parole non si fanno seguire i fatti, si rischia di invischiarsi in un mero esercizio accademico di vuota retorica, di non essere credibili e di tradire le attese di chi aspira a dedicarsi al bene comune. In particolare, di quelli che, in fondo, sperano di essere provocati e sedotti a livello cognitivo ed emotivo dalle testimonianze di vita vissuta, trasmesse loro dagli esercenti già esperti del settore. Questi aspetti culturali, sociali e morali sono, per certi versi, indispensabili, se si vogliono scoprire e consolidare le motivazioni interiori che inducono le persone a intraprendere la diritta via della solidarietà e del volontariato.

Nel mio caso, quando pensai di rendermi utile a chi in quel momento viveva situazioni di disagio, non avevo alcun esempio di riferimento in tal senso, se non la nuda e viva esperienza della mia indicibile e incomprensibile sofferenza. In quel tempo, si stavano appena rimarginando le *"ustioni dell'anima causate dal black-out dell'impianto elettrico e biochimico che alimenta i neuroni cerebrali"*. La linfa vitale, necessaria a nutrire e maturare le mie profonde – allora solo in parte espresse – aspirazioni altruistiche al di fuori della professione medica, è cominciata a sgorgare, inaspettata, da quelle piaghe, insieme con le tossine della disperazione, destinate a essere rimosse del tutto dagli antidoti della generosità.

Fu questa la molla – e di riflesso, insieme con essa, la prodiga e solidale indulgenza adottata dai compagni di viaggio della mia avventura spirituale – che mi spinse, prima a scoprire i miei sentimenti di servizio nei riguardi del prossimo e poi ad abbracciare il volontariato, un fenomeno sociale da me, allora, a malapena conosciuto nelle sue forme tradizionali. La scoperta di poter agire, in modo gratuito, per libera scelta e con un atto di pura volontà personale, nelle aree dell'emarginazione e dell'esclusione sociale, è stata una conquista di valore inestimabile che mi ha arricchito ed ha valorizzato le mie risorse umane e professionali.

Per questo mi piace attribuire a questo prezioso impegno civico – tuttora esercitato con convinzione, senso di responsabilità e soddisfazione – il significato di un valore aggiunto rispetto alla mia professione, in cui l'aiuto a chi soffre non si esaurisce nelle sole prestazioni tecniche e scientifiche ma deve essere corredato di un trasalimento d'anima e di condivisione, distribuiti in modo equanime e congruente, in ogni relazione instaurata con i malati.

Ormai, sono forte di un'esperienza di solidarietà trentennale iniziata nel Gruppo di volontariato cittadino, un movimento che ho fondato nel Giugno 1980 con Angelo, il mio amico insegnante e il sacerdote Luigi, diventato poi nostro amico comune. Volevamo *"fare e cambiare qualcosa"* in favore dei concittadini più svantaggiati, una felice e provvida idea che solo in un secondo momento, passando appunto dalle parole ai fatti, si è resa concreta in una scelta ben definita di valori e di campo.

Le motivazioni di una scelta così coraggiosa e radicale vanno ricercate sia nelle vicende esistenziali, sia nelle criticità e negli stati di conflitto di noi promotori, impegnati da anni come professionisti rispettivamente in Ospedale, nella Scuola e nella Chiesa, e come cittadini nelle attività sociali della comunità locale. Di fronte alla crisi delle istituzioni, dei servizi e delle forme tradizionali di partecipazione, una proposta, non certo l'unica, è quella del volontariato: la cultura della solidarietà per realizzare la giustizia in un nuovo progetto di società e per promuovere una migliore qualità di vita per tutti, ma soprattutto per gli *"ultimi"*, i *"soli"*, i *"senza potere"*.

➤ *Volontari per servire meglio*

Questo era lo slogan – coniato dal sacerdote – che figurava sul frontespizio del primo documento che i tre amici, agli esordi della loro attività, avevano diffuso a largo raggio in città, per catturare l'attenzione delle istituzioni civili ed ecclesiali, delle forze politiche e sociali, e dei mezzi di comunicazione sulla necessità e bontà delle loro iniziative. Un motto dirompente e di sicuro effetto, cui seguiva la seguente frase:

> Tempo fa, un esponente politico di rilievo della nostra regione, ci diceva che con una politica rigorosa si può garantire un lavoro e una casa per tutti – e non c'è dubbio che ci si arriverà a questo traguardo – la politica però non è in grado di rispondere ai problemi intimi e profondi dell'uomo. Non era uno spiritualista, ma era un uomo, e queste cose un essere umano le capisce subito e senza fraintendimenti.
>
> Questa convinzione porta a riconoscere, si precisava in questa prima uscita pubblica, che ci sono ambiti di vita umana, su cui la politica e di conseguenza l'istituzionalizzazione e la burocratizzazione non possono nulla o ben poco. Allora, occorre inventare qualcosa di diverso, bisogna scoprire la disponibilità d'animo che tutti hanno di amare il prossimo, canalizzando le energie e le risorse di ognuno verso un progetto concreto

di volontariato. I medici che operano all'interno dell'ospedale, certamente quelli più attenti, avvertono l'urgenza di un intervento umano e fraterno verso i casi più complicati.

Il campionario di situazioni è notevole ed è costituito da tossicomani con problemi umani delicati e complessi, malati di mente che hanno bisogno di assistenza prolungata e paziente, persone che vivono con angoscia la loro malattia organica, gruppi di giovani che con inquietudine ricercano il senso più profondo della vita, anziani abbandonati a se stessi, e la lista potrebbe allungarsi con gli adolescenti difficili, le ragazze madri, i figli che scappano da casa.

A questa enorme quantità di malessere umano non è sufficiente rispondere solo con i servizi istituzionalizzati, innanzitutto perché sono inadeguati in rapporto ai numerosi bisogni e, in secondo luogo, perché, si voglia o no, la burocratizzazione finisce per prevalere sulle esigenze concrete e rischia di non rispondere agli aspetti più umani e difficili degli stessi bisogni.

In altre parole, un medico potrà parlare con un drogato finché si trova in ospedale, ma gli sarà quasi impossibile andare a casa a trovarlo o accoglierlo nella sua abitazione, anche perché se con uno può farlo, non riuscirà a soddisfare gli altri. Un'assistente sociale può seguire un caso, ma il suo intervento si arresta inevitabilmente all'orario del suo lavoro o all'impossibilità di seguire in modo continuo una vicenda umana bisognosa di un'attenzione prolungata.

La convenzione con i gruppi di volontariato, prevista dalla Riforma sanitaria (Legge 833/1978), insieme alla possibilità di utilizzare gli obiettori di coscienza per un servizio civile alternativo a quello militare, potrebbe offrire altre energie preziose, a patto che i giovani siano sensibilizzati e aiutati a qualificarsi. Si apre uno spazio nuovo anche per le comunità cristiane, che hanno – come eredità loro propria – questa sensibilità interiore alla persona bisognosa di fraternità e solidarietà. I tempi sembrano essere maturi per quest'assunzione di responsabilità umana e cristiana e i credenti non saranno soli in questo lavoro – e non devono esserlo – perché più di altri essi sanno che prima di ogni interpretazione ideologica, l'uomo è immagine di Dio e porta in sé l'impronta indelebile dell'amore gratuito del suo creatore.

Questa dimensione profonda della persona umana farà sì che mai nella storia venga meno il bisogno e l'attuazione concreta della solidarietà. Ed è questo il motivo per il quale è giunto il momento di lavorare insieme, indipendentemente da come siano gli orientamenti religiosi, ideologici, politici e culturali di ognuno.

In città qualcosa si sta muovendo verso la costituzione di una libera associazione di volontari, decisi a impegnarsi nel sistema di assistenza sociale e sanitaria in favore dei più svantaggiati: sono medici, insegnanti, giovani e adulti che ritengono giunto il momento di fare qualcosa di concreto in questo settore. La chiesa locale e le singole comunità sono chiamate in questione: nessuna concorrenza ma aiuto reciproco, sforzo di sensibilizzazione, coinvolgimento di tutte le energie disponibili. Dio non muore, finché tra gli uomini c'è la capacità di reagire positivamente alla richiesta di aiuto da parte di fratelli che sono nella sofferenza, e le sue vie passano tutte là, dove il fratello che soffre è amato.

Le risposte non si fecero attendere, visto che in breve tempo, attorno al nucleo promotore si sono aggregate, fra amici e conoscenti, una ventina di persone, decise a condividere e praticare la scelta dell'impegno civile per affrontare alcuni problemi emergenti della comunità locale. Dopo una serie d'incontri chiarificatori e in conformità a una rudimentale programmazione, i primi volontari hanno cominciato a frequentare l'Ospedale all'ora dei pasti per assistere soprattutto i malati rimasti senza famiglia e amicizie.

6.6 Una crescita inaspettata

Il Gruppo di volontariato cittadino denominato *"Mo.V.I. tifernate"* – perché collegato direttamente con il Movimento di Volontariato Italiano – ha assunto veste giuridica esattamente il 22 novembre 1982 con uno specifico statuto stipulato di fronte al notaio, alla presenza di dieci soci fondatori, già volontari in attività. L'evento si è realizzato dopo una fase di rodaggio di circa tre anni, che ha permesso di approfondire principi ispiratori, identità e ruolo, e di rendere continue e qualificate le azioni volontarie.

Guidato da un responsabile deputato a proporre attività e obiettivi, e a mantenere contatti con le istituzioni e le forze sociali e politiche, il gruppo aveva al suo interno un coordinatore per ogni settore di attività. Si riuniva periodicamente in assemblea per verificare il lavoro svolto e impostare il nuovo, fino al momento della sua estinzione, che non ha prodotto macerie di cui liberarsi, ma terreno fertile, su cui costruire nuove associazioni.

Essendosi costituita come movimento, la nostra compagine ha svolto soprattutto un'attività promozionale dell'azione volontaria, sfociata all'inizio nella costituzione di nuclei di persone dedite ai malati ricoverati in Ospedale (1981) e agli anziani ospiti dell'Istituto Muzi Betti (1982). In seguito, ha favorito la nascita dell'Associazione Famiglie Handicappati (1983), della sezione comunale del Tribunale dei diritti del malato (1983), del Centro Accoglienza San Giovanni per handicappati gravi e gravissimi (1984), del gruppo cittadino degli Alcolisti Anonimi (1985). Inoltre, ha collaborato con l'Usl per affrontare le problematiche dei tossicodipendenti, che allora si ricoveravano nella Divisione medica e, in generale, della devianza giovanile. Infine, negli anni a venire ha incoraggiato a costituire, sempre tramite il mio diretto impegno, la sezione locale dell'Associazione umbra contro il cancro (1989) e l'Associazione malattie renali (1992).

Questo raggruppamento di cittadini era costituito da persone motivate, competenti, aliene da riferimenti confessionali e di partito, e votate a promuovere e diffondere la cultura del volontariato fra cittadini di diversa matrice culturale, religiosa e politica, *"rifuggendo da schieramenti ideologici, dogmatismi rigidi, schemi preconcetti e posizioni pregiudiziali, nell'affrontare i problemi concreti degli uomini, specie se in difficoltà"*.

Pur essendo dotata di completa autonomia, tale associazione di persone di buona volontà era direttamente collegata al Mo.V.I. regionale e nazionale, cui si uniformava nello spirito e nella prassi fondati sui seguenti valori:

- Solidarietà e condivisione nei confronti delle situazioni di bisogno;
- Disinteresse e gratuità nello svolgimento di attività di servizio;
- Perseguimento della giustizia e della pace, anche con azioni di denuncia e di lotta non violenta;
- Collaborazione con le istituzioni e le forze sociali per rimuovere le cause dell'emarginazione, della sofferenza e dell'ingiustizia.

Le attività dei volontari erano svolte soprattutto all'interno dei Servizi sociali e sanitari gestiti dal Comune e dall'Usl, una scelta considerata prioritaria – rispetto ad altre prese in considerazione – sulla base della constatazione che i cittadini in tali ambienti operativi non raramente corrono il rischio di ricevere ingiustizie e offese alla dignità della persona a causa di ritardi, mancanze e inadempienze, subite a vari livelli e per i più disparati motivi. In particolare, le prestazioni erano indirizzate ai malati in Ospedale, agli handicappati del Centro accoglienza San Giovanni, agli anziani dell'Istituto Muzi Betti e agli abitanti, per un certo periodo, del quartiere *"Madonna del latte"*.

Inoltre, alcuni membri si erano dati la missione di sensibilizzare cittadini e studenti sui problemi connessi all'Alcolismo (la nostra sede concessa dal Comune era – e lo è tuttora – frequentata dagli Alcolisti Anonimi) e alle Tossicodipendenze mediante corsi informativi e formativi, e sulla questione della tutela dei diritti attraverso la costituzione di una sezione locale del Tribunale dei diritti del malato.

In linea generale, ancora oggi, è difficile precisare la quantità e definire la qualità della vasta e variegata gamma di azioni che il volontariato, soprattutto organizzato, è in grado di proporre e realizzare. Proprio perché tanti sono gli interventi – articolati e diversi nei vari gruppi – che risentono inevitabilmente di molte variabili, fra le quali risaltano:

- Il livello di formazione e maturazione;
- Il settore in cui operano;
- La metodologia applicata;
- Il grado di sensibilizzazione dell'opinione pubblica;

- La qualità del rapporto con l'ente pubblico;
- L'autonomia degli utenti.

Per quanto riguarda il nostro gruppo, si può solo tentare di tracciare schematicamente il senso delle prestazioni volontarie effettuate, considerate sotto il profilo progettuale – che cosa abbiamo fatto e che cosa abbiamo ottenuto – e valutate secondo il settore di riferimento.

➤ *Volontariato istituzionale*

Il servizio prestato ai malati in Ospedale e agli anziani nell'Istituto Muzi Betti aveva carattere integrativo e, sotto certi aspetti di tutela, rispetto agli interventi delle istituzioni. Infatti, in queste strutture, potenzialmente emarginanti e segreganti, le risposte ai bisogni degli utenti sono fortemente condizionate da un sistema peculiare di rapporti, basato soprattutto su un tipo di organizzazione del lavoro ideato e programmato più per soddisfare le esigenze dei lavoratori che quelle dei destinatari.

È soprattutto per questo che i volontari sono chiamati prevalentemente a innescare un processo di umanizzazione, inteso non solo come un *"supplemento d'anima"* finalizzato a mitigare l'impatto con le prestazioni tecniche erogate, ma anche come forma di cambiamento reale, mirato a promuovere e difendere i diritti degli assistiti. In tali situazioni operative il ruolo che devono esercitare i volontari è di *"uomini-ponte"*, capaci cioè sia di mediare i rapporti fra utenti, operatori e amministratori, sia di ridefinire ruoli, competenze e responsabilità dei soggetti presenti all'interno dei servizi, con l'obiettivo principale di garantire a malati e anziani non solo assistenza tecnica, ma anche un adeguato approccio umano.

➤ *Volontariato di frontiera*

Nel Centro Accoglienza San Giovanni, struttura realizzata dal nostro movimento di volontariato per handicappati gravi e gravissimi, i cui genitori facevano parte dell'Associazione Famiglie Handicappati, se pur in convenzione con il Comune, era gestita in proprio, utilizzando una specifica metodologia, caratterizzata dal rilievo dei bisogni, dalla ricognizione delle risorse, dalla definizione degli obiettivi, dalla realizzazione e verifica delle attività, con cui erano elaborati progetti e programmi di attuazione. Si tratta di un vero e proprio Servizio sociale, aperto al territorio, potenzialmente in grado – per quanto possibile – di rendere autonomi genitori e disabili mediante prestazioni rivolte a bisogni veri e attuali, e articolate in momenti di accoglienza, animazione, d'assistenza, lavorativi e culturali.

> *Volontariato territoriale*

Nel quartiere *"Madonna del latte"* – che allora era costituito da un agglomerato di abitazioni di recente costruzione, ancora povero d'infrastrutture – il nucleo promotore dei volontari, dopo avere realizzato il censimento dei bisogni degli abitanti, aveva individuato come settore d'intervento civico un progetto sulla Sicurezza sociale. Si trattava di un ciclo d'incontri informativi, di sensibilizzazione e educativi, tenuti da esperti su temi riguardanti la salute, configurato come un vero e proprio corso di educazione sanitaria su alimenti, farmaci, droghe, fumo, attività fisica, finalizzato a prevenire disagio, malattie ed emarginazione nella popolazione residente.

La conquista, non certo scontata, di spazi e di ruoli originali, peraltro necessari, se non indispensabili, rispetto alle parti non volontarie quali il Comune, l'Usl, la Comunità montana, la Scuola, i Sindacati, la Chiesa, i Partiti e gli Enti privati, che normalmente intervengono in vari modi nella gestione dei servizi sanitari e socio-assistenziali, è stata graduale e progressiva e si è snodata attraverso tre fasi che hanno caratterizzato le principali dimensioni del volontariato.

> *Dimensione d'assistenza*

Questa prima fase, se da una parte è stata condotta con azioni per lo più spontaneistiche e approssimative, dall'altra ha permesso di entrare in relazione con il sistema della gestione delle politiche sanitarie e sociali. Il termine *"d'assistenza"*, che la definisce, sta a indicare l'indirizzo perseguito di ascolto dei bisogni, di risposte alle esigenze più urgenti, di comprensione concernente i rapporti di potere nelle istituzioni e nei servizi, e d'individuazione delle strategie di azione.

> *Dimensione culturale*

La seconda fase si è contraddistinta per la presenza simultanea di almeno quattro requisiti:

- Ricerca di un metodo idoneo a interpretare il mondo dei bisogni degli utenti e le cause del loro mancato o inadeguato soddisfacimento;
- Acquisizione di tecniche per rispondere ai bisogni non soddisfatti;
- Apprendimento di capacità a progettare il nuovo;
- Orientamento verso una crescita e una maturazione, per quanto riguarda l'educazione all'accoglienza, al confronto e al dialogo.

> *Dimensione politica*

L'ultima fase, già implicita a livello embrionale nelle due precedenti, e con esse integratasi nelle azioni quotidiane, si è realizzata con la conquista della capacità di influire positivamente sulla qualità esistenziale dei cittadini, mediante un servizio reso alla comunità, che aveva in sé i presupposti teorici e i contenuti concreti di cambiamento delle realtà istituzionali, dei servizi, delle relazioni umane e sociali.

Riconoscendosi nell'identità e nei principi ispiratori del Mo.V.I., il nostro gruppo ne ha condivise le seguenti finalità, che a livello locale ha inteso perseguire con fedeltà e nello stesso tempo con autonomia rispetto alle istituzioni e, comunque, sempre con spirito costruttivo:

- Operare per la promozione e la difesa dei diritti umani;
- Impegnarsi per la sensibilizzazione dei cittadini;
- Ricercare e realizzare quanto occorre per un nuovo progetto di società;
- Stimolare il processo di democratizzazione delle strutture pubbliche;
- Contribuire allo sviluppo di una comunità pluralistica, nella quale siano garantiti alla società civile autentici spazi di libertà e di partecipazione.

Per realizzare queste finalità, gli aderenti al movimento, nelle loro azioni quotidiane d'assistenza, culturali e politiche, si sono attenuti agli impegni di seguito illustrati, che erano stati presi con le istituzioni e le associazioni dei cittadini:

- Sensibilizzare l'opinione pubblica sui problemi della solidarietà e della giustizia sociale mediante una corretta informazione;
- Promuovere un'effettiva partecipazione democratica alla vita sociale per rimuovere le cause dell'ingiustizia e dell'emarginazione;
- Diffondere in ogni ambiente i valori del volontariato, sostenendo le iniziative esistenti e incoraggiandone di nuove;
- Favorire una concreta sperimentazione di servizi territoriali, rispondendo ai bisogni insoddisfatti delle fasce sociali più deboli;
- Garantire un contributo di cultura e di esperienza a istituzioni pubbliche e private;
- Offrire occasioni di formazione a volontari, operatori professionisti, cittadini in generale;
- Attivare forme di collegamento fra i gruppi di volontariato attivi a livello locale;
- Compiere studi, ricerche, indagini e pubblicazioni per far conoscere il volontariato.

Nei paragrafi successivi, cercherò di rendere ragione delle attività svolte, con lo scopo di testimoniare l'attività svolta come volontario insieme con molte persone che hanno condiviso significato, principi, idealità e finalità della preziosa opera del volontariato. Mi servirò dell'ausilio solo di alcuni documenti – rispetto ai tanti altri prodotti in quell'importante periodo d'intensa e attiva partecipazione – che potremmo definire, non senza enfasi, *"storici"*. Li ho riportati alla luce, scartabellando nelle nicchie polverose e vetuste dell'archivio di casa mia, forzatamente residuale, ma non privo di spunti di riflessione su un impegno civico che ha tanto influenzato, come ho già avuto modo di porre l'accento, la mia formazione morale e sanitaria.

6.7 Il primo documento

Alla fine del 1980 – dopo appena alcuni mesi di attività – mi sono esposto con un pubblico attestato, con il quale illustravo i motivi della nostra scelta partecipativa in ambito comunitario con il duplice intento di *"inquietare le coscienze dei nostri concittadini"* e fare *"opera di proselitismo"* per incrementare il capitale umano del volontariato.

➤ Significato di una scelta

Da qualche mese a Città di Castello si è costituito un Gruppo di volontariato, nato per esprimere solidarietà a quelle persone che vivono situazioni di bisogno, di disagio e di emarginazione. L'idea è venuta a due amici – un medico e un insegnante – che dopo un silenzio abbastanza lungo, si sono ritrovati insieme a passeggiare e a discutere come una volta. Un sacerdote, cui è stata proposta, l'ha accolta con entusiasmo, conoscenti comuni hanno poi accettato di condividerla pienamente.

Incontri successivi, continuavo, sono serviti a creare rapporti di autentica amicizia fra i membri del gruppo e a sperimentare uno stile di vita rivolto, sempre e comunque, all'altro che si trova in difficoltà per qualsiasi motivo. Dopo confronti e verifiche è stato distribuito un volantino per rendere pubblica la costituzione del gruppo e sensibilizzare la gente a farne parte: abbiamo informato autorità cittadine, insegnanti, medici, sacerdoti e quanti altri, di qualsiasi ceto sociale, siamo riusciti ad avvicinare.

Si tratta di un'attività concreta – fatta da uomini in favore di altri essere umani – basata su interventi immediati, non mediati, ispirati dalla volontà di essere utili. Può e deve essere intesa come un servizio gratuito e disinteressato, costituito soprattutto da presenza umana che ascolta ed è coinvolta nei problemi del prossimo. Guardata con diffidenza o perplessità da alcune persone, tuttavia, fa discutere e riscuote anche simpatia o, se non altro, curiosità da parte di chi crede nella partecipazione alla vita sociale, fondata sulla condivisione autentica dei bisogni degli altri.

In questo senso, il volontariato può assumere il significato di una proposta, rivolta a tutti i cittadini di buona volontà che desiderano stare dalla parte di chi soffre o non ha i mezzi per farsi ascoltare e valere. L'umile offerta della loro solidarietà può dare un contributo non indifferente, a fianco delle istituzioni, per realizzare una giustizia sociale più ricca, che inevitabilmente per essere completa, nonostante l'efficienza dei servizi pubblici, deve passare attraverso un'umanità nuova e un diverso modo di essere.

Basta guardarsi intorno per rendersi conto della molteplicità delle situazioni precarie e cogliere al volo l'opportunità di intervenire in qualche modo:

- Ammalati che vivono, come una condanna, il peso della loro forzata inattività;
- Anziani che intristiscono nella solitudine fuori e dentro i cronicari;
- Handicappati per i quali la dipendenza dagli altri è un fatto troppe volte umiliante;
- Persone e famiglie che si trovano in condizione di miseria economica, intellettuale e morale;
- Tossicodipendenti che, nell'esasperato desiderio di dare significato alla vita, hanno fatto inconsapevolmente una scelta di morte.
- E ancora, tutte le persone che per i motivi più disparati vivono realtà diverse – ma pur sempre angosciose – di emarginazione: minori devianti, bambini in stato di abbandono, ragazze-madri, alcolisti.

Tutte queste condizioni rappresentano un drammatico specchio di nuove povertà e di bisogni vecchi e ricorrenti che interpellano ogni uomo, sollecitando risposte di solidarietà, oltre che di giustizia.

Non è certo un caso che un medico, un insegnante e un sacerdote abbiano condiviso l'idea di fare qualcosa per le *"miserie"* che ogni giorno sono davanti ai loro occhi e non possono essere completamente risolte dall'apparato pubblico, lento a muoversi e comunque più propenso a realizzare *"opere di giustizia"* – e non sarebbe poca cosa – che *"opere di carità"*.

Le diatribe infruttuose fra i partiti o l'arroccamento su posizioni integraliste non possono certamente cambiare la nostra società: una comunità basata sulla proposta consumistica di nuovi bisogni, spesso falsi, e di modelli di vita non autentici ma funzionali al consumo di prodotti; un consorzio civile che produce la forzata emarginazione di tutti quelli che non vogliono o non possono adeguarsi agli schemi materialistici della produttività.

Non può essere certo una partecipazione parolaia, populistica o assurdamente ideologizzata che può combattere la crisi della famiglia, che non riesce più a essere un luogo a un tempo educativo e affettivo o la crisi della scuola, che si rivela scarsamente preparata a svolgere il suo ruolo formativo e culturale.

E come porsi di fronte alla crisi dei partiti? Partiti che, per servire i loro interessi faziosi, finiscono per sovvertire la logica democratica che presuppone il consenso per gestire il potere e non questo per organizzare il consenso.

E cosa fare per superare la crisi della chiesa? Una chiesa che ancora stenta a trovare un linguaggio e uno stile capaci di fare presa sugli uomini d'oggi, soprattutto sui giovani. Anch'essa – legata com'è a strutture e opere poco rispondenti ai nuovi bisogni, e abituata a una liturgia troppo spesso incomprensibile ai più e distaccata dalla realtà – rischia di tenere lontani proprio i più poveri e i più bisognosi, e di alimentare, anziché ostacolare, una mentalità classista ed emarginante.

In questo sistema, il volontariato potrebbe essere un momento di riflessione per tutti, uomini singoli e gruppi, partiti e chiesa:

- Per riscoprire il *"sociale"* come esperienza di vita, più che proporlo in modo demagogico in funzione del *"politico"*;
- Per rileggere il vangelo come parola di vita, più che usarlo in modo farisaico come strumento di parte.

La nostra proposta dovrebbe far presa su singoli individui, famiglie, operatori sociali, medici, magistrati, uomini politici, tutti i soggetti, i quali, oltre alla professione che svolgono ogni giorno, ritengono giusto partecipare alla soluzione dei problemi della comunità con le loro opere qualificate.

Il volontariato può e deve muoversi non in contrapposizione, ma a integrazione dei servizi gestiti dalla pubblica amministrazione e in conformità alle leggi vigenti nazionali e regionali che ne riconoscono il valore e la necessità. Un'opportunità che diventa tanto più intensa quanto più esistono servizi sociali confortevoli, in sostituzione di arcaiche strutture segreganti e spersonalizzanti come orfanotrofi, case di rieducazione e ospedali psichiatrici.

Infatti, nessuna società neppure quella di livello generale più evoluto – capitalista o socialista che sia – potrebbe dimostrare di essersi arricchita di solidarietà e socialità, solo perché fosse riuscita a rendere efficienti – e non sarebbe certo un piccolo merito – le strutture e gli interventi dell'apparato statale.

L'aiuto che può dare, anche sotto l'aspetto morale e psicologico, un vicino di casa che esprime un atto di volontariato, è sicuramente più valido, per perfetta che sia la macchina della pubblica amministrazione, rispetto a quello che può fare un assistente sociale, un infermiere o un medico. In questo senso, il volontariato è sintomo di crescita sociale e civile, una risposta moderna e nello stesso tempo antica ai mali di sempre, siano esse le infermità, il disadattamento, la solitudine, ed anche testimonianza permanente di autentica amicizia che, *"pur vissuta da uomini di poco conto in luoghi di poco conto e con cose di poco conto, potrebbe cambiare il mondo"*.

Volontariato è anche gusto dell'utopia? È possibile viverlo come momento gratificante, senza contrapposizioni né pregiudizi fra uomini di buona volontà, credenti e non, per realizzare le parole d'ordine più seguite dagli uomini: quella evangelica *"Ama il prossimo tuo come te stesso"* e quella del socialismo scientifico *"Proletari di tutto il mondo unitevi"*. Slogan che, in fondo, esprimono la volontà di manifestare ai propri simili, carità nel primo caso e solidarietà nell'altro, sentimenti connotati dallo stesso spirito di servizio gratuito e disinteressato. È senz'altro possibile! L'utopia potrebbe diventare realtà se facessimo nostra la formula:

> Non m'interessa da dove vieni, dimmi ora quali obiettivi hai,
> perché desidero camminare insieme con te.

È questo il cammino intrapreso dal Mo.V.I., condiviso dal Gruppo di volontariato cittadino: aprirsi all'altro nel rispetto della libertà di ognuno, senza premesse ideologiche né confessionali sia nel lavorare insieme, sia nel servire insieme gli altri. Non si può non essere d'accordo con L. Tavazza, Coordinatore nazionale del Mo.V.I., quando afferma:

> Il volontario è il cittadino con una *"marcia in più"*,
> che non è tenuto a chiedere permesso al vescovo o al sindaco
> o al dirigente di partito, quando decide di rimboccarsi le maniche
> per mettersi al servizio degli altri.

E a chi pensa di perdere in tal modo la propria identità o di correre il rischio di fare ammucchiate fumose si può tendere un'ancora di salvezza, proponendogli la frase di Lao tsè: *"La via del fare è l'essere"*, nel cui significato è racchiuso il senso della libertà dell'uomo e della sua apertura verso gli altri uomini. È con questo spirito che gli aderenti al Gruppo di volontariato cittadino hanno cominciato a lavorare insieme, sulle ali dell'entusiasmo e dell'umiltà, senza mettersi in mostra, nella convinzione di avere intrapreso la strada di un nuovo stile e una migliore qualità di vita.

6.8 Una lettera aperta

Il titolo del paragrafo si riferisce alla lettera aperta – indirizzata ai cittadini tramite i *"mass media"* nel settembre 1981 – che vale la pena riportare integralmente per dare il senso dei sentimenti e dei valori condivisi da alcuni cittadini, pionieri di un'avventura e/o di una provocazione, insolita in quegli anni. Una vera e propria scelta esistenziale, da alcuni apprezzata per il suo significato etico e culturale, da altri derisa, perché considerata una forma di pietismo inutile e ipocrita, e da altri ancora rifiutata e condannata, perché interpretata come una sorta di copertura delle inefficienze d'assistenza, di cui gli unici responsabili sarebbero stati gli amministratori.

➤ Resoconto di un'esperienza

Abbiamo cominciato la nostra attività dieci mesi fa nella Divisione di medicina dell'ospedale, si comunicava allora, entrando in punta di piedi, come volontari, per metterci al servizio dei ricoverati. Né medici né infermieri ma semplici cittadini che hanno deciso di dedicare un po' del loro tempo a chi soffre: poco più di un'ora il mattino, poco più di un'ora la sera, a turno, durante l'orario dei pasti. Abbiamo scelto liberamente di partecipare alla vita comunitaria in questa maniera: stare accanto a chi, anche se per un breve periodo è o si sente emarginato, perché fuori dalla famiglia, dal lavoro e dalla società.

Ormai siamo più di trenta persone che, puntualmente per qualche ora la settimana, fanno dono di se stessi ai malati, mediante atti concreti, forse, semplici e di poco conto ma portatori, comunque, del segno di una presenza umana disinteressata. Più di trenta persone, sempre più convinte, proprio per l'esperienza vissuta insieme, che il malato o chi, per qualsiasi ragione, soffre, ha sempre un bisogno vitale di qualcuno, disponibile a tendergli una mano, a offrirgli un sorriso e a dirgli una parola di conforto.

A noi sembra che questa scelta di campo, oltre a rappresentare un atto di amore gratuito – la molla che pur ci spinge verso il nostro prossimo sofferente – assume il valore di uno stile di vita e di un impegno civile, indispensabile per recuperare il sentimento della solidarietà, senza il quale è impensabile realizzare quelle opere di giustizia necessarie per umanizzare la società. Allora, il servizio che si offre diventa anche un fatto politico – non di parte, delegato ad altri e comunque degno del nostro rispetto – perché ci permette di convivere con i cittadini della comunità locale, di condividerne i problemi e cercare di risolverli in prima persona, al di là da ogni pregiudiziale ideologica e senza secondi fini.

Dieci mesi fa abbiamo voluto sperimentare questo tipo di partecipazione, perché come uomini e cittadini siamo certi che gli sforzi umani e professionali dei medici, gli esami sempre più raffinati e precisi, e le terapie sempre più mirate e intensive non sono sufficienti. La presenza del vicino di casa o di un amico o comunque di una persona, sensibile alla sofferenza altrui, è indispensabile per affrontare con più serenità quei sentimenti terribili di sconforto, solitudine e disperazione, che inevitabilmente si presentano e accompagnano ogni essere umano tutte le volte in cui si ritrova invalido in un letto di ospedale e si sente di peso agli altri. Ognuno di noi avrebbe da raccontare non una ma tante storie umane vissute nella Divisione di medicina: ogni giorno l'incontro con i degenti – atteso con speranza e il più delle volte ricordato con nostalgia – porta con sé il valore dei rapporti umani autentici.

Quei sessanta minuti preziosi dedicati ai pazienti – di cui nemmeno un secondo è perso in chiacchiere inutili – diventano dialogo fra amici, colloquio fraterno, confessione di paure e di ansie, e insieme storia dell'esistenza di un individuo – con il suo nome proprio – in quel momento segnato dal dolore e dalla sofferenza:

- Maria, la vecchietta che aspetta trepidante la tua visita, durante l'orario dei pasti, perché non ha più nessuno che le sta vicino;

- Luisa o Giovanna, la giovane studentessa o operaia, che vinta dalla disperazione ha ingerito un numero imprecisato di compresse, nel tentativo di farla finita una volta per sempre;
- Pino, il tossicodipendente che ancora una volta tenta di disintossicarsi per scoprire la sua vera identità;
- Pietro, l'alcolista che in preda al proprio delirio vive il terrore del suo mondo popolato di fantasmi mostruosi;
- Domenico, l'anziano paralizzato che per muoversi è costretto, ormai per sempre, a fare uso della carrozzella;
- Franco, l'infartuato che vive l'angoscia del proprio dolore come di chi sente la morte imminente;
- Alessandro, il malato mentale che per comunicare con gli altri pronuncia frasi sconnesse e compie atti incomprensibili;
- Francesca, la persona disperata che finalmente sconfitta dal senso della solitudine decide di porre fine a una vita, di cui non riusciva più a capire il significato.

Questi *"casi clinici"*, spesso, con troppa disinvoltura, chiamati *"non per nome"*, ma per *"numero di posto letto"*, rappresentano sempre la storia di un uomo, con un passato fatto di gioie e di dolori, un presente immerso nella sofferenza e un futuro talvolta senza speranza. A ognuno ci avviciniamo con deferenza, spirito di servizio e umiltà, spesso in silenzio, e sempre con il sorriso sulle labbra per trasmettere un po' di serenità.

Ci affianchiamo così al personale sanitario, che con la sua opera continua e delicata cerca di rendere il più efficace possibile il servizio assegnatogli. Facciamo di tutto per collaborare fattivamente con i medici e gli infermieri, di cui siamo diventati amici. E come tali, proprio per questa esperienza, ce li sentiamo più vicini e siamo in grado di capire meglio le difficoltà che incontrano nello svolgere il lavoro quotidiano.

Dobbiamo riconoscere insieme con loro che l'assistenza al malato non sempre è adeguata e puntuale, per vari motivi, per lo più indipendenti dalla volontà degli operatori sanitari:

- La struttura ospedaliera è vecchia e logora, suddivisa in cameroni troppo grandi, che rendono difficile l'igiene ambientale personale;
- L'*"équipe"* sanitaria è numericamente insufficiente per garantire un buon servizio per tutte le ventiquattro ore, data la quantità e la qualità dei malati che si ricoverano nella Divisione di medicina;
- Gli orari di apertura al pubblico, o meglio le visite dei parenti, che spesso avvengono al di fuori degli orari prestabiliti, creano problemi sia ai ricoverati, sia agli operatori sanitari, cui è delegata l'assistenza;
- L'educazione sanitaria della maggior parte dei cittadini si mostra carente, almeno se si dovesse giudicare da come sono affollate le corsie in certe ore del giorno e soprattutto nelle festività.

Come cittadini non possiamo tacere di fronte a queste mancanze, anzi, proprio perché svolgiamo un servizio disinteressato in nome della solidarietà, della giustizia e della dignità della persona ci sentiamo impegnati moralmente a dare un contributo per colmarle. Pertanto, senza andare alla ricerca di capri espiatori o intavolare polemiche sterili, le poniamo all'attenzione degli amministratori e dei politici. Allora, ci sembra opportuno che il problema dell'Ospedale cittadino debba costituire motivo di dibattito sociale e politico anche per gli aspetti illustrati, oltre che per quelli concernenti rivendicazioni sindacali in senso stretto, peraltro ampiamente giustificate.

A conclusione di questa breve rassegna, vogliamo testimoniare di avere più ricevuto che dato e dichiarare la nostra volontà di continuare, magari acquisendo più informazioni e conoscenze, per garantire un servizio ancora migliore rispetto a quello svolto fino a questo momento. La nostra esperienza ci sembra un valido motivo per invitare giovani, pensionati, massaie, insegnanti, professionisti, insomma, cittadini di ogni genere e origine, purché forniti di buona volontà, a dare un'ora la settimana del loro tempo per stare accanto ai malati ospedalizzati come volontari.

A questo documento ne ha fatto seguito un altro – anch'esso meritevole di essere riportato fedelmente – diventato di dominio pubblico nel giugno 1982, per essere stato presentato in occasione di un confronto, sollecitato dal nostro gruppo di volontariato, con i responsabili politici dell'ente ospedaliero, chiamati direttamente in causa su alcune criticità strutturali e organizzative dei servizi.

6.9 Proposte concrete

Da oltre un anno, così ho esordito di fronte ad un pubblico numeroso e interessato, presente nell'Aula magna del Liceo classico, non da addetti ai lavori ma come semplici cittadini, con la divisa e il distintivo di volontari ospedalieri facilmente riconoscibile, prestiamo la nostra opera in favore dei malati della Divisione medica e ortopedica, con la speranza di estenderla anche alle altre divisioni. Siamo presenti in Ospedale a turni di tre persone, per aiutare all'ora dei pasti quei degenti che non sono autonomi, per portare a tutti senza distinzione una parola d'incoraggiamento e di speranza, ma anche per controllare e verificare che il servizio ospedaliero funzioni al meglio e risponda a tutte le esigenze dei malati, garantendone sia i bisogni, sia i diritti.

Il colloquio sereno e gioviale che riusciamo a stabilire con loro, con affettuosa attenzione e comprensione, è la cosa più bella dei nostri incontri con i ricoverati e i loro familiari. La nostra presenza è accolta con molto favore e rispetto da parte di tutti gli operatori, medici e infermieri che ne riconoscono il significato umano e sociale. La collaborazione, avviata senza alcuna remora o pregiudizio di qualsiasi natura, smentisce le previsioni di falsi profeti, timorosi per l'impiccio che avremmo provocato agli operatori, e i sospetti dei maldicenti che ci giudicavano alla stregua d'individui *"pettegoli come comari"* spinti a frequentare l'Ospedale solo per curiosaggine e non per nobili fini.

Come abbiamo scritto qualche mese fa in una lettera aperta, inviata ai *"mass media"* e indirizzata ai residenti della nostra città, dal titolo *"Resoconto di un'esperienza"*, la molla che ci spinge a fianco di chi soffre è la solidarietà, ma l'obiettivo civile e politico, cui tendiamo, è di rendere protagonisti i malati, colmando mancanze, superando lentezze burocratiche e assicurando risposte adeguate ed efficaci sia tecniche, sia umane a tutti i ricoverati. Ora, ci sentiamo in dovere di trasmettere l'esperienza, svolta dentro l'Ospedale con cura e solerzia, per metterla al servizio di amministratori e tecnici, al fine di ricavare proposte concrete per migliorare l'assistenza erogata ai degenti. Nella maniera più concisa possibile, cercheremo di affrontare i vari problemi con la speranza che siano trovate soluzioni entro poco tempo agli inconvenienti più evidenti, subiti dai malati ospedalizzati, non certo per mettere sul tavolo degli imputati i gestori della sanità pubblica.

Tutti noi sappiamo che la struttura è vecchia e logora, suddivisa in cameroni troppo grandi che già di per sé rendono difficile l'igiene ambientale e personale. Chiaramente essa risponde sempre meno alle esigenze crescenti di conforto e di socializzazione degli utenti, e mal si presta agli interventi tecnici sempre più complicati e ingombranti, usati per la diagnosi e la cura delle malattie. Tuttavia, noi pensiamo che, con un po' di buona volontà da parte di tutti, si possano rendere meno disagiate le condizioni dei degenti nei vari reparti. Troppo spesso siamo portati a eludere i problemi e a ricorrere alle giustificazioni di comodo, quando sosteniamo che la realizzazione dell'Ospedale nuovo risolverà tutti gli inconvenienti, compresi quelli che, all'opposto, richiedono solo più senso di responsabilità civica, un modo diverso di essere partecipi nella comunità a contatto diretto con le vicende della vita quotidiana.

Dal punto di vista igienico le insufficienze sono tante, ma non insormontabili. L'imbiancatura degli ambienti è urgente e dovrebbe essere rinnovata più spesso. Ogni corsia dovrebbe essere dotata di un armadietto con piccoli scaffali in proporzione al numero dei letti, dove i malati possano sistemare quanto non serve durante il ricovero, alleggerendo così i comodini sempre sovraccarichi di oggetti personali e, di conseguenza, renderne più agevole e accurata la pulizia. La scarsità dei servizi igienici ormai è diventata cronica in rapporto al numero delle degenze, per cui è davvero impossibile che il personale infermieristico addetto, per quanto si sforzi, possa assicurare una pulizia costante durante il corso della giornata. Sarebbe, inoltre, necessario che ogni letto fosse fornito di un piano ribaltabile o, qualora non fosse possibile, di un piano d'appoggio nella stanza di ricovero, al fine di evitare che il malato utilizzi il letto come tavolo per mangiare.

Secondo il nostro parere – ma non vogliamo entrare nel merito di un problema che riguarda l'organizzazione del lavoro degli operatori sanitari – sarebbe preferibile che la distribuzione della terapia orale, fosse effettuata al momento della somministrazione, usando come contenitori di capsule, pillole e compresse appropriati scatolini personalizzati, che garantirebbero maggiore igiene, più comodità e la certezza dell'assunzione da parte del paziente. Ci sembra indispensabile che il campanello di sicurezza e l'erogatore di ossigeno siano previsti per ogni posto letto, perché possano essere utilizzati immediatamente in caso di necessità.

Inoltre, riteniamo opportuno segnalare che nei reparti che frequentiamo, il personale medico e infermieristico è insufficiente per garantire un buon servizio per tutte le ventiquattro ore, data la quantità e la qualità dei malati, per la maggior parte affetti da più malattie e spesso non autosufficienti in tutto o in parte. A proposito dei pasti abbiamo riscontrato che il vitto è senz'altro adeguato come quantità per ogni malato – anzi, in casi particolari è addirittura superfluo tanto da essere destinato al cestino dei rifiuti – ma poco variato. E, inoltre, non ci sembra sempre appropriato al tipo di malattia, per cui suggeriamo di istituire un servizio dietologico che potrebbe essere utile per l'intero territorio dell'Usl come momento sia terapeutico, sia di educazione sanitaria per quanto riguarda il problema di una sana e congrua alimentazione.

Forse, la nota più dolente è la visita dei malati da parte di familiari e amici, che, nonostante sia disciplinata da orari obbligatori di apertura, più volte modificati, determina ancora affollamento eccessivo nelle corsie, responsabile dell'insorgenza di problemi seri d'igiene, assistenza, libertà e silenzio, sopportati con sacrifici di non lieve entità dai ricoverati. A questo proposito, riteniamo che sia assolutamente da evitare il libero accesso ai bambini che spesso, a frotte, soprattutto nei giorni festivi, invadono le corsie con il rischio di essere contagiati in caso di contatto con malati affetti da processi morbosi infettivi. Anche a costo di urtare la suscettibilità di qualche cittadino, proponiamo alle autorità competenti di fare rispettare norme scritte di educazione sanitaria che dovrebbero essere affisse in ogni reparto insieme con gli orari di apertura.

Sull'assistenza notturna, garantita dai familiari ai loro parenti, manifestiamo perplessità riguardo al fatto che, mentre al marito o a un figlio è impedito il pernottamento nelle corsie delle donne, a queste si permette il libero accesso in quelle degli uomini. Questo specifico problema è connesso a quello più generale dell'assistenza a pagamento – a dire il vero molto costosa – delegata a persone estranee, attorno alla quale si è creato un *"giro"* tale, per cui i familiari hanno scarse possibilità di scelta, spesso obbligate e inidonee.

Sarebbe opportuno – ma non vogliamo su tale questione avanzare proposte specifiche – che ai parenti dei malati fosse dedicato un preciso punto di riferimento, magari configurato in un ufficio specifico, presso il quale possa essere richiesto personale d'assistenza serio e preparato, e possibilmente aggiornato.

Altre due criticità della Divisione di medicina che meritano una soluzione urgente sono rappresentate dalla mancanza di camere sia d'isolamento, dedicate alle malattie infettive – non giustificata dalla netta diminuzione di questo tipo di malattie –, sia di ricovero per i moribondi. Loro malgrado, questi malati terminali presentano ai loro vicini di letto lo spettacolo, spesso straziante e psicologicamente sempre deleterio dell'agonia e della morte. L'ultimo addebito che ci preme rilevare – riguardante in genere tutti gli ospedali pubblici e tutti i malati, ma soprattutto i meno abbienti – è la spersonalizzazione del cittadino che comincia nel momento in cui si trova nel tunnel della sofferenza, lontano dai familiari, dagli amici e dai compagni di lavoro.

Si tratta di una vera e propria emarginazione, presente già psicologicamente a causa della malattia come tale, ma resa più evidente dalla perdita delle proprie abitudini familiari (orari dei pasti e di riposo, momenti di dialogo con i congiunti e di gioco con i figli) e sociali (attività del tempo libero, momenti di cultura e di socializzazione).

Anche in questo caso non proponiamo soluzioni, ma ci domandiamo e interpelliamo con insistenza gli amministratori, se dobbiamo veramente aspettare l'Ospedale nuovo per attivare un servizio sociale di poche pretese, costituito da un ambiente attrezzato con televisione, radio, giornali, libri, tavolinetti, poltroncine e quanto altro, dove i malati, in grado di deambulare e spostarsi liberamente da un posto all'altro, possano ritrovarsi insieme, distrarsi, ricevere visite senza ingombrare i corridoi e le corsie.

Abbiamo letto recentemente sui giornali che la lavanderia ospedaliera di 600 mq di superficie sarà destinata altrove. Vogliamo sperare che i responsabili della sanità tengano presente nei loro progetti di ristrutturazione la possibilità di istituire nell'ambiente dismesso il servizio sociale illustrato, una deficienza che gioca non poco nella perdita d'identità del paziente. La stessa considerazione si può fare per la mancanza di spazi d'aria verdi e non, tanto utili per il ripristino della salute del malato, e che secondo noi potrebbero essere trovati nelle adiacenze dell'Ospedale.

Invitiamo tutti i presenti, addetti ai lavori e non, a riflettere su quanto, partecipando come volontari alla vita ospedaliera, abbiamo rilevato, affinché ciascuno faccia la sua parte come amministratore, operatore, malato, semplice cittadino, al fine di rendere le istituzioni più efficienti, ma anche più confortevoli. Da parte nostra, come gruppo organizzato e secondo il nostro stile, dichiariamo pubblicamente la nostra disponibilità a confrontarci e a collaborare con tutti, con l'obiettivo di provocare un dibattito pubblico a più voci sull'Ospedale e sui malati che ne usufruiscono.

Le nostre proposte, elaborate e studiate con il metodo della partecipazione diretta, durante lo svolgimento di un servizio rivolto ai pazienti, non sono rivendicazioni sindacali a favore della categoria dei malati, intesa come una casta privilegiata, ma mirano a tutelare i diritti dei cittadini, indipendentemente dal loro ruolo.

Per questo motivo, anche se è lungi da noi la pretesa di avere dato una risposta esauriente al problema dell'Ospedale e delle malattie, siamo convinti che il nostro intervento rappresenti un fatto politico degno di rilievo, proprio perché proposto da persone non delegate, fuori dalla logica dei partiti e dall'ottica dei tecnici. Ed è su tale presupposto che rinnoviamo l'invito a tutti i cittadini di impegnarsi dentro i servizi sociali e sanitari del territorio con lo spirito e la prassi del volontariato, che secondo noi rappresenta la forma più consapevole, concreta e coinvolgente di partecipazione svolta all'interno di una comunità.

6.10 Uscire dal ghetto

Era il marzo 1982, quando, in occasione di un convegno, in nome del Gruppo di volontariato cittadino ho svolto una relazione per comunicare ai presenti il nostro impegno, corrisposto volentieri assieme all'attività ospedaliera, in favore di coloro che oggi sono chiamati – per edulcorare il patema d'animo vissuto dai portatori di handicap – *"diversamente abili"*. Un vocabolo di relativamente recente conio – *"politically correct"*, si direbbe – usato per richiamare l'attenzione su potenziali altre abilità che possederebbero i disabili rispetto a quelle certamente più in vista dei *"normalmente abili"*. Come se gli uni potessero facilmente integrarsi e/o competere con gli altri nelle normali attività della vita quotidiana, un'esercitazione semantica insignificante, fatta propria soprattutto di chi bada più alla forma che alla sostanza rispetto al modo di affrontare i problemi della società.

➤ *Handicappati protagonisti*

"Handicappati protagonisti", esordii con cipiglio e fervore, era lo slogan trionfalistico dell'anno 1981, lanciato come messaggio di speranza per gli handicappati di tutto il mondo, rivelatosi, invece, come una sorta di esorcismo risarcitorio contro gli interrogativi che ogni giorno essi pongono ostinatamente alla nostra coscienza. Come se le parole altisonanti avessero il potere magico di far dimenticare le inadempienze dei politici e l'indif-

ferenza dei cittadini, e di placare le sofferenze di chi vive l'emarginazione più buia e desolante.

Anche a Città di Castello l'anno scorso si è parlato e scritto molto sugli handicappati, ma poco è stato fatto in concreto, più per *"dovere di ospitalità"* che per una vera e propria azione politica e morale dovuta. Non è mancato all'appuntamento il *"Lions club"*, che a fine marzo ha incontrato insieme con le autorità e i cittadini, gli handicappati della Comunità San Girolamo di Gubbio. E nemmeno il *"Centro Studi Donati"*, che in luglio ha promosso un dibattito pubblico sul libro *"Pedagogia deistituzionalizzata del diverso"*, un'esperienza originale di bambine psicotiche francesi. Due testimonianze di come gli handicappati possano diventare protagonisti.

"Cittadini protagonisti", ho proseguito, un modo di essere e di amare vissuto quotidianamente nel civile con diligenza politica disinteressata da parte di chi cerca di dare significato alla propria esistenza, costruendo inconsapevolmente l'avvenire dell'uomo. Uno stile di vita che ha fatto scegliere al *"Gruppo di volontariato cittadino"* di incontrarsi con i genitori degli handicappati e di impegnarsi insieme per realizzare un futuro migliore per i loro figli.

È stato un incontro difficile sia per l'uno, sia per gli altri, preceduto da dubbi e perplessità, ma realizzatosi e rinnovatosi soprattutto per la volontà comune di uscire dall'anonimato di tutti i giorni, per partecipare in prima persona, senza delegare alcuno, alla vita comunitaria. Ne è nata l'*"Associazione Famiglie Handicappati"*, che vuole rappresentare non solo un punto di riferimento per persone che vivono le stesse situazioni esistenziali, ma anche un luogo di studio delle varie problematiche riguardanti i disabili della città.

Questa nuova realtà sociale emergente, riconosciuta di diritto dalla Regione, ha imposto la sua necessaria e giustificata presenza ad amministratori e operatori, i quali hanno accettato il confronto sulla veridicità e la sostanza dei bisogni espressi da questa categoria di cittadini e sulla validità e puntualità delle risposte di ritorno, in gran parte disattese o comunque parziali e di natura solo assistenzialistica.

Il gruppo promotore si propone in primo luogo di avviare una campagna di sensibilizzazione rivolta all'opinione pubblica, per far crescere attorno ai portatori di handicap attenzione, tensione e adesione vive e permanenti. Inoltre, di fronte ai responsabili degli Enti pubblici, si pone non solo come movimento di pressione per salvaguardare diritti legittimi e far applicare leggi in vigore, ma anche come parte indispensabile per realizzare programmi adeguati e qualificati, nei quali le proposte degli utenti possano trovare giusta risonanza e seria considerazione. Infine, a questi organismi riconosce il diritto e il dovere di formulare un progetto politico e tecnico, che sia tuttavia aderente alla realtà sociale locale, e alla cui realizzazione siano chiamate a partecipare tutte le risorse comunitarie territoriali in modo che gli handicappati possano crescere, vivere e agire insieme con tutti gli altri soggetti della città.

Genitori, cittadini, operatori e amministratori sono sollecitati ognuno a fare la parte spettante, con l'obiettivo comune di formare una nuova coscienza, chiamata a superare il sentimento dell'angoscia e dell'isolamento, la mentalità dell'indifferenza e del menefreghismo, e la logica della deresponsabilizzazione e dell'assistenzialismo, considerate le principali barriere che, con maggiore o minore consapevolezza hanno contribuito non poco a favorire la politica della ghettizzazione come forma di difesa dei propri egoismi e sicurezze.

Allora, uscire dal ghetto – labirinto solo apparentemente senza uscita, costruito per opera dei pregiudizi e delle intolleranze degli uomini, e non per il sentimento dell'odio e della vendetta di madre natura – deve significare:

- Crescere insieme e condividere;
- Non rassegnarsi alla sofferenza come fine a se stessa, ma trasformarla in lotta e speranza;
- Scoprire il gusto della solidarietà per diventare voce di chi l'ha perduta o non l'ha mai avuta;
- Assumere il ruolo attivo di educatori e animatori competenti;
- Intendere la politica come servizio e non come potere.

Per uscire dal ghetto i genitori degli handicappati si sono associati per incontrarsi come amici, discutere dei loro problemi, analizzare i loro bisogni e fare proposte ai politici come cittadini, un'iniziativa quest'ultima che è stata già presa ufficialmente, indirizzando ai Responsabili degli enti pubblici due necessità d'intervento, scaturite da esigenze concrete, su cui poter lavorare nei prossimi mesi.

1) Reperimento di una struttura preferibilmente pubblica, adibita a *"Centro di accoglienza"* – per tre-quattro ore il giorno o per tre-quattro ore due volte la settimana – di handicappati cronici, disabili al lavoro, non integrati nella vita comunitaria, non raggiunti dai servizi territoriali, a totale carico delle famiglie per tutta la giornata, con ripercussioni fisiche e psichiche di notevole intensità nel parentado.

- Gli ambienti dovrebbero essere aperti a tutti i cittadini per evitare ogni possibile forma di ghettizzazione.
- L'animazione culturale e sociale dovrebbe essere garantita da operatori dediti alla socializzazione e all'assistenza, coadiuvati da volontari formati e competenti.
- Gli obiettivi dovrebbero essere rivolti sia al sostegno dei genitori, sia alla socializzazione dei loro figli mediante interventi d'integrazione e di recupero delle facoltà residue.

2) Costituzione – nel rispetto e per gli effetti delle norme giuridiche vigenti – di una *"Cooperativa di lavoro, servizio e produzione"* per handicappati e soggetti sani, dedicata alla coltivazione di serra, impiantata su terreni di proprietà pubblica e inserita nelle finalità del Corso di formazione professionale per l'agricoltura già predisposto dalla Comunità montana.

- Questo presidio – istituito all'inizio in forma sperimentale – dovrebbe essere indirizzato in seguito verso la realizzazione di sbocchi lavorativi concreti.
- L'attività dovrebbe essere autogestita e sorretta economicamente, prima con i finanziamenti erogati dalla Regione per i corsi di formazione professionale (duecentosessanta milioni di lire/anno) e poi con le agevolazioni finanziarie previste dalle leggi di settore.
- Dovrebbe, inoltre, essere prevista sia la collaborazione di consulenti esperti del volontariato, sia l'apporto di attrezzature e manodopera messe a disposizione della Scuola agraria.
- Le finalità ipotizzate sono rappresentate dall'assunzione di responsabilità delle famiglie, dalla socializzazione di giovani portatori di handicap e dalla creazione di possibilità lavorative certe per i soggetti sia disabili, sia sani diventati esperti nelle attività esercitate.

La realizzazione di questi due servizi potrebbe rappresentare un punto di riferimento fondamentale e un momento di unione importante per gli handicappati, senza precludere loro l'inserimento e l'integrazione negli spazi sociali e culturali quali quartieri, parrocchie, centri di vita associata, e negli ambienti di lavoro tipo piccole e medie imprese, botteghe di artigianato, cooperative, già esistenti nel nostro territorio.

Sul piano dell'operatività, l'*"Associazione Famiglie Handicappati"* considera prioritario il raggiungimento dei seguenti obiettivi:

- Formazione di un *"Gruppo di studio e di lavoro"* permanente, costituito da cittadini volontari esperti e genitori con figli disabili, per avviare un censimento realistico per età e per tipo di handicap finora inesistente, studiare le varie problematiche e predisporre soluzioni d'interventi da confrontare con gli operatori e gli amministratori pubblici.
- Attivazione di un *"Coordinamento"* fra tutti i cittadini che operano nel territorio come volontari per confrontare le esperienze e unificare gli sforzi, al fine di elaborare un progetto adeguato comune.
- Istituzione di un *"Ufficio specifico"*, presieduto da un funzionario del Comune e/o dell'Usl, delegato a occuparsi esclusivamente delle condizioni degli handicappati, per avere a disposizione dati, documenti, informazioni e notizie utili, e a esercitare funzioni di collegamento fra le varie parti dedite a questo settore.

- *"Incontri periodici"* fra volontariato, associazione delle famiglie, operatori e amministratori per decidere su ciò che si deve fare e per verificare che cosa è stato fatto, collaborando strettamente e nel rispetto delle competenze individuali.

Inoltre, i genitori associati che hanno partecipato al Convegno Regionale di Assisi nel dicembre 1981 su *"La risposta sociale ai bisogni degli handicappati"* considerano i documenti elaborati in quella sede una piattaforma politica e tecnica su cui lavorare con assiduità e cognizione di causa nei prossimi tre anni e sollecitano gli amministratori a tenerli in debito conto. Di buon auspicio è la decisione dell'Usl *"Alto Tevere Umbro"* di designare un rappresentante dei genitori nel Comitato di coordinamento concernente i Corsi di formazione professionale per handicappati, già programmati e da avviare fra qualche mese, pena il blocco dei finanziamenti della Comunità Economica Europea e della Regione.

Dopo mesi di duro lavoro portato avanti da volontari e genitori – con grande senso di responsabilità umana e civica – in favore di questa categoria di esclusi dalla convivenza sociale, a buon diritto si può dire che nel settore dell'handicap il protagonismo della base – nato spontaneamente – si è reso concreto in una partecipazione attiva e matura da non sottovalutare e da essere presa in seria considerazione dalla classe politica.

Gli handicappati sono protagonisti per il solo fatto di essere persone come tutte le altre, uniche ed esclusive, e per questo diverse una dall'altra, come recita la testimonianza – un monito alla nostra coscienza – di una ragazzina di otto-nove anni, colpita da paralisi cerebrale all'età di appena quattordici mesi.

➤ *Confessione di sentimenti*

> Per dirla francamente,
> confesso
> che non mi va di uscire.
>
> Amo la gente,
> ma ho orrore delle folle,
> ho orrore dei posti
> che attirano le folle.
>
> I parchi di divertimento
> non mi divertono,
> i grandi magazzini sono un inferno.
>
> Al cinema disturbo tutti.

Per dirla francamente,
confesso che non mi piace affatto uscire.

Ho orrore
che mi si guardi fissamente,
ho orrore
che si faccia finta di non vedermi.

Perché deve essere così?
Io sono una persona anch'io,
non sono caduta da un altro pianeta.

Non sono nemmeno un mostro,
non ho alcun motivo di nascondermi.

Ho desiderio di vivere,
amo bere e mangiare cose buone,
amo sentire che esisto.

Dormo, sogno e mi risveglio,
penso, rido e piango,
amo sentire che esisto.

Perché la gente mi guarda fissamente?
O volge lo sguardo altrove?
Perché mi trattano in modo diverso?

Il mio cuore batte normalmente,
batte come deve battere,
è un cuore come tutti gli altri.

Noi handicappati, anche noi siamo delle persone.

Ogni persona è diversa,
che cosa ha dunque di speciale la mia differenza?

Un'amica mi ha consigliato:
"Sii forte, sii coraggiosa"!

Ho riflettuto su quello che mi ha detto:
"Che vuole dire per me essere forte"?

Se non sono forte oggi,
come potrei diventarlo?

Se bisogna che diventi forte,
scoprirò il mezzo per diventarlo.

Ma che cosa cambierebbe per me,
se fossi forte?

Mi divertirebbero i parchi di divertimento?
Mi piacerebbe andare nei grandi magazzini?
Mi piacerebbe la folla?

Un'amica mi ha consigliato:
"Sii forte, sii coraggiosa"!

Diventare forte non so cosa significa,
essere forte mi è forse
negato.

Se fossi forte,
la gente non avrebbe paura di me?

È molto meglio che io sia coraggiosa,
la gente continuerà a guardarmi fissamente
o a volgere lo sguardo altrove.

Ma se sono coraggiosa,
allora non m'importa.

Fu proprio il coraggio di alcuni volontari e genitori di esporsi pubblicamente che permise, dopo poco più di due anni da questo nostro pressante appello – accompagnato da molte altre iniziative successive – di istituire il *"Centro Accoglienza San Giovanni"* nei locali di una parrocchia, concessi dal vescovo e, dopo altri due anni, la Cooperativa di servizi *"La Rondine"* con il benestare del Sindaco e dell'Assessore comunale ai servizi sociali.

Sono stati due eventi che hanno determinato un radicale e tangibile cambiamento nell'assistenza e nell'integrazione di handicappati gravi e gravissimi, fino allora segregati in casa, talvolta – per diverse ore durante la giornata – legati a una sedia di fronte al televisore o addirittura chiusi in una camera. Una scelta che era certamente deplorevole ma necessaria – almeno secondo i genitori – per sedare l'incontenibile e incolpevole aggressività dei loro figli, non altrimenti domabile da persone stremate, affrante, prive di qualsiasi sostegno sociale e completamente abbandonate al loro destino.

Rappresentative di quel difficile periodo, colmo d'inadempienze politiche e di disinteresse culturale e morale, sono state le parole pronunciate da Jolanda, una maestra anziana in pensione – dopo quarant'anni d'insegnamento nelle scuole elementari – quando, già volontaria in Ospedale, il giorno dell'apertura, la accompagnai al Centro accoglienza per il suo primo turno di servizio. Alla vista di tanti giovani – più di venti in quel tempo – con difetti fisici e psichici di varia natura e gravità con commozione e stupore mi disse:

Luciano, ti confesso che in vita mia non ho mai visto tante persone così disabili. Dov'erano prima? Chi le ha custodite fino ad oggi?

Meravigliato per l'inconsapevole innocenza con cui aveva manifestato la sua *"ignoranza"* su una problematica così attuale e inquietante, per un attimo rimasi interdetto, ma subito dopo le risposi:

Amica mia, il peso gravoso di queste tragedie umane – occultato dentro le mura domestiche – era a totale carico dei familiari, che non avevano più voce. Vinti dai sensi di colpa, dalla vergogna e dall'indifferenza delle istituzioni e dell'opinione pubblica, erano costretti a rintanarsi in casa e a vivere in simbiosi con le loro infelici e indifese creature, vittime degli strali di un destino avverso e maligno.

Ora, grazie al volontariato, qualcosa sta cambiando – proseguii con fermezza e il cuore aperto alla speranza – e il compito più urgente è quello di alleviare la loro fatica e sofferenza almeno per qualche ora durante il giorno. Siamo solo all'inizio, il cammino sarà lungo e tortuoso, ma se ci impegneremo a fondo, insieme con i responsabili delle istituzioni, riusciremo a realizzare altri progetti quali l'inserimento scolastico e lavorativo dei soggetti meno gravi e l'abbattimento delle barriere architettoniche presenti in città in grande quantità, evitando di costruirne di nuove.

Qualche mese fa, a distanza di più di trent'anni dagli esordi della nostra attività volontaria, ho partecipato a una crociera sul Mediterraneo con mia moglie e alcuni amici. Fra le migliaia di passeggeri imbarcati sulla nave *"Pacifica"*, abbiamo visto in lontananza un gruppo di persone, costituito da alcuni handicappati di allora e altri concittadini di mia conoscenza. Sorpreso e incuriosito, mi sono avvicinato a loro con discrezione, per salutarli doverosamente come si conviene in simili situazioni, e con il dubbio di non essere riconosciuto.

Mi sono subito reso conto che la mia comprensibile circospezione era totalmente infondata, perché uno di loro mi ha individuato e mi ha salutato.

Accortisi, gli handicappati più estroversi mi hanno preso in mezzo, mostrandomi affetto e simpatia con gesticolazioni, schiamazzi, sorrisi e pacche calorose sulle spalle. Chiedendo informazioni, dai volontari della comitiva ho saputo che tutte le spese sostenute per intraprendere tale iniziativa, per loro così insolita, erano a carico del Comune, mentre l'assistenza era garantita gratuitamente da un Comitato di cittadini che da diversi anni collabora con le istituzioni per favorire l'integrazione dei disabili nelle varie attività della comunità locale, cui accedono i cosiddetti *"soggetti normali"*.

Durante i sette giorni di ferie, più volte mi sono incontrato con gli amici di quell'allegra compagnia, nei vari locali della nave, in ognuno dei quali si svolgeva una miriade di appuntamenti, dedicati all'animazione, al gioco, allo svago, al divertimento, al ballo e quanto altro servisse per allietare le ore diurne e notturne degli ospiti della crociera. Vedere quelle persone *"diversamente abili"*, ormai adulte, prive d'inibizioni e gioiose, e per nulla intimidite nei loro comportamenti di fronte alle altre – che dovremmo definire *"normalmente abili"* – per me è stato motivo di orgoglio e soddisfazione. In quei momenti, ripensando alle scelte pionieristiche fatte molti anni prima, mi sono sentito davvero protagonista dell'inversione di rotta culturale e politica, impressa ai problemi legati all'emarginazione, grazie all'apporto decisivo del volontariato.

CAPITOLO SETTIMO

UN'ASSOCIAZIONE DI VOLONTARIATO AL SERVIZIO DEI MALATI RENALI

"La donazione di organi, in vita o dopo morte, è una forma concreta
di altruismo, secondo cui vivere il comandamento della carità
che Gesù ci ha insegnato": *"Non c'è amore più
grande che dare la vita per i propri amici"*.

D. Tettamanzi

Un'associazione di volontariato al servizio dei malati renali

7.1 *"Amare" con amore*

"Amare" si è presentata ufficialmente – in pompa magna, si potrebbe dire – alle autorità, alla cittadinanza e ai mezzi d'informazione nella sala del Consiglio comunale di Città di Castello il 4 ottobre 1992, giorno dedicato a San Francesco d'Assisi, patrono d'Italia. Promossa da un nefrologo, un parente di un'emodializzata e un amico comune, e forte dell'adesione di centosettanta soci fondatori, quest'associazione di volontariato, impegnata nel settore sociale e sanitario, si è costituita legalmente il 23 novembre 1992. Come *"Onlus"*, cioè *"Organizzazione non lucrativa di utilità sociale"*, è stata iscritta al n° 395 del Registro umbro ai sensi della Legge regionale n° 15/1994 e della determinazione dirigenziale n° 3785 del 26 maggio 1999.

Il suo logotipo, sopra il quale è tracciato – non a caso – l'acronimo *"Amare"*, raffigura in simbiosi l'uomo di Vitruvio Pollione (scrittore, ingegnere e architetto romano del sec. I a. C.) – *"simbolo dell'uomo modello del mondo"* – riprodotto da Leonardo da Vinci (1452-1519), e la croce francescana a forma di *"Tau"* – nome della consonante *"T"* dell'alfabeto greco – *"simbolo della fede cristiana"*. Un emblema che può essere interpretato come un invito e insieme un viatico per gli uomini di buona volontà, siano essi credenti o non credenti, a percorrere la strada della perfezione attraverso la realizzazione di opere di carità e di solidarietà, in nome della fraternità e della giustizia sociale.

Un gruppo di cittadini, in veste di soci, simpatizzanti e amici, è impegnato, in conformità a questi principi, a qualificare il Servizio di nefrologia e dialisi del Presidio ospedaliero di Città di Castello e Umbertide e a migliorare la qualità della vita dei nefropatici, con spirito di servizio gratuito e disinteressato, aconfessionale e apartitico, collaborando con le istituzioni pubbliche, gli enti privati e altri raggruppamenti comunitari.

Il biglietto da visita con cui *"Amare"* si presenta alla cittadinanza, è la *"Carta dei servizi"*, che illustra identità, finalità e attività. Gli organismi statutari comprendono l'Assemblea dei soci, il Consiglio direttivo, il Comitato scientifico, il Collegio dei revisori dei conti, il Collegio dei saggi e il Collegio dei probiviri. Gli obiettivi principali consistono nella raccolta dei fondi economici necessari per svolgere la missione individuata, nella sensibilizzazione dei cittadini sui temi delle malattie renali e nella condivisione dei problemi dei malati renali e delle loro famiglie. Le iniziative promosse tradizionalmente ogni anno sono rappresentate dal Convegno scientifico, dalla Festa da ballo, dalla Cena sociale, dalla Gita con i pazienti, dal Pranzo autunnale, dalla Messa per i defunti, dal Regalo ai pazienti in occasione del Natale e negli ultimi tre anni da uno Spettacolo musicale.

I fondi economici raccolti in circa diciannove anni di attività sono serviti soprattutto a raggiungere i seguenti obiettivi:

- Dotare il Centro di emodialisi dell'Eco-color-Doppler, del sistema informatico, dell'elettrocardiografo, dell'impianto idraulico ed elettrico e di due letti bilancia per istituire due nuovi posti dialisi, del sistema a ultrasuoni per individuare le vene centrali dell'organismo e dell'ossimetro per scoprire difetti di circolazione a livello delle arterie periferiche;
- Arredare le sale d'attesa, gli studi medici e ambulatoriali, e le sale dialisi;
- Elargire borse di studio per nefrologo, psicologo, dietista, assistente sociale e podologo;
- Venire incontro ai desideri e ai bisogni, anche economici, di alcuni pazienti in stato di necessità o che si sono trovarti all'improvviso in difficoltà.

"Nell'Italia dei comuni, l'associazionismo in nefrologia è un interessante fenomeno del volontariato che merita di essere esplorato per le sue non piccole dimensioni". Così inizia l'articolo-inchiesta del nefrologo G. Gambaro (2007), che ha identificato nel nostro paese trentasette associazioni di questo tipo con passa parola, con una ricerca su internet o tramite conoscenze personali. *"La ricognizione di tale fenomeno"* – come dichiara l'autore – *"è stata fatta per capirne le motivazioni, accertarne le diverse tipologie, comprenderne l'entità e la prevalenza, e infine specificarne i punti critici e di successo, e le difficoltà"*.

Nel volontariato nefrologico, spesso guidato da medici appartenenti alla *"Sin"* – acronimo della *"Società italiana di nefrologia"* – ma con logiche e percorsi del tutto autonomi, si possono riconoscere due diverse categorie: quelle che fanno capo ai pazienti e quelle che fanno capo ai nefrologi. Purtroppo, fra esse, c'è una netta demarcazione. Nelle associazioni dipendenti dai medici, sono molto poche quelle che hanno una reale parte della società civile, come pazienti, cittadini, volontari. Per converso, quelle organizzate dai pazienti hanno generalmente solo finalità definibili *"sindacali"* o comunque *"rivendicative"*, servono a fare *"lobby"* per i pazienti stessi e quindi non cooptano i medici, e talora possono trovarsi in antitesi con essi.

"Amare" non è inquadrabile in nessuna delle due classi descritte, per alcuni requisiti particolari che la rendono originale e molto radicata nel territorio. Innanzitutto, com'è stato già detto, è nata per iniziativa di un nefrologo, un

semplice cittadino e un familiare di una paziente. In secondo luogo è aperta e sostenuta spontaneamente da soci di diversa estrazione sociale e professionale, e in qualsiasi condizione di salute essi si trovino. Inoltre, collabora attivamente e serenamente con i pazienti iscritti all'"*Aned*" – acronimo dell'"*Associazione nazionale emodializzati*", di cui sponsorizza ogni anno con un contributo economico l'Assemblea regionale. Ancora, il Nefrologo – adesso in pensione – che ne fa parte, non svolge funzioni direttive, ma ha solo il compito di promuovere ogni anno almeno un'iniziativa pubblica sulle malattie renali per sensibilizzare la comunità del luogo. Infine, il Consiglio direttivo non è costituito né da medici né da pazienti, ma da comuni cittadini, ed è coordinato dal Presidente esecutivo che resta in carica solo per un anno.

Come promotore e testimone fin dagli esordi sia del Servizio di emodialisi, sia di *"Amare"*, di cui mi onoro di essere il Presidente scientifico, credo di avere tutte le carte in regola per dichiarare, ad alta voce e senza tema di essere smentito, i numerosi meriti di questa speciale e prolifica associazione di volontariato. Prima di tutto, ritengo mio dovere riconoscere che, se non ci fosse stato il supporto disinteressato di risorse umane e di mezzi economici di tanti cittadini, la Disciplina nefrologica nella realtà locale non avrebbe mai potuto raggiungere punte di eccellenza tecniche e umane così elevate, tanto da essere – non si sa per quale sorta di deformazione mentale – da una parte invidiate e dall'altra minimizzate anche a livello istituzionale.

Non c'è dubbio, poi, che l'apporto materiale, morale, culturale e professionale di questi benefattori ha permesso di superare, in molte circostanze, difficoltà, ritardi e inadempienze di natura politica e amministrativa, talvolta incomprensibili e ingiustificabili. Mi riferisco, in particolare, a mancanze di spazi, macchinari, personale sanitario e tecnico, più volte denunciate, che inevitabilmente hanno messo a dura prova la salute residua dei pazienti e la professionalità degli operatori.

Soprattutto per naturali esigenze del cuore, più che per obbligo morale, comunque sempre manifestato, se non altro per dispensare gli usuali ringraziamenti di circostanza, non farò a meno ogniqualvolta, in pubblico e in privato, se ne presenti l'opportunità, di esprimere gratitudine e stima a tutti i soci di *"Amare"*. Perché, accordandomi fiducia e affidabilità, non so quanto meritate, si sono resi protagonisti di un'impresa così interessante e rilevante, fornendo prova di autentico altruismo ed encomiabile generosità.

Non si può che andare orgogliosi delle opere realizzate – e di quanto tuttora si continua a fare – in favore dei malati renali e dei loro familiari, i quali hanno sempre dimostrato, in mille modi e nelle più svariate occasioni, apprezzamento e riconoscenza per tutti i servizi spontaneamente e gratuitamente ricevuti. Buona parte degli elevati livelli di efficienza e di efficacia raggiunti dal Servizio di emodialisi – da tutti riconosciuti e magnificati – sono senz'altro dovuti alla dimostrazione chiara ed esplicita di questi sentimenti. Perché sentirsi approvati e gratificati nelle proprie azioni ha il potere di valorizzare l'autostima e sollecitare il senso di responsabilità a dare sempre il meglio di se stessi, se non altro per non tradire le attese dei propri estimatori. Questo mi sembra che sia – rispetto alle mie conoscenze e competenze di nefrologo – il vero valore aggiunto conseguito con il contributo di solidarietà e umanità donato per scelta libera e consapevole dai volontari aderenti a *"Amare"*.

7.2 Comunità e salute

Secondo il mio parere di nefrologo, ferme restando l'importanza e l'utilità di tutto il lavoro svolto da *"Amare"*, le sue iniziative più qualificanti – oltre all'elargizione di borse di studio dalla chiara valenza scientifica – riguardano la promozione, a cadenza annuale, di convegni destinati prevalentemente a informare i cittadini e aggiornare gli operatori sanitari su argomenti nefrologici, di cui riporto il titolo in ordine cronologico di realizzazione:

- Significato e finalità dell'ambulatorio e del day hospital in nefrologia in un comprensorio di settantamila abitanti (1993);
- Check-up sul trapianto renale in Umbria (1994);
- La nefrologia in Italia e in Umbria: le problematiche sociali e sanitarie (1995);
- Educazione sanitaria e prevenzione delle malattie renali (1996);
- Stile di vita e farmaci nella cura dell'ipertensione arteriosa (1997);
- Check-up sulla calcolosi renale (1998);
- Guida ai servizi sanitari: prevenzione, diagnosi e terapia delle malattie (1999);
- La donazione di organi: esperienza a confronto sugli aspetti giuridici, organizzativi e culturali (1999);
- Strumenti per la prevenzione delle malattie renali (2000);
- Approccio multidisciplinare alla persona in emodialisi: dalla malattia alla salute (2001);
- Le arti nobili del rene: dalla fisiologia alla fisiopatologia (2002);
- Il medico e il paziente: la storia della dialisi in Italia vissuta da un luminare della nefrologia e da un malato renale illuminato (2003);
- Un servizio di qualità per la qualità proiettato verso il futuro (2004);
- Donazione di organi e tessuti fra conoscenza e pregiudizi (2005);
- La parola alle associazioni dei cittadini – Il ruolo del volontariato nella sanità locale: origini, finalità, storia e progetti (2006);

- Educazione alla donazione di organi e tessuti nella scuola (2007);
- Cuore e rene: le basi fisiopatologiche di una simbiosi biologica (2008);
- Approccio assistenziale e gestionale alle malattie renali nell'Asl 1: passato, presente e futuro (2009);
- Prevenzione della progressione dell'insufficienza renale cronica (2010);
- Complicazioni renali nel diabete mellito, nell'ipertensione arteriosa e nelle cardiopatie: prevenzione e terapia (2011).

L'obiettivo principale di questi incontri a carattere culturale e scientifico risponde chiaramente a uno dei cardini del PSN 1998-2000 *"Un patto di solidarietà per la salute"*. Il significato dello *"slogan"* è di contribuire a favorire la maturazione di una coscienza civile e l'acquisizione di una responsabilità personale diretta e consapevole nei confronti della salute dei cittadini, in termini sia di diritti, sia di doveri. Il tramite è rappresentato da tutti gli organismi di partecipazione e di concertazione che sono coinvolti nella gestione territoriale di questo prezioso bene.

In tale direzione, ma non solo, sono orientate le mete più rilevanti di tali convegni di seguito descritte:

- L'orientamento sull'uso del Servizio di nefrologia e dialisi per quanto riguarda soprattutto le norme di accesso, gli aspetti organizzativi, l'utilizzo delle risorse, il processo d'assistenza, l'offerta delle prestazioni;
- Lo sviluppo di comportamenti e stili di vita per ridurre i fattori di rischio di malattia, legati a un'alimentazione incongrua, al fumo, all'alcol, all'inattività fisica, allo stress;
- La valorizzazione del ruolo delle associazioni di volontariato, il cui contributo culturale, di solidarietà e di mezzi finanziari è indispensabile per garantire efficienza, efficacia ed economicità ai servizi dell'azienda sanitaria;
- La realizzazione di momenti di collaborazione, coordinamento e integrazione fra le organizzazioni di cittadini che s'impegnano in iniziative di educazione alla vita sana;
- La sensibilizzazione delle istituzioni a esercitare correttamente tutte quelle funzioni che possono incidere sullo stato di salute, inteso nel suo più profondo e complesso significato, e non come mero prodotto dell'amministrazione sanitaria.

Senza esserne del tutto consapevoli, con le nostre iniziative promozionali abbiamo gettato le premesse, se pur in maniera embrionale, informale e frammentaria, per diffondere la disciplina denominata *"Empowerment"*, che sembra sia nata dopo la *"Dichiarazione universale dei diritti dell'uomo"* e adottata dall'Assemblea Generale delle Nazioni Unite il 10 dicembre 1948.

Una materia stigmatizzata da un termine un po' strano – per non dire arcano – il cui significato intrinseco appare chiaro e comprensibile per gli autori anglofoni, già con il semplice pronunciamento del vocabolo, ma che per noi italiani diventa tale solo se si traduce con alcuni giri di parole. Una prerogativa propria di esperti del settore che, in genere, nella nostra lingua, lo chiariscono non in senso letterale, ma utilizzando alcune circonlocuzioni quali:

> Arricchimento del proprio potere che è autostima, ma anche informazione, conoscenza e senso della propria storia o Processo di crescita personale e collettiva che vuol dire sentire di avere potere o percepire di essere in grado di fare.

Il potere dell'"*Empowerment*" è la conquista di facoltà personali, di essere sicuri di averle acquisite, di sapere chi siamo, di avere la certezza dei nostri diritti, di cui il più rilevante è di diventare quello che siamo, sviluppando i nostri carismi potenziali, relegati nell'oscurità caliginosa e immobile del nostro inconscio. Quest'autoconsapevolezza delle nostre capacità, prima che sia utilizzata come risorsa politica, deve diventare disposizione della psiche, cioè convinzione di potercela fare, presupposto indispensabile dell'agire con l'intenzione di raggiungere traguardi concreti. Solo quando si è maturata questa persuasione ci si sente più forti, ci si ammala di meno, ci si considera più capaci, e più la vita ci apparirà come un viaggio ricco di occasioni e opportunità invece che di ansie e paure.

In ambito sanitario, l'OMS ha affermato a più riprese che l'azione di comunità e l'"*Empowerment*" sono prerequisiti fondamentali per la tutela della salute. Tale termine è stato inserito per la prima volta nel PSN 2006-2008, in cui si chiarisce che attraverso il metodo, in esso implicito, s'intende erogare cure efficaci e appropriate sotto il profilo clinico ed etico e contestualmente garantire il massimo livello possibile d'imparzialità. Secondo la letteratura scientifica, l'"*Empowerment*" è un processo dell'azione pubblica mediante cui le persone, le organizzazioni e la comunità acquisiscono competenze sulla propria vita, al fine di cambiare il proprio ambiente sociale e politico per migliorare l'equità e la qualità della vita stessa.

L'"*Empowerment*" – strumento e al tempo stesso fine dello sviluppo della salute – è stato accolto dal PSR umbro 2009-2011 sotto forma di "*Audit civico*", proposto a livello ministeriale da "*CittadinanzAttiva*", per eseguire, tramite il coinvolgimento dei cittadini, un'analisi critica e sistematica delle prestazioni cliniche e d'assistenza promosse dalle Aziende sanitarie locali e ospedaliere. In questa situazione, gli appuntamenti annuali realizzati da "*Amare*", in favore della nostra comunità, se pur indirizzate in maniera specifica al settore nefrologico e dialitico, ben si amalgamano con l'intento precipuo delle disposizioni legislative riguardanti il sistema salute:

> Rendere i cittadini competenti e attivi perché siano in grado di migliorare il loro stile di vita, partecipando direttamente alle scelte delle politiche sanitarie nazionali, regionali e locali.

7.3 *Un incontro proficuo*

Nel 1996, di propria iniziativa, l'insegnante di scienze della classe II B della Scuola media "D. Alighieri" di Città di Castello, mi ha invitato a parlare dell'apparato urinario, perché padre di Lucia, una sua alunna. Lo scopo era di approfondire lo studio del rene, già affrontato dagli allievi a norma di programma. Poteva trattarsi di trasmettere semplicemente alcune nozioni specifiche da parte dell'esperto di turno, con la convinzione, ognuno, di avere compiuto il proprio dovere. Invece, questa fortuita conoscenza si è trasformata in un'esperienza culturale e umana di alto livello che, proprio perché circoscritta in una microcomunità, riteniamo sia utile farla conoscere a un pubblico più vasto.

Sia nel rispetto della mia professionalità, sia per la riscoperta di una vocazione pedagogica, ho pensato di coinvolgere la classe e gli insegnanti attorno ad un vero e proprio progetto di educazione sanitaria centrata sul rene e le sue problematiche, tenendo conto anche del mio ruolo all'interno di *"Amare."* Quale più interessante opportunità se non quella di cimentarsi, in via sperimentale, con ragazzi giovani, desiderosi e curiosi di apprendere, in un corso breve di educazione alla salute – o per meglio dire – di sensibilizzazione nefrologica, preparato e condotto insieme con gli insegnanti? Si è costituito così un vero e proprio gruppo di lavoro, secondo canoni corretti e collaudati sotto il profilo scientifico e con finalità prima formative e poi divulgative. *"Se ascolto dimentico, se vedo ricordo, se faccio, capisco"*. Questo proverbio cinese riflette bene le tre fasi, di seguito illustrate, che hanno caratterizzato il lavoro svolto e nelle quali gli allievi hanno assunto una posizione centrale.

- Nella fase informativa, all'inizio dall'insegnante di scienze con l'ausilio del testo scolastico e in un secondo momento dal tecnico ospite, gli allievi hanno appreso molteplici e svariate nozioni nefrologiche. In seguito, queste informazioni preliminari sono state corredate prima dalla consultazione, effettuata sia singolarmente, sia in gruppo, di materiale cartaceo costituito da opuscoli, *"depliant"* e pubblicazioni riguardanti quattro temi fondamentali – cioè l'anatomia del rene, la fisiologia renale, i sintomi e le cause delle malattie renali, le terapie nefrologiche e dialitiche – e poi dalla discussione sul ruolo sociale delle Associazioni *"Amare", "Aned", "Aido"* e *"Avis"*.

- La fase formativa si è sviluppata attraverso una visita guidata al Servizio dialisi e l'incontro con i responsabili delle Associazioni di volontariato, che si sono rivelati due momenti di crescita a rilevante contenuto umano e morale. Queste esperienze hanno permesso ai discenti di conoscere direttamente sia il mondo, non certo roseo, dei pazienti sottoposti alla dialisi, sia il contributo di solidarietà, senza dubbio encomiabile, che alcuni cittadini donano gratuitamente ai malati. Accompagnati dagli insegnanti e provvisti di camice, mascherina e copricapo, i ventisei alunni della II media classe B, mentre i pazienti assumevano la loro periodica *"dose dialitica"*, sono stati istruiti, a turno, dalla Caposala e dal Responsabile del servizio su macchine, filtri, taniche e altri presidi, di cui si avvale la terapia degli uremici cronici in dialisi. Nell'incontro con i responsabili delle quattro associazioni coinvolte, si è parlato del significato, delle finalità e dell'importanza che ha il volontariato nella costruzione di una società più giusta e più confortevole, in un confronto serio e vivace fra educatori e educandi.

- Per realizzare la fase operativa, i cinque gruppi di lavoro sono stati invitati dagli insegnanti a produrre altrettanti elaborati sulle problematiche trattate, che sarebbero stati giudicati da una commissione specifica, come momento di verifica delle nozioni apprese nelle varie tappe conoscitive. I contenuti dei messaggi comunicati dai mittenti sono stati tradotti sia nell'elaborazione di *"poster"*, sia nella composizione di scritti, diversi in base all'argomento assegnato. Ne è venuto fuori un *"collage"* originale e variegato, ricco di spunti e di riflessioni, caratterizzato da disegni e vignette, frasi esplicative e scritte impegnative, fino allora sconosciute, impresse in una *"tabula rasa"* e riverberati sotto forma di altri messaggi ugualmente preziosi, destinati alla divulgazione su più larga scala.

In sede di valutazione dei risultati ottenuti dagli alunni – i veri protagonisti dell'iniziativa – è stato riscontrato che l'attività di ricerca e di approfondimento degli argomenti indicati, ha rappresentato uno strumento per l'educazione al metodo scientifico, inteso sia come strutturazione di fasi sperimentali predeterminate, sia come attivazione di strategie riferite al rappresentare, al dire, all'osservare, all'elaborare, al fare.

I ragazzi si sono impegnati con rigore e senso critico nella raccolta e nella riorganizzazione dei vari tipi d'informazioni. Hanno confrontato contenuti, linguaggi, metodi, campi d'indagine e di applicazione, ed hanno infine trasferito i risultati del loro lavoro su cartelloni, dove la parte descrittiva è stata corredata da tabelle e disegni vari, che non hanno costituito un mero riempimento grafico, ma una visualizzazione di concetti appresi.

Inoltre, si sono cimentati nell'uso di un linguaggio corretto, non solo in senso generale, ma anche con specifico riferimento alle scienze. Hanno dimostrato abilità nel decifrare i messaggi, dei quali hanno saputo cogliere e assimilare i significati concettuali, riuscendo, in una fase successiva, a riprodurli sotto una veste diversa. Infatti, a ogni cartellone e quindi per ognuno dei temi trattati, ciascun gruppo ha poi affiancato una composizione libera, in cui, senza tradire le basi scientifiche della prima rappresentazione, si è dato libero spazio oltre che alla sensibilità anche alla fantasia e alla creatività.

> *"Conoscere per capire, conoscere per essere"*. Questo, in sintesi, è stato il vero significato dell'esperienza o, per meglio dire, *"conoscere per apprezzare il valore personale e sociale dell'individuo, conoscere per sviluppare scelte consapevoli, conoscere per far sì che la solidarietà non rimanga una semplice parola, ma si traduca in comportamenti di disponibilità reale nei confronti di chi soffre"*.

Alla valutazione generale dei risultati è seguito poi il momento del giudizio sui singoli *"poster"* e composizioni linguistiche: i membri della commissione hanno stimato le opere prodotte secondo un punteggio che tenesse conto della forma, dei contenuti e dell'efficacia dei messaggi sui potenziali destinatari, siano essi giovani, adulti e anziani.

Di domenica mattina, con la classe al gran completo, di fronte alle autorità e ai genitori, dopo la visita allo *"stand dei poster"*, sono state lette dal capogruppo le cinque composizioni linguistiche, per passare poi alla meritata e commovente premiazione – un premio per ogni studente, non di consolazione, ma per merito –, cui è seguito un frugale *"drink"* di commiato, consumato nell'aula del consiglio degli insegnanti.

L'esperienza è terminata con la partecipazione dei concorrenti al Concerto del 2 giugno 1996 organizzato nella città di Perugia – in occasione della ricorrenza della nascita della Repubblica Italiana – dal *"chairman"* di *"Amare"*, che ha voluto riconoscere personalmente ai ragazzi sia l'impegno profuso, sia la qualità delle composizioni realizzate.

7.4 *Vite allo specchio*

Albert Einstein (1879-1966) afferma saggiamente:

> Il valore dell'educazione in una scuola non consiste nell'apprendere molti fatti, ma nell'addestrare la mente a pensare qualcosa che non si può apprendere nei libri di testo.

Riflettendo sulla qualità dell'esperienza, realizzata secondo un percorso metodologico ritenuto idoneo e corretto per lo sviluppo dei processi educativi in ambito scolastico, gli insegnanti hanno dimostrato di concordare con la riflessione del grande scienziato, in special modo quando dichiarano con convinzione:

> L'operatività nella scuola in generale, e nell'ambito dell'educazione in particolare, ha senso se è collegata all'idea di base: il laboratorio.

Il termine, già di per sé esplicito, richiama l'immagine di un ambiente, all'interno del quale si produce cultura, formazione della persona, orientamento in modo integrale e unitario. Scienza e arte, lingua e pensiero si sostengono, integrandosi fra loro, nel tentativo di perseguire obiettivi formativi comuni che sviluppino nei ragazzi capacità operative e logiche attraverso l'acquisizione di contenuti e l'uso di linguaggi specifici.

Si tratta di seguire il metodo scientifico, entrando a pieno titolo in una dimensione culturale. Non è per nulla scontato che l'apprendimento di nuovi contenuti avvenga sempre in modo definitivo e permanente. Molte volte le informazioni sono ricordate solo nella situazione in cui sono state ascoltate la prima volta, quando addirittura non sono dimenticate.

È necessario, allora, richiamare quanto appreso e agganciare i significati delle esperienze già vissute ai contenuti già posseduti. Da qui la necessità di collegare insieme parole, informazioni, stati d'animo e sentimenti, secondo determinate relazioni che mostrino l'aspetto comunicativo del progetto, che non deve essere fine a se stesso, ma va considerato come un'esperienza educativa, finalizzata alla formazione integrale della persona.

Considerando che la lingua è nello stesso tempo uno strumento cognitivo di apprendimento, un mezzo indispensabile per stabilire rapporti sociali e il veicolo privilegiato per esprimere sia le esperienze personali, sia il proprio intimo vissuto, per queste sue funzioni favorisce una graduale autoconsapevolezza e il formarsi di una memoria delle cose che trascende l'immediato e il contingente.

L'espressione linguistica si presenta con molte sfaccettature che assumono significati diversi secondo le circostanze: essa può diventare, di volta in volta, un atto di comunicazione sociale, uno strumento di maturazione personale, un mezzo per condizionare il comportamento degli altri o un'attività logica e simbolica molto astratta.

Tutto questo giustifica la scelta metodologica dell'analisi e della rielaborazione di un testo scritto, grazie alla quale ogni gruppo ha avuto la possibilità di utilizzare le informazioni raccolte per creare, tra logica e fantasia, testi-messaggi rivolti a destinatari – noti e/o ignoti poco conta – con il medesimo scopo:

> Comunicare a potenziali lettori, in modo chiaro ed espressivo,
> per far comprendere meglio l'argomento dello studio.

"Vite allo specchio" è il titolo scelto dai ragazzi come espressione del significato di un'esperienza scientifica vissuta in prima persona, con la curiosità tipica dello scienziato, smanioso di conoscere per capire, e la consapevolezza propria dell'essere umano, intenzionato a migliorare se stesso per il benessere comune. L'elaborato rappresenta la connotazione personale profonda di un percorso formativo che, per il suo valore, chiede di essere inserito nella memoria collettiva, a testimonianza della necessità di conoscere per sopravvivere e per vivere. Questo risultato linguistico, espresso appunto dal titolo, è stato raggiunto, utilizzando la tecnica del *"brainstorming"*, che ha permesso di scegliere e abbinare le parole giuste nel brano giusto, attraverso un'espressione semplice, ma, allo stesso tempo, ricca di contenuto e carica di significati: ognuno vi può riconoscere i propri.

Leggendo le illustrazioni linguistiche di argomenti nefrologici, di seguito riportati integralmente con la presentazione degli insegnanti, non si può non essere d'accordo con E. Zangarelli, Preside della Scuola media "D. Alighieri" di Città di Castello, che di fronte alla *"performance"* degli allievi della II B ha dichiarato con orgoglio:

> È stato smentito il superficiale osservatore che dall'esterno giudica
> i ragazzi disinteressati, svogliati e arruffoni. Quando è l'interesse
> a prevalere, sanno agire con intelligenza, mostrando una duttilità
> interpretativa dei vari linguaggi semplicemente sorprendente.

7.5 *Renicolo e Renciso*

Ciao! Sono Renicolo, tra tutti i reni il più ridicolo.
Assomiglio a un fagiolo grande come un vostro pugno.
Io vivo, o meglio sopravvivo, in un quartiere chiamato Addome,
in via dell'Aorta.
Di fronte a me, in via Vena cava inferiore, abita Renciso fra tutti
i reni il più preciso.
Lui è tutto il contrario di me: va sempre a scuola, si veste bene
e porta i capelli con lo "scrimolo".
Come voi anche noi ci ammaliamo.
Proprio ieri sono andato a fare una visitina di controllo perché non
mi sentivo bene.
Facendo l'analisi del sangue ho scoperto che non c'era niente fuori posto,
avevo soltanto un calo di nefroni che di norma devono raggiungere
la vetta di un milione. Tornato a casa, ero molto stanco e mi sono
addormentato.

Renicolo sta sognando. È piccolo piccolo e sta
viaggiando dentro il suo corpo.
Ma dove sono? Che cosa è questo vicolo cieco?
Ah! Che stupido sono finito nella capsula di Bowman!!!
E questo gomitolo rosso? Oh! Mamma mia che cosa è?
Dovrebbe essere, almeno spero, un glomerulo di capillari.
Uauuuuh!!! Che movimento intorno a questa rete!
Filtra, filtra, il liquido passa, ma le palline rosse non riescono ad
attraversare la fitta rete perché sono troppo grosse e proseguono la loro
corsa insieme alle palline bianche e quelle arancioni.
Filtrano acqua, sali minerali e sostanze tossiche. E il plasma
(so che si chiama così perché c'è scritto sulla targhetta) rimane pulito,
portando con sé tanti altri prodotti, di cui il sangue ha un gran bisogno.
Aiutooooo! Che cosa mi sta succedendo? Chi mi sta risucchiando
con tanta forza?
Aiutooooo! Mi sto avvicinando sempre più a quella strana rete
che filtra!
Ho paura, ma dove sono finito, povero me!
AAAAAAAAH! OoOoOoOH! IIIIIIIIIIH! Mi viene da
piangere!
Renicolo si sveglia di soprassalto, Renciso lo
sta scuotendo energicamente perché devono
andare a scuola.
Renicolo, tutto sudato per lo spavento, tira un sospiro di sollievo.
Per fortuna, era solo un sogno!!!

La traduzione linguistica di questa composizione – dal sottotitolo *"Spunti
per una divertente storia a fumetti"* – si riferisce alla struttura macroscopica e
microscopica del rene. Per far conoscere com'è fatto un organo così importante
per il nostro corpo, i ragazzi hanno deciso di immaginare un viaggio al suo
interno, usando la lingua in funzione referenziale con la preoccupazione di
comunicare con i destinatari – in questo caso bambini – nel modo più chiaro
possibile, al fine di farsi comprendere meglio, scegliendo un lessico molto
vicino al linguaggio comune, se pur specifico dell'argomento.

7.6 *Il fagiolino tutto matto*

Il fagiolino di cui parliamo è una macchina un po' strana che depura e
produce.
Non può essere costruita da nessuno, ma tutti possono farla funzionare bene.
Come ogni macchina che si rispetti, si può inceppare, si può rompere, si
può ingolfare.

E allora?
Sono stanco di lavorare senza sosta,
per eliminare residui son fatto apposta.
In equilibrio mantengo gli elettroliti
e di acqua ne incontro a litri a litri.
Son grande esperto di vitamina
e, credete, non solo di renina.
Smetterei di lavorare,
che bello sarebbe una vacanza al mare!
Ma la mia funzione è già controllata,
io sono una macchina ben collaudata.
Acido urico, urea, creatinina…
mi sento scoppiare come una mina!
Sodio, potassio, magnesio e cloro
per il corpo son preziosi come l'oro.
Di giorno e di notte il sangue depuro
e contro le scorie costruisco un muro;
prova e riprova non voglion passare,
ma loro comunque se ne devono andare.
Mantengo in forma tutti i nefroni:
li faccio sgobbare in tutti i cantoni.
Se poi riesco a funzionare bene,
sono contente le arterie e le vene.
Tutti mi chiamano il fagiolino,
ma non son matto neanche un pochino.
Ho tanti glomeruli avvolti a gomitolo
e ad ogni capo corrisponde un capitolo.
Tanti capitoli fanno una storia
che tutti dovrebbero sapere a memoria.
Fase per fase conosco il motore
e se si ingolfa… ahimé ! Che dolore!
Per questo mantengo assai regolare
l'equilibrio che c'è da rispettare.
Ma adesso basta, non voglio più parlare,
le mie energie non devo sprecare.
Sapete ragazzi, me ne servono tante
per mantenere il pieno del mio carburante.
Sono una macchina alquanto strana,
ma di me ha bisogno la vita umana.
Allora, attenzione! Usatemi bene!!!
Non mi rovinate…

Il vostro rene

Questo testo, elaborato per la fisiologia renale, rappresenta un tentativo singolare per individuare rapporti di significato fra fattori di tipo scientifico ed emotivo. In questa produzione, il gruppo ha voluto aggiungere una connotazione specifica, ricorrendo alla *"Struttura della filastrocca"*, la quale agevola la comprensione dell'argomento, grazie alle *"parole chiave"* che vi sono contenute e ai rapporti di contiguità con cui sono collegate. Inoltre, è da rilevare la musicalità e il ritmo scandito dalle rime che rendono gradevole il tutto, giocando fra ironia e saggezza.

7.7 *Il diario di Sara*

Questa è la storia di Sara, una ragazza di sedici anni, morta nel 1968 a causa di un'insufficienza renale. Noi, Lucia, Giulia, Gioia, Francesca e Angela abbiamo ritrovato il suo diario nella soffitta della sua vecchia casa di campagna.

Mercoledì 18 settembre 1966

Caro diario,
sono già diversi giorni che ho una grave tonsillite.
Non ho detto ai miei genitori che urino sangue.
Ho paura! Penso di farlo al più presto, ma prima voglio confidarmi con Carmen.
È la mia migliore amica.

Venerdì 20 settembre 1966

Caro diario,
piangendo ho confidato tutto a mia madre.
Lei ha confidato tutto al dottore. Sto male!

Sabato 21 settembre 1966

Caro diario,
ieri è venuto il medico, mi ha visitato.
Dai sintomi dovrei avere una glomerulonefrite, una malattia che colpisce i nefroni di entrambi i reni. Per fortuna, ho Carmen.

Giovedì 26 settembre 1966

Caro diario,
sai? Non sono sola a stare male, è malata anche Chiara, ha la pielonefrite, un'infezione batterica che colpisce il rene. Ha la febbre molto alta, la nausea e il vomito.
Non essere l'unica in parte mi consola. Ho trovato in lei una cara amica.

Domenica 29 settembre 1966

Caro diario,
sono triste perché Carmen è sempre più distante, lei dà retta a quei pettegolezzi che i miei compagni di scuola hanno messo in giro.
Sono più fortunata di Chiara; infatti, posso uscire e giocare nel mio giardino con i ragazzi che non hanno paura della mia malattia.
 Ciao! A presto!

Martedì 19 agosto 1967

Caro diario,
ieri sono tornata dalle vacanze.
Che ambiente però quella casa di cura! Era interamente circondata dai pini e il sole splendeva tutto il giorno.
Mi è dispiaciuto moltissimo lasciare quel bellissimo posto. E non solo…
Dopotutto stare tre mesi con dei ragazzi della mia stessa età, ma soprattutto con i miei stessi problemi, permette a tutti di conoscersi e di diventare amici.
Luca ha la nefrosi, con l'urina elimina molte proteine e ha gli occhi e le gambe molto gonfie.
Marco ha la calcolosi renale: una condizione morbosa conosciuta fin dai tempi antichi. Lui soffre molto quando ha le coliche, le infezioni e il blocco del flusso urinario.
Marta ha l'idronefrosi, cioè una dilatazione del bacinetto renale, in questo caso dovuta a una malformazione congenita.
Elisa ha un rene mobile e soffre di dolori all'addome.
Giovanna ci ha lasciato qualche giorno fa. Aveva un tumore maligno al rene. Abbiamo fatto per lei dieci minuti di preghiera.

Lunedì 29 agosto 1968

Caro diario,
il dottore non voleva che lo sapessi, ma ho sentito piangere mia madre ed ho capito tutto. Questa, probabilmente, è l'ultima volta che ti scrivo.
Ti lascio qui, nella mia casa sull'albero, perché lui è cresciuto con me e continuerà a farlo, proprio come me nel profondo di tutti voi.
 Tua per sempre

Sara

In questa composizione i sintomi e le cause di nefropatie, analizzati dal gruppo, sono rielaborati completamente in una nuova veste linguistica, quella del diario appunto, pur lasciando inalterato il significato sostanziale. Il prodotto non è il risultato di un volo pindarico della fantasia, ma di un complesso lavoro mentale fatto dai ragazzi, che hanno riflettuto sui contenuti per scegliere quelli da conservare, quelli in cui porre l'accento, quelli da omettere.

Il brano narrativo che è emerso favorisce la funzione espressiva, senza tralasciare, tuttavia, i messaggi referenziali e informativi. Esso è incentrato sul messaggio come verbalizzazione di un vissuto raccontato e descritto non solo attraverso le notizie, ma anche i sentimenti e gli stati d'animo. È l'espressione di un'esperienza intima e soggettiva che implica la partecipazione totale, di chi scrive o di chi legge, alla situazione descritta.

Protagonista è l'interiorità dei ragazzi, un mondo personale pieno di suggestioni e d'impressioni intimamente vissute, dove i significati cognitivi, emotivi e fantastici s'intrecciano a tal punto che spesso solo in una minima parte sono richiamati dalle parole: molto rimane inespresso perché sottinteso. Comunque, tutto appare chiaro nella sua realtà concreta e astratta, drammatica e tipicamente umana.

7.8 *La storia di William Banks*

William Banks è un esploratore inglese. È in viaggio 364 giorni l'anno, sente spesso la mancanza della sua famiglia, ma il suo lavoro gli dà molta soddisfazione: Alaska, Nuova Zelanda, Sahara, ormai ha toccato tutti i continenti. Non contento di ciò, decide di esplorare ancora un altro luogo a lui sconosciuto: l'Antartide.

Con l'aiuto di geologi e studiosi organizza il viaggio e calcola ogni minimo dettaglio. Ormai, tutto è pronto e William si appresta ad affrontare il controllo medico necessario. Ha sempre goduto buona salute. Questa volta, invece, non è così. Le cartelle cliniche parlano chiaro: insufficienza renale.

Il dottor Morgan gli chiese: – Ha avuto problemi in questi ultimi giorni? – No, non mi sembra! – afferma Banks, deciso a fare l'esplorazione. – A parte qualche mal di testa passeggero e un po' di nausea. – Il dottor Morgan rispose: – Ehm… mi sembra che non ci siano problemi, ma voglio rivederla fra una settimana –

Tranquillamente William esce dall'ambulatorio, convinto che fosse un falso allarme e che sarebbe riuscito nel suo intento. Non passano neanche tre giorni che Banks tornò dal dottore e, con tono triste, gli disse: – Sono svogliato, ho difficoltà nel concentrarmi ed ho perso un chilo dall'ultima volta che ci siamo visti. Ho sempre molta sete, di notte mi devo alzare più volte per andare al bagno a urinare. Dottore che cosa mi sta succedendo?-

Il dottore decide di dichiarare allora la verità: – I suoi reni si stanno ammalando, per un periodo non si accorgerà di nulla. La malattia comincia a distruggere i nefroni, ma non si avverte nessun sintomo, perché quelli superstiti sono più che sufficienti ad assumersi il lavoro anche di quelli perduti. Con il tempo il male progredisce fino a quando non rimangono nefroni sufficienti per eliminare i veleni, l'acqua e i sali. Deve sapere che l'accumulo di queste sostanze nel sangue e nei tessuti determina nell'organismo un'intossicazione chiamata uremia.

Sarà costretto a sottoporsi alla dialisi. Per vivere avrà bisogno di una macchina per svolgere le funzioni perdute dei suoi reni. Ha mai sentito parlare di rene artificiale? Purtroppo la sua vita sarà molto difficile e dovrà guadagnarsela giorno dopo giorno. – Banks: – Una macchina! Ma come funziona? – Il dottore: – Per togliere dal sangue i veleni e le scorie, occorre portarlo fuori dal corpo e farlo passare dentro i capillari di un filtro dove un liquido di lavaggio lo depura. Poiché nel frattempo lei non potrà certo rimanere senza sangue, è necessario che questo circoli in continuazione tra il suo corpo e la macchina a una velocità di trecento centimetri cubi il minuto.

Questa circolazione si ottiene infilando nelle vene due aghi – uno per l'uscita e l'altro per il rientro del sangue – collegati a tubi di plastica che, a loro volta, si collegano a una pompa che aspira il sangue e lo fa circolare all'interno del filtro. – Banks: – Questo significa che non potrò più viaggiare?! – Morgan: – Ma certamente… Purché nelle vicinanze ci sia un centro di dialisi. – Banks: – Impossibile! In Antartide…! Non ci sarebbe un altro rimedio?

– Il dottore: – Ci sarebbe il trapianto di rene; l'intervento dura circa quattro ore, ma non tutti i dializzati possono affrontarlo. Dipende dall'età, dalla situazione clinica e anche dal fatto che i donatori d'organi sono pochi rispetto alle esigenze. Lei sarà messo in lista d'attesa e quando un rene sarà disponibile e compatibile con il suo codice genetico, lo avviseranno. – Banks: – Questo significa allora che dovrò rimanere in dialisi per un certo periodo!? –

Passano i giorni e William, durante la dialisi, fantastica su nuovi mondi da scoprire, immagina il suo viaggio in Antartide nei freddi ghiacciai, dove potrà studiare nuovi ambienti e nuovi fenomeni naturali. Questo lo aiuta a vivere bene il momento: fa amicizia con i medici e chiacchiera con gli altri ammalati. Anche nei giorni festivi si ritrova con molti amici, parla con loro della sua malattia ed è sempre aiutato dalla sua famiglia.

Un bel giorno, dopo circa tre anni dall'inizio della dialisi, arriva la notizia tanto attesa: è arrivato il rene da trapiantare. Tutto è pronto e William affronta l'intervento con la consapevolezza che dovrà aspettare qualche mese per vedere avverato il suo sogno. È sicuro che in un tempo non lontano questo succederà e sarà davvero stupendo.

Le terapie nefrologiche si riflettono in un testo letterario all'interno del quale prevale la funzione espressiva della lingua, assumendo particolare importanza l'individuazione delle sequenze narrative e la caratterizzazione del personaggio: *William Banks*. La storia ha permesso al gruppo di comunicare, intorno ad un argomento particolare e difficile, informazioni, pensieri, sentimenti e, nello stesso tempo, di agire sul lettore per condizionarlo positivamente, per invitarlo implicitamente a modificare il comportamento, il proprio stile di vita. Il racconto, nella sua struttura interna, rispetta gli assi portanti che lo caratterizzano: lessicale, stilistico e pragmatico con lo scopo di perseguire tale obiettivo.

7.9 Un canto d'amore

Amare vuol dire
sopportare il peso del dolore,
nutrire la speranza di un odore fresco
d'erba rorida e verde.

Donare il rosso della vita
che dà forza, colore, tono.
Non rinunciare!

Scompaiono il vuoto,
il nulla
di fronte all'infinito.

Il buio grigio dell'esistenza
s'illumina nello specchio della vita;
non graffia la sofferenza,
guarisce la tristezza della solitudine,
non procura ferite all'anima.

Attaccata come l'edera,
Indaco
Di un arcobaleno
Offerto dalla vita

A volte azzurra, a volte gialla
Nata come un'avventura
Eterna, fatta
Di sole e di cielo.

Aspettare attimo per attimo,
Vivendo nel tempo lontano e vicino
Insieme,
Senza paura.

E nessuno…
e mai respiro affannoso

Avrà forza
Maggiore della brezza mattutina
Al cuore diretta,
Rubata ai fiori nei prati del mondo,
Essenza di fede e di speranza.

Questo lavoro è il risultato di un gioco creativo che permette alla lingua di assumere una veste particolare: precisa o imperfetta, colorata, vivace o triste, modesta o ardita, inquadrata in posizioni e toni suggeriti dall'oggetto o dal soggetto. La poesia, essendo arte, espressione di una parola che si avvale di un ritmo che la rende libera e autonoma, poggia sull'espressione lirica e sulle emozioni, ma richiede una tecnica per essere creata, come tutte le arti umane.

I ragazzi, riferendosi alla solidarietà, intesa come *"parola chiave"* che unifica il prodotto delle ricerche svolte nel campo delle Associazioni di volontariato, hanno lavorato, individuando i termini linguistici relativi all'argomento, vicini o lontani tra loro, per assonanza, per associazione libera, attraverso i sinonimi e i contrari.

Il gioco è iniziato dalla parola *"Amare"* ed ha preso forma sull'asse sia sintagmatico, sia paradigmatico, muovendosi orizzontalmente e verticalmente. Tutto ciò ha permesso di selezionare e combinare le parole per tipologia, in modo che fossero presenti tutte le parti del discorso, osando accoppiamenti strani e diversi dal solito che hanno reso originale e divertente il lavoro.

Il gruppo è stato stimolato continuamente con domande mirate e provocazioni verbali, affinché ogni elemento chiarisse ciò che voleva esprimere e comunicare con parole precise, costrutti chiari, intrecciando descrizioni, sensazioni interne, ritmo, silenzi, logicità del messaggio, idee.

Per rendere evidente la denominazione delle associazioni, presa in esame, si è fatto ricorso all'acrostico: costruzione linguistica nella quale le prime lettere di ogni verso, lette in ordine dall'alto al basso, corrispondono a una parola. Così, come si può lavorare il legno, i colori, la stoffa, è possibile lavorare con e sulle parole, che, in questo caso, rappresentano *"la materia del cuore"*.

Ed ecco che, insieme, è possibile riflettere sul significato espresso attraverso le similitudini, le metafore, le forme retoriche in genere; e si può comprendere il senso dell'arte come espressione universale ricca, unica, irrepetibile. Quale modo migliore di una poesia, per lanciare messaggi importanti, senza che questi cadano nel vuoto dell'indifferenza?

È proprio il caso di dire che la scienza si è fatta arte, nel momento in cui ha permesso alle informazioni di prendere corpo in messaggi efficaci, creati dai ragazzi per tutti quelli che sanno di avere un cuore che batte con i ritmi della vita, ascolta i suoni e i frastuoni del mondo, parla con la voce dell'amore e della solidarietà.

7.10 *Giudizi e pregiudizi*

Era inevitabile che con l'apertura del Servizio di emodialisi, stando in contatto quotidiano con nefropatici idonei e motivati a ricevere un trapianto di rene, si ponesse con forza al centro dei miei interessi professionali e delle mie aspirazioni umane la donazione di organi, un atto di solidarietà degno di essere promosso e incoraggiato anche nella realtà locale. Non essendo suggestionato da alcun pregiudizio di sorta, fu naturale per me iscrivermi subito alla sezione *"Aido"* di Foligno – forse l'unica in Umbria in quegli anni – prendendo contatti con Don Arcangelo, il suo fondatore. Con lui ho stabilito un rapporto di proficua collaborazione, resosi concreto con la divulgazione di un mio articolo sul giornalino da lui redatto, portavoce consolidato dei punti di vista riservati agli aderenti.

Il mio impegno non si limitò a questa scelta personale, perché nello stesso tempo, grazie a un mio collega chirurgo, Presidente del *"Lions club cittadino"* – era il mese di settembre 1976 – abbiamo organizzato un convegno pubblico sulla donazione di organi con alcuni relatori esperti fra cui spiccava il nome di R. Cortesini, trapiantologo di fama internazionale. La manifestazione ha avuto un grande successo di pubblico e una notevole risonanza mediatica, tanto che in pochi giorni fu costituita la sezione *"Aido"* di Città di Castello, composta di una nutrita schiera di soci volontari, i quali si riunivano periodicamente per organizzare campagne promozionali mirate a incrementare il numero dei donatori.

A dire il vero, le azioni di sensibilizzazione, iniziate con inaspettato entusiasmo, denso di feconde speranze, persero di vigore in breve tempo e si ridussero per molti anni a venire. Una volta l'anno, in occasione delle *"Giornate nazionali sulla donazione e il trapianto di organi"*, promosse dal Ministero della salute, il Primario del centro trasfusionale si limitava ad affiggere in Ospedale un manifesto pubblicitario.

Finché nel 2004, su pressione iterativa del mio collega, in evidente difficoltà a mantenere la delega ricevuta, la mia funzione di Presidente scientifico di *"Amare"* mi ha spinto a rivitalizzare quell'organismo di volontariato, individuando in un'insegnante la persona giusta per prenderne le redini. Da allora, il comitato *"Aido"* cittadino è presieduto da Nivéa, amica personale – insieme con il marito Mario già presidente di *"Amare"* – molto stimata in ambito scolastico, donna intraprendente, sicura del fatto suo, di facile eloquio e soprattutto motivata a svolgere questa funzione di servizio disinteressato.

I risultati non si sono fatti attendere, anche perché, nel frattempo, essendo stato nominato *"Coordinatore locale alla donazione e al trapianto"* dalla Direzione strategica dell'Asl, dovevo dimostrare di sapere svolgere al meglio il ruolo conferitomi, considerato da M. Ragagni (2003) *"una nuova specializzazione sanitaria per medici e infermieri"*. Una legittima valutazione, qualora si sia concordi nel sostenere che, nella fattispecie, questa figura professionale, oltre ad essere rappresentata da un sanitario ospedaliero motivato, deve conoscere il sistema attraverso il quale un cadavere si trasforma in un potenziale donatore e adoperarsi, perché l'intero processo – prima di donazione e poi di trapianto – non si arresti in una delle tante fasi, di cui è costituito.

Il livello specialistico di quest'operatore deve essere così elevato da imporre, in primo luogo, la conoscenza di tutti gli aspetti dell'assistenza erogata al paziente, quali la capacità di identificare e selezionare il potenziale donatore, garantire che sia fatta la diagnosi di morte e accertarla secondo le disposizioni di legge. Inoltre, la sua preparazione deve essere tale da avere dimestichezza con le tecniche della comunicazione e della relazione terapeutica, per informare adeguatamente i familiari dell'avvenuto decesso e chiedere il consenso alla donazione.

E una volta ottenuto il benestare, deve essere vigile e accorto durante il mantenimento della vitalità degli organi destinati al trapianto. Suo ultimo requisito, ma non meno importante, deve essere la capacità di stabilire forti legami con i medici di medicina generale, la stampa, la televisione, le associazioni di volontariato, la scuola, le autorità istituzionali. Un valido coordinatore deve non solo credere nell'importanza e nell'utilità sociale della donazione, ma anche dare un'immagine positiva all'interno del proprio Ospedale, dimostrando capacità organizzative ed esperienza sugli aspetti tecnici, giuridici e amministrativi, che ruotano attorno a tale complessa e delicata attività.

Spetta a questa figura sanitaria aiutare la famiglia a comprendere la morte encefalica, considerata tecnologica e innaturale, e il significato della donazione che deve essere una scelta libera e consapevole. Perché, se accettata con cognizione di causa, diventa nel tempo un ricordo positivo di alto valore consolatorio e morale. Ed è anche di sua competenza la ricerca di nuove strategie per individuare i motivi del mancato incremento di potenziali donatori e lo sviluppo di attività formative e educative organizzate all'interno e all'esterno delle strutture sanitarie.

In ottemperanza all'incarico affidatomi e alle funzioni – fin qui sommariamente illustrate – che questo comporta, la nostra prima uscita pubblica è stata ben documentata nella cronaca locale del *"Corriere dell'Umbria"* il 6 maggio 2004 e da me conservata.

Il giornalista titolava il servizio *"Donazione di organi, un atto di civiltà"* ed esordiva con queste parole:

> Il centro cittadino questa mattina sarà anche uno spazio dedicato alla divulgazione del messaggio legato alla donazione di organi. E fedelmente riportava il senso della nostra iniziativa: In occasione delle Giornate nazionali dedicate alla donazione e trapianto di organi, la Regione dell'Umbria ha promosso sul tema una campagna d'informazione e sensibilizzazione. L'Asl n. 1, rappresentata dal coordinatore locale, con la collaborazione delle Associazioni di volontariato *"Amare"*, *"Aned"* e *"Aido"*, allestirà in piazza Matteotti uno *"stand"* informativo sulla donazione e trapianto di organi.
>
> Il personale dell'Asl assicurerà una corretta informazione al cittadino sul perché della donazione di organi e tessuti, su quali di questi possono essere donati, su quando avviene la donazione, sulla differenza tra morte cerebrale e coma, e altre notizie mediche. Inoltre, saranno diffusi materiali informativi e *"gadget"* per stimolare e promuovere la cultura della solidarietà, il senso civico nella popolazione e la facilità di accesso nei punti preposti all'accettazione delle schede per la dichiarazione di volontà sulla donazione di organi.

A questa iniziativa ne sono seguite altre dello stesso tipo – e altre ne seguiranno – ma le opportunità più importanti per sgombrare il campo dai pregiudizi che ostacolano il consenso alla donazione di organi, si sono realizzate all'interno d'istituti scolastici amministrati da dirigenti sensibili, emancipati e lungimiranti, con i quali sono stati concordati progetti formativi di *"Educazione alla solidarietà e alla donazione di organi e tessuti"*. A chi si oppone – per ignoranza, false credenze, paure immotivate, mancanza di spirito critico – alla donazione di parti del proprio corpo in condizione cadaverica, possono essere d'aiuto le risposte alle seguenti domande, da noi più volte dibattute in altre sedi comunitarie, come circoli ricreativi e di aggregazione sociale.

➤ *Donare gli organi... una scelta consapevole.*

- **Perché donare i propri organi e tessuti?** Migliaia di persone ogni anno sono salvate con il trapianto, grazie alla solidarietà di quanti hanno scelto di compiere questo gesto d'amore.
- **Quali organi e tessuti possono essere donati?** Organi come cuore, reni, fegato, polmoni, pancreas e intestino; tessuti come cornee, valvole cardiache, vasi sanguini, ossa, cartilagini, tendini, cute.

- **Quando avviene la donazione?** Solo dopo che è stato fatto tutto per salvare il paziente, ma il cervello non funziona più e non potrà mai più funzionare a causa della completa distruzione delle cellule cerebrali; quando, cioè, sia stata accertata la morte encefalica o cerebrale, stato definitivo e irreversibile. Gli organi sono prelevati nel più grande rispetto del defunto.

- **Che differenza c'è tra morte cerebrale e coma?** Nella morte cerebrale tutti i neuroni sono morti e il paziente è morto. Nel coma il paziente è incosciente, ma è vivo e può risvegliarsi.

- **In una persona morta il cuore può battere ancora?** Sì, la morte di una persona è determinata esclusivamente dalla morte del cervello, indipendentemente dalle funzioni residue di qualsiasi organo, cuore compreso. Nel caso di persone decedute in condizione di morte cerebrale, se si mantiene una respirazione artificiale, il cuore può battere per alcune ore. Il prelievo di organi è possibile solo in questi casi.

- **Che cosa fanno i medici per stabilire con assoluta certezza che una persona è morta?** La morte è causata da una totale e irreversibile assenza delle funzioni cerebrali, dipendente da un prolungato arresto della circolazione per almeno venti minuti o da una gravissima lesione che ha colpito direttamente il cervello. In questi casi, un medico legale, un rianimatore e un neurologo eseguono una serie di accertamenti clinici per stabilire, per un periodo di almeno sei ore consecutive, la contemporanea assenza di: riflessi che partono direttamente dal cervello; reazioni agli stimoli dolorifici; respiro spontaneo; stato di coscienza; qualsiasi attività elettrica cerebrale.

- **È possibile decidere chi saranno i riceventi dei propri organi dopo la morte?** No, non è possibile riconoscere né il nome del donatore né quello del ricevente, perché gli organi sono assegnati ai pazienti inseriti in lista di attesa in base alle loro condizioni di urgenza e alla compatibilità clinica e immunologica.

- **I pazienti devono pagare per ricevere un organo?** No, è illegale comprare e vendere organi umani: la donazione è sempre gratuita e anonima e i costi del trapianto sono a carico del Servizio Sanitario Nazionale.

- **Fino a quale età si possono donare organi e tessuti?** Non esistono limiti di età: in particolare le cornee e il fegato di donatori di età superiore a ottanta anni sono frequentemente idonei a essere prelevati e trapiantati.

- **Attraverso organi e tessuti trapiantati possono essere trasmesse gravi malattie?** Ogni potenziale donatore è sottoposto ad accurati accertamenti clinici che garantiscono ampi margini di sicurezza.

- **Come vivono i trapiantati?** Bene, con il trapianto possono riprendere la vita normale e i soggetti in età fertile possono avere figli. E ormai i casi di rigetto sono sempre più rari e controllabili con la terapia farmacologica.

- **Le confessioni religiose sono favorevoli o contrarie al prelievo di organi?** Le principali confessioni religiose sono favorevoli alla donazione degli organi. Tutte raccomandano che la donazione sia frutto di una libera scelta e non di una costrizione.

- **Come e dove si può esprimere la propria dichiarazione di volontà alla donazione di organi e tessuti?** La propria volontà, che potrà essere modificata in ogni momento, deve essere espressa mediante dichiarazione scritta su uno specifico modulo e accompagnata da un'esplicita attestazione di assenso o dissenso alla donazione di organi e tessuti a scopo di trapianto. È possibile sottoscrivere la dichiarazione presso gli *"Uffici relazioni con il pubblico"* degli ospedali e le sezioni *"Aido"*. Se si è espressa volontà positiva, i familiari non possono opporsi alla donazione. Se la persona non si espressa il prelievo di organi dipende dalla volontà dei congiunti aventi diritto.

L'esperienza, da noi realizzata nell'incontro del 22 dicembre 2006 con gli studenti del III Liceo socio–psico-pedagogico della nostra città è stata, e continua a essere, molto istruttiva, perché ha permesso di chiarire alcuni preconcetti sulla donazione di organi. Le riflessioni dei discenti, elaborate in gruppo dopo una discussione aperta e approfondita sull'argomento, e di cui in seguito saranno riportati alcuni stralci a titolo di esempio, dimostrano che con l'educazione – dal latino *"educere"* traducibile in *"tirare fuori"* – alle false e opinabili cognizioni si possono sostituire giudizi chiari e distinti.

7.11 *Un evento straordinario*

Si chiamava Luca e aveva appena undici anni, una macchina l'ha investito in pieno, mentre a cavallo della sua bicicletta, allegro e spensierato, girovagava senza una meta precisa nei pressi della sua casa, in un piccolo paese di campagna ubicato a pochi chilometri da Città di Castello. Era il 7 settembre 2004, fra qualche giorno avrebbe dovuto riprendere gli studi del nuovo anno scolastico, ma un destino avverso e crudele, all'improvviso, come un fulmine a cielo sereno, gli ha stroncato la vita per sempre e ha gettato nello scoramento più profondo i suoi familiari.

Dopo il terribile e imprevedibile schianto, non c'è stato nulla da fare. Fin dall'inizio, lo stato clinico di quell'adolescente appena pubere, segaligno, sveglio e iperattivo nei modi, come solevano dipingerlo i suoi genitori, è apparso in condizioni di estrema gravità, tanto da non lasciare spazio ad alcuna speranza. I soccorsi furono immediati, l'Autoambulanza del 118 era arrivata in un baleno nel luogo dell'incidente a sirene spiegate, e dopo poco più di un'ora la giovane vittima era già relegata in un letto del Servizio di rianimazione.

Come Coordinatore della donazione di organi e tessuti, nominato da poco più di un anno in sostituzione del collega che si era trasferito in altra sede, ho saputo dell'evento nel primo pomeriggio di quello stesso giorno. Ero a casa e avevo appena consumato il pranzo da solo – in ritardo come il solito – rispetto a moglie e figli, dopo una mattina d'intenso lavoro. Al medico rianimatore di turno avrei potuto dire di tenermi informato per telefono, nel caso si fosse prospettata la possibilità della donazione, ma, senza pensarci due volte, preferii rendermi conto di persona di come stavano le cose.

Quando entrai nella sala di rianimazione a passo lento e felpato, munito dei dispositivi di ordinanza – calzari, mascherina, copricapo e camice – imposti per prevenire la diffusione di batteri e virus in un ambiente definito ad alta intensità d'assistenza e a grave rischio d'infezioni, mi si presentò una scena fantasmagorica e surreale, cui più volte avevo assistito, ma con noncuranza e senza riflettere abbastanza.

Una luce soffusa, animata da più colori morbidi e tenui, addolciva il fresco pungente che il condizionatore diffondeva con dovizia di energie nella stanza, per aerarla in tutta la sua estensione, compresi anche gli angoli meno in vista. Il moto dell'aria, purificata dalle scorie, era codificato, e a getto continuo si spandeva invisibile nel più assoluto silenzio, quasi a voler rispettare il sonno, il dormiveglia, l'incoscienza di quei corpi immobili straziati dalla sofferenza o senza vita, ricoverati in quel luogo che troppo spesso funge da anticamera della morte.

Dopo aver rivolto uno sguardo fugace e investigativo alle postazioni sanitarie, che contenevano i malati con reverente riguardo, mi diressi sicuro verso il letto di Luca, deposto completamente nudo sotto le lenzuola. Lo sfortunato paziente era in balia dei ritualistici soprusi dei vari presidi terapeutici, somministrati secondo regole protocollari ben definite e nel miglior modo possibile, per cercare di rivitalizzare un organismo ormai destinato, purtroppo, a una morte certa.

I deflussori, appiccati alle sacche di sangue e ai contenitori di vetro ripieni di soluzioni idrosaline e farmaci, iniettavano le sostanze salvavita – a goccia a goccia a cadenza programmata – nei numerosi cateteri infissi nelle vene. Nello schermo dei *"monitor"*, fonti di calore e sonorità invadenti e pervasive, si rincorrevano i grafici colorati e nitidi che tratteggiavano i picchi correnti dell'attività elettrica del cuore, e comparivano a comando e in tempo reale i valori della pressione arteriosa, il numero dei battiti cardiaci/minuto e la saturazione di ossigeno nel sangue. Il respiratore artificiale, immesso in gola con mosse rapide e decise, soffiava aria nei polmoni a pressione controllata, gonfiando e sgonfiando ritmicamente il petto del giovane traumatizzato, che era stato ricoverato in coma e aveva già subito gli effetti della sedazione farmacologica secondo una prassi da molto tempo consolidata.

Sotto l'esile torace discinto, che esibiva in bella mostra i solchi e le protuberanze generate dall'assetto anatomico delle costole, il cuore sobbalzava, impavido e impetuoso, come se volesse forzare quella gabbia diventata troppo stretta e oppressiva, per scapparne fuori e fare sfoggio della sua esuberante e incontenibile vitalità e baldanza.

Tutto procedeva in maniera regolare. La pressione arteriosa e la frequenza cardiaca erano normali. La diuresi fluiva con generosità attraverso il catetere vescicale nel dispositivo contentivo, frequentemente rinnovato. Gli esami ematochimici rientravano tutti entro i *"range"* della norma. Ciononostante, l'inconsapevole prigioniero dello smisurato potere dei medici e dei loro artifici tecnici, mostrava i segni clinici inconfondibili della morte.

Luca aveva gli occhi chiusi e sembrava che dormisse. In realtà, era perduto in un profondo stato d'incoscienza, non rispondeva ai comandi verbali, pur pronunciati ad alta voce. I riflessi, saggiati con gli strumenti del mestiere, erano assenti. La midriasi pupillare rimaneva fissa agli stimoli luminosi. Sul suo viso non compariva alcuna smorfia di dolore, quando si pizzicavano, con una stretta decisa del pollice e dell'indice, i capezzoli mammari.

Convinto di trovarmi di fronte a un potenziale donatore, senza proferire parola, all'infermiere e al rianimatore di turno, presenti alla mia visita, rivolsi uno sguardo di complice intesa, come per voler comunicare loro il mio orientamento sulla necessità di procedere nelle prossime ore alla diagnosi elettroencefalografica di morte e al suo conseguente accertamento.

Usciti dalla stanza, ci consultammo sulla programmazione dell'intero percorso d'assistenza da avviare e gestire con scrupolo in vista dell'eventuale prelievo di organi. Prima di congedarmi, dissi al mio collega di informarmi per telefono appena fosse stata confermata la diagnosi di morte cerebrale.

Ho seguito con perseveranza e passione quell'evento – da me definito eccezionale perché niente di simile era mai capitato nel nostro Ospedale e chissà quando e se ricapiterà – dall'inizio fino alla sua conclusione, e potrei continuare a illustrarlo fin nei minimi dettagli con l'aiuto prezioso della sola memoria.

Viceversa, preferisco utilizzare la fonte testimoniale della cronaca, rappresentata da due mie lettere, scritte *"a caldo"* in quei giorni convulsi, che non dimenticherò mai per il grado d'intensità emotiva con cui li ho vissuti. Nel mio cuore, dominanti e contrastanti erano il dispiacere provocato dalla morte di una persona così giovane e la gioia di ridare speranza di vita ad altri esseri umani, grazie al trapianto dei suoi organi donati con generosità, senza un attimo di esitazione, per consapevole scelta dei genitori.

Dalla rilettura di quei due documenti – dopo alcuni anni dalla loro redazione – mi sembra che dal contenuto traspare, da una parte il mio puntiglio professionale e dall'altra il valore aggiunto della sensibilità maturata nel mio animo con l'esperienza pluriennale del volontariato. Un servizio che ha contribuito in maniera sostanziale a fare di me un medico ben orientato a tenere nella dovuta considerazione anche la dimensione morale e spirituale dei malati e dei familiari.

➤ *"Report su un caso di accertamento della morte, donazione di organi, loro mantenimento ed espianto in loco"* è l'oggetto della missiva da me indirizzata, il 9 settembre 2004 ai membri della Direzione strategica dell'Asl n. 1, per obbligo di competenza.

Pur essendo di dominio pubblico, esordivo, informo che il caso in oggetto riguarda Luca di anni undici, cerebroleso ricoverato nel Servizio di rianimazione in stato comatoso, su cui è stata fatta diagnosi di morte cerebrale il giorno sette c.m. fra le ore 22,30-23,30.

L'iter successivo si è svolto attraverso le seguenti tappe a carattere burocratico-amministrativo e clinico-assistenziale:
- Comunicazione del decesso ai genitori e richiesta del loro consenso alla donazione;
- Accertamento della morte cerebrale il giorno otto c.m. dalle ore 8,30 alle ore 14,30;
- Prosecuzione della conservazione degli organi fino alle ore 22;
- Espianto degli organi (cuore, fegato, reni) fra le ore 22 e le ore 1,30 del giorno nove c.m.

Alle varie operazioni, supportate costantemente per via telefonica dal *"Centro di riferimento regionale dei trapianti"*, hanno partecipato i medici e gli infermieri dei servizi di:
- Rianimazione con l'aiuto di un anestesista in pensione di Perugia molto esperto nel settore, inviato dal Coordinatore umbro;
- Neurofisiopatologia;
- Direzione sanitaria di presidio;
- Chirurgie di Brescia, Genova e Perugia, di cui, ognuna ha inviato personale esperto nell'espianto di organi.

Gli organi sono stati destinati:
- Il cuore a Brescia (ragazza di diciassette anni affetta da Cardiomiopatia dilatativa in fase terminale);
- Il fegato a Genova (donna di venticinque anni affetta da Epatite fulminante da isoniazide);
- I reni a Roma (due bambini in dialisi cronica).

Ho partecipato sia direttamente, sia per interposta persona a tutte le fasi dell'intero processo, comprese:

- Il colloquio con il padre e la madre per comunicare loro il decesso del figlio e cercare di ottenere il consenso alla donazione;
- La presenza durante l'accertamento della morte;
- Il mantenimento della perfusione degli organi;
- L'espianto degli organi;
- Una visita in camera mortuaria, il saluto e i ringraziamenti personali ai genitori che hanno dimostrato una sensibilità d'animo e uno spirito di solidarietà al di là da ogni più rosea attesa.

È il caso di dire, con una punta di orgoglio, mia e, soprattutto, dei protagonisti, *"in primis"* i genitori di Luca, che già con questo evento sono stati superati gli obiettivi del Progetto trapianti 2004 da me presentato, e indietro non si torna. Per questo suggerisco alla Direzione strategica di:

- Ringraziare ufficialmente i genitori tramite stampa e con lettera riservata;
- Elogiare palesemente, anche con nota scritta, medici, infermieri e tecnici menzionati;
- Istituire il Comitato di coordinamento fra gli operatori direttamente coinvolti, presieduto dal Direttore sanitario aziendale, per:

✓ Discutere e fare tesoro del caso presentato;
✓ Predisporre criteri protocollari mirati alla bisogna;
✓ Promuovere momenti di sensibilizzazione alla donazione fra sanitari e cittadini e quanto altro conforme alle linee programmatiche già individuate su tale questione.

➤ Dubbioso – per esperienze consolidate nel tempo – sulle intenzioni delle figure apicali ad accogliere il mio suggerimento, il 10 settembre 2004 ho deciso di inviare di persona a colleghi e collaboratori una *"Speciale nota di merito per il successo conseguito nelle varie fasi operative che hanno portato all'espianto in loco e alla donazione di organi del giovane Luca"*.

Come Coordinatore locale, scrivevo, nel rivolgere prima di tutto un pensiero affettuoso al giovane Luca e ai suoi genitori per il coraggio dimostrato, desidero esprimere una speciale nota di merito a voi tutti per gli sforzi compiuti, in occasione dell'evento riportato in oggetto.

Un giovane, un dramma, una famiglia sconvolta, la capacità di compiere un gesto d'amore, così istantaneo, lucido e incredibile, la vostra dedizione e competenza in un momento così intenso, sono emozioni che non possono essere sottaciute e tanto meno dimenticate.

Ho seguito in gran parte le varie fasi dell'intero processo, compreso l'espianto di organi (il cuore, il fegato e i due reni destinati a giovani malati) a fianco di esperti chirurghi e infermieri delle tre *équipe* specializzate nel settore (Brescia, Genova e Perugia) coadiuvate dai nostri infermieri e anestesisti.

Ho parlato, sia prima, sia dopo, con i genitori di Luca, dai quali ho ricevuto una lezione di umanità, solidarietà e altruismo, che ho difficoltà a esprimere a parole, e rimarrà indelebile nella mia mente e nel mio cuore: un esempio da seguire, una riflessione da proporre all'inizio di ogni giornata lavorativa, un tesoro da conservare e da proteggere.

Non io, ma voi tutti – certo, compresi anche i miei colleghi – siete stati protagonisti attivi e formidabili di una sfida che segna un passo importante e indicativo, che non poteva non essere compiuto, nella promozione e nello sviluppo del Progetto trapianti: ormai ogni resistenza mentale, culturale e professionale è caduta, e non si può che migliorare.

Rivolgo a tutti voi un encomio particolare, i miei apprezzamenti e complimenti più sinceri, ricordando di ognuno lo sguardo, le espressioni, l'attenzione, l'attività frenetica di quelle ore lunghe e drammatiche ma aperte alla speranza, stressanti ma ricche di soddisfazione, scandite dalla consapevolezza di mirare a un obiettivo nuovo, alto e inaspettato.

Alla prossima …

Il mio coinvolgimento professionale ed emotivo in un'impresa per noi fuori dal comune – per certi versi eroica e storica rispetto alle nostre usuali prestazioni sanitarie – è terminata due giorni dopo con l'invio delle condoglianze ai genitori di Luca. Nella breve comunicazione scritta, oltre a testimoniare la mia vicinanza al loro dolore per la perdita del figlio, ho sentito il bisogno di esprimere i sensi più profondi e autentici della nostra riconoscenza per il coraggio e la dignità dimostrati in un frangente così tragico. E, inoltre, li ho informati che gli organi del loro figlio avevano ripreso a vivere nel corpo di quattro giovani malati, i quali sarebbero morti se non avessero potuto contare sul loro inestimabile e gratuito gesto d'amore.

7.12 Dalla scuola alla comunità

Una volta ottenuto il consenso, non fu difficile per me e Nivèa concordare con il Dirigente dell'Istituto *"San Francesco di Sales"* – un *"manager"* giovane, sensibile, competente e innovativo – la realizzazione di un Progetto sulla *"Educazione alla donazione di organi e tessuti nella scuola"* elaborato dagli studenti del III Liceo socio–psico-pedagogico in collaborazione con le Associazioni di volontariato *"Aido"* e *"Amare"*. Tanta è la soddisfazione e la gratificazione provate per avere portato a termine l'iniziativa e averla divulgata nella comunità locale, facendo affidamento solo sulla volontà e la determinazione dei protagonisti, che giudico naturale e utile proporne in sintesi le varie fasi illustrate in un *"poster"*, composto dai ragazzi e da alcuni insegnanti.

Istituto "San Francesco di Sales"
Liceo socio-psico-pedagogico
(Anno scolastico 2006-2007)
Città di Castello

Progetto "Educazione alla donazione di organi e tessuti nella scuola"
(in collaborazione con le Associazioni "Aido" e "Amare")

➤ *Classe coinvolta*

III Liceo socio–psico-pedagogico

➤ *Responsabile del progetto*

Prof.ssa B. Vallini, Docente di scienze presso il Liceo socio-psico-pedagogico *"San Francesco di Sales"*, Coordinatrice della classe III.

➤ *Docenti collaboratori*

Prof. ssa R. Severini, Docente d'italiano e latino presso il Liceo socio–psico-pedagogico *"San Francesco di Sales"*; Prof. L. Bigonzoni, Assistente tecnico del laboratorio d'informatica presso il Liceo socio–psico-pedagogico *"San Francesco di Sales";* Prof.ssa M. Capaccioni, Docente di arte presso il Liceo socio-psico-pedagogico *"San Francesco di Sales".*

➤ *PREMESSA*

- L'idea parte da un incontro, svoltosi nell'ottobre 2005 preso il Palazzo del Comune di Città di Castello, organizzato dall'Associazione *"Aido",* che prevedeva interventi di volontari, medici e rappresentanti di associazioni, volti a sensibilizzare gli studenti delle Scuole superiori in tema di donazione di organi, alcolismo e malattie sessualmente trasmesse, prima fra tutte l'Aids.
- La classe partecipante per il nostro istituto era il III Liceo socio–psico-pedagogico, che è rimasto particolarmente impressionato dalle testimonianze dirette di chi in qualche modo è passato attraverso esperienze negative, e oggi s'impegna in una campagna informativa quanto mai necessaria per i ragazzi, cercando di coinvolgere in prima persona la scuola come luogo privilegiato per la prevenzione di stili di vita errati.
- La scuola potrebbe anche essere punto di partenza insieme alle altre agenzie educative tradizionali e non, per promuovere una cultura della solidarietà, perché i nostri giovani, accanto alle contraddizioni che spesso li inquadrano come *"dipendenti"* da sostanze chimiche e tecnologie in continuo divenire, dimostrano una buona propensione

alla condivisione, all'impegno in attività umanitarie, anche assiduo, senza chiedere nulla in cambio, ma solo con il proposito di poter fare qualcosa per gli altri.

- Alla ricerca di questa consapevolezza è quindi legato il presente progetto, che interesserà l'attuale classe III e, comunque, quanti apporteranno materiali, esperienze e suggerimenti per la realizzazione del lavoro che avrà il suo momento più rilevante nel Convegno organizzato da *"Amare"*, previsto per il 12 maggio 2007 presso il Palazzo Vitelli. Durante il corso dell'iniziativa, uno o più studenti esporranno in sintesi il percorso svolto. Si auspica che l'esperienza rappresenti non solo un coinvolgimento emozionale, ma anche un momento di crescita interiore reale.

➤ *OBIETTIVI FORMATIVI*
- Comprendere il significato di *"solidarietà"* a livello personale e sociale.
- Sviluppare una sensibilità critica da applicare al proprio vivere e vissuti.
- Accrescere la capacità di lavorare in gruppo.

➤ *OBIETTIVI DIDATTICI*
- Capire il sistema di relazioni e interrelazioni tra scuola e volontariato.
- Aumentare la capacità di produzione scritta.
- Incrementare la capacità di raccogliere, interpretare ed elaborare dati.
- Migliorare la capacità di esporre oralmente quanto prodotto.

➤ *CONTENUTI*
- Incontro del 22 dicembre 2006 nei locali dell'Istituto *"San Francesco di Sales"* con presentazione delle attività delle Associazioni di volontariato *"Aido"* e *"Amare"*, impegnate nella donazione di organi e tessuti.
- Consegna di materiale informativo agli studenti del triennio.
- Riflessioni orali e scritte sui temi trattati.

➤ *VERIFICA*
- Elaborazione scritta in classe del seguente tema: *"Da quali sentimenti e valori sono sollecitati i giovani o altri individui a donare, dopo la morte, una parte di sé, per rendere felici altri esseri umani colpiti da malattie e bisognosi di trapianto di organi"? "Può la gioia di donare nascere dal bisogno di diffondere l'amore e la speranza verso gli altri"? "Rifletti ed esponi il tuo pensiero in proposito".*
- Realizzazione di *"poster"*.
- Realizzazione di presentazione in *"Power Point"*.

➤ *INTEGRAZIONE CURRICOLARE*
- Italiano: produzione scritta.
- Informatica: elaborazione e presentazione dei dati.

- Scienze: ricerca attraverso il metodo scientifico, approfondimenti di educazione sanitaria.
- Arte: elaborazione d'immagini.

➤ *METODOLOGIE E RISORSE*
- Dibattito.
- Lavoro di gruppo.
- Interventi di esperti.
- Aula multimediale: *"computer"*, *"scanner"*, stampante, *"internet"*.
- Fotocopiatrice e carta da stampa formato A4.

➤ *DIFFUSIONE*
- Partecipazione al Convegno *"Educazione alla donazione di organi e tessuti nella scuola"* del 12 maggio 2007, organizzato da *"Amare"*.

Puntualmente, il convegno si è tenuto nei tempi e nei modi prestabiliti con l'intervento di volontari, studenti ed esperti di tutto rispetto, i quali hanno affrontato i nutriti temi concordati – di seguito rappresentati come da inviti e locandine pubblicitarie – con magistrale competenza e chiarezza espositiva.

Concetti tecnici e scientifici tradotti in un linguaggio piano, suadente e comprensibile, si sono rivelati alla portata del composito pubblico (studenti, genitori, insegnanti, medici, infermieri, semplici cittadini) che ha gremito la sala della tavola rotonda in ogni suo posto, ed ha ascoltato con attenzione e interesse tutti i relatori, riservando loro calorose manifestazioni di compiacimento.

COMUNITA' E SALUTE
"EDUCAZIONE ALLA DONAZIONE DI ORGANI
E TESSUTI NELLA SCUOLA"

- Prelievo e trapianto di organi e tessuti nella Legge n. 91/1999
  Michele Gambuli – Avvocato

- Donazione di organi e tessuti fra etica e religione
  Giovanni Cappelli – Teologo

- Attualità e prospettive nel prelievo di organi e tessuti nell'Asl n. 1
  Silvio Pasqui – Direttore sanitario dell'Asl n. 1

- Dalla scoperta della nefropatia cronica al trapianto renale
  Luciano Giombini – Nefrologo

- Coma e morte cerebrale a confronto
  Silvia Cenciarelli – Neurologo

- Assistenza al donatore cadavere fino al prelievo di organi e tessuti
  Nicoletta Bondi – Rianimatore

- Donazione di organi e tessuti: perché, come e per chi
  Nivèa Lucaccioni – Presidente *"Aido"*

- Motivazioni di un gesto d'amore nel dramma della morte
  Giuseppe Gildoni – Un donatore di organi

- Testimonianza di una grazia ricevuta
  Cesare Galloni – Un trapiantato di fegato

- Solidarietà e donazione di organi e tessuti nella scuola
  Studenti – III Liceo socio–psico-pedagogico

SABATO 12 MAGGIO 2007 – Ore 16.30
Sala Convegni – Palazzo Vitelli
Piazza Garibaldi – Città di Castello

7.13 Informazioni tecniche

Gli argomenti del convegno, appena illustrati, meritano almeno un succinto resoconto che mi accingo a sviluppare per rilevarne le informazioni di più alto valore probatorio ai fini dello sviluppo di una cultura fondata sulla solidarietà, di cui la donazione di organi e tessuti costituisce una problematica importante, delicata e complessa, sottovalutata dai più, perché non sufficientemente compresa nei suoi aspetti più controversi.

La prima relazione è stata presentata dall'Avv. M. Gambuli, accorto e stimato professionista, molto conosciuto in città, che non è caduto nell'errore – come abbastanza spesso succede quando si parla di leggi – di condire d'inutili e fuorvianti fronzoli accademici il suo intervento, riducendo all'essenziale l'esame dei meccanismi previsti dalla legge n. 91/1999 *"Disposizioni in materia di prelievi e di trapianto di organi e tessuti"*. Infatti, in premessa il relatore ha fatto notare che *"il primo, fondamentale e ordinario procedimento attraverso cui giungere al trapianto di organi consiste nell'acquisire in vita la volontà del donatore"*.

A tale scopo, ha precisato, l'art. 3 della legge attuale, dopo avere ricordato che il prelievo di organi e tessuti è consentito ai sensi dell'art. 1 della legge n. 578/1993 *"Norme per l'accertamento e la certificazione di morte"* (...) prelude all'art. 4. Quest'articolo al primo comma stabilisce che (...) i cittadini sono tenuti a dichiarare la propria libera volontà a proposito della donazione di organi e tessuti dopo la morte, e sono informati che la mancata dichiarazione di volontà è considerata quale assenso alla donazione (...). Il successivo comma chiarisce, tuttavia, che i soggetti, cui non sia stata notificata la richiesta di manifestazione della propria volontà riguardo alla donazione di organi (...) (...) sono considerati non donatori.

Com'è evidente, ha proseguito l'esperto giureconsulto, il procedimento descritto ha accolto quale meccanismo cardine della legge quello del *"silenzio-assenso"*, ossia di una condotta omissiva (*"silenzio"*) che tuttavia assume convenzionalmente valore di espressione di volontà positiva in ordine ad una determinata richiesta (*"assenso"*). Tale soluzione legislativa è molto importante, perché da un lato attribuisce valore prevalente alla volontà del potenziale donatore rispetto a quella di altri soggetti o all'interesse pubblico per la donazione di organi e tessuti, e dall'altro riconosce e tutela il valore solidaristico e pubblico della donazione di organi.

In definitiva, ha terminato, la legge attuale esprime questi messaggi:

- Vi è un interesse pubblico al prelievo e alla donazione di organi e tessuti a scopo terapeutico dichiarato tramite l'art. 1 comma 2 che recita: *"Le attività di trapianto di organi e tessuti e il loro coordinamento costituiscono obiettivi del Servizio Sanitario Nazionale"*.
- Ciascun cittadino deve essere adeguatamente informato sul valore della donazione di organi e tessuti e lo Stato s'impegna a farlo;
- Ogni soggetto debitamente informato, al quale è richiesto di esprimersi sulla donazione di organi e tessuti *"post mortem"*, se si opporrà espressamente, potrà legittimamente impedirla, se invece nulla dirà al riguardo, il suo silenzio s'intenderà espressivo del consenso.

Il teologo Don G. Cappelli, persona schiva, profondamente riflessiva e molto qualificata, per sgombrare il campo da sterili e pericolosi equivoci, ha subito affermato:

La Chiesa cattolica incoraggia e sostiene con apertura e convinzione la donazione di organi e tessuti. Tanto è il suo impegno civile che in occasione delle *"Giornate Nazionali della donazione e trapianto di organi"* – giunte alla X edizione con l'appuntamento del 6/13 maggio 2007 – promosse dal Ministero della Salute e le Regioni con lo slogan *Dona gli organi, il trapianto è vita"*, ha realizzato ogni anno iniziative ecclesiali appropriate di natura morale e spirituale.

I vescovi in quei giorni hanno sempre sollecitato i parroci di tutte le parrocchie a recitare, nel corso della liturgia domenicale, una preghiera comunitaria per le persone in attesa di trapianto e hanno proposto una traccia di animazione liturgica allo scopo di sensibilizzare al grande valore umano e cristiano della donazione di organi e tessuti.

Poi, per rimarcare l'essenza dell'etica cristiana, ha aggiunto che quello della donazione di organi e tessuti è un tema molto caro alla vita e alla spiritualità dei cristiani, perché è in piena sintonia con il cristianesimo. Questa religione è basata sulla rivelazione di Dio come amore e concepisce la vita come dono di Dio, e quindi ritiene che la vita non possa avere altro senso, se non di essere vissuta secondo la logica dell'amore e del dono di sé.

Infine, il sacerdote, per non ingenerare dubbi e perplessità negli astanti, ha precisato che, comunque, donazione e trapianto devono rispondere a criteri di obiettività, razionalità e rispetto di tutti i valori umani e morali in gioco. E per spiegarsi più chiaramente è ricorso ad alcune regole o principi da rispettare:

- Divieto di ogni prassi tendente a commercializzare gli organi umani o a considerarli come merce da vendere e comprare;
- Possibilità per il donatore di esprimere il suo consenso o diniego alla donazione dei suoi organi o tessuti;
- Difesa della vita e dell'integrità del donatore;
- Tutela dell'identità personale (l'encefalo e le gonadi non possono essere oggetto di donazione);
- Assegnazione secondo criteri di giustizia degli organi donati;
- Liceità morale degli xenotrapianti (gli organi provenienti da specie animali diverse possono essere trapiantati, essendo il mondo inframano al servizio dell'uomo).

Il Dott. S. Pasqui, in conformità alle competenze di Direttore sanitario dell'Asl n. 1, prima di entrare nel vivo della relazione assegnata, ne ha voluti rilevare alcuni presupposti fondamentali:

- L'importanza del trapianto di organi, raffigurato come l'unica terapia per ottenere la guarigione da gravi e irreversibili malattie;
- La necessità di una forte integrazione di diversi servizi sanitari per ottimizzare il sistema di prelievo e trapianto di organi e tessuti;
- Il rispetto delle normative vigenti di riferimento;
- La conoscenza e il superamento delle criticità che si possono presentare nelle varie fasi del percorso donazione-prelievo-trapianto.

E dopo avere illustrato alcuni dati nazionali sull'incremento complessivo e progressivo dei trapianti, anno per anno, dal 1992 (n. 1.083) al 2006 (n. 3.452), l'attività di donazione per regione nel 2006 e le liste di attesa per trapianto di rene (n. 8.851), fegato (n. 1.642) e cuore (n. 714) nello stesso anno, si è soffermato sulla realtà dell'Asl locale.

Ha riferito che l'Asl n. 1 dell'Umbria negli ultimi anni ha stretto importanti collaborazioni a livello nazionale con diverse Banche di tessuti:

- Banca degli occhi di Fabriano per l'innesto corneale in malati con gravi difetti visivi causati, ad esempio, da cheratocono e cheratopatie bollose;

- Banca toscana di sangue placentare per il trapianto di cellule staminali, prelevate dal cordone ombelicale dei neonati a termine, nei pazienti affetti da leucemie e altre malattie ematologiche come le talassemie e le aplasie midollari;
- Banca del tessuto muscolo-scheletrico degli Istituti Rizzoli di Bologna, depositaria d'innesti ossei da utilizzare nella chirurgia ortopedica protesica di revisione e in quella oncologica e post-traumatica.

In ultimo, ha presentato l'attività di settore, compiuta nel biennio 2004/2006 e consistente in:

- 5 accertamenti di morte cerebrale;
- 1 espianto multiorgano (cuore, fegato e reni);
- 3 prelievi di cornee;
- 1 trapianto di cornea;
- 307 prelievi del sangue da cordone ombelicale.

A L. Giombini, Nefrologo ormai di lungo corso, è toccato il non facile compito di illustrare il processo clinico e d'assistenza di malati d'insufficienza renale cronica che attraversano, se tutto procede nel migliore dei modi, tre fasi terapeutiche classiche, riconosciute a livello mondiale.

Lo specialista, prima di entrare nello specifico delle cure, ha tenuto a rilevare che sono fondamentali, soprattutto in occasione della prima visita, le norme di approccio con il paziente, il quale si considera già destinato alla dialisi, anche se ancora l'aumento della creatininemia e dell'azotemia è lieve. Questo succede perché la terapia dialitica è motivo di assoluto diniego per qualsiasi persona, essendo considerata ancora un dramma insopportabile, uno spauracchio terribile, una condanna inaccettabile.

Chi esercita la nostra professione, ha precisato, oltre alle conoscenze e alle competenze tecniche specifiche, deve possedere capacità psicologiche, comunicative e educative, e giovarsi della collaborazione dello psicologo, del dietista e dell'assistente sociale per affrontare le varie problematiche e dinamiche, causate da una malattia che in pratica dura per tutta la vita. E, soprattutto, ha il compito di favorire, con adeguati comportamenti, un'alleanza solida e solidale con i nefropatici e i familiari, basata sulla collaborazione e la fiducia reciproche.

Poi, a grandi linee, ha trattato i tre tipi di terapia che, ha specificato, si applicano in progressione temporale, tenendo conto dei controlli biochimici, delle condizioni cliniche e metaboliche, della velocità del decorso della malattia, variabili da paziente a paziente:

- Dieta e farmaci per *"conservare"* il più a lungo possibile la funzione renale residua;

- Dialisi per *"sostituire"* con il rene artificiale la funzione renale naturale ormai gravata da un danno totale e irreversibile, definito *"terminale"*;
- Trapianto renale, da vivente o da cadavere, per *"restituire"* al paziente la funzione di un organo naturale donato da un essere umano per pura generosità.

Tutti sono d'accordo, ha terminato, nel sostenere che, condizioni cliniche e motivazioni psicologiche permettendo, per curare l'uremia cronica terminale, la soluzione migliore è il trapianto di rene. Purtroppo, molti malati sottoposti alla dialisi, pur idonei a ricevere un rene e inseriti da anni in lista di attesa per usufruire di quest'opportunità, non ne hanno facoltà e inevitabilmente vanno incontro alla morte, proprio per insufficienza di donazioni rispetto alle reali necessità.

La Dr.ssa S. Cenciarelli, neurologo ospedaliero con esperienza pluriennale, con l'aiuto di diapositive ha spiegato con un linguaggio chiaro e comprensibile la differenza fra coma e morte cerebrale, concetti che, se non ben compresi dai cittadini, danno luogo a fraintendimenti e tentennamenti, ostacolando l'assenso alla donazione.

Prima di entrare nel vivo della questione, ha premesso, tengo subito a precisare che mentre nel coma cerebrale, classificato secondo la *"Coma Glasgow Scale"* in leggero, moderato e profondo, la coscienza e le funzioni vitali sono colpite in maniera variabile e potenzialmente reversibile, nella morte cerebrale la coscienza e le funzioni vitali sono compromesse in maniera completa e assolutamente irreversibile.

Poi, si è brevemente soffermata sulle cause che possono provocare il coma cerebrale e di cui ha nominato le più frequenti:

- Neurologiche (trauma cranico, ischemia, emorragia, tumori e infezioni cerebrali);
- Metaboliche (iperglicemia, ipoglicemia, insufficienza epatica o renale, ipossia o anossia cerebrale dopo arresto cardiaco);
- Tossiche (monossido di carbonio, oppiacei, benzodiazepine).

Infine, ha messo a confronto le caratteristiche cliniche del coma con quelle della morte cerebrale, delucidandone le differenze sostanziali, ignorate dalla maggior parte delle persone presenti al convegno. Il coma cerebrale, ha rilevato con decisione, consiste nella presenza simultanea di tre condizioni cliniche:

- Riduzione o abolizione della coscienza (vigilanza, sensorio);
- Riduzione o abolizione delle funzioni somatiche (motilità, sensibilità, linguaggio);
- Riduzione o abolizione delle funzioni vitali (attività respiratoria e cardiaca, pressione arteriosa).

Tutt'altra condizione è la morte cerebrale, la quale è uno stato irreversibile di morte dell'organo cervello che precede l'arresto cardiaco (morte a cuore battente) e si contraddistingue per il riscontro di tre criteri:

- Cessazione irreversibile di tutte le funzioni dell'encefalo nei pazienti affetti da lesioni encefaliche, sottoposti a misure rianimatorie;
- Compromissione completa della coscienza e delle funzioni vitali;
- Mantenimento artificiale delle funzioni vitali con compromissione in pochi giorni di tutti gli organi interni.

Ai sensi della Legge n. 578/1993 e del DM n. 582/1994, ha terminato, nel sospetto di morte cerebrale, questa deve essere sempre accertata, indipendentemente dalla donazione di organi e tessuti, per rilevare, durante un periodo di osservazione di sei ore condotto da un medico legale, un rianimatore e un neurologo, la presenza contemporanea delle seguenti alterazioni:

- Stato d'incoscienza;
- Assenza di riflessi del tronco encefalico;
- Assenza di respiro spontaneo;
- Silenzio elettrico cerebrale dimostrato con l'elettroencefalogramma.

Una volta accertata la morte cerebrale, il paziente è considerato cadavere e, se non è prevista la donazione di organi e tessuti, ogni ausilio terapeutico deve essere sospeso, in attesa della cessazione spontanea del battito cardiaco.

L'ultimo argomento tecnico del convegno è stato discusso dalla Dr.ssa N. Bondi – medico rianimatore di pregevole sensibilità e perizia – la quale, prima di entrare nel merito delle sue competenze, ha affermato che:

Il concetto di morte cerebrale, così come oggi è concepito a livello universale è un dato di fatto acquisito dalla scienza, avvalorato dall'etica e disciplinato dalla legge, tanto da non essere più messo in discussione da alcun esperto.

Nel caso della donazione di organi e tessuti, ha proseguito con spigliatezza, il compito più delicato e difficile è affidato al rianimatore che, durante le ore di osservazione del cadavere fino al momento dell'espianto, deve garantire la migliore perfusione e ossigenazione possibile di tutto l'organismo. Infatti, è assodato che esiste una stretta correlazione fra l'adeguatezza della rianimazione, la stabilità emodinamica del donatore e il grado di funzionalità e vitalità degli organi trapiantati.

I migliori risultati si ottengono solo se si conoscono bene e si curano con grande attenzione e scrupolo le numerose alterazioni fisiopatologiche conseguenti alla morte dell'encefalo, di cui, a titolo di esempio, se ne citano alcune, senza entrare nei dettagli:

- *"Tempesta neuro-vegetativa"* nei primi trenta minuti, che consiste nella liberazione di catecolamine compromettenti la stabilità cardiovascolare;

- *"Shock spinale"* per distruzione dei centri vasomotori del tronco cerebrale, cui conseguono alterazioni cardiocircolatorie e automatismi midollari chiamati *"riflessi spinali"*;
- Perdita della respirazione spontanea con conseguente apnea, che richiede l'uso oculato della ventilazione meccanica;
- Squilibri idroelettrolitici, che devono essere monitorizzati con controlli ravvicinati della funzione renale e dell'emogasanalisi;
- Alterazioni epatiche e metaboliche, che impongono la somministrazione congrua di tutti i farmaci necessari, una ventilazione ottimale e la stabilità emodinamica;
- Anemia da correggere eventualmente con globuli rossi concentrati;
- Alterazioni della coagulazione da trattare eventualmente con plasma per prevenire la formazione di trombi intravasali;
- Perdita della termoregolazione con tendenza all'ipotermia, che può compromettere il funzionamento dei vari organi e apparati, se non adeguatamente trattata (riscaldamento dell'ambiente, dei liquidi d'infusione, materassi termici, teli di alluminio);
- Infezioni, che devono essere assolutamente prevenute, evitando manovre potenzialmente inquinanti e operando secondo le più rigorose norme asettiche.

La relatrice, infine, congedandosi dal pubblico, ha tenuto a rimarcare che in un Reparto di rianimazione, la gestione di un donatore di organi costituisce, dal punto di vista organizzativo, una delle attività più complesse. Se l'identificazione del potenziale donatore e la valutazione dell'idoneità al prelievo richiedono soprattutto capacità di discernimento e continua vigilanza da parte di medici e infermieri, la diagnosi di morte e il trattamento del cadavere devono essere affrontati con un *"mix"* piuttosto complesso di requisiti tecnici e criteri organizzativi.

Ai numerosi adempimenti formali e burocratici, alla necessità di coordinare l'intervento dei diversi consulenti e di interloquire con molti collaboratori, soprattutto per via telefonica, si aggiungono importanti implicazioni cliniche e umane, fra cui, in primo luogo, risalta il delicato processo continuo di relazione e comunicazione con i familiari del paziente.

Subito dopo le relazioni degli esperti si sono susseguite le illuminanti testimonianze di semplici cittadini e degli studenti che con le loro parole, dense di commoventi bagliori emotivi, hanno riscaldato il cuore dell'uditorio. Le ha gradite un centinaio di persone, ben disposte ad accogliere con spirito di approvazione e condivisione il senso e il fine della solidarietà, su cui si basa la scelta di donare una parte di sé a un essere umano in penosa e angosciante attesa di un gesto compassionevole, fonte di speranza e di vita.

7.14 Ragionevoli speranze

Con voce chiara e accattivante, Nivèa ha presentato l'"*Aido*", un'associazione nata, come lei stessa ha ricordato, a Bergamo nel 1971 e in seguito istituita, per iniziativa di uomini di buona volontà, in altre città fino a diffondersi a macchia d'olio in tutto il territorio nazionale, dove cerca di incoraggiare, in ogni modo, la donazione di organi, mediante la sviluppo della cultura della solidarietà umana. Le attività fondanti di quest'organismo di volontariato risiedono nel suscitare nei cittadini la consapevolezza dell'utilità di diventare donatori a vantaggio di chi ha bisogno di trapianto, formalizzare gli atti di chi ha già maturato questa scelta e coltivare rapporti proficui con le società scientifiche competenti in materia e con la magistratura.

Gli obiettivi principali – ha proseguito con efficacia espressiva la Presidente dell'"*Aido comunale*" – che ci proponiamo di raggiungere a livello locale sono i seguenti:

- Sensibilizzare l'opinione pubblica a donare parti del proprio corpo dopo la morte, perché ancora oggi questa è l'unica strada da seguire per far sopravvivere persone in attesa di trapianto;
- Divulgare in maniera capillare informazioni corrette e comprensibili sul tema della donazione, per sconfiggere paure e preconcetti che ne ostacolano la diffusione;
- Convincere i cittadini a formulare personalmente per iscritto il loro consenso informato alla donazione, per non lasciare ai parenti la delicata incombenza di decidere – in un senso o nell'altro – nel caso in cui, verificatosi l'evento drammatico della morte cerebrale del loro caro, ne fosse fatta richiesta dai medici;
- Far maturare nelle persone l'idea che chi liberamente sceglie di diventare donatore, oltre a compiere un encomiabile gesto di altruismo, dà un senso anche alla sua morte, perché parti del proprio corpo vivranno in altri esseri umani;
- Incrementare le donazioni con iniziative informative, rivolte alle risorse umane della comunità, singole e/o aggregate nei luoghi pubblici, nei posti di lavoro, nelle parrocchie, nelle scuole.

Infine, l'insegnante volontaria, carica di una particolare foga, alimentata dalla cognizione di esercitare un ruolo che richiede speranza, coraggio e determinazione, ha invitato i presenti a compilare la modulistica e a sottoscrivere seduta stante l'atto olografo per diventare donatori. Nello stesso tempo, cogliendo l'occasione offerta dal convegno, ha incoraggiato i giovani studenti e gli insegnanti del Liceo socio-psico-pedagogico, coinvolti nel progetto educativo, a considerarsi essi stessi, dopo la felice e istruttiva esperienza vissuta, "*formatori competenti*", in grado di scuotere le coscienze nel campo dell'educazione alla donazione di organi e tessuti.

Subito dopo, Giuseppe e Cesare hanno donato al pubblico – attento, assorto e commosso fino alle lacrime – due lezioni da un lato di pura solidarietà e dall'altro di sentimenti di autentica riconoscenza. Due comuni cittadini – i nostri *"testimonial"* – che hanno svelato i loro vissuti, rispettivamente di donatore e di ricevente, con una grazia tenera e una dignità disarmante, proprie di persone aduse ai morsi cruenti della sofferenza, ma pacificate e rinnovate – per chissà quali sconosciute e propizie vie del destino – una volta lenite le profonde e brucianti ferite del corpo e dell'anima.

➤ *Testimonianza di Giuseppe*

Giuseppe, uomo quieto e riservato, di circa settantacinque anni, dopo avere ringraziato i promotori del convegno per l'invito, con il candore tipico di una persona buona e altruista ha giustificato la sua presenza con queste semplici parole:

Sono qui per portare la mia umile testimonianza. Confesso, ha continuato, la mia difficoltà, fa parte del mio carattere, ma sono titubante anche perché la persona di cui voglio parlarvi era restia nel far conoscere la sua intimità. Di fronte alle gioie e a volte alle amarezze della vita preferiva il silenzio, senza giudicare nessuno. Molto spesso ammiravo il suo silenzio come esempio di vita.

Mi riferisco a mia moglie Maria Luisa che il 23 aprile 2006 ha chiuso gli occhi, per non aprirli mai più. Tutto è successo come un fulmine a ciel sereno. Colpita da rottura di aneurisma cerebrale il 20 aprile 2006, trasportata all'ospedale *"Silvestrini"* di Perugia, è stato tentato l'intervento chirurgico, ma la situazione era grave. Il giorno 21 ci fu un raggio di luce ed anche il 22, ma alle ore 13 del 23 sono stato chiamato dall'*équipe* medica in una camera riservata per annunciarmi la morte cerebrale della mia cara sposa.

Fu un colpo tremendo che non auguro di vivere a nessuno. Dopo quarantatré anni di matrimonio è come se il mondo ti cascasse addosso, ed io ero consapevole della mia impotenza. Rivedo ancora lo sguardo commosso di quel dottore che mi parlava e mentre mi stringeva la mano, mi diceva cosa avrebbero fatto: *"Tre medici seguiranno da adesso e per sei ore la morte di sua moglie, dopodichè le macchine saranno staccate. La informiamo anche, com'è nostro dovere, che se lei vuole, può permettere la donazione degli organi di sua moglie".*

A distanza di poco più di un anno, ha proseguito Giuseppe, mi chiedo ancora come ho fatto a superare quel triste momento, perché, pur soffrendo, ho risposto che avrei consultato non solo le mie tre figlie, ma anche un sacerdote, essendo animato da una forte fede cristiana. Tutte e tre le mie figlie mi consigliarono di accettare: *"Fallo babbo, è bello sapere che una parte della mamma è servita per far vivere altre persone"*. E il sacerdote mi disse queste testuali parole: *"È l'azione più bella e più nobile che tu possa fare per te e per la memoria della tua cara sposa"*. Pertanto, senza alcun indugio, firmai il documento che mi fu consegnato, e ancora non riesco a spiegarmi chi me lo suggerisse, ma più passa il tempo e più sono convinto di avere compiuto per davvero un nobile gesto.

In un certo periodo, ho espresso il desiderio di conoscere chi avesse ricevuto gli organi di mia moglie, ma poi ho maturato l'idea che è meglio non saperlo, perché non vorrei apparire a nessuno come un eroe, né desidero che qualcuno mi dica grazie. Il mio gesto è stato sostenuto dalla coscienza delle mie care figlie, dalla coscienza di quel sacerdote e, soprattutto, dalla mia coscienza, e tanto basta per vivere con serenità questo difficile momento.

Termino, dicendo che per me è stato, ed è tuttora, un grande dolore, una ferita che non guarirà mai, ma ho accettato con piacere di essere qui con voi per fare questa testimonianza, perché quando posso parlare di mia moglie, provo dentro di me una grande soddisfazione. E, soprattutto, mi conforta sapere che la mia cara sposa vive ancora in altre persone.

➤ *Testimonianza di Cesare*

Poi, fu la volta di Cesare, un quarantenne toscano dall'aspetto bonario e dalla corporatura robusta, che dopo avere salutato le signore e i signori, le ragazze e i ragazzi presenti in sala, ha calamitato all'istante l'interesse della platea con questa frase:

È molto importante per me essere qui stasera a testimoniare la mia esperienza di trapiantato, perché tutti devono convincersi che è sempre possibile nella vita risolvere qualsiasi problema anche se grave. Certo, ha continuato con vigore, molto devo all'associazione *"Aido"* che ha facilitato l'intervento, cui sono stato sottoposto, e al concorso di energie di tante persone – come si sa, l'unione fa la forza – grazie alle quali per me è stato possibile, oggi, essere in mezzo a voi a raccontare la mia storia.

La mia seconda vita è iniziata il 22 dicembre 2002, giorno in cui, ricoverato nell'ospedale di Pisa e assolta la preparazione di rito, ho ricevuto il trapianto di fegato. Facile a dirsi, in realtà ero stremato da un'infinita attesa e dal rinvio di ben cinque interventi a causa d'imprevisti di vario tipo. Quelli che mi prendevo ogni volta erano davvero colpi tremendi. Nella mia memoria sono ancora incise le parole dell'infermiere di turno che in quelle occasioni mi diceva: *"Non possiamo eseguire il trapianto, bisogna ancora aspettare, la richiameremo"*. Ciononostante, non ho mai perso la speranza ed ero convinto, alla fine, di farcela.

Arrivato il giorno tanto atteso, devo ammettere di non ricordare niente di preciso, perché il mio pensiero era incentrato completamente sull'esito dell'operazione, e tutto il resto per me non aveva alcun significato. Dopo alcune ore di sala operatoria, mi sono ritrovato senza rendermi conto nel reparto di cure intensive. Ero isolato, al di là dal vetro vedevo solo un altro paziente nelle mie stesse condizioni. Dopo una settimana, fui trasferito in un'altra sezione insieme con tutti gli altri degenti e potei rivedere mia moglie Christiana, anche lei molto provata dalla situazione.

Ripresi a mangiare, cosa molto importante per me. Per fortuna, avevo un grande appetito e tutto era di mio gradimento. In quei frangenti mi accorsi che dentro di me era cambiato qualcosa, perché rispetto a prima assaporavo cibi – compreso il cappuccino – che il Cesare di prima rifiutava sempre in maniera categorica. Il mio donatore, oltre al fegato, mi stava regalando nuovi gusti.

E così presi coscienza di avere interiorizzato qualcosa di diverso che ho identificato con la memoria cellulare del nuovo amico. Questa mia scoperta non mi ha mai creato alcun problema, anzi, mi ha reso felice, all'idea di avere acquisito un amico in più, uno sconosciuto che mi ha permesso, senza chiedere nulla in cambio, di continuare a vivere. Sono sicuro che tale realtà, insieme con le cure previste, abbia impedito la possibilità di rigetto che, com'è noto, consiste nel rifiuto del corpo ospitante dell'organo appartenente a un'altra persona, il maggior pericolo incombente in interventi di questo tipo. Per mia fortuna, sono cinque anni che convivo con il nuovo fegato e da subito fra noi è nato un ottimo sodalizio. Non passo giorno che manchi di ringraziare chi me l'ha donato, il mio salvatore.

Sono arrivato a queste positive conclusioni dopo quattro anni di paura e di attesa angoscianti, perché da quando mi fu detto che senza un trapianto la mia vita aveva i giorni contati, ho dovuto darmi da fare non poco per trovare una soluzione, in un via vai di visite, consulenze e controlli di ogni genere. Una volta imboccata la strada di Pisa, convinto di avere risolto il problema di dove fare il trapianto, gli esami del sangue misero in evidenza una leucemia, che costrinse i medici a togliermi temporaneamente dalla lista di attesa. Per vari mesi, mi trovai ad annaspare in un vicolo cieco e l'unico conforto l'avevo dalle persone che mi stavano vicino e dalla mia cocciuta determinazione a volere continuare a vivere ad ogni costo.

Come consigliato dagli specialisti, mia moglie mi teneva a un regime dietetico particolare, composto di pochi e selezionati alimenti, non appetibili, perché dovevano escludere i canonici condimenti, ma che Christiana riusciva a cucinare così bene da renderli gustosi. Ed io intanto non stavo fermo ad aspettare e, quando ero assalito dall'insonnia, mi mettevo a trafficare davanti ad un vecchio *"computer"*, tanto che in me nacque una grande curiosità per l'informatica. Iniziai a documentarmi e a studiare questa disciplina, e in breve tempo creai le basi per realizzare un nuovo lavoro, perché quello di prima – l'agricoltore – non potevo più praticarlo. Questo, per dirvi che nella vita si deve essere sempre protagonisti del proprio tempo, evitando di rimanere immobili a rimuginare sulle avversità che si presentano.

Dopo tanto penare fui di nuovo inserito nella lista attiva per trapianto, e di lì a poco il momento tanto sperato arrivò e con esso anche un nuovo farmaco per curare la leucemia. In entrambi i fronti, i risultati sono stati più che soddisfacenti: il fegato trapiantato non mi dà problemi, la leucemia è in fase di completa guarigione e la mia vita prosegue in modo molto piacevole.

Cesare, infine, mostrando pregevoli capacità comunicative, oltre a rivolgere un sentito ringraziamento a quanti avevano contribuito al buon esito delle sue malattie, ha voluto scientemente trasmettere, a chi dovesse trovarsi in simili condizioni di salute, messaggi di ragionevoli speranze formulati sotto forma di raccomandazioni:

- La gran voglia di vivere;
- La presenza di solidi legami familiari;
- La collaborazione di tante volontà esterne.

Queste puntualizzazioni, ha affermato con forza, sono sostanziali in un momento in cui l'individualismo ha preso il sopravvento. È vero che l'uomo è solo, ma se ha vicino a sé altre persone con cui si trova in sintonia, il suo percorso esistenziale sarà più sicuro e tranquillo.

➤ *Largo ai giovani*

La chiusura del convegno è stata affidata ai ragazzi del Liceo socio–psico-pedagogico, che saliti in cattedra da protagonisti, dopo avere presentato il loro progetto stampato in un *"poster"*, hanno recitato con l'ausilio del proiettore il contenuto di alcuni scampoli dei loro componimenti, illustrati nelle diapositive elaborate con il *"software Power point"*, e così rappresentati:

✓ *Speranza, speranza, speranza…*

È questa la parola più ricorrente che si sente pronunciare, quando la vita di malati in fase terminale si sta spegnendo lentamente e si spegnerà per sempre… nella lunga e spesso inutile attesa di un organo da trapianta-re… salvo che qualcuno non compia uno spontaneo e provvidenziale atto d'amore in grado di ravvivarne la fiammella.

✓ *Donare è…*

Spesso il gesto del donare può rendere mille volte più felici rispetto al semplice atto del ricevere. Dare con gioia, senza aspettarsi alcuna ricompensa di sorta, rende realizzati per avere compiuto una nobile azione, apportatrice di consolazione e speranza. Forse, sta proprio qui la profonda motivazione che spinge i donatori di organi a compiere con generosità un'impresa così importante. Non c'è cosa più bella e altruistica che donare una speranza di vita a chi l'ha perduta. Questo comportamento è la migliore dimostrazione di un innato sentimento d'amore che si rende concreto nell'aiutare con ogni mezzo il prossimo che si trova in stato di sofferenza e di bisogno.

✓ *Responsabilmente, volontariamente...*

La motivazione a donare agli altri deve nascere dal profondo della nostra anima. Allora, donare diventa un impegno civico preso nei confronti della comunità in cui si vive. Questo valore può essere garantito tramite il volontariato, un modo d'essere puro, disinteressato e foriero di emancipazione e gratificazione per chi lo pratica con convinzione e passione.

✓ *Essere donatori...*

I donatori di organi sono persone che seminano speranze di vita, non amano per essere amati, non aiutano per essere aiutati, donano senza chiedere nulla in cambio. Non sono spinti a donare per essere ricordati o premiati, al massimo si accontentano di un sorriso di riconoscenza, accettano volentieri l'anonimato. La loro unica presunzione consiste nel credere che fare il bene degli altri è un piacere, non solo un dovere, e che le buone azioni sono contagiose.

A ogni declamazione, scroscianti applausi sono stati riservati dall'assemblea ai portavoce degli studenti, e alla fine del *"meeting"*, in segno di riconoscimento per meriti acquisiti con la realizzazione del progetto, le Associazioni *"Amare"* e *"Aido"*, hanno consegnato al Dirigente dell'istituto una targa, espressiva dell'esemplare iniziativa che ha coinvolto scuola e società civile.

Secondo i volontari e gli insegnanti, che hanno compiuto una verifica circostanziata su questa esperienza di sensibilizzazione alla donazione di organi e tessuti, i pregi più apprezzabili sono stati riscontrati soprattutto nei seguenti aspetti:

- In una metodologia irreprensibile riguardo all'organizzazione e alla gestione dei processi educativi nella scuola;
- Nei contenuti considerati di alto valore morale e sociale almeno rispetto alle attese dei promotori;
- Nei risultati raggiunti in favore sia della crescita interiore dei discenti, sia della divulgazione della cultura della solidarietà nella comunità locale.

APPROCCIO ALLA GESTIONE AZIENDALE DELLA SALUTE

"La qualità genericamente intesa è un concetto difficile da definire, tanto che la maggior parte delle persone condivide l'affermazione che la qualità è come la bellezza: tutti sanno che cos'è ma nessuno è in grado di darne una definizione esaustiva".

Sconosciuto

CAPITOLO OTTAVO
Approccio alla gestione aziendale della salute

8.1 Esordio contestato

Alcuni attenti osservatori delle vicende riguardanti la salute dei cittadini sostengono che *"primari e medici sono stati colti alla sprovvista dal riordino del servizio sanitario in senso aziendale, basato sul sistema imprenditoriale, mostrando perplessità e disorientamento"*. Al contrario, io non ho sofferto minimamente di questi stati d'animo, anzi, ho accolto le innovazioni legislative di riferimento con fiducia e speranza, e addirittura con entusiasmo. Le ragioni del mio adattamento incondizionato alle teorie del *"management"* e la mia fede sull'importanza della qualità delle prestazioni sanitarie, su cui si fondano le regole aziendali proprie delle attività produttive private, risiedono nell'educazione mentale e comportamentale acquisita attraverso le mie esperienze extraprofessionali.

Innanzitutto il calcio, in cui sono decisive alcune competenze quali l'allenatore che funge da direttore tecnico, il *"leader"* del gruppo, il gioco di squadra, la qualità dei calciatori, le motivazioni, la creatività, le azioni tattiche e strategiche. In secondo luogo, in egual misura, il volontariato, le cui iniziative sono intraprese, tenendo conto, in ogni settore d'intervento, dell'analisi dei bisogni, della scelta delle priorità, del censimento delle risorse, della pianificazione degli obiettivi, della valutazione dei risultati.

Forse, è questo il motivo per cui, anticipando i tempi rispetto alle lentezze burocratiche direzionali e amministrative dell'azienda sanitaria, novello *"manager"* e autodidatta per necessità, ho cominciato a introdurre elementi di novità nel servizio di cui ero responsabile, iniziando dai comportamenti degli operatori e dall'organizzazione del lavoro.

➤ *Norme comportamentali*

Con l'applicazione dei DL n. 502/517 del 1992/1993 anche gli operatori sanitari sono obbligati ad acquisire un comportamento di tipo aziendale che tenga conto sia delle prerogative del servizio in cui operano, sia dei bisogni dei pazienti. La trasformazione in atto, che sembra rendere inconciliabili le esigenze del *"mercato sanitario"* con le attese dei cittadini, desta ragionevoli dubbi in un settore come quello della salute, considerato comunemente un bene *"senza prezzo"*, cioè di valore inestimabile.

Tuttavia, ritengo che tale delicato passaggio dal vecchio al nuovo sistema, possa avere dei seguiti positivi, se sarà considerato come un'interessante opportunità per riflettere sulle peculiarità della nostra professione. Ragione per cui ho pensato di dettare alcune norme per svolgere bene il nostro lavoro al servizio degli utenti, nel rispetto del mandato che ci è stato assegnato, vale a dire di operare anche nell'interesse dell'azienda, sottoposta a vincoli cogenti.

Era il 21 febbraio 1996, quando, come Dirigente responsabile, scrissi queste parole come premessa di una circolare inviata ai medici e agli infermieri del Modulo di nefrologia e dialisi, e per conoscenza al Direttore generale dell'azienda sanitaria, il primo *"manager"* – nominato dall'Assessore alla sanità della Regione – del moderno modello direzionale dei servizi ospedalieri e territoriali, la cui implementazione è diventata obbligo di legge.

In quel periodo, consapevole di essere di fronte ad un cambiamento radicale del modo di lavorare che favorisce la qualità degli interventi diagnostici, terapeutici e d'assistenza nelle sue varie dimensioni, il loro riscontro documentale e la valutazione degli obiettivi conseguiti, proposi ai destinatari le seguenti regole:

- Mettere al centro della nostra attenzione i pazienti, che sono i veri titolari e, sotto certi aspetti, *"proprietari dei servizi sanitari"* e quindi legittimamente interessati ad avere risposte efficaci e appropriate ai loro problemi;
- Dare un'impeccabile immagine di sé nell'abbigliamento e nel comportamento, all'interno e all'esterno del servizio, dentro e fuori dall'Ospedale;
- Osservare con scrupolo gli orari di lavoro e le mansioni affidate, in accordo con la Caposala e il Dirigente responsabile, mostrandosi sempre disponibili ad affrontare le necessità emergenti;
- Favorire il lavoro di gruppo, rendendo omogenee le prestazioni erogate da ogni operatore, valorizzando comunque la creatività e l'intelligenza di ognuno;
- Evitare i conflitti interpersonali o comunque risolverli prima possibile, fin dal momento in cui insorgono, con l'aiuto dei colleghi e dei superiori;
- Non screditare i collaboratori, evitando pettegolezzi e non ascoltando dicerie e maldicenze;
- Avere la consapevolezza del *"ruolo di servizio"* che siamo demandati a svolgere in termini sia tecnico-scientifici, sia deontologico-professionali;
- Collaborare fattivamente con i professionisti degli altri reparti e servizi, con i funzionari degli uffici amministrativi e con gli operatori del territorio;
- Frequentare corsi di formazione e aggiornamento, quando se ne presenti l'occasione, per arricchire la propria professionalità;

- Sensibilizzare i cittadini a rivolgersi al nostro servizio per problemi di nostra competenza, informandoli correttamente sulle risposte che siamo in grado di offrire;
- Mantenere uno stretto legame con le associazioni *"Aned"* e *"Amare"* che rappresentano rispettivamente i nefropatici e i cittadini interessati, per un motivo o per un altro, alle malattie renali;
- Ricordarsi che il segreto professionale è uno dei doveri più importanti della nostra attività, sul cui rispetto è necessaria un'adeguata intransigenza.

In calce alla missiva, puntualizzando che le direttive accennate erano soggette a essere elaborate in maniera definitiva e condivisa con il contributo di tutti, ne specificai le coordinate:

- La speranza di sviluppare nel tempo una sorta di orientamento nel nostro lavoro quotidiano, spesso difficile e complesso per la tipologia dei pazienti assistiti;
- L'auspicio che i Dirigenti dell'azienda sanitaria, riconoscendo i nostri sforzi e di conseguenza i nostri meriti, ci sostenessero nel miglioramento della qualità del servizio, perseguito a vantaggio degli utenti;
- La convinzione, lavorando seriamente e in sintonia, di diventare i veri protagonisti del cambiamento in atto, per senso di responsabilità, competenza e capacità umane.

➤ *Piano lavorativo*

In un sistema aziendale – nel caso particolare sanitario – che deve garantire prestazioni efficienti ed efficaci, e nello stesso tempo rapide, eque, personalizzate, e il più possibile appropriate alle malattie di nostra competenza e alle problematiche sofferte dai pazienti assistiti, l'organizzazione del lavoro e la suddivisione dei compiti acquistano un ruolo fondamentale. Soprattutto per l'assunzione di responsabilità, cui ogni operatore è chiamato a rendere conto in ragione della sua professionalità. Pertanto, ritengo necessario e utile prescrivere – nero su bianco – le attività e le mansioni, svolte ogni giorno a contatto con i nefropatici che accedono al nostro modulo organizzativo.

Questo è il cappello della seconda circolare, inviata agli stessi destinatari tre giorni dopo la prima, e il cui contenuto consiste nel piano lavorativo così descritto:

- I turni di lavoro, le attività e le responsabilità sono attribuiti dal Dirigente medico e dalla Caposala del modulo – in autonomia uno dall'altra – previ accordi con gli operatori, rispettivamente medici e infermieri;

- La conduzione tecnica della dialisi extracorporea è eseguita dagli infermieri, il controllo clinico è compiuto dai medici;
- Gli infermieri addetti alle macchine *"attaccano"*, sorvegliano durante l'intera seduta di quattro ore (dalle otto alle dodici e dalle quattordici alle diciotto) e *"staccano"* i pazienti che sono stati loro affidati, compilando la scheda dialitica in tutte le sue parti;
- I medici eseguono la visita dei pazienti presenti in ogni turno, compilando il diario clinico, richiedendo i necessari controlli, trascrivendo esami di ogni tipo e la terapia nello specifico documento;
- La presenza continua degli infermieri nelle sale dialisi e la disponibilità altrettanto assidua, almeno di un medico, garantirà il pronto intervento sia tecnico, sia clinico, in caso di emergenze intradialitiche;
- L'attività nefrologica ambulatoriale e in *"day hospital"* (svolta tutte le mattine dalle otto alle tredici, esclusi i festivi) è opera di un medico e un infermiere;
- La tecnica dell'ecografia renale e delle vie urinarie, affidata al medico più competente in materia, coadiuvato da un collega, è eseguita di norma tutti i giovedì dalle nove alle undici e in urgenza – verificata dai medici del modulo – in qualsiasi momento;
- Al di fuori del lavoro routinario, compiti e responsabilità saranno delegati di volta in volta ai singoli operatori sempre di comune accordo e in base alle necessità incombenti;
- Medici e infermieri si renderanno sempre disponibili – su chiamata – per la valutazione dei casi clinici, di specifica competenza del modulo, presenti nelle altre divisioni e servizi.

Anche in questa seconda nota invocai la massima collaborazione dei destinatari e il rispetto delle competenze di ognuno, aggiungendo che l'impostazione del lavoro illustrata poteva essere ulteriormente migliorata con il contributo dei membri dell'intera *"équipe"*. E in aggiunta, precisai che i due documenti – da me considerati passi preliminari di sensibilizzazione per introdurre la mentalità e la cultura imprenditoriale nel servizio di cui ero responsabile – sarebbero stati utilizzati per elaborare la *"Guida al Modulo di nefrologia e dialisi"*. Già allora, consideravo questo strumento un *"vademecum"* necessario per informare i cittadini sulla nostra identità, ruolo e funzioni, e favorire l'accesso agli interventi sanitari dei potenziali utilizzatori del servizio.

In quel periodo, ero convinto di avere trasmesso ai miei collaboratori messaggi utili e tempestivi su cui poter riflettere, discutere e operare per fronteggiare insieme le innovazioni inserite nei dispositivi legislativi, la cui appropriata applicazione avrebbe modificato radicalmente il sistema sanitario vigente, giudicato fallimentare da tutti i soggetti interessati. Purtroppo, mi sbagliavo, perché alcuni infermieri dopo pochi giorni contestarono per iscritto il contenuto delle mie lettere, coinvolgendo anche i miei superiori di ogni ordine e grado in seno alla nostra Usl, già considerata Azienda di nome e di fatto.

➤ *Resistenze al cambiamento*

I documenti che avevo elaborato con cognizione di causa e inviato ufficialmente senza secondi fini – in perfetta buona fede – furono interpretati *"tout court"* come *"ordini di servizio"* da alcuni operatori dissidenti che ritennero necessario e opportuno evidenziare quanto segue:

- (...) I criteri comportamentali sono sempre stati rispettati dagli operatori e non solo perché principi etici e deontologici della professione, ma soprattutto quali comuni regole del vivere civile da sempre presenti nella vita di relazione;
- (...) Le questioni che attengono alla sfera organizzativa e/o disciplinare del lavoro devono vedere coinvolti unicamente e solamente gli operatori interessati dal singolo episodio e/o comportamento, e non l'intera collettività degli operatori appartenenti al modulo stesso.

Di fronte a tali argomentazioni, da me giudicati *"fuori tema"*, forse, frutto di un palese malinteso, se non d'inconsapevoli resistenze al cambiamento, la mia prima reazione fu di vivo stupore. Tuttavia, non mi preoccupai eccessivamente e nei giorni successivi convocai, a uno a uno, sia i medici, sia gli infermieri, e con comprensione e pacatezza li invitai a collaborare per costruire un nuovo sistema di gestione specifico per le attività nefrologiche e dialitiche, così come sollecitato dalla Direzione strategica dell'azienda.

8.2 Successo meritato

L'incontro personalizzato e chiarificatore con i miei collaboratori fu proficuo, perché determinò il superamento di tensioni e conflitti. Questo nuovo atteggiamento contribuì a promuovere e sviluppare un clima lavorativo di fecondo supporto sia all'erogazione della migliore assistenza possibile ai pazienti, sia alla realizzazione degli obiettivi, che la Direzione strategica dell'azienda, di lì a poco, avrebbe commissionato ai Dirigenti responsabili di presidi, dipartimenti e servizi.

Come previsto, con la nota del 2 dicembre 1997 prot. 17.338 il Direttore generale – nell'ambito del sistema incentivante per il 1998, assunto dall'azienda sanitaria quale utile strumento per la Verifica e revisione della qualità (Vrq) dell'organizzazione dei servizi sanitari, sociali e amministrativi – per il Modulo organizzativo di nefrologia e dialisi propose come obiettivo sperimentale la riduzione dei costi unitari dell'emodialisi.

Un'impresa giudicata da me ardua e impegnativa che avrebbe messo a dura prova le nostre conoscenze e competenze in un momento di marcata insufficienza di risorse umane rispetto a un aumento continuo di pazienti in dialisi, ma di fronte alla quale non ci tirammo indietro, anzi, la accettammo come una sfida professionale.

Il 31 dicembre 1997, dopo avere sostenuto, insieme con i medici e gli infermieri del modulo, un confronto esplicativo sul tema, promosso dal Dirigente del presidio ospedaliero, fui in grado di inviare al Direttore generale un documento con il quale, prospettando la necessità del pieno coinvolgimento di tutti i miei collaboratori, m'impegnai ad attuare il *"Progetto Vrq 1998 sulla valutazione dei costi unitari dell'emodialisi"*, illustrandone in dettaglio significato e finalità, fasi e modi di attuazione.

Consapevole che la qualità dell'assistenza costituisce oggetto di attenzione e interesse sia per la società e i pazienti (equità delle prestazioni, informazioni sanitarie, grado di soddisfazione, relazioni fra operatori e utenti), sia per i professionisti e i *"manager"* (conoscenze tecniche, capacità umane, organizzazione, gestione, coordinamento, collaborazione), nella stessa nota proposi di realizzare *"in loco"*, a costo zero, anche un nostro *"Progetto Vrq 1998 su corsi di aggiornamento per gli operatori sanitari del Servizio di nefrologia e dialisi"*. Organizzai, diressi ed esposi di persona queste iniziative professionali, tenendo presente le nuove esigenze create dal processo di aziendalizzazione dell'assistenza. In particolare, almeno tre sono le motivazioni principali che mi hanno spinto a formulare una proposta di tal genere:

- La consapevolezza che gli operatori sanitari sono coinvolti direttamente nello sviluppo della qualità dell'assistenza, con la quale si risponde ogni giorno alle domande di salute dei cittadini;
- La certezza che la formazione e l'aggiornamento professionale rappresentano uno strumento fondamentale per garantire l'efficienza e l'efficacia delle risposte sanitarie;
- La constatazione che un adeguato sviluppo del processo d'assistenza presuppone sia l'applicazione pratica delle conoscenze tecniche, sia l'attitudine a stabilire buoni rapporti interpersonali con i pazienti.

Mi rendevo conto di *"avere messo troppa carne al fuoco"*, ma in quel periodo sentivo di possedere un benessere emotivo così elettrizzante che, quando qualche mio collega mostrava meraviglia di fronte al modo con cui affrontavo il cambiamento in atto, ripetevo, con ostentazione e un certo grado di provocazione, le parole di un aforisma che mio figlio aveva impresso nel "*desktop*" del mio "*computer*":

Solo chi è abbastanza folle, da pensare di poter cambiare
il mondo, lo cambia davvero.

✓ *Costi dell'emodialisi*

Rassicurato da quest'audace ed emozionante "*slogan*", intrapresi con cura e determinazione il compito che mi era stato assegnato dalla Direzione strategica, coinvolgendo non solo alcuni miei collaboratori, ma anche i Responsabili dell'ufficio stipendi, di quello tecnico e del servizio di farmacia. La valutazione dei costi unitari dell'emodialisi extracorporea ospedaliera, realizzata nel giro di sei mesi, ha assunto la veste di un vero e proprio lavoro scientifico, corredato da una premessa, dalla metodologia applicata, dall'analisi dei risultati ottenuti, dalla discussione, dalla conclusione e dalle proposte operative.

Prima ho illustrato la tipologia del servizio e delle sue funzioni, l'entità e la qualifica delle risorse umane in esso incardinate, gli indici di produttività riguardanti le varie prestazioni tecniche e cliniche erogate in un anno, e poi ho precisato che il costo unitario dell'emodialisi era riferito alla tariffa di riferimento ministeriale, riportata nella Gazzetta ufficiale regionale.

L'approccio metodologico adottato si è avvalso del concetto del costo pieno per trattamento emodialitico, definito con logica "*bottom-up*", vale a dire costruendo il costo complessivo dalla "*distinta base*", dalla ricetta, si potrebbe dire, e dagli ingredienti necessari per sostenere le singole sedute emodialitiche.

Più in dettaglio, nel calcolo del costo pieno sono stati considerati sia i costi diretti del personale, dei vari materiali utilizzati (filtro, linee, soluzioni, siringhe, disinfettanti, etc.), della manutenzione delle macchine e del loro ammortamento, sia i costi indiretti dei servizi alberghieri (riscaldamento, elettricità, pulizie, cucina e mensa etc.) e dei servizi generali (uffici direzionali e amministrativi).

Abbiamo giudicato i risultati ottenuti molto interessanti, perché questi, se da una parte hanno dimostrato che il prezzo complessivo di un'emodialisi era sensibilmente inferiore a quello riportato nella tariffa regionale, dall'altra hanno evidenziato due incongruenze sostanziali. Rispetto a quelli presi come riferimento, i costi delle apparecchiature e della loro manutenzione, e dei materiali dialitici erano nettamente superiori, mentre i costi del personale medico e infermieristico d'assistenza, costretto a lavorare in straordinario e a limitare le assenze per ferie, aggiornamento e recupero, erano invece inferiori.

Dopo avere sottoposto ad approfondito controllo i numerosi dati, ricavati con pazienza certosina, abbiamo proposto alla Direzione strategica sia di attivare in tempi brevi le necessarie trattative con le ditte manutentrici dei macchinari e dei presidi dialitici, per rivedere i costi di pertinenza concordati molti anni prima, sia di ridefinire gli *"standard"* del personale medico e infermieristico, nettamente sottodimensionati rispetto agli indici di produttività, divenuti progressivamente crescenti nel corso degli ultimi anni.

I risultati ottenuti non furono nemmeno presi in considerazione, le incentivazioni preventivate finirono nel dimenticatoio e le nostre proposte, pur documentate e pertinenti, furono completamente disattese, come d'altro canto era da aspettarsi. A noi, comunque, è rimasta la soddisfazione di avere vinto una sfida professionale, sul cui esito nessuno credeva, ivi compresi i proponenti che rimasero interdetti di fronte alla nostra *"performance"*. Questo modo di operare, che ha prodotto un indiscutibile successo operativo, fortificò ancor più la nostra convinzione di avere interpretato a dovere, in maniera inequivocabile, il nuovo modello aziendale della sanità.

✓ *Corsi di aggiornamento*

Motivo di altre gratificazioni fu la contemporanea realizzazione dell'altro progetto da noi spontaneamente proposto ai vertici aziendali, che ha visto la partecipazione interessata di tutti gli operatori sanitari del Servizio di nefrologia e dialisi alle tre esperienze formative. Regolarmente deliberate dalla Direzione strategica, si sono dimostrate di grande attualità educativa e culturale in quel momento di rapido e tumultuoso cambiamento, perché hanno avuto il merito di essere guidate da obiettivi significativamente aderenti e funzionali alla situazione ambientale e alla pratica d'assistenza di cui eravamo artefici indiscussi.

Il primo corso di aggiornamento su *"L'impatto del sistema aziendale nella gestione della sanità"*, articolato attorno ad otto problematiche, si proponeva di rispondere almeno a sette importanti quesiti:

- Quali temi e soluzioni scaturiscono dall'analisi delle nuove norme, su cui si basa il processo di profondo controllo del sistema sanitario voluto dalle forze politiche, per rimediare alle difficoltà incontrate nell'applicazione della L. n. 833/1978;
- Come si deve interpretare il processo di aziendalizzazione della sanità, che si propone di ridistribuire la responsabilità fra i professionisti del settore nelle funzioni decisionali di pianificazione e organizzazione delle norme erogatrici delle prestazioni d'assistenza;

- Quali ripercussioni hanno la trasformazione in senso dipartimentale dell'assetto sanitario e la messa a punto di nuovi modi di finanziamento sul sistema decisionale delle aziende;
- Quale stile deliberativo, quali responsabilità e quali strumenti devono essere previsti nella costruzione e nella conduzione dell'impianto aziendale;
- Come si dovrà esprimere la professionalità del medico in rapporto alla gestione del personale, delle tecnologie e del sistema informativo, del controllo di gestione e degli altri processi attinenti alle materie dell'economia e dell'amministrazione;
- Di quali attenzioni dovranno essere dotati gli operatori sanitari rispetto al problema della qualità dell'assistenza e del valore rappresentato dalla soddisfazione degli utenti dei servizi;
- Come dovranno coniugarsi il parametro dell'efficacia, intesa come capacità di migliorare lo stato di salute dei pazienti serviti, con quello dell'efficienza, che implica il raggiungimento dei migliori risultati clinici al minor costo possibile.

Il secondo appuntamento formativo su *"Il ruolo del nursing nell'umanizzazione dell'assistenza ospedaliera"*, svoltosi in sette lezioni, era stato ideato per gli infermieri con i seguenti propositi:

- Documentarli su alcuni aspetti della psiche umana e sui più importanti fenomeni psicologici che si presentano ogni giorno alla loro osservazione;
- Convincerli sulla necessità di considerare il malato come un'unità intrinsecamente integrata e non come una somma di corpo e psiche, perché, come ammonisce il filosofo cinese Lao Tzè (VI – V sec. a. C.) *"la somma delle parti non è il tutto"*;
- Dimostrare loro che il rapporto con il malato, se non più importante, è certamente più stretto, continuo e prolungato di quello offerto dai medici;
- Ricordare loro che è importante non solo possedere le conoscenze tecniche e professionali necessarie all'esercizio delle attività d'assistenza, e non solo sapere applicare queste conoscenze alla pratica del *"nursing"*, ma anche essere forniti di uno stile comportamentale (idee, pensieri, sentimenti, atteggiamenti, modi di agire), tale da stabilire con il malato relazioni umane proficue;
- Renderli edotti sulle capacità di comprendere e soddisfare i bisogni fondamentali del paziente, in modo tale da contribuire all'umanizzazione dell'assistenza.

La terza esperienza di approfondimento su temi nefrologici e dialitici, denominata *"Autoverifica di gruppo per la realizzazione di un manuale pratico di tecnica emodialitica"*, ha visto la partecipazione attiva di ventidue infermieri, che, con la collaborazione dei nefrologi e il coordinamento del Dirigente responsabile e della Caposala del servizio, hanno elaborato altrettanti argomenti secondo un piano di lavoro prestabilito con lo scopo di:

- Verificare il grado delle conoscenze nefrologiche e dialitiche;
- Approfondire le competenze tecniche nella pratica emodialitica;
- Sperimentare il lavoro di gruppo e di ricerca propri del *"nursing"*;
- Rendere omogenee le prestazioni nefrologiche e dialitiche;
- Dare responsabilità ai singoli operatori;
- Creare uno strumento didattico e di lavoro per i nuovi infermieri e pazienti;
- Migliorare la qualità dell'assistenza rivolta agli emodializzati.

✓ *Verifica dei risultati*

Sorpreso dalla riuscita di quest'ultimo evento formativo, sotto molti aspetti, unico nel suo genere, se allora considerai doveroso presentarne l'analisi dei risultati alla Direzione strategica, oggi, illustrarlo in questa sede, è per me motivo di giustificato orgoglio:

- Il lavoro di studio e di ricerca, così com'era stato proposto nel piano presentato ai partecipanti, è stato realizzato con serietà, accuratezza e senso di responsabilità;
- Il lavoro di gruppo è stato eseguito con interesse e soddisfazione, e ha prodotto nuove motivazioni e gratificazioni nello svolgimento dell'attività quotidiana;
- La forma e il contenuto dell'argomento trattato dal singolo operatore, e le regole di presentazione sono state di buona qualità, rendendo evidente le potenzialità di apprendimento e didattiche di ogni autore;
- La *"sana competizione"* che si è sviluppata fra gli operatori nell'elaborazione dei temi assegnati dai coordinatori, è stata di stimolo per dare il meglio di se stessi;
- Il manuale definitivo, costituito dall'assemblaggio di tutti le parti trattate, contiene elementi di originalità, ed è pregevole e interessante nella sostanza;
- L'elaborato, *"realizzato a più mani"* e, quindi con un minimo sforzo da parte di ogni singolo operatore rispetto ai risultati conseguiti, acquisisce una funzione propedeutica nei riguardi di aggiornamenti futuri sulle tecniche nefrologiche e dialitiche;
- Nel complesso, l'esperienza, durata sei mesi, può considerarsi nettamente positiva sotto diversi punti di vista, correlati con gli obiettivi predisposti nella fase preliminare;

- Questo tipo di corso in particolare e la formazione permanente in generale costituiscono l'antidoto più efficace contro l'insorgenza della *Sindrome del "burn-out"* negli operatori e uno degli elementi chiave per raggiungere l'eccellenza nella qualità dell'assistenza sanitaria;
- È lecito e doveroso esprimere profonda soddisfazione per i risultati raggiunti e rivolgere un sincero plauso a tutti quelli che in vario modo hanno partecipato al corso con impegno e professionalità;
- I membri della Direzione strategica dovrebbero fare altrettanto, incoraggiando coloro che si sono prodigati spontaneamente in questa iniziativa, con il fine ultimo di garantire efficacia ed efficienza alle prestazioni erogate quotidianamente ai nefropatici sottoposti a emodialisi.

Il successo incontestabile ottenuto con la realizzazione dei due *"Progetti Vrq 1998"* per me è stato motivo di grande soddisfazione e predittivo di successive conquiste, perché avevo dimostrato ai miei superiori e subordinati di possedere capacità di gestione e organizzative di tutto rispetto, quando la *"cultura imprenditoriale sanitaria"* era ancora nebulosa e osteggiata dalla maggior parte dei medici.

Inoltre, mi diede una forte carica emotiva che mi ha indotto ad approfondire progressivamente le prerogative del *"management aziendale"*, che mi avrebbero permesso di assolvere, con maggior sicurezza e competenza, le direttive e gli obiettivi imposti dalle nuove leggi, secondo le quali il medico deve essere anche *"manager"*, cioè un professionista simultaneamente dedito alla cura delle malattie e alla gestione delle attività d'assistenza.

8.3 *Rivoluzione silenziosa*

La bussola, che mi ha permesso di iniziare a orientarmi, con sufficiente dimestichezza e ottimismo, nel mondo sconosciuto e impervio delle imprese, e dei principi e le leggi che lo governano, è stata una guida ragionata alle funzioni della gestione sanitaria, definita in quegli anni travagliati *"la più autorevole e completa pubblicazione sul "management medico" mai data alla stampa in lingua italiana"*.

Questo testo agevole e ben documentato è stato curato dal medico M. Zanetti (1996), il quale nella veste di *"manager"* esperto in sanità pubblica e medicina organizzativa, avvalendosi della collaborazione di preparati coadiutori, ha pensato di utilizzare le sue conoscenze e competenze per venire incontro alle difficoltà incontrate dai medici, nel loro tentativo di rendere coerente l'impegno nelle attività cliniche con la necessità di riesaminare e razionalizzare l'organizzazione del servizio in cui si trovano a operare.

L'autore si era reso conto che molte erano le cause del rivolgimento sostanziale della cultura sanitaria, da quasi tutti considerato una *"rivoluzione silenziosa"* e apparentemente incruenta. Fra queste le principali s'identificavano con:

- La trasformazione del servizio sanitario in senso aziendale;
- L'imposizione di un maggior controllo sui meccanismi di spesa;
- L'evidenza della limitazione delle risorse per far fronte ai processi di diagnosi e cura;
- Il dovere di fare un uso più cosciente dei mezzi diagnostici e terapeutici di maggiore impiego;
- L'uso imprescindibile di criteri di decisione clinica, basati sull'analisi dei rapporti tra i costi e i benefici.

Solo i medici più ostinati, nonostante tutto, avevano inteso la nuova riforma sanitaria come un'indicazione salutare, seppure ruvida e inaspettata, a praticare una buona medicina, essenziale e ottimale al tempo stesso, grazie anche al supporto delle evidenze scientifiche. Allora, mi consideravo uno di questi, pronto e deciso, per indole e per impostazione mentale, a fare i conti con le innovazioni legislative che hanno determinato l'avvio del lungo e faticoso processo di aziendalizzazione della sanità. Così cominciai a sfruttare tutte le occasioni di addestramento promosse su tale questione, per prevenire una possibile crisi d'identità professionale – sempre in agguato per chiunque – proprio per la mancanza di supporti formativi, sistematicamente negati da chi di dovere nei momenti di trasformazione organizzativa.

In sintesi, nel corso di oltre trent'anni di riforme, si è assistito al passaggio dei presidi sanitari da Istituti di assistenza e previdenza (*gestione assistenziale della salute*), alle Unità sanitarie locali (*gestione politica della salute*) e alle Aziende sanitarie locali (*gestione manageriale della salute*). Ai cittadini, in relazione ad ogni trasformazione in atto, è stato assegnato di volta in volta il nome di pazienti, utenti e clienti.

Il DL n. 502/1992, modificato e integrato dal successivo n. 517/1993 e dal più recente Dispositivo n. 229/1999, ha profondamente trasformato la disciplina dell'ordinamento del sistema sanitario, nell'intento precipuo di superare la crisi registrata nella difficile fase della pratica attuazione della L. n. 833/1978.

Nello stesso tempo, sono stati promossi i requisiti di efficienza, efficacia, economicità, competitività e affidabilità, in sintonia con una società sempre più sensibile all'esigenza di qualificare le prestazioni sanitarie e sempre meno disposta a subire le conseguenze di un insoddisfacente funzionamento dei servizi orientati alla persona e alla collettività.

Per entrare più in dettaglio e comprendere meglio il cambiamento avvenuto, è bene ricordare che fino al 1978 vigeva *"il Sistema mutualistico"*, in ragione del quale l'assistenza sanitaria era gestita da una molteplicità di enti, ciascuno dei quali assolveva i suoi compiti in base alle categorie di appartenenza dei cittadini. La Riforma sanitaria varata nel 1978 si distinse per il riferimento a due principi fondamentali:

- La territorializzazione dell'assistenza sanitaria, secondo cui erano i Comuni a farsi carico di provvedere alla tutela della salute dei cittadini attraverso le Unità sanitarie locali;
- La partecipazione dei cittadini alla gestione del sistema sanitario, attraverso un Consiglio di amministrazione con a capo un Presidente eletto dai consiglieri comunali.

È in queste condizioni che la gestione della sanità fu affidata al sistema politico e la responsabilità della gestione delegata a ordinatori di spesa che spesso, nel più totale spregio di ogni vincolo di natura economica, *"procurarono disavanzi clamorosi, talvolta, più che per incompetenza, per una sordida e immorale propensione alla disonestà propria di alcuni politici, potendo contare furbescamente sul garantito ripianamento, da parte dello Stato, delle spese a piè di lista"*.

Inoltre, per la loro stessa estrazione politica *"i responsabili della gestione sanitaria spesso brillarono più per la loro bizantina tendenza a orchestrare inesauribili mediazioni che per la capacità di assumere decisioni risolutive e, in alcune vicende, manifestarono livelli di preparazione tecnica e di gestione, inferiori a ogni inimmaginabile sospetto"*.

Questo era il retroterra culturale dello sfascio in cui venne a trovarsi irrimediabilmente imbrigliata la sanità, sul cui sistema di gestione per anni si era sperato inutilmente di incidere, svincolando il costo dei servizi dalle risorse disponibili. La necessità di promuovere una nuova riforma sanitaria è nata negli anni '90 sotto l'impulso di due forti motivazioni, una strutturale e l'altra amministrativa.

- La motivazione strutturale si è manifestata quando i politici di rilievo nazionale hanno cominciato a percepire che il problema della salute dei cittadini aveva assunto una tale complessità, da renderla ingestibile con gli strumenti disponibili in quegli anni.
- La motivazione amministrativa è emersa quando i più attenti funzionari delle istituzioni locali, hanno intuito che era necessario utilizzare le risorse disponibili, facendo ricorso ad alcune metodologie, opportunamente adeguate, già attivate con successo in altri settori dell'economia.

Da tale scenario politico-amministrativo sono nati i Decreti legislativi già citati, definiti di *"Riordino e razionalizzazione del sistema sanitario nazionale"*, che hanno permesso la trasformazione delle Unità sanitarie locali, patrocinate dai Comuni, in *"Aziende dotate di personalità giuridica pubblica, di autonomia organizzativa, patrimoniale, contabile, gestionale e tecnica"*. Della precedente riforma sono stati confermati i principi fondanti quali:

- La globalità degli interventi preventivi, curativi e riabilitativi;
- L'uguaglianza dei cittadini nei confronti del sistema;
- La tutela della salute come diritto fondamentale dell'individuo e interesse della collettività;
- Il rispetto della libertà e della dignità della persona;
- L'omogeneità strutturale dei servizi sanitari;
- La ripartizione delle competenze fra Stato, Regione ed Enti locali;
- La programmazione nazionale delle attività d'assistenza;
- La partecipazione dei cittadini, intesa come diritto costituzionalmente protetto, anche se non del tutto esercitato.

Su questi principi, però, è stato costruito un impianto di gestione regolato da metodologie da decenni presenti in tutte le maggiori imprese produttive non sanitarie, con lo scopo di eliminare gli sprechi, contenere i costi, correggere gli squilibri esistenti, salvaguardare i conti pubblici, coniugare il momento economico con quello clinico, senza inficiare per nulla la qualità dei servizi sanitari e tanto meno deludere le attese delle comunità locali, sedimentate nel corso degli anni.

Oltre alla trasformazione aziendale delle strutture sanitarie, gli obiettivi della nuova riforma sono rappresentati dai seguenti meccanismi operativi:

- La ristrutturazione della rete ospedaliera che ha comportato l'eliminazione degli ospedali marginali, l'unificazione di servizi inutilmente duplicati, la definizione degli *"standard"* di dotazione media di posti letto, del tasso di ospedalizzazione e di utilizzazione dei posti letto;
- La determinazione della quota capitaria economica destinata alle regioni per coprire le spese delle prestazioni, fruite dai cittadini residenti nel territorio delle aziende sanitarie locali;
- Il pagamento delle prestazioni ambulatoriali specialistiche, diagnostiche, terapeutiche e riabilitative in conformità a tariffe predeterminate a livello regionale;
- L'ordinamento dei ricoveri ospedalieri mediante un tariffario, denominato *"Diagnosis Related Groups"* (DRG) ovvero gruppi diagnostici confrontati fra loro *"riguardo ai costi"*, stimati in conformità a un punteggio prestabilito (secondo il quale, ad esempio, un intervento di appendicectomia costa più di un intervento di mastectomia);

- L'apertura del *"mercato sanitario"* mediante il riconoscimento della mobilità, un sistema per il quale se un cittadino, avendone diritto, si rivolge alle strutture di un'azienda sanitaria diversa dalla sua, è l'azienda di appartenenza che deve coprire le spese sostenute, tenendo conto dei tariffari vigenti, subendo quindi un danno economico proporzionato secondo il tipo di prestazioni ricevute;

- L'insediamento a capo delle aziende sanitarie di un Direttore generale – di nomina regionale e quindi politica, con un rapporto di lavoro a tempo pieno e di natura privatistica – che ha il potere di nominare con gli stessi criteri contrattuali sia il Direttore sanitario e amministrativo aziendale, sia i Direttori delle varie unità operative ospedaliere e distrettuali e degli uffici amministrativi;

- L'individuazione e l'uso sistematico d'indicatori, intesi come parametri numerici capaci di misurare, a tutti i livelli operativi, l'efficienza aziendale per tenere sotto controllo l'impiego delle risorse disponibili, al fine di orientarle verso obiettivi prefissati, evitando sprechi e negligenze riguardo ai principali fatti di gestione;

- L'obbligatorietà di trasmettere un rendiconto periodico al Ministero della salute rappresentato da una serie prestabilita di dati, utilizzando un *"Modello di rilevazione delle attività gestionali ed economiche delle aziende sanitarie"*.

Analizzando l'illustrazione, forzatamente sommaria, delle nuove norme di gestione ospedaliera avviate con la riforma, e, forse, ancora non a regime in molte realtà d'assistenza, non ci si deve meravigliare delle ampie quote di dissenso registrare fra i medici, che si sono sentiti *"costretti"* a subire una normativa considerata *"rivoluzionaria"*, decisa dall'alto in un quadro di grande inquietudine.

È chiaro, comunque, che molte delle critiche mosse al sistema sanitario preesistente non hanno mirato a sminuirne il ruolo, ma ad assicurarne la sopravvivenza attraverso un decisivo cambiamento. Nessun dubbio deve sussistere sul fatto che i legislatori abbiano pensato di mettere ordine in una struttura, il cui bilancio annuale ha superato ormai sensibilmente i cento miliardi di euro. Una cifra che è molto superiore a quella di tutte le altre aziende nazionali, le quali da decenni utilizzano complicati sistemi di contabilità analitica e di controllo di gestione ampiamente omologati dai risultati conseguiti.

Non era perciò concepibile che – stante le dimensioni dei bilanci delle numerose Unità sanitarie locali esistenti – uno Stato responsabile perseverasse nel pagare a piè di lista un qualsiasi incontrollabile tipo di spesa nella più plateale e sconsiderata illogicità e indifferenza. Non c'è tanto da stupirsi, quindi, del fatto che i responsabili della salute abbiano deciso di recuperare i notevoli ritardi accumulati nel tempo, imponendo alle strutture sanitarie l'obbligo di rendere trasparenti i loro bilanci attraverso:

- L'attivazione di una *"Contabilità analitica"* in ogni servizio;
- La dotazione di strumenti necessari per un rigoroso *"Controllo di gestione"*;
- L'articolazione all'inizio di ogni anno di un *"Budget"*, da confrontare in seguito, a consuntivo, con i risultati economici e finanziari realmente conseguiti.

8.4 Un nuovo medico

L'inevitabile riconversione e l'irreversibile trasformazione del ruolo e delle funzioni del medico sono state determinate dai cambiamenti sociali, organizzativi e culturali, verificatisi nell'ultimo trentennio, i quali hanno favorito il passaggio dell'amministrazione pubblica da soggetto garante dei diritti a soggetto gestore dei bisogni. Questo delicato passaggio ha implicato l'introduzione di nuove regole espressive del potere decisionale e di nuovi doveri dei dipendenti nei riguardi, non più di utenti passivi, ma di veri e propri clienti legittimati a essere posti al centro dell'intero sistema erogativo sanitario. Le due leggi più importanti che governano la nuova impostazione istituzionale sono:

- L. n. 241/1990 sul radicale ripensamento dei rapporti tra i cittadini e gli amministratori dei servizi, all'insegna di una maggiore trasparenza e di una migliore efficienza dell'attività pubblica;
- L. n. 421/1992, con la quale al governo è stata conferita la delega, fra l'altro, per l'esame e la razionalizzazione delle discipline in materia di sanità e di pubblico impiego.

A tale ultimo atto legislativo si deve l'intervento, in generale, sulla disciplina della dirigenza e, in particolare, su quella dei servizi sanitari, disponendo da un lato di rafforzare i poteri d'impulso, direzione e coordinamento, e dall'altro di verificare i risultati di gestione e di prescrivere più precise responsabilità dirigenziali. Nella fattispecie, la delega per la sanità è stata esercitata con il già citato DL n. 502/1992 e successive modifiche, ma gli interventi d'integrazione, ritocco, reimpostazione, aggiustamento e sua rilettura costituiscono il risultato di una produzione normativa ancora in corso, i cui caratteri portanti prestabiliti sono:

- Il riconoscimento dell'autonomia dei medici;
- L'introduzione dei principi dell'obbligo dei risultati;

- La logica del rendiconto dei Responsabili dei servizi, riguardo agli esiti complessivi dell'azione amministrativa e della gestione.

Con l'applicazione di tale normativa il medico ha assunto il ruolo di *"Dirigente del servizio sanitario nazionale"*, non più chiamato a svolgere solo una qualificata funzione clinica, ma anche ad assumersi nuove incombenze, comprendente anche la *"responsabilità decisionale"*, fondata non tanto sulla violazione dolosa o colposa dei doveri d'ufficio, quanto sull'inidoneità o incapacità a conseguire risultati adeguati ai compiti affidati. Gli aspetti più importanti legati a questa nuova figura professionale, oltre che dall'inquadramento giuridico e le conseguenti ricadute economiche e normative sulla relativa disciplina contrattuale, sono rappresentati:

- Dagli strumenti di controllo di gestione, con cui il medico deve misurarsi nella nuova veste imprenditoriale e in rapporto ai quali deve programmare l'attività, verificare i requisiti dei risultati conseguiti, essere giudicato dai *"nuclei di valutazione"*;
- Dall'equilibrio, sempre difficile da raggiungere, tra le esigenze del contenimento delle spese sanitarie e il dovere di curare secondo scienza e coscienza.

Il medico ha così necessariamente assunto, accanto al ruolo di semplice curatore, quello più complesso di motore dell'organizzazione sanitaria, integrando il bagaglio tecnico-scientifico con il corredo di principi etici e di attitudini comportamentali interessanti l'intera struttura sanitaria, configurandosi, di fatto, come un *"nuovo medico"*, il quale oltre a dedicarsi all'assistenza clinica dei pazienti deve allo stesso tempo gestire, amministrare e dirigere, vale a dire:

- Attuare procedure, metodi e pratiche amministrative, quali, ad esempio, trattare la cartella clinica con l'ausilio di un sistema informatizzato;
- Definire gli obiettivi specifici del suo servizio e fissarne, sul piano delle strategie, le vie e i mezzi per raggiungerli;
- Esercitare poteri decisionali e avvalersi di mezzi reali, attribuiti per delega, per realizzare gli obiettivi individuati dagli organi amministrativi.

All'atto della nomina, al medico con ruolo amministrativo e di gestione istituzionalmente definita – non più Primario né Dirigente di secondo livello ma *"Direttore"* – è affidata la delega implicita di rappresentare sia l'autorità sul suo servizio, sia l'obbligo del rispetto delle regole imposte nell'organizzazione sanitaria, traducibili in termini di potestà su atti diversi. L'autorità a esso delegata, che gli permette, a sua volta, di delegare ai suoi colleghi – non più Aiuti e Assistenti ma *"Dirigenti"* – una parte di responsabilità, lo costringe in qualche misura ad astrarsi dal quotidiano o dal troppo quotidiano, per concentrarsi su problemi di natura più strategica, fra cui spiccano per importanza:

- L'andamento generale del servizio;
- I rapporti interni tra gli operatori subordinati, tra gli operatori e le risorse materiali disponibili, tra gli operatori e i pazienti;
- La progettazione e la gestione del proprio sistema informativo;
- La valutazione del proprio *"target"* di utenti e delle sue modificazioni temporali come numero e tipologia;
- L'adeguamento dell'organizzazione a tali variazioni;
- La politica dell'acquisizione tecnologica della propria unità organizzativa, ivi compreso l'inserimento delle metodiche informatiche;
- La definizione della quantità e della qualità attese di prestazioni di propria competenza, a fronte delle risorse ricevute in dotazione;
- La formazione dei subalterni;
- L'immagine pubblica della propria unità operativa.

Insomma, oggi, il medico deve essere anche un *"manager"* – dal verbo inglese *"to manage"* derivato dall'italiano *"trattare con le mani, sapere, essere abile nell'usare qualcosa"* (Toscana, XVI secolo) –, vale a dire un esecutore diretto di funzioni imprenditoriali. In questo nuovo ruolo egli è coinvolto esplicitamente nei problemi legati alla complessità burocratica e tecnologica dell'organizzazione, e deve tenere in debito conto i fattori economici, psicologici, emotivi e strategici che influenzano il personale sanitario.

Nell'espletamento delle sue funzioni aggiuntive, non può prescindere dalle conoscenze e dalle competenze nell'arte del *"management"*, *"un termine anglosassone di uso universale che indica l'insieme delle tecniche direzionali di gruppi organizzati, il complesso delle funzioni di gestione ed anche il gruppo dirigente di un sistema operativo"*. È importante aggiungere che, come scrive M. Lepore (2002), qualsiasi individuo deputato a svolgere il ruolo di *"manager"*, deve diventare prima *"manager di se stesso"*, vale a dire possedere alcuni requisiti esenziali:

- Essere in grado di programmare e coordinare le proprie capacità, finalizzandole ai risultati;
- Possedere cultura e conoscenza di sé adeguate;
- Svolgere attività di ricerca e di elaborazione delle informazioni, riguardo all'ambiente in cui opera o desidera operare;
- Manifestare la disponibilità d'animo ad ascoltare gli altri;
- Creare rapporti di empatia e di assertività con il suo prossimo.

Una migliore conoscenza di se stesso, consentirà al *"manager"* non solo di ottenere innegabili ripercussioni positive nell'ambiente di lavoro, stimolando creatività, capacità, intuizione, ma anche di accrescere la sua soddisfazione e autostima. Questa riflessione si adatta molto bene anche al medico, il cui fine ultimo, oltre a tutte le considerazioni che si possono fare attorno alla nuova attribuzione, assegnatagli per legge, rimane sempre quello di soddisfare i pazienti, oggi chiamati clienti. Una qualifica che vuole riconoscere ai cittadini il ruolo non solo di consumatori *"sic et simpliciter"* di prodotti sanitari, ma anche di persone informate, competenti e quindi capaci di scelte consapevoli anche per quanto riguarda i loro bisogni sanitari. I pazienti, in passato oggetto di attenzione e di cure ma anche d'ingiustificabili arbitrii, hanno cessato di essere semplici referenti passivi del rapporto medico-malato, per diventare, a tutti gli effetti, protagonisti di tale relazione interpersonale, perché dotati di dignità, capacità critica, discernimento e facoltà di scelta.

Ogni struttura sanitaria è obbligata a prendere atto del cambiamento avvenuto, assicurando un dialogo pubblico-privato, che può essere garantito solo da un sistema di capillare informazione e documentazione, i cui elementi principali sono:

- La cartella clinica;
- La lettera di dimissione;
- Le procedure di verifica della qualità dell'assistenza;
- La carta dei servizi;
- L'ufficio relazioni con il pubblico.

Siamo di fronte a un lento ma continuo divenire verso un ideale di medicina, che da una parte deve sapere coniugare qualità delle prestazioni sanitarie, capacità di distribuzione delle risorse con equità e contenimento dei costi, e dall'altra essere in grado di distinguersi come servizio pubblico, attraverso l'apporto delle evidenze scientifiche, la trasparenza, la ricerca di *"compliance"* e la tutela della *"confidentiality"*. Nella nuova situazione, l'approccio imprenditoriale del medico, inteso come capacità di decidere su basi razionali e con metodi scientifici – *"budget"*, *"decision making"*, *"problem solving"*, *"planning operativo"* – non può prescindere dall'utilizzo di procedure continue di programmazione e controllo della qualità delle prestazioni cliniche.

D'altro canto, è lo stesso DL n. 502/1992 che, mentre con l'art. 8 richiede l'obbligo di controllo qualitativo dei servizi erogati, con i successivi art. 10 e 14, afferma la necessità della previsione del metodo *"Verifica e revisione della qualità e quantità delle attività d'assistenza"*, e la considerazione della qualità secondo il parere degli utenti, annoverando, fra i suoi principali indicatori:

- Il diritto all'informazione;
- Il miglioramento delle prestazioni alberghiere;

- L'andamento dell'attività di prevenzione;
- La personalizzazione e l'umanizzazione dell'assistenza.

Il medico, da buon *"manager"*, deve anche sapere che l'Azienda sanitaria in cui esercita la professione ha sia l'obbligo di fornire un'informazione dettagliata sui prodotti erogati, sulle tariffe e sulle regole di accesso ai servizi, sia il compito di rilevare eventuali reclami e disservizi, al fine di favorire il dialogo con i cittadini e con le Associazioni di tutela per un miglioramento effettivo e tangibile degli *"standard"* qualitativi.

In definitiva, l'ottica in cui si muove l'attuale organizzazione del sistema sanitario, come afferma P. Frati (1998), è quella del *"recupero effettivo del rapporto amministrazione pubblica e cittadino, incentrato non più su una sostanziale subordinazione di quest'ultimo, quanto piuttosto su una reale "par condicio", pienamente giustificata sul piano giuridico, sociale e culturale"*.

All'innovativa *"figura del cittadino–cliente"* non può non corrispondere la vagheggiata ma ancora dinamica figura del medico, che sappia restare fedele alla sua autonomia professionale (saper essere e saper fare, rapporti umani e responsabilità sociale), orientata, comunque, a ricercare un'alleanza paritetica sia con il paziente, sia con l'azienda. Medico e scienziato, medico e umanista, medico e *"manager"*: nessuna di queste qualifiche sono caratterizzanti, ma tutte, per quanto possibile, devono essere presenti nel *"nuovo medico"*.

8.5 Nodi cruciali

G. Lo Martire (1998), riferendosi ai *"buchi neri della sanità"*, rileva senza mezzi termini che *"per anni il settore nazionale a più elevata incidenza di spesa è stato amministrato senza precisi indirizzi economici, al di fuori di ogni controllo, in una totale vacanza di strategie gestionali"*. Da quest'amara e diffusa constatazione è derivata la necessità di trasformare le strutture sanitarie in aziende, con lo scopo dichiarato di mantenere il prescritto livello dei servizi resi ai cittadini senza deteriorare la qualità. Quest'obiettivo è perseguibile solo con il ridimensionamento rigoroso delle cause degli sprechi provocati fuori da ogni norma, il contenimento ponderato dei costi mediante l'uso appropriato delle risorse e l'intervento risoluto sulle disfunzioni organizzative mediante azioni correttive mirate.

In particolare, l'art. 3 dell'ultimo DL n. 229/1999 di *"Riforma-ter"* del SSN, rispetto ai precedenti decreti similari, conferma e precisa la trasformazione delle Unità sanitarie locali in *"aziende con personalità giuridica pubblica e autonomia imprenditoriale, la cui organizzazione e funzione devono essere disciplinate con atto aziendale di diritto privato"*. Come tali, le nuove strutture sono tenute a rispettare i vincoli di bilancio, mirando all'equilibrio di costi e ricavi, e devono perseguire, in ogni loro attività, obiettivi di *"efficacia, efficienza ed economicità"*.

Questo processo di cambiamento è stato molto brusco e radicale, e ha portato il Sistema sanitario pubblico a ridisegnare completamente tutte le sue parti strutturali, organizzative e di gestione. In tale opera riformatrice, alcuni nodi cruciali si sono posti con forza all'attenzione dei soggetti interessati, impegnati a orientarsi verso una *"missione sociale"*, da compiersi in regime di libero mercato, e a misurarsi con le loro capacità competitive e imprenditoriali in scenari dinamici e difficilmente prevedibili.

Quale definizione e significato dare all'azienda sanitaria, quali elementi costitutivi sostengono la sua struttura, quali processi attivare per raggiungere gli obiettivi individuati, sono alcune domande che ogni medico è stato costretto a porsi – nel momento in cui è stato inquadrato come Dirigente nel servizio sanitario di appartenenza o comunque è stato assunto come tale – e alle quali è stato necessario dare una risposta ragionata e pertinente.

In termini tecnici – riferisce E. Leonardi (2000) – un'azienda può essere definita come:

> Una struttura di processi economici che si svolgono in istituti sociali di diverse specie, cui si applica sia il principio-obiettivo della razionalità economica, sia il criterio della corretta amministrazione (…). Se si vuole considerare questa entità nella sua dimensione sociale, è necessario paragonarla a un sistema complesso, il cui successo è legato all'integrazione e all'armonia fra due parti.

L'autrice, per spiegare i concetti espressi, si richiama al cervello dell'uomo che è organizzato in due emisferi: il sinistro, sede della razionalità, predisposto alla pianificazione e al controllo, e il destro, sede della creatività, deputato all'innovazione e alla percezione. In maniera analoga, come il buon funzionamento del cervello è garantito dai collegamenti tra i due emisferi, così una corretta gestione di un'impresa sarà dovuta alla capacità di comunicazione fra l'area razionale e quella innovativa. E come i due emisferi cerebrali devono essere sempre attivi e poter contare su un collegamento continuamente operativo, così in un'azienda un'area deve guidare l'altra. E un flusso di comunicazioni nelle due direzioni, trasmesso da valori e impegni condivisi, deve essere assicurato ovviamente senza interruzione.

Al di là da queste considerazioni generali, peraltro molto interessanti, soprattutto se rapportate alla gestione della salute, un'azienda sanitaria, secondo M. Zanetti (1996), può essere correttamente definita come un *"complesso di elementi e di fattori, di energie e di risorse personali e materiali che è orientato al soddisfacimento dei bisogni sanitari di una determinata popolazione"*. In altre parole, può essere considerata alla stregua di *"Istituto"* che, pur non avendo finalità di tipo economico, può essere efficacemente governato mediante logiche e tecniche proprie dell'economia d'azienda, perchè il perseguimento del suo fine richiede l'attivazione di processi di beni e servizi di notevole rilevanza.

La differenza fra *"Istituto–impresa"* e *"Istituto-organizzazione sanitaria"*, entrambi governabili con le stesse logiche e tecniche proprie dell'economia d'azienda, consiste solo nel fatto che mentre la prima è tipicamente finalizzata al raggiungimento di risultati economici, la seconda è tipicamente finalizzata al conseguimento di risultati sanitari. In estrema sintesi, l'azienda sanitaria è costituita dai seguenti elementi:

- *"L'assetto istituzionale"*, che è composto dal Direttore generale e dal Collegio dei revisori dei conti, cui compete il controllo delle attività amministrative e operative dirette al buon utilizzo delle risorse finanziarie, e dagli Operatori di settore deputati alla produzione di reddito;
- *"Le combinazioni economiche"*, che sono rappresentate dall'insieme delle operazioni di produzione e consumo di beni e servizi, e il cui esercizio è svolto dalle persone che operano nell'azienda;
- *"Le risorse umane"* di ogni ordine e grado, che sono direttamente coinvolte nello svolgimento delle attività economiche;
- *"Il patrimonio"*, cioè *"l'insieme delle condizioni di produzione e consumo di pertinenza aziendale in un dato momento"*, da cui originano *"le combinazioni economiche"*;
- *"L'assetto organizzativo"*, che è costituito dall'articolazione delle strutture – organigramma e mansionario a livello sanitario e amministrativo – e dal sistema operativo, cioè dai meccanismi che permettono di *"mettere in movimento"* gli elementi strutturali;
- *"L'assetto tecnico"*, che comprende *"fabbricati, impianti, attrezzature, materie prime, inclusi gli aspetti della loro localizzazione, delle norme di funzionamento e d'impiego e delle strutture di collegamento"*, implicati nei processi di produzione o di erogazione dei servizi.

Le differenti risorse strutturali e umane dell'azienda sanitaria sono rese funzionali mediante l'attivazione progressiva della seguente serie di processi legati alla gestione:

- La *"pianificazione"*, il cui obiettivo fondamentale è la definizione della missione e della strategia dell'azienda, vale a dire della sua ragione d'essere e delle regole operative che intende mettere in atto per raggiungere i suoi fini;
- La *"programmazione"*, che consiste nell'individuazione di linee d'azione adatte a raggiungere gli obiettivi strategici in precedenza definiti, tenen-

do conto dei fabbisogni finanziari, delle risorse umane e tecnologiche, dei tempi di realizzazione;
- Il *"budget"*, che è considerato una sorta di tappa intermedia rispetto alla programmazione, con cui si precisano gli obiettivi operativi da raggiungere nel breve periodo, in genere un anno;
- Il *"report"*, che è una forma di valutazione e di controllo dei risultati conseguiti rispetto agli obiettivi prefissati, orientata a individuare le cause di eventuali scostamenti per apportare le più opportune azioni correttive, ove sia necessario.

Da questa breve disamina appare chiaro che sul vecchio sistema, ancora persistente, per certi aspetti, in alcune realtà, si è innestata una nuova cultura, secondo cui da una parte sono le istituzioni a definire le regole del gioco e a controllarne l'applicazione, dall'altra sono i medici e gli altri operatori sanitari ad avere una salda presenza nei momenti decisionali. Di fatto, dopo diciannove anni dall'emanazione delle leggi riformatrici, la grande maggioranza dei Dirigenti medici si è resa progressivamente conto che l'attuale sistema ha portato a una maggiore responsabilità, ma anche al recupero del loro ruolo e a una più rilevante autorevolezza nella gestione della propria area.

Le ragioni del nuovo modo di esercitare la professione medica risiedono nell'acquisizione di nuove abilità, oltre quelle cliniche, favorite – in sostituzione degli antichi *"dicktat"* centralistici – da una partecipazione più attiva e diretta nell'elaborazione delle decisioni operative. Infatti, l'utilizzazione delle risorse affidate *"ad personam"* permette a ognuno di applicare criteri di gestione, maturati in anni di esperienza, grazie al fatto che l'amministrazione più autonoma del proprio servizio crea l'opportunità di sperimentare procedure e metodi capaci di migliorare le prestazioni sanitarie. Inoltre, la conoscenza approfondita e trasparente dei risultati conseguiti, in rapporto alle risorse stimate, rende più efficiente ed efficace il modo di lavorare, producendo *"valore aggiunto"* alla qualità delle prestazioni erogate.

Questa nuova cultura è riuscita a stemperare in gran parte le prime reazioni emotive indotte dal cambiamento riformatore, rendendo, nel tempo, più consapevoli molti operatori, tanto che, nel sistema aziendale applicato alla sanità, da una parte hanno colto l'occasione per incrementare il loro sapere specialistico e tecnologico, e dall'altra hanno individuato il modo giusto per ridurre i tempi di attesa e sburocratizzare le procedure.

Il supporto capace di sostenere e motivare i tutori della salute nelle loro iniziative innovative non può non tener conto del fatto che la riforma presuppone anche sistemi premianti monetari per meriti acquisiti. Questi consistono nella retribuzione dei risultati ottenuti, dopo attenta valutazione,

nell'esercizio della *"professione medica e imprenditoriale"*, fondata sostanzialmente su tre poli fondamentali.

- *"I centri di responsabilità"*, che permettono di individuare analiticamente
  gli sprechi di ogni struttura operativa.
- *"La metodica del budget"*, con cui si definiscono periodicamente gli
  obiettivi di ogni centro di responsabilità.
- *"Il controllo di gestione"*, cui si affida la verifica in corso d'opera dell'andamento delle attività programmate.

Ormai, tutte le regioni, ferme restando le varianti proprie delle situazioni
locali, hanno deliberato su queste tre grandi questioni che riguardano l'assetto
programmatico, contabile, di gestione e di controllo dell'azienda sanitaria,
e sulle quali i Dirigenti medici si giocano tutta la loro autorità, capacità e
affidabilità.

➤ *Centri di responsabilità*

Nell'azienda sanitaria esiste una gerarchia di centri di responsabilità:
Regione, Direzione generale delle aziende sanitarie locali, Presidi ospedalieri,
Distretti, Dipartimenti, Unità operative (divisioni, servizi, uffici). In un ospedale, al sistema dei centri di responsabilità, considerato il presupposto per
un impianto imprenditoriale del conto economico e finanziario, è affidato il
compito di cogliere costi, ricavi e risultati analitici delle fondamentali strutture
sanitarie, rendendo possibile l'attribuzione della responsabilità di gestione e
di risultato a un'unica persona.

In pratica, sono considerati centri di responsabilità le Unità operative,
caratterizzate per omogeneità delle attività svolte, significatività delle risorse impiegate, possibilità di attribuire a un unico dirigente la responsabilità
completa ed esclusiva dei costi dei fattori produttivi impiegati.

Al Medico dirigente di ogni centro di responsabilità, individuato dalla
Direzione strategica, sono attribuiti sia i costi diretti, relativi al personale,
ai farmaci, alle apparecchiature, ai prodotti di consumo, alle manutenzioni,
sia i costi indiretti, rappresentati dalla quota parte dei servizi – radiologia,
laboratorio, cucina, guardaroba, gasolio, etc. – di cui quel dato centro di
responsabilità ha usufruito per svolgere le sue attività.

➤ *Metodica del "budget"*

Il *"budget"* – termine inglese derivante dal francese antico *"bougette"*
traducibile in *"piccola borsa"*, mutuato poi in *"bilancio preventivo"* – è un
procedimento con cui la Direzione generale dell'azienda sanitaria, tramite

negoziazione con i Dirigenti dei centri di responsabilità, deve stabilire periodicamente in modo esplicito le risorse di varia natura da assegnare, gli obiettivi operativi da conseguire e i tempi di realizzazione delle attività, nell'ambito di una strategia generale coerente con le politiche sanitarie nazionali, regionali e locali.

Per assicurare operatività al sistema di gestione, tale metodica – interpretata nella duplice valenza economica-finanziaria e organizzativa – deve essere applicata a tutti i Centri di responsabilità definiti dalla contabilità analitica, cioè a tutte le unità operative in possesso dei requisiti che abbiamo già illustrato.

Con la programmazione e la conseguente redazione del *"budget"* la Direzione generale si accerta che le risorse siano acquisite e impiegate in modo efficiente ed efficace per il raggiungimento degli obiettivi definiti in sede di pianificazione strategica. Questo processo decisionale è molto coinvolgente per i Dirigenti, e razionale in termini di formulazione della spesa, perché s'ingrana nei meccanismi più profondi dell'organizzazione sanitaria, ponendo nelle mani dei reali responsabili delle attività gli strumenti per dirigere e supervisionare – in modo intelligente e in funzione della tempestiva e puntuale soddisfazione delle necessità operative – le procedure per l'acquisizione delle risorse.

➤ *Controllo di gestione*

Il monitoraggio della conduzione riguardante il *"budget"* – il cui presupposto è il confronto fra preventivi e consuntivi attraverso l'analisi degli scostamenti riferiti alle risorse e ai fattori produttivi impiegati in rapporto ai risultati conseguiti – è compito del controllo di gestione, che ha lo scopo di assicurare efficienza ed efficacia ai processi di acquisizione e d'impiego delle risorse. Consiste nel sistema di verifica e valutazione, che, una volta colti eventuali scostamenti indicativi fra preventivi e consultivi, permette di individuare i Centri di gestione, in cui è opportuno intervenire, e di assumere le decisioni ritenute necessarie per riportare l'esercizio sotto controllo. Nello stesso tempo ha il merito di influenzare positivamente il comportamento del personale.

Poiché il progresso di una struttura organizzativa è scandito dal ritmo con cui ottiene e utilizza le informazioni disponibili, il sistema dei *"Centri di responsabilità"*, il *"Budget"* e il *"Controllo di gestione"* – se ben integrati – riescono a creare puntuali e precise conoscenze capaci di esercitare un supporto concreto e affidabile ai processi operativi. Pertanto, è indispensabile che i Dirigenti medici conoscano bene queste tre tecniche imprenditoriali, non tanto perché devono diventare esperti in contabilità generale e analitica – compiti propri di ragionieri e contabili ben rappresentati in ogni ospedale – ma per lo stretto legame esistente fra tali supporti di gestione e la *"retribuzione di risultato e premio di qualità per le prestazioni individuali"*. A questo tipo di compenso economico, stabilito secondo le norme del Contratto collettivo nazionale di lavoro, si può accedere per meriti acquisiti nella realizzazione degli obiettivi di programmi e progetti prefissati e negoziati con la Direzione generale.

In particolare, l'erogazione d'incentivi economici è assegnata a quei Dirigenti, i cui risultati sono considerati positivi da parte del competente servizio per il Controllo interno o del Nucleo di valutazione che ne definisce parametri e *"standard"* di riferimento. È fuori di dubbio, almeno sulla carta, che il nuovo sistema organizzativo e di gestione – per chi fa della professione medica un modo per realizzarsi come tecnico e persona – presenta aspetti incentivanti interessanti, perché si fonda sul perseguimento e sulla verifica di risultati concreti, mira a razionalizzare e qualificare i servizi sanitari, è effettivamente meritocratico ed è basato sulla gestione decentrata di singoli servizi e uffici, favorendo la partecipazione di tutti gli operatori.

La chiave di volta per garantire successo all'aziendalizzazione della sanità è rappresentata soprattutto dai seguenti punti di forza:

- La sapiente combinazione sinergica dei *"Centri di responsabilità"*, *"Budget"* e *"Controllo di gestione"*;
- Il riconoscimento di un ruolo *"manageriale"* ai responsabili della loro organizzazione;
- La valorizzazione delle risorse umane sotto il profilo della formazione permanente e dell'aggiornamento continuo;
- L'incentivazione mediante i premi economici di risultato di cui possono beneficiare i Dirigenti per meriti personali, dimostrati nello svolgimento delle attività assegnate.

INIZIATIVE IMPRENDITORIALI NEFROLOGICHE E DIALITICHE

"Se è pur vero che il destino dei processi di gestione e del miglioramento della qualità è strettamente legato alla volontà della direzione strategica, nessuno può impedire che, ai propri livelli di responsabilità, ciascun medico interpreti un suo ruolo specifico nell'innescare e implementare un modello di gestione della qualità".

M. Virgilio

Iniziative imprenditoriali nefrologiche e dialitiche

9.1 Un progetto ambizioso

Era il 4 novembre 2000, quando l'Asl n. 1 dell'Umbria ha presentato il "*Progetto acq*", partecipato da numerosi dipendenti di ogni ordine e grado, invitati di persona dal Direttore generale alla specifica assemblea, tenutasi presso l'Hotel Rio di Umbertide sotto forma di un convegno, accuratamente preparato con il supporto di consulenti esperti provenienti dall'Azienda ospedaliera del Policlinico di Modena.

Fungevano da apripista alcuni operatori locali che avevano frequentato nello stesso presidio il Corso formativo "*Orsa Maggiore*" sull'attività di "*audit*", intesa come analisi critica e sistematica della qualità dell'assistenza sanitaria a tutti i livelli di erogazione. *Acq* è l'acronimo della denominazione di un progetto, da me considerato ambizioso e intrigante, e dalla maggior parte degli operatori, insidioso e incompreso.

Si trattava di un piano di sviluppo strategico ideato, promosso e adottato dalla Direzione generale per gli anni 2000-2003 al fine di garantire – attraverso l'esame dei processi e dei percorsi d'assistenza, e la definizione di "*standard*" di qualità adeguati alle esigenze dei cittadini – l'assicurazione e il miglioramento continuo della "*qualità*" (q) negli ospedali dell'azienda, e di conseguire in un primo momento l'"*accreditamento*" (a) istituzionale e in via ipotetica la "*certificazione*" (c) di alcuni servizi sanitari.

Accreditamento – dal verbo accreditare che significa rendere credibile o avvalorare – è definibile come "*un'attività di valutazione periodica atta a rilevare non solo l'adesione ai criteri previsti da leggi e regolamenti di strutture e organizzazioni, ma anche lo sviluppo della buona qualità delle prestazioni erogate dai servizi*". Il presupposto dell'accreditamento istituzionale è rappresentato dai "*Requisiti minimi sia organizzativi generali, sia strutturali, tecnologici e organizzativi specifici*" stabiliti dal DPR del 14 gennaio 1997.

A questi devono aggiungersi, tuttavia, altri requisiti funzionali definiti dalle singole regioni, cui spetta il conferimento dello "*stato di struttura sanitaria accreditata*". L'appello, inserito nella premessa del documento riguardante il progetto, era assertivo e coinvolgente nel linguaggio e nel contenuto:

> Il miglioramento della qualità del sistema sanitario presuppone modifiche strutturali, organizzative e comportamentali dei professionisti. Questo

processo si può avviare solo se si coagulano attorno ad un progetto o idea gli interessi di differenti soggetti (politici, direzione aziendale, professionisti, operatori, volontariato e utenti), i quali devono essere in accordo su cosa s'intende per qualità e quali sono i parametri che la definiscono. Solo così sarà possibile identificare bisogni, priorità e obiettivi, e quindi predisporre un piano d'azione condiviso e realizzabile.

Non vi è dubbio che la qualità di un servizio sanitario deve essere caratterizzato in primo luogo dalla sua efficacia, ossia dalla capacità di produrre benefici in termini di salute, ma anche dalla sua efficienza, appropriatezza, accessibilità e dalla capacità di migliorare la soddisfazione dell'utente, identificata come *"qualità percepita"*, garantendo un'organizzazione che dia la sensazione di essere *"a misura d'uomo"*, cioè confortevole.

Con tale progetto si voleva sviluppare un sistema di miglioramento continuo della qualità, in cui tutti questi aspetti dovevano essere presi in considerazione, coerentemente con quanto previsto dalle leggi, dai piani sanitari nazionali e da quelli regionali. I riferimenti legislativi erano rappresentati anche in questo caso dai DL n. 502/1992 e n. 229/1999 e dal PSN 1998-2000, i quali nel definire le linee di sviluppo del servizio sanitario individuano azioni e strumenti importanti che sono stati accolti nel progetto:

- L'accreditamento;
- L'individuazione delle criticità;
- La verifica e revisione della *"qualità professionale"*;
- Il consenso degli utenti e degli operatori;
- La sicurezza sul lavoro;
- I rapporti con il volontariato.

Anche il PSR 1998-2000 inserisce, nel capitolo *"Interventi sull'organizzazione regionale"*, un paragrafo riguardante l'accreditamento, in cui si evidenzia la necessità di implementare il sistema qualità in tutte le aziende sanitarie regionali. In particolare, in tale sezione è rimarcata l'obbligatorietà di definire *"standard"* di qualità, sperimentare il manuale di accreditamento in un'azienda, ove già sia impiantato il sistema qualità, e programmare una griglia di valutazione, al fine di rilevare il suo grado d'implementazione in tutte le altre aziende sanitarie.

Come riferimento metodologico per lo sviluppo e la gestione del sistema qualità erano state individuate le norme *"Iso 9000:2000"*, perché conosciute a livello nazionale e internazionale, considerate coerenti con i vari modelli di accreditamento nazionale e/o regionale, e rivelatesi, in altre situazioni, particolarmente adatte per i servizi e, in modo speciale, per quelli sanitari.

"Iso", un altro acronimo che richiama la qualità come oggetto di atten-

zione nel *"management"* aziendale, sta per *"International organization for standardization"*, fondata – come scrive F.C. Barbarino (2001) – nel 1947 da venticinque paesi, desiderosi di creare una struttura per facilitare il coordinamento e l'unificazione internazionale delle norme industriali.

Adesso, quest'organismo non governativo, che è costituito da enti normativi nazionali di centotrenta paesi di tutto il mondo, appartenenti a diversi livelli di sviluppo tecnico-economico, ha il compito e lo scopo di promuovere lo sviluppo della normazione e delle attività a essa collegate, per facilitare sia lo scambio internazionale di beni e servizi, sia la collaborazione nell'ambito intellettuale, scientifico, tecnologico ed economico. Al fine di realizzare questi obiettivi si utilizzano specifiche norme, cioè documenti volontari elaborati consensualmente dalle parti interessate che definiscono lo stato dell'arte di prodotti, processi e servizi per migliorare i seguenti parametri operativi:

- La comunicazione tecnica;
- L'economicità di produzione e di utilizzo;
- La commerciabilità e l'intercambiabilità delle parti;
- La sicurezza d'uso e di rapporto con l'ambiente;
- Il livello qualitativo.

Secondo i cultori della materia, la crescita impressionante dell'adozione e dell'uso delle norme appartenenti alla famiglia *"Iso 9000"* per i sistemi qualità nel mondo, sviluppatasi dal 1987 a oggi, è dovuta al fatto che il miglioramento della qualità è diventato la chiave strategica della competizione a livello nazionale e internazionale, ed ha suscitato un interesse sempre più grande come metodologia per assicurare la conformità dei prodotti e dei servizi alle attese dei clienti.

La *"ricetta"* per certificare la qualità, cioè per renderla certa e sicura proviene dall'"*Iso*", che rappresenta la massima associazione mondiale degli enti di certificazione tecnica, un atto formale riconosciuto da un ente terzo – in Italia dal *"Sincert"* ovvero il *"Sistema nazionale per l'accreditamento degli organismi di certificazione"* – a un'organizzazione che ha predisposto attività pianificate e documentate per garantire i propri servizi, secondo certi *"standard"* di qualità.

La nuova serie *"Iso 9000:2000"* è stata pubblicata il 15 dicembre 2000, una data importante perché segna il passaggio dal sistema di *"Assicurazione della qualità"* a quello di *"Gestione per la qualità"*, costituito da norme che, fra l'altro, prevedono:

- Una progettazione per obiettivi e la possibilità reale di raggiungerli;
- Un'organizzazione per processi, intesi come successione strutturata di

attività, finalizzata a produrre risultati in termini di prodotti e servizi di *"valore aggiunto"* per i clienti finali;
- L'analisi dei processi tramite risorse umane, metodi (procedure, ragionamento clinico, linee guida, *"audit"* clinico) e tecnologie (strumenti informatici);
- L'attenzione agli utenti e agli operatori;
- L'orientamento al miglioramento continuo;
- La misurazione analitica dei risultati.

L'obiettivo generale del *"Progetto acq"* era lo sviluppo di un sistema qualità che, attraverso il controllo dei processi e dei percorsi d'assistenza attuati nei servizi ospedalieri, fosse in grado di:

- Definire *"standard"* di qualità adeguati alle esigenze dei cittadini;
- Ottimizzare l'uso delle risorse umane, strumentali e finanziarie;
- Migliorare i rapporti con gli utenti;
- Introdurre sistemi di verifica del mantenimento degli impegni presi.

Per realizzare l'obiettivo generale, doveva essere promossa un'organizzazione che rispondesse a tutti i requisiti previsti per l'accreditamento e/o – per alcune attività operative o dipartimenti – fosse conforme ai sistemi più avanzati quali la certificazione *"Iso 9000:2000"*. In pratica, nei tre anni a venire, si auspicava la realizzazione di dodici azioni così specificate:

- La definizione chiara delle responsabilità organizzative;
- Il controllo dei processi da incentrare sul ragionamento clinico e l'analisi dei rischi;
- La stesura di procedure per le principali attività a rischio;
- L'elaborazione di linee guida condivise, dedotte dalla medicina delle evidenze;
- L'*"audit"* clinico strutturato, per attivare momenti di verifica e miglioramento;
- L'adozione d'indicatori di processo e di esito e loro monitoraggio;
- La produzione della carta dei servizi per documentare la trasparenza dei comportamenti e l'efficacia della comunicazione;
- La gestione dell'addestramento degli operatori;
- La segnalazione dei rischi e degli eventi indesiderati e sentinella;
- La realizzazione di una documentazione sanitaria adeguata alle esigenze e gestita in maniera controllata;
- L'attivazione e la divulgazione dell'informatizzazione per limitare il più possibile la *"gestione della carta"*;
- La valutazione della soddisfazione degli operatori e la valorizzazione delle eccellenze professionali.

Gli elementi trainanti del progetto dovevano essere rappresentati dall'attività formativa indirizzata a tutto il personale medico, infermieristico, ostetrico e tecnico-sanitario, per coinvolgere il maggior numero delle persone alle logiche della qualità, e dal supporto dell'*"Ufficio acq"*, creato *"ad hoc"*. Quest'organismo avrebbe utilizzato le competenze specifiche acquisite dai partecipanti al Corso formativo *"Orsa Maggiore"*, per avviare il processo d'implementazione di un sistema qualità negli ospedali aziendali, ampiamente condiviso dai vertici regionali.

Il giorno della presentazione del progetto, illustrato a grandi linee, mi resi conto di essere all'avanguardia – rispetto a tutti i colleghi dirigenti dell'azienda – sulle teorie e la prassi del *"management"* e della qualità in sanità, disposte per legge, sia per le conoscenze, acquisite mediante la lettura di testi e riviste specializzate e la partecipazione a corsi formativi specifici, sia per le esperienze avviate – e documentate – sul sistema qualità nel Servizio di nefrologia e dialisi di cui ero responsabile.

Al momento della discussione, quando su richiesta mi fu data la parola, espressi con notevole carica emotiva la soddisfazione per la scelta fatta dalla Direzione strategica e dichiarai con orgoglio di conoscere il significato e le finalità delle norme *"Iso"*. Inoltre, illustrai le iniziative che già avevo intrapreso, garantendo la mia partecipazione convinta allo sviluppo del progetto, nei modi con cui era stato concepito e illustrato. Con il mio intervento appassionato e circostanziato, credevo di avere dato un contributo prezioso e costruttivo sul tema in oggetto, anche perché ricevetti i complimenti, non certo di circostanza, del consulente modenese, coordinatore ufficiale del progetto, che non nascose di confidare nella collaborazione mia e dell'*"équipe"* dialitica.

Evidentemente mi sbagliavo, perché nei giorni successivi notai freddezza e distacco nei miei confronti da parte degli operatori locali, designati docenti dei corsi di formazione. La mia delusione fu grande quando, dopo la realizzazione del primo corso formativo, il nuovo Direttore generale decise di interrompere la consulenza esterna e di rinunciare allo sviluppo del progetto, forse, per mancanza di fondi economici o più propriamente per manifestare una netta discontinuità rispetto alle scelte strategiche del suo predecessore.

Tuttavia, non mi persi d'animo. Anzi, il mio entusiasmo e la mia determinazione crebbero d'intensità, perché ormai ero sostenuto dalla certezza di essere fornito di conoscenze invidiabili che mi avrebbero permesso di continuare con le mie forze e quelle dei miei collaboratori a percorrere la strada intrapresa, vale a dire l'acquisizione dell'accreditamento e della certificazione conforme alle norme *"Iso 9000:2000"* del Centro dialisi.

Già da qualche tempo sapevo che per migliorare i processi in un sistema di gestione della qualità, applicato alla produzione di beni e servizi a vantaggio della soddisfazione dei clienti, prima di tutto era indispensabile avvalersi di una metodologia di lavoro, già utilizzata in qualsiasi tipo di azienda nazionale e internazionale, identificata con l'acronimo *"PDCA"*, traducibile nei seguenti termini.

- *"Plan"*: Pianificazione del progetto di miglioramento;
- *"Do"*: Individuazione delle azioni di miglioramento;
- *"Check"*: Controllo dell'efficacia delle azioni di miglioramento;
- *"Act"*: Verifica del miglioramento per standardizzarne le azioni o, in caso d'insuccesso, promuoverne altre più efficaci.

In altre parole, come riferisce il Nefrologo A. Albertazzi (1998) di Modena, impegnato a sviluppare un sistema qualità finalizzato a garantire e a migliorare la soddisfazione dell'utente attraverso *"standard"* di prodotto o servizio in Nefrologia, quattro sono le *"regole d'oro"* del sistema qualità.

- Scrivere quello che si fa.
- Fare quello che si è scritto.
- Verificare quello che si è fatto.
- Pensare come migliorarlo.

Consapevole della bontà di queste conoscenze e forte delle esperienze maturate nel corso degli ultimi quattro-cinque anni, *"manager"* e *"leader"* al tempo stesso – se non, di fatto, almeno di nome – iniziai a coinvolgere medici e infermieri del Centro dialisi sul progetto *"Guida all'unità operativa di nefrologia, un servizio di qualità per la qualità conforme ai bisogni, ai desideri e alle attese dei cittadini"*, proposto alla Direzione generale negli anni successivi sotto forma di obiettivi di *"budget"*, tenendo conto delle fasi successive di sviluppo.

9.2 Una premessa indispensabile

Il primo documento, che elaborai con propositi formativi sulla qualità aziendale – per farne oggetto di confronto e discussione con tutti i miei collaboratori indipendentemente dal ruolo e le funzioni di ognuno – risale al gennaio 2001 ed è intitolato: *"Glossario ragionato della qualità in sanità"*. Un elaborato che meriterebbe di essere illustrato in dettaglio, se non altro per soddisfare l'orgoglio e la serietà professionale con cui sono riuscito a concepirlo, prendendo in considerazione il significato e le finalità delle innovazioni culturali, scientifiche, professionali e sociali introdotte con le leggi *"di riordino del sistema sanitario"*, e nello stesso tempo il progetto sulla qualità ideato dalla Direzione aziendale.

Mi limiterò, invece, a descriverne soltanto alcuni passaggi, con lo scopo di far comprendere ai miei lettori immaginari almeno il senso, in quel momento storico, delle trasformazioni in atto – tuttora incompiute – che hanno messo a dura prova le capacità comprensive dei professionisti della salute, fino allora abituati ad affrontare le problematiche dei cittadini ricoverati in ospedale, solo sotto il profilo clinico e tecnico-scientifico.

Oggi, la qualità è diventata un elemento di *"performance"* delle organizzazioni secondo la logica dello zero difetti e del miglioramento continuo, e rappresenta lo strumento strategico primario e insieme la sfida più difficile e complessa per il *"management"*. In accordo con l'orientamento delle organizzazioni che tendono a favorire le soluzioni comportamentali rispetto a quelle strumentali, il *"management"* deve essere sempre più impegnato nel mobilitare e rendere responsabili le risorse umane, perché la qualità è considerata il primato della loro intelligenza e del saper ascoltare con attenzione le esigenze del cliente, sotto la guida di un'Alta direzione illuminata.

Per perseguire il miglioramento continuo della qualità nel sistema sanitario è necessario che tutti gli operatori, nessuno escluso, siano aperti alla *"cultura della qualità"*, acquisendo metodologie, linguaggio, strumenti e comportamenti propri della *"disciplina imprenditoriale"*. Solo mediante l'applicazione dei principi di tale dottrina è possibile raggiungere prestazioni e servizi d'assistenza adeguati alla missione, cioè alla ragione d'essere e di esistere delle aziende sanitarie.

Uno sviluppo qualitativamente appropriato del processo clinico è possibile unicamente se, oltre a possedere conoscenze scientifiche e capacità tecniche sia i medici, sia gli infermieri s'impegnano con convinzione e rigore a dotarsi dell'attitudine a stabilire buoni rapporti interpersonali con i pazienti, per ridurre il loro stato d'ansia, a promuovere un'idonea comunicazione e a ottenere una fattiva collaborazione, azioni indispensabili per raggiungere obiettivi positivi di salute.

Il giudizio dell'opinione pubblica sulla qualità dell'assistenza è soprattutto influenzato dalle caratteristiche dell'ambiente di servizio all'utente, comprensivo delle condizioni igieniche e microclimatiche, dell'architettonica delle strutture, degli arredi, dello strumentario, della pulizia della biancheria, della gradevolezza dei pasti, dell'umanità e confidenzialità dell'organizzazione, e di *"amenità"* quali avere il televisore in camera e usufruire di momenti di animazione.

I soggetti più interessati al problema della qualità dei servizi sanitari sono costituiti dall'ambiente sociale e politico nel suo complesso, dagli stessi clienti-utenti e dai *"manager"*, cui spetta il ruolo di supervisori e coordinatori delle attività d'assistenza. Dal punto di vista sia sociale, sia politico l'interesse per la qualità ruota attorno a tre esigenze principali:

- L'uguaglianza dei cittadini per quanto riguarda l'accesso alle prestazioni sanitarie;
- La dotazione di professionisti formati sul piano sia delle competenze cliniche, sia dei comportamenti;
- L'attribuzione di risorse necessarie e sufficienti per l'organizzazione e il funzionamento dei presidi sanitari.

Tutti i cittadini, sani e malati, utilizzatori potenziali e reali di ogni genere di servizio erogato in regime ambulatoriale, di *"day hospital"* o di ricovero ordinario, sono interessati a esercitare il diritto di esprimere il grado di soddisfazione mediante la valutazione qualitativa degli strumenti e delle strutture impegnate nell'assistenza, dei criteri organizzativi attuati per offrire i diversi beni e servizi, e dei processi di comunicazione e interazione soprattutto con gli operatori.

L'interesse dei *"manager"*, riguardo alla promozione e al miglioramento della qualità dei servizi prodotti per i pazienti, è legato alle loro capacità organizzative e di gestione, da cui dipende la possibilità di rendere competitivo il servizio di cui sono responsabili e di realizzare un coordinamento tale da permettere di *"fare le cose giuste, nel modo giusto, al momento giusto, nelle condizioni giuste per ottenere i giusti risultati"*.

È opinione comune che, nel momento in cui si vuole valutare un servizio sanitario, è necessario porsi alcune domande sulle proprietà di tre dimensioni della qualità, oggetto dell'indagine, di seguito specificate a titolo esemplificativo.

- Qualità tecnico-scientifica: Che cosa si offre in termini di professionalità degli operatori, della tipologia delle prestazioni, delle tecniche utilizzate, dell'incidenza di complicazioni, delle apparecchiature tecnologicamente avanzate;
- Qualità ambientale-relazionale: Qual è il grado dell'adeguatezza delle sale d'attesa, dell'educazione e gentilezza degli operatori a contatto con gli utenti, dell'igiene ambientale, dell'empatia del personale sanitario, della congruità della segnaletica e dei percorsi, della chiarezza delle informazioni;
- Qualità organizzativo-gestionale: A che livello è l'organizzazione riguardo ai tempi di attesa per ricevere una prestazione, alle norme di accesso all'ambulatorio o al ricovero in un reparto, agli orari di apertura e chiusura del centro di prenotazione per il pagamento *"ticket"*, alla tempestività e alla facilità con cui è possibile ritirare una cartella clinica.

Per rendere oggettiva e concreta la valutazione degli elementi della qualità e ripresentarla in futuro, al fine di documentare l'eventuale miglioramento degli attributi in precedenza verificati, è indispensabile misurare la qualità. Il concetto di misurazione è considerato un imperativo comune in azienda, perché *"se non si misura, non si può controllare, se non si può controllare, non si può gestire e se non si può gestire, non si può migliorare"*.

È di primaria importanza in ogni progetto di miglioramento della qualità individuare i *"misuratori della qualità"*, ossia gli indicatori e gli *"standard"*, e in conformità a questi monitorare il proprio lavoro sia per avere il controllo immediato, sia per promuovere azioni correttive, preventive e di miglioramento. Gli indicatori e *"standard"* rappresentano lo strumento che esprime la quantificazione, il grado di oggettivazione di un fenomeno, cioè se e come l'attività all'interno di un processo o il risultato ottenuto raggiunge un determinato obiettivo. La misura deve essere affidabile e basata sui fatti, non su opinioni. Per questa ragione, indicatori e *"standard"* devono essere rappresentati da un numero, una %, una quota temporale (ore, giorni, mesi).

Anche in questo caso, per rendere agevole la comprensione del significato e delle finalità dei termini introdotti, può essere di aiuto affrontare la questione, formulando una domanda. Ad esempio, se vogliamo valutare i tempi di attesa per eseguire un esame strumentale, ci si può porre la seguente domanda: *"Quanti giorni sono necessari per fare un'ecografia renale"*? Se la risposta è quaranta giorni, questo numero rappresenta l'indicatore che misura il fattore *"tempestività"* della qualità per l'esecuzione di quel tipo di esame.

Volendo migliorare tale fattore, portando a quindici giorni il tempo di attesa per essere sottoposti allo stesso esame, tale numero rappresenta lo *"standard"*, vale a dire un valore predefinito rispetto all'indicatore, che se raggiunto – grazie alla rimozione delle cause che impedivano l'esecuzione dell'ecografia renale nei tempi desiderati – misura fedelmente il grado di miglioramento ottenuto.

Se ogni membro di qualsiasi servizio sanitario fosse veramente interessato ad apprendere questo nuovo modo di ragionare, sarebbe possibile promuovere e adottare il *"Total quality management"* (*"Tqm"*), l'impianto organizzativo che coinvolge l'intero complesso produttivo in funzione del miglioramento continuo della qualità.

Questo sistema, orientato verso la soddisfazione del cliente-paziente e incentrato sulle risorse umane, sulla soddisfazione degli operatori e sul lavoro di gruppo interprofessionale, è fondato sui seguenti principi da condividere e praticare all'unanimità:

- Lavorare per servire gli altri, intesi come clienti-pazienti;
- Fare sempre bene le cose giuste, assolvendo i bisogni, le richieste e le attese dei clienti-pazienti;
- Intendere ogni attività lavorativa come parte integrante di un processo rivolto ai clienti-pazienti con i loro bisogni personali e diversi per ognuno;
- Acquisire la consapevolezza che la qualità del servizio è il risultato del lavoro di gruppo, organizzato attorno al processo lavorativo;
- Considerare il miglioramento dei processi come aspetto fondamentale del lavoro quotidiano;
- Utilizzare i dati e gli strumenti di misura per migliorare i processi e i risultati;
- Convertire il *"management"*, in ogni situazione, ai principi e alla pratica della qualità;
- Applicare il ciclo del *"PDCA"* per lo sviluppo di specifici processi e la soluzione dei relativi problemi, al fine di conseguire il miglioramento continuo della qualità.

Quando un'azienda sanitaria decide di organizzare un proprio sistema qualità, la struttura deve definire:

- La politica per la qualità, i ruoli e le responsabilità delle procedure organizzative generali (Direttore generale, Direttore sanitario, Direttori di strutture complesse);
- Le specifiche procedure e metodologie operative con il coinvolgimento di tutti gli operatori interessati (Dirigenti a tutti i livelli di responsabilità, Caposala, Infermieri, Ausiliari, Tecnici);
- La verifica dei risultati, che coinvolge nuovamente il Direttore generale e gli altri Dirigenti.

Il sistema di gestione per la qualità secondo le norme *"Iso 9001:2000"* prevede, a tal fine, un classico *"Circolo della qualità"*.

- Responsabilità della direzione;
- Gestione delle risorse;
- Realizzazione dei prodotti-servizi;
- Analisi, valutazione e miglioramento dei risultati.

Seguendo questa concezione, per prima cosa si definiscono i requisiti degli utenti-clienti e le loro esigenze che, insieme con le risorse, rappresentano gli *"input"* attivanti i processi, tramite cui si realizzano i servizi sotto forma di *"output"*, ossia di risultati conseguiti. In seguito, mediante la misurazione della soddisfazione dei consumatori, gli esiti ottenuti sono analizzati e valutati dalla Direzione generale, con lo scopo di intraprendere le eventuali azioni necessarie a perseguire il miglioramento della loro qualità secondo una logica che abbia i caratteri della continuità.

Lo schema così descritto, com'è evidente, rispetta in tutto e per tutto i principi basilari di un valido *"Sistema qualità"*.

- L'organizzazione orientata al cliente;
- Il coinvolgimento della *"leadership"* e di tutto il personale;
- L'approccio basato sui processi;
- Il monitoraggio e la verifica degli obiettivi;
- Il miglioramento continuo;
- La soddisfazione sia degli utenti-clienti esterni, sia degli operatori-clienti interni dell'organizzazione.

Comunque, non è superfluo ricordare, a ogni piè sospinto, che il prerequisito decisivo, per la progettazione, l'adozione, la pianificazione e la conduzione di un sistema di gestione per la qualità, è rappresentato dall'impegno della Direzione aziendale. È al Direttore generale che spetta il compito di definire gli obiettivi, tenendo sempre presenti i clienti come principale punto di riferimento, e di proiettarsi nel medio-lungo termine, domandandosi:

- Dove si trova l'azienda in questo momento?
- Dove vuole disporsi per il futuro?
- Quale politica deve perseguire?
- Quali modelli di organizzazione deve darsi?
- Quali competenze e azioni deve sviluppare?

In concreto, chi ha ricevuto il mandato di presiedere e dirigere l'azienda non può esimersi dall'obbligo di concordare e redigere insieme con il suo staff sanitario e tecnico-amministrativo alcuni documenti che fondano e qualificano l'organizzazione per quanto riguarda la missione, la visione, la politica, gli obiettivi e le sue azioni, l'organigramma, il mansionario di ogni figura professionale, le procedure e le risorse.

> *Missione*

Nel documento riservato alla missione, si deve spiegare perché l'azienda esiste e come questa mette insieme le diverse risorse per servire quella particolare categoria di clienti, tenendo in maggiore considerazione i benefici da questi ricevuti piuttosto che i prodotti e i servizi offerti. Questo elaborato deve essere utilizzato anche come una guida per il personale, tale da favorire il suo senso di appartenenza all'organizzazione, tracciare un percorso comune e facilitare lo sviluppo di decisioni e azioni condivise. Stabilire la missione è impegnativo, ma non se ne può fare a meno, perché rappresenta il punto di riferimento cruciale per formulare gli obiettivi, definire le strategie, predisporre le risorse e il loro funzionamento.

➤ *Visione*

La visione, che identifica lo scopo e la direzione di marcia dell'azienda, deve essere paragonata a una visualizzazione ideale e, per certi versi, fideistica, basata sulla realtà esistente ma proiettata con ottimismo e fiducia verso i migliori successi. Essa deve rappresentare una sorta di bussola, la cui funzione è di orientare le risorse umane, quando gli indicatori tradizionali sono sfocati, e di agire come stimolo propulsivo per raggiungere nuovi traguardi e ottenere i risultati più desiderati. Se la visione è intesa in questo senso, non può che essere motivo di coinvolgimento, richiama l'attenzione, indica una meta e prefigura un futuro roseo e fruttuoso.

➤ *Politica*

Il documento sulla politica deve contenere le linee guida definite dalla Direzione generale con indicati gli obiettivi e gli impegni per la qualità, e comunicare le iniziative riguardanti le strategie, gli strumenti e le azioni da mettere in atto per motivare gli operatori, elevare i livelli di *"performance"* e innovare i prodotti e i servizi erogati. I contenuti della politica della qualità devono essere diffusi e spiegati, compresi e condivisi da tutti i soggetti interessati, attuati e sostenuti dalla Direzione, a qualsiasi livello e in maniera chiara e visibile, affinché maturi l'unanime convinzione che la prima e più determinata promotrice e partecipe al progetto sulla qualità è proprio la Direzione generale.

➤ *Obiettivi e azioni*

Gli obiettivi, presentati come dichiarazioni scritte di mete da conseguire, devono attestare il raggiungimento delle intenzioni, espresse dalla politica, ed essere *s*pecifici, *m*isurabili, *a*ccessibili, *r*aggiungibili e *t*emporizzati – *"smart"* è l'acronimo in uso – essendo operativamente legati a diversi aspetti dell'attività dell'azienda. Essi devono includere, soprattutto, la descrizione di fattori che possono essere misurati, osservati e verificati, ed essere conformi a diversi criteri quali date, tempi, quantità, percentuali, rapporti, risultati di *"test"*. Per convertire gli obiettivi in compiti è necessario scomporli in sotto-obiettivi, assegnando a ognuno dei tempi di conseguimento, e prendendo in considerazione quali azioni devono essere svolte per conseguirli.

Secondo le *"Iso 9001:2000"*, compete sempre all'Alta direzione generale definire le interrelazioni organizzative, le responsabilità e le autorità che hanno influenza sulla qualità, e a comunicare, inoltre, queste informazioni a tutti quelli che effettivamente ne necessitano per svolgere il loro lavoro. La divisione dei compiti sia gerarchici, sia funzionali, e il coordinamento degli sforzi e degli impegni di tutti sono aspetti molto importanti per un'azienda che, in termini organizzativi, è frutto dell'integrazione di uomini e mezzi, della condivisione degli obiettivi, della realizzazione di una rete di rapporti e interrelazioni. Nel sistema aziendale, fondamentalmente entrano in gioco cinque fattori:

- La *"struttura organizzativa"*, che costituisce la rete di rapporti gerarchici e funzionali;
- Le *"risorse umane"*, che sostengono tutta l'organizzazione e sulle quali è indispensabile investire in conoscenze e informazione;
- Le *"procedure"*, che rappresentano le sequenze di attività svolte dalle risorse umane, con supporti specifici, per conseguire determinati obiettivi, vale a dire la formalizzazione del processo di trasformazione di *"input"* in *"output"*;
- I *"vincoli normativi"* peculiari per ogni settore;
- Le *"risorse strutturali"*, intese nel senso ampio d'infrastrutture, ambiente, apparecchiature, strumenti informatici e risorse finanziarie.

➤ *Organigramma*

Per definire con chiarezza ruoli, responsabilità e autorità, è necessario costruire l'organigramma, cioè la *"rappresentazione grafica-descrittiva schematica"* della struttura dell'azienda, degli aspetti organizzativi rilevanti, delle funzioni e delle attività aziendali, inquadrate secondo le loro mutue correlazioni. Questo documento rappresenta una sorta di mappa d'insieme strutturale e funzionale, che, pur non descrivendo tutti gli elementi dell'azienda, evidenzia le suddivisioni e le relazioni fra i diversi incarichi e prestazioni aziendali, dove i legami sono sia gerarchici, sia funzionali.

➤ *Job description*

Per ogni funzione descritta nell'organigramma, deve essere redatta una *"job description"* (o definizione delle funzioni o mansionario), in cui devono essere precisati il ruolo professionale, le finalità di ruolo, le competenze del responsabile e la necessità di formazione. In particolare, lo strumento della *"job description"*, il cui compito primario è quello di *"comunicare"*, deve precisare ciò che ci si aspetta da ogni posizione, prevenendo così fraintendimenti, incomprensioni, mancanza di potere e accavallamenti di autorità.

In questo senso, tale documento è utile per i singoli membri del complesso organizzativo che ottengono così maggiore chiarezza sui propri impegni, obiettivi e responsabilità – perché la chiarezza sulle funzioni rende più precisa l'attribuzione dei costi amministrativi – per la crescita dell'impresa, la sua programmazione e sviluppo.

Di fatto, ogni struttura organizzativa destinataria di "*budget*" rappresenta il sistema di gestione aziendale che, essendo costituito da tutte le attività intrinsecamente influenti sulla qualità dei servizi e delle prestazioni sanitarie, deve rispondere sia alle richieste degli utenti-clienti/pazienti-esterni, sia alle esigenze degli operatori-clienti/fornitori-interni. Le risposte consistono in risultati di atti, che si susseguono l'un l'altro in un percorso a catena, i cui protagonisti sono sia i consumatori-pazienti, sia i produttori-operatori.

All'interno di ogni struttura organizzativa devono essere definite chiaramente le responsabilità, attribuite – per delega della Direzione – alle persone ritenute idonee ad assolvere il mandato con autorità rispetto al potere conferito, e autorevolezza in conformità alle capacità sia umane, sia professionali riconosciute.

➤ *Procedure*

Le attività e i processi operativi applicati devono essere descritti e codificati, con le relative responsabilità, in un sistema documentale sotto forma di procedure. Lo scopo della redazione di questi documenti scritti risponde alla necessità di uniformare le decisioni e i comportamenti dei vari operatori, e garantire prodotti, servizi e prestazioni di qualità, omogenei e costanti nel tempo. I documenti devono essere gestiti in modo tale che a ogni aggiornamento corrisponda un riesame, secondo una specifica procedura che ne codifica le norme.

➤ *Risorse*

Una volta stabiliti gli obiettivi per la qualità e le responsabilità, la Direzione deve fornire risorse adeguate al loro conseguimento, sia umane, stabilendo le dimensioni dell'organico secondo i vari settori operativi e la formazione secondo specifici "*standard*" di quantità e qualità, sia economiche per l'acquisto di apparecchiature, strumenti, mezzi informatici e di trasporto, e quanti altri presidi siano necessari per lo svolgimento delle attività d'assistenza.

I concetti, fin qui sinteticamente descritti, sono stati discussi in una specifica riunione con tutti gli operatori del Centro dialisi, convocata soprattutto per informare e, sotto certi aspetti, educare le risorse umane di questo servizio a iniziare a lavorare sulla scorta di principi e canoni della qualità, mutuati dalla gestione delle imprese e fatti propri dalle aziende sanitarie.

Un altro obiettivo del confronto con i miei collaboratori era di impostare lo sviluppo graduale e organico del *"Progetto acq"*, il cui riferimento metodologico, com'è stato già dichiarato, era stato individuato dalla Direzione strategica nelle norme *"Iso 9000:2000"*. Queste disposizioni – si ripete – sono le vere linee guida di un percorso a tappe, sostenuto in ogni frangente da una precisa logica operativa basata sulla *"documentazione di tutti gli atti e le azioni svolte"*, senza dubbio *"un valore aggiunto"* rispetto a quanto già era praticato fino allora con umanità, competenza e professionalità in favore dei malati renali.

9.3 Una base di partenza

"Starting del Progetto acq: quality assurance in nefrologia" è il titolo del secondo documento che ho posto all'attenzione di tutti gli operatori del Centro dialisi in una riunione successiva, nella quale, fra l'altro, ho illustrato il resoconto del primo incontro formativo del 15-16 dicembre 2000, riservato alle figure professionali dirigenziali sanitarie e amministrative, destinatarie del mandato di attivare i seguenti *"input"* aziendali nella struttura di appartenenza:

- Definire un *"Organigramma funzionale"* e formulare le *"Job description"* dei responsabili delle varie attività;
- Individuare i *"Problemi emergenti"* esistenti nell'organizzazione, valutandone gli elementi di criticità e ipotizzare le relative soluzioni;
- Sensibilizzare gli operatori al *"Lavoro di gruppo"*.

➤ Organigramma funzionale e Job description

Per quanto riguarda la definizione di un *"Organigramma funzionale"* e l'individuazione delle responsabilità concernenti tutte le attività che influenzano la qualità, il riferimento metodologico specifico è rappresentato da un punto ben preciso della norma *"Iso 9001: 2000"* sulla responsabilità e autorità, che così recita:

> Devono essere definiti e documentati le responsabilità, l'autorità e i rapporti reciproci di tutto il personale, deputato a dirigere, eseguire e verificare le attività che influenzano la qualità, e, in modo particolare, di chi deve avere la libertà organizzativa e l'autorità di attivare tutte le operazioni utili al miglioramento continuo della qualità dei prodotti offerti dall'organizzazione dotata di un sistema qualità.

Da qui l'obbligo che l'organigramma della struttura riportasse la definizione sia delle *"attività mediche e tecnico-scientifiche"*, sia delle *"funzioni organizzativo-gestionali"*, e il nome, per ognuna di queste, di un *"responsabile"* titolare di libertà organizzativa e autorità, necessarie a svolgere i compiti e le funzioni a lui affidate. Inoltre, per ogni funzione dell'organigramma era necessario redigere il documento denominato *"Job description"*, nel quale dovevano essere inscritti il ruolo professionale del responsabile, le finalità del ruolo, le competenze, la necessità di formazione sui compiti esercitati e i rapporti interfacciali gerarchici di livello sia superiore, sia inferiore, e funzionali con i responsabili di altre attività.

Nonostante la disattivazione del progetto da parte della nuova Direzione strategica, certo che lo sviluppo delle azioni programmatiche avrebbe contribuito in maniera sostanziale a qualificare il Servizio dialisi e a migliorare la qualità dell'assistenza e di vita dei malati renali, con convinzione e ostinazione cominciai a gettare le basi per implementare, in sintonia con le disposizioni delle norme *"Iso"*, un *"Sistema qualità"* in ambito nefrologico.

Per la costruzione di tale organismo, inteso come *"l'insieme delle disposizioni, attivate per mobilitare l'intelligenza del personale e cercare le soluzioni concrete per migliorare le prestazioni sanitarie"*, condizione indispensabile era appunto la definizione dei documenti denominati *"Organigramma funzionale"* e *"Job description"*, da realizzare in accordo con la Caposala e il coinvolgimento di quegli operatori disposti ad accettare la responsabilità della conduzione di una determinata attività o funzione.

Questo fu l'*"iter processuale"* che portò alla redazione dell'*"Organigramma funzionale"* del Centro dialisi, cui furono allegati i documenti *"Job description"* dei Responsabili:

- Delle *"attività mediche e tecnico-scientifiche"* di natura nefrologica quali l'ambulatorio, la degenza, il *"day hospital"*, la dialisi extracorporea, la dialisi peritoneale, l'ecografia renale;
- Delle *"funzioni organizzativo-gestionali"* quali la gestione della qualità, dei reclami, del rischio, della sicurezza, delle cartelle cliniche e della modulistica, dell'igiene ambientale e delle infezioni ospedaliere.

➤ *Problemi emergenti*

Sul versante dei problemi emergenti, gli operatori del Centro dialisi, evidenziando soprattutto i rischi anche gravi che si possono verificare nello svolgimento delle varie attività d'assistenza, hanno rilevato numerose criticità, dovute a difetti organizzativi e/o di gestione, e ipotizzato specifiche soluzioni per superarle o per lo meno ridimensionarle. Di particolare importanza sono stati alcuni rischi impliciti nelle criticità individuate:

- La difficoltà ad affrontare le urgenze cliniche intradialitiche in maniera tempestiva, perché non tutti gli operatori erano in grado di trovare o usare in modo appropriato i presidi sanitari necessari;

- L'ambiguità su chi, medico o infermiere, dovesse trascrivere i risultati degli esami biochimici e strumentali nella cartella clinica;
- La scarsa leggibilità e l'incompleta compilazione della scheda emodialitica;
- Il mancato disciplinamento dell'accesso all'ambulatorio nefrologico ed ecografico;
- L'insoddisfacente programmazione del controllo degli esami ematici nei pazienti in emodialisi;
- L'assenza di protocolli, linee guida e procedure scritte, la cui utilità consiste nell'eseguire le varie prestazioni sanitarie secondo criteri prestabiliti, condivisi e omogenei.

In occasione della disamina di queste criticità, che furono giudicate prioritarie, tutti gli operatori hanno accettato l'idea di tenere ogni mattina una breve riunione, chiamata *"briefing"* in gergo aziendale, con le seguenti finalità:

- Programmare l'attività lavorativa di tutta la giornata;
- Costituire di volta in volta, secondo il problema da risolvere o del processo da analizzare, un gruppo di lavoro per discutere su questi eventi con metodo e cognizione di causa;
- Convocare riunioni periodiche, in cui confrontarsi sugli avanzamenti conseguiti, fornire chiarimenti, accogliere suggerimenti e coinvolgere i singoli operatori su obiettivi comuni, finalizzati a migliorare la qualità del servizio.

➤ *Lavoro di gruppo*

Una riunione specifica allargata a tutti gli operatori fu dedicata alla discussione approfondita sulla necessità di rendere usuale il *"lavoro di gruppo"*, rappresentato da E. Leonardi (2000) come *"lo strumento ideale per generare coinvolgimento, partecipazione e motivazione, presupposti indispensabili per governare il cambiamento"*. Quest'autrice, progettista di sistemi qualità nei servizi ed esperta di consulenza e formazione in diverse tipologie di azienda, sostiene che la costituzione di un gruppo di persone, riunite per lavorare insieme, ha senso ed è proficua soltanto se i soggetti interessati concepiscono *"il lavoro non solo come dovere, ma anche come piacere – perché realizzato con interesse, gusto e gratificazione – e come potere – perché vissuto con spirito di autoidentificazione, iniziativa e creatività"*.

Un gruppo di lavoro è un insieme di persone, con conoscenze e caratteristiche diverse, che opera per conseguire obiettivi comuni, lavorando con spirito di collaborazione e con la consapevolezza di ottenere benefici per tutti i membri. Per realizzare il detto veritiero *"l'unione fa la forza"*, è necessario che, nell'esperienza del gruppo di lavoro, le persone non si considerino dei *"singoli"*, ma ognuno si senta parte di *"un tutt'uno che pensa e opera in armonia"*. Per l'applicazione delle norme *"Iso 9000:2000"* e la realizzazione del *"Progetto acq"* lavorare in gruppo non è solo un suggerimento, ma un obbligo reso esplicito con le seguenti parole:

> L'attivazione dei processi e le loro misurazioni, le azioni di miglioramento e di comunicazione diventano realmente validi per l'organizzazione, quando sono attivati in un'ottica di lavoro di gruppo che prevede il coinvolgimento di tutti i soggetti interessati fin dalla fase analitica e valutativa.

Diventa utile attivare un gruppo di lavoro tutte le volte che sorgono problemi nuovi e occorre risolverli, un processo presenta disfunzioni, si vive un cambiamento anche del modo di pensare e di agire, ed è necessario l'apporto di fonti conoscitive diverse. Se un gruppo di persone è ben gestito, l'esperienza di lavoro rappresenta un importante momento di crescita soprattutto per il singolo, il quale può conseguire i seguenti vantaggi:

- Ottenere migliori risultati rispetto a quelli raggiunti con un impegno individuale;
- Assumere rischi ed esplorare aree che da solo eviterebbe;
- Sviluppare una gamma d'idee più ricca;
- Potenziare le proprie capacità e il proprio carattere;
- Dimostrare coinvolgimento per adempiere i suoi compiti;
- Supportare gli altri quando si trovano in difficoltà.

Rispetto alla proposta del singolo, i benefici del lavoro di gruppo sono incontestabili e apprezzabili per molti motivi, fra cui si citano i più importanti:

- Il contributo di più persone consente di analizzare e valutare un argomento da più punti di vista;
- La partecipazione delle persone direttamente coinvolte nel lavoro o progetto facilita l'accettazione del nuovo e la sua applicazione;
- Viene meno la resistenza al cambiamento, che spesso si determina negli altri quando è il singolo a prospettare una soluzione, pur valida, perché è recepita come *"caduta dall'alto"*;
- La perdita di tempo è più limitata rispetto a quando è il singolo a dovere convincere gli altri della bontà delle sue opinioni.

Un gruppo di lavoro per avere successo deve essere composto fondamentalmente su due dimensioni:

- *"Operativa"*, che si realizza quando gli obiettivi, i fatti, le dichiarazioni, la razionalità e la logica permettono a ogni persona di mettere a frutto le proprie conoscenze e la propria assunzione di responsabilità;

- *"Sociale"*, che si sviluppa quando l'affettività, i bisogni, le simpatie, i sentimenti stimolano ogni partecipante ad arricchire la propria creatività e intelligenza emotiva.

Solo se queste due dimensioni sono perfettamente integrate e funzionanti, lavorare in gruppo è produttivo, perché si conseguono gli obiettivi prestabiliti, diventa piacevole – nel senso dello *"stare bene insieme"* – e dà frutti preziosi per l'opportunità che offre a tutti i membri di confrontarsi, apprendere e crescere.

Con l'illustrazione dei requisiti, sinteticamente descritti e ben compresi e condivisi dai miei collaboratori, cui un gruppo di lavoro deve rispondere, fu compiuto l'ultimo atto preliminare per iniziare a sviluppare il *"Progetto acq in ambito nefrologico e dialitico"*. Definiti l'*"Organigramma funzionale"* e alcune *"Job description"*, e assegnate le responsabilità delle funzioni organizzative e/o di gestione, il lavoro di gruppo avrebbe permesso di avviare l'analisi dei problemi, la revisione dei processi e l'elaborazione di procedure, linee guida e protocolli.

Sono queste le condizioni che tutti gli esperti considerano indispensabili per perseguire l'obiettivo del miglioramento continuo della qualità riguardo alle prestazioni, ai beni e ai servizi, forniti da un'organizzazione sanitaria incentrata sulla *"Politica della qualità"* e orientata alla realizzazione di un *"Sistema qualità"*.

I risultati non si fecero attendere, grazie anche al fatto che la nomina di Direttore dell'Unità operativa nefrologica e dialitica, conferitami dal Direttore generale, mi aveva investito dell'autorevolezza e del potere decisionale, necessari per predisporre il *"budget"*, nel rispetto degli obiettivi previsti dal contratto quinquennale di lavoro e di quelli annualmente individuati e negoziati con la Direzione strategica.

9.4 *"Medical e clinical audit"*

Il termine *"audit"*, etimologicamente derivato dal verbo latino *"audìre"*, che significa *"ascoltare attentamente qualcosa da qualcuno"*, oggi nel mondo sanitario è inteso come un'attività di verifica organizzata del sistema d'assistenza e della qualità professionale medica, ed è applicato con lo scopo di migliorare la cura dei pazienti in modo sistematico, elevarne la salute e la qualità di vita.

L'attività di *"clinical audit"* è stata promossa per la prima volta in USA nel 1953 per merito dell'*"American college of surgeon"*, che ne ha definiti principi e criteri, si è diffusa nel 1958 in Canada, nel 1960 in Australia, nel

1979 nei Paesi Bassi, nel 1989 in Francia e nel Regno Unito, ed è apparsa in Italia con il DL n. 229/1999.

Molto usata nel Regno Unito come strumento per il monitoraggio di *"standard"* professionali sia tecnici, sia relazionali, nel 1985 dal *Brit. govern.* è stata definita come:

> L'analisi critica e sistematica della qualità dell'assistenza medica o sanitaria che include le procedure utilizzate per la diagnosi e il trattamento, l'impiego delle risorse finanziarie, gli *"outcome"* risultanti e la qualità di vita dei pazienti.

Secondo Shaw e Costain questo strumento d'indagine rappresenta un approccio sistematico al riesame fra pari delle cure mediche, per identificare le opportunità di miglioramento e favorire azioni che mirano alla realizzazione di criteri, *"standard"*, protocolli concordati, necessari per raggiungere l'adeguatezza nelle azioni della pratica clinica.

In altri termini, in ambito medico e clinico, l'*"audit"* può essere considerato come un'attività di valutazione o, per meglio dire, come un processo di verifica di mezzi, traguardi, risultati e soluzioni che ogni operatore o più operatori riuniti in gruppo possono utilizzare, per migliorare l'assistenza nelle sue varie espressioni cliniche. Infatti, tale tipo di approccio alla qualità tecnico-professionale può servire a ridurre gli errori organizzativi e clinici, e a migliorare l'efficienza, ma anche a dimostrare se le cure sono di buon livello.

Una mentalità di *"audit"* spinge a domandarsi *"che cosa era sbagliato, se si poteva fare meglio e come ottenere il miglioramento"*. Le *"Iso 9000:2000"* prendono in considerazione l'attività di *"audit"* nel paragrafo che riguarda la *"pianificazione dei processi di monitoraggio, di analisi e di miglioramento"*, ai sensi del quale l'organizzazione deve definire, pianificare e implementare le attività di misurazione e monitoraggio, da realizzare per assicurare la conformità e il miglioramento della qualità delle prestazioni.

In particolare, per gli effetti del paragrafo dedicato alle *"Verifiche ispettive interne"*, l'organizzazione deve condurre *"audit"* oggettivi del proprio *"Sistema di gestione per la qualità"*, per essere certi che questo soddisfi i requisiti specificati dalla norma e mantenga la sua efficacia.

Il miglioramento della qualità deve seguire a una fase preliminare di monitoraggio, caratterizzato dalle seguenti tappe:

- Raccolta ed elaborazione dei dati mediante l'uso d'indicatori;
- Attività di verifica e revisione della qualità organizzativa e professionale (autovalutazione, *"audit"*, valutazione sia degli operatori, sia della soddisfazione degli utenti);

- Gestione degli eventi indesiderati, di quelli sentinella e delle non conformità.

All'analisi dei dati e delle informazioni, raccolte dopo l'esecuzione del monitoraggio, è demandato il compito di attivare le necessarie azioni correttive, preventive e di miglioramento per mantenere efficace ed efficiente il *"Sistema di gestione per la qualità"*.

Affinché l'attività di *"audit"* possa diventare sistema di miglioramento continuo della qualità di dimensione aziendale, è indispensabile che l'organizzazione, previa approvazione dell'Alta direzione, preveda la costituzione di un gruppo di lavoro e il supporto di una struttura tecnico-organizzativa.

Il gruppo di lavoro dovrebbe essere di dimensioni contenute, multidisciplinare e multiprofessionale, motivato e disponibile a mettersi in discussione e a migliorarsi, carico di entusiasmo, ottimismo e creatività.

La struttura tecnico-organizzativa di supporto dovrebbe provvedere alla realizzazione, in termini operativi, dell'attività di *"audit"*, utilizzando lo schema delle tre *"T"* cioè:

- Scegliere l'argomento (*"Topic"*) che sia di frequente visitazione, abbordabile, condivisibile e coinvolgente;
- Decidere che cosa misurare (*"Type"*) fra le strutture (ad esempio, n. addetti, strumenti, letti, ambulatori), i processi (ad esempio, attrazione dell'ospedale sui medici esterni e gli utenti, indagini cliniche, qualità della documentazione sanitaria) e i risultati (ad esempio, efficacia degli interventi diagnostico-terapeutici);
- Costituire il gruppo di lavoro (*"Team"*) composto da medici, infermieri, personale tecnico e amministrativo.

All'interno del gruppo di lavoro istituito per la verifica dei casi clinici, devono essere definiti alcuni ruoli e assegnati i relativi compiti:

- Responsabile della riunione che deve scegliere la casistica, comporre il gruppo, individuare il *"leader"*, preparare, controllare e distribuire i documenti oggetto di *"audit"*, stabilire luogo e data della seduta;
- *"Leader"* del gruppo, il quale, conoscendo le tecniche di studio, ha la funzione di gestire l'incontro, moderare, stimolare, guidare e redigere il verbale;
- Relatore, cui sono affidate le mansioni di presentare il caso clinico, rispondere alle domande del *"leader"* e intervenire liberamente in sede di discussione;
- Esperto che, per competenza e autorevolezza riguardo al caso clinico, assume il ruolo di conduttore e organizzatore dell'*"audit"*;
- Altri membri sollecitati a partecipare attivamente alla discussione.

Basandosi, in generale, sull'esame retrospettivo della pratica professionale, con l'obiettivo di individuare possibili cambiamenti migliorativi, si può distinguere fra *"medical audit"*, limitato solo agli aspetti medici e *"clinical audit"*, nel caso in cui si prendano in considerazione anche elementi strutturali di processo e di esito, relativi ai diversi professionisti, compresi gli infermieri.

Il *"medical audit"* non è indirizzato a un approccio globale al servizio, ma focalizza l'attenzione su aspetti di volta in volta diversi dell'assistenza sanitaria, individuati a livello sia territoriale, sia ospedaliero. Fra le nove aree, individuate da Hughes e Humphrey (1990) come suscettibili a essere sottoposte ad attività di *"medical audit"*, per interesse, spiccano:

- L'analisi dell'attività medica;
- Lo studio di casi clinici;
- L'analisi dei protocolli;
- La soddisfazione del paziente.

La metodologia per applicare il sistema di *"medical e clinical audit"* può comprendere sia la verifica retrospettiva interna o esterna di materiale prodotto in tempi diversi come, ad esempio, la cartella clinica, sia la verifica *"in fieri"*, ossia in tempo reale come, ad esempio, l'utilizzo di protocolli, percorsi d'assistenza e procedure.

➤ *Cartella clinica*

Uno strumento utile per l'attività retrospettiva di *"audit"* della cartella clinica è rappresentato dalla griglia di valutazione globale del caso clinico che comprende:

- Le informazioni anamnestiche;
- L'appropriatezza del ricovero;
- Le ipotesi diagnostiche;
- Il piano di cura (linee guida, uso delle risorse di laboratorio e di radiologia);
- Il diario clinico (verifica della continuità d'assistenza);
- La lettera di dimissione (documento di legge che certifica la continuità d'assistenza dopo il ricovero).

Fra questi elementi se ne può scegliere anche uno solo da sottoporre ad attività di *"audit"* come, ad esempio, l'appropriatezza dei ricoveri, delle consulenze, dell'uso delle risorse utilizzate, della compilazione della cartella clinica, e farne obiettivo di *"budget"*.

Mosso dall'ambizione di iniziare a sviluppare il *"Progetto acq nel Centro dialisi"*, la mia attenzione è stata catturata dalla cartella clinica, considerata ancora oggi *"la migliore fonte d'informazione sui singoli pazienti"*.

Di fatto, come sostiene G. Marcon (2004), questo importante documento sanitario rappresenta il più diffuso *"database"* negli ospedali, così come, di converso, il professionista sanitario è considerato un vero e proprio *"manager dell'informazione"*. Anche se non è così scontato, come dovrebbe essere, la pratica della medicina dipende strettamente dai dati e dalle informazioni, che sono basilari per prendere le necessarie decisioni – in modo sicuro, efficace e corretto – sulla cura delle malattie dei pazienti.

Purtroppo, ancora oggi, nonostante la sua importanza, non esiste una definizione universalmente accettata di cartella clinica, si seguono solo raramente regole scritte sui metodi di compilazione e sia il contenuto, sia il formato è ampiamente variabile.

In genere, una cartella clinica contiene, oltre alle informazioni necessarie per la cura dei pazienti, tutta una serie di scritture per nulla informative o altrettanto spesso incomprensibili: scritture frettolose, silenzi misteriosi di uno o più giorni, laconiche annotazioni rituali (*"nulla da segnalare"*, *"situazione stazionaria"*, *"quadro invariato"*), abbreviazioni incomprensibili, considerazioni illeggibili, cancellazioni di vario tipo.

Inoltre, contiene un ammasso di documenti costituiti dal frontespizio, dalla richiesta del medico di famiglia, dai referti di accertamenti pre-ricovero, anamnesi ed esame obiettivo, diario clinico, fogli di prescrizioni terapeutiche, referti di valutazione specialistica, documentazioni di pratiche terapeutiche eseguite (nutrizione parenterale, dialisi, piani di riabilitazione), cartella infermieristica, moduli della *"privacy"* e tanti altri ancora.

Forse, questo è il motivo per cui l'*"American Hospital Medical Record Association"* dà una definizione semplice e lapidaria ma onnicomprensiva, di cartella clinica: *"il chi, il che cosa, il perché, il quando e il come di ciò che accade al paziente durante l'ospedalizzazione"*. Per altri versi, in Italia, l'unica definizione disponibile deriva dall'autorità giudiziaria, che, quando dispone il sequestro della documentazione clinica per intraprendere le indagini di competenza, si riferisce a *"tutto il materiale comunque raccolto e dovunque custodito"*. Pertanto, si può essere d'accordo sul fatto che, nell'accezione estesa di cartella clinica, sono compresi sia materiali ufficiali, controllabili dal Direttore, sia altri materiali utilizzati in servizio, comprese le annotazioni personali, gli appunti, i promemoria e i documenti di qualsiasi tipo riguardanti i pazienti.

Una definizione, per così dire, più ragionata, articolata, esaustiva e più consona a rappresentarne la vera identità, riconosce l'eterogeneità di questo documento, nel quale sono registrate:

- Informazioni attinenti all'ambito sanitario, comprendenti riferimenti anamnestici, obiettivi, terapeutici e dietetici destinati alla diagnosi, prognosi e cura;
- Dati riguardanti il decorso giornaliero della malattia;
- Rilievi sociali, ambientali e giuridici;
- Annotazioni utili per essere sottoposte a indagini di natura scientifica, statistica, medico-legale, e per farne oggetto d'insegnamento.

Don D. Berwick, considerato il "*guru*" internazionale della qualità dei servizi sanitari, elencando le nuove barriere che si oppongono alla loro innovazione, fa riferimento anche alla cartella clinica, da lui giudicata arcaica, poco utile, poco sicura, fonte di sprechi e di problemi. È proprio vero che la cartella clinica cartacea, pur essendo la chiave di volta o, se si vuole, lo snodo fondamentale della strategia delle cure, è difficile da interpretare a causa della raccolta dei dati, non chiara o tale da rendere difficile la loro combinazione per generare informazioni. Una raccolta dei dati, non immediatamente comprensibile, può determinare cure sbagliate, errori medici, duplicazioni erronee di esami, visite inutili.

Comunque sia, è possibile definire anche per la cartella clinica alcuni criteri di qualità fra cui i più rilevanti sono:

- La scrittura comprensibile;
- L'uso delle sole abbreviazioni autorizzate;
- L'accompagnamento di ogni annotazione con data, ora, firma o sigla di chi l'ha scritta;
- La completezza della documentazione clinica;
- La prova della continuità dell'assistenza clinica (assenza di lacune temporali nella serie delle annotazioni);
- Il riscontro dei consensi (per la "*privacy*", per le procedure, per le terapie ad alto rischio);
- Il riferimento completo delle lamentele riferite dai pazienti;
- La copia della lettera di dimissione (medica, infermieristica, riabilitativa);
- La stesura del piano formativo indirizzato ai pazienti e ai parenti;
- La conferma delle cure multidisciplinari ricevute dai pazienti.

Per mettere in atto azioni incisive di miglioramento della cartella clinica, è necessario, altresì, valutarne i requisiti sia essenziali come veridicità, chiarezza, completezza, tempestività, sia formali quali intelligibilità della grafia, descrizione dell'epicrisi, precisazione delle fonti anamnestiche, metodo di acquisizione del consenso informato, disposizione cronologica dei rilievi, correzione adeguata degli errori materiali.

Questo prezioso e indispensabile documento sanitario, inoltre, può essere utilizzato – sempre nell'ambito della verifica e controllo della qualità – come strumento di gestione del rischio, del governo clinico, del contenzioso medico-legale, e come registrazione di dati utili per ottimizzare la buona pratica clinica, prevenire i conflitti, valutare gli errori e analizzare il fenomeno della malasanità nei suoi vari aspetti.

➤ *Scheda emodialitica*

Con il tempo avevo acquisito conoscenze sufficienti sia sulle norme di applicazione del *"clinical audit"* alle cartelle cliniche – frutto di esperienze dirette praticate in due gruppi di lavoro costituiti dai consulenti del Policlinico modenese –, sia sul significato e le finalità della documentazione sanitaria. Pertanto, nel gennaio 2001, sensibilizzando alcuni miei collaboratori più disponibili alla sperimentazione, ho formato un gruppo di lavoro per valutare la qualità della scheda emodialitica mediante *"audit"* retrospettivo, tanto era la volontà di migliorare la qualità delle prestazioni dialitiche erogate dal nostro servizio.

Per capire l'esperienza intrapresa è necessario descrivere, se pur a grandi linee, il percorso metodologico predisposto, da una parte per conseguire l'obiettivo prescelto – considerato prioritario fra i tanti altri analizzati – e dall'altra per individuare un piano di miglioramento, ove fosse necessario, delle regole compilative del documento sanitario preso in considerazione.

Nella fase d'identificazione del problema emergente mi sono dedicato con cura a creare nel gruppo di lavoro la consapevolezza che la cartella clinica nel suo complesso è essenziale per pianificare, gestire e valutare il processo d'assistenza. Fra l'altro, con una buona dose di assertività, ho rilevato che:

> La cartella clinica, completa di dati, problemi, esami diagnostici, interventi terapeutici e luogo d'integrazione di competenze mediche e infermieristiche, ha valore giuridico spesso decisivo, e la sua consultazione, per fini di studio e ricerca, è sempre indispensabile.

In particolare, la scheda emodialitica, parte integrante della cartella clinica, rappresenta un vero e proprio piano d'assistenza infermieristica, che prevede la valutazione del paziente, il controllo dei parametri vitali, la registrazione di dati tecnici, la segnalazione di problemi intercorrenti, le attività cliniche durante il corso della seduta depurativa. È di fondamentale importanza che l'infermiere abbia particolare cura di questo documento, scrivendo in maniera chiara e comprensibile, concisa ma esaustiva, conforme e congrua rispetto al significato e agli obiettivi a esso attribuiti.

La valutazione qualitativa della scheda emodialitica è stata affidata a un gruppo di sei operatori, composto dal Dirigente responsabile e dalla Capo-sala con funzione rispettivamente di supervisore e di coordinatrice, da un medico e tre infermieri. Come misuratori della qualità sono stati individuati quattro indicatori:

- La "*leggibilità*", intesa come possibilità di leggere facilmente ogni parola scritta dall'operatore da parte di una persona qualsiasi;
- La "*completezza*", cioè la compilazione della scheda in ogni sua parte e la registrazione di ogni evento intercorso durante l'intera seduta dialitica;
- L'"*appropriatezza*", riferita all'uso di una terminologia tecnico-scientifica conforme alla Disciplina nefrologica;
- La "*comprensibilità*", attinente all'identificazione dell'operatore attraverso la sua firma, posta in calce come testimonianza dei dati da lui stesso registrati.

Il campione da valutare era costituito da venti schede, scelte a caso da un infermiere delegato dal gruppo di lavoro – cinque schede per ognuna delle quattro sale dialisi, redatte nell'anno 2000 – e sottoposte a giudizio nei tempi predeterminati e dopo avere stabilito il punteggio da assegnare a ogni indicatore. La scala di punti (0 1 2 3), assegnata a ogni indicatore, è stata applicata a tutti i parametri delle sei parti nelle quali era suddivisa ogni scheda:

- Dati generali;
- Valutazione infermieristica iniziale;
- Dati tecnici;
- Problemi intradialitici;
- Terapia di fine dialisi;
- Diario d'assistenza.

La valutazione delle venti schede è stata eseguita da cinque membri del gruppo valutativo, alla presenza del supervisore, che aveva il compito sia di controllare la regolarità della verifica, sia di registrare i punteggi degli indi-catori applicati a ogni parametro del documento. La valutazione della qualità della firma scritta dall'operatore è stata considerata a parte, applicando il corrispettivo indicatore.

La formulazione del giudizio prevedeva che il punteggio di ogni indi-catore fosse applicato a ogni parametro delle schede e il valore ottenuto rappresentasse la media dei cinque valori espressi autonomamente da ogni membro del gruppo di lavoro. Traducendo i punteggi assegnati agli indicatori in un giudizio di merito, delle venti schede prese a campione, tredici sono state giudicate discrete, cinque ottime e due scadenti, e per quanto riguarda la comprensibilità della firma, nove buone, sette discrete e quattro scadenti.

L'importanza e l'interesse di questa iniziativa, ideata autonomamente nel Centro dialisi e con mezzi, per così dire, artigianali, sono da ricondursi al fatto che i risultati negativi ottenuti ci hanno spinto a ricercare le cause di non conformità, a ipotizzare proposte di soluzione per migliorare la qualità non solo della scheda emodialitica, ma anche della cartella clinica nel suo complesso.

Una disamina approfondita e critica sulla questione ha permesso di evidenziare almeno quattro cause potenziali – di seguito descritte – che potevano essere all'origine della non soddisfacente compilazione dei documenti valutati:

- Gli infermieri non erano stati sufficientemente informati sull'importanza, sotto il profilo sia clinico, sia legale, di una corretta redazione della scheda emodialitica;
- La "*routine*" lavorativa, in aggiunta alla mancanza di comunicazione e di confronto, aveva favorito atteggiamenti abitudinari improntati alla compilazione frettolosa, alla superficialità e alla pigrizia;
- La scheda emodialitica era povera di dati che, se fossero stati previsti, avrebbero potuto costituire un'utile guida a una compilazione migliore;
- Ogni infermiere aveva acquisito un modo proprio di registrazione dei dati per scarsa propensione allo scambio d'informazioni, competenze ed esperienze.

Fra le proposte di soluzione prodotte, utilizzando la tecnica del "*brainstorming di gruppo*" per dare spazio alla creatività di ogni membro del nucleo valutativo, sono state scelte le seguenti, perché giudicate le più interessanti e valide, le più efficaci e fattibili:

- Incontro formativo sul significato e le finalità della cartella clinica e della scheda emodialitica in particolare;
- Discussione di gruppo guidata sulle norme compilative della documentazione sanitaria;
- Elaborazione di una nuova scheda emodialitica più aggiornata e articolata rispetto alla precedente;
- Produzione di una procedura specifica per la corretta compilazione della cartella clinica e degli altri documenti in essa contenuti;
- Informatizzazione della scheda emodialitica e poi di tutta la cartella clinica.

Ove si eccettui l'ultima proposta – in quel momento considerata ipotetica, ma non accantonata – in breve tempo tutte le altre sono state realizzate, così com'erano state ideate, con soddisfazione e orgoglio di tutti gli operatori del Centro dialisi. Proprio perché sia i medici, sia gli infermieri hanno potuto constatare risultati positivi tangibili e immediati nel processo di miglioramento della qualità compilativa riguardo ai documenti sanitari. La nostra esperienza ha confermato che questi strumenti di lavoro, delicati da trattare, sono troppo spesso tenuti in subordine e impunemente trascurati, se non omessi, dal personale sanitario, con conseguenze spesso dannose per l'immagine dell'azienda e penalmente rilevanti per i trasgressori.

➤ *"Audit" dell'assistenza*

Nel rimarcare il successo di questa prima valutazione, originale e completa nel suo percorso metodologico, e per dimostrare la mia determinazione nella possibilità di miglioramento continuo della qualità in medicina attraverso tecniche e metodologie specifiche, voglio citare un'altra esperienza su un altro aspetto della qualità d'assistenza.

Si tratta di uno studio articolato e impegnativo sull'incidenza dei *"livelli d'intensità d'assistenza infermieristica"* (bassa, media e alta) e l'"*appropriatezza dei ricoveri"*, rilevati nel Dipartimento medico dell'ospedale di Città di Castello. All'atto della dimissione di cinquecentocinquanta pazienti, (25-30% dei ricoveri/anno) nel periodo che va dal 7 ottobre 2000 al 12 marzo 2001, lo stesso tipo di *"audit"* è stato applicato alle rispettive cartelle cliniche.

In questa verifica, condotta da uno specifico gruppo di lavoro, di cui sono stato di nuovo coordinatore e supervisore, gli indicatori prescelti erano rappresentati dai sei aspetti legati all'assistenza, segnalati nella scheda di valutazione infermieristica – compilata all'atto del ricovero – e identificati con il grado di autonomia dei pazienti riguardo a:

- Stato di coscienza;
- Mobilizzazione;
- Igiene personale;
- Alimentazione;
- Alvo;
- Diuresi.

A queste voci abbiamo aggiunto *"criticità"*, come indicatore rappresentativo del grado di complessità diagnostica, terapeutica e d'assistenza, dedotto dalla molteplicità e dalla frequenza del controllo degli esami biochimici e strumentali, dalle terapie continue e invasive (infusioni, trasfusioni, dialisi) e dai carichi di lavoro specifici (trasporto dei pazienti, contenimento di eventi inaspettati e ripetuti) praticati durante il ricovero.

In conformità a un punteggio prestabilito i pazienti sono stati definiti a bassa, media e alta assistenza, e a bassa, media e alta *"criticità"*, e per quanto riguarda l'appropriatezza dei ricoveri sono stati giudicati inappropriati tutti i ricoveri di pazienti catalogati nel livello di bassa assistenza e quota parte di quelli catalogati nel livello di media assistenza.

Anche questa esperienza – originale per la scelta degli indicatori considerati mirati e coerenti rispetto all'oggetto della ricerca – ha permesso di rilevare dati istruttivi per promuovere una discussione basata su un requisito della qualità così importante come quello dell'*"appropriatezza delle cure"*, strettamente legato al binomio tipicamente aziendale dei costi e dei benefici, vale a dire all'efficienza e all'efficacia dell'assistenza.

I risultati ottenuti, per quanto suscettibili di contestazione a causa degli indicatori escogitati *"per uso e consumo locale"* (personalmente concordo con l'adagio decisionale *"indicatori imperfetti sono meglio di niente"*, coniato da un esperto dei sistemi qualità) hanno evidenziato i comportamenti clinici dei Dirigenti delle Unità Operative appartenenti al Dipartimento di medicina sulla non appropriatezza dei ricoveri in termini percentuali: 76% Cardiologia, 35% Medicina, 28% Neurologia, 7% Oncologia e 3% Nefrologia. Anche da questa indagine si possono trarre utili insegnamenti così sintetizzabili:

- Il sistema di *"audit"* dovrebbe essere utilizzato di *"routine"* nella pratica clinica, per misurare e migliorare la qualità dell'assistenza, evitando di considerarlo *"un optional"* o un mero esercizio da svolgere *"una tantum"*;
- I dati ottenuti, di facile lettura perché quantificati e oggettivati e quindi non opinabili, dovrebbero favorire un'attenta e approfondita riflessione sulla scelta del tipo d'assistenza – regime di ricovero o di *"day hospital"* o ambulatoriale – sulla base della gravità della malattia, tenendo sempre presente anche l'aspetto economico;
- La definizione in termini numerici e percentuali dell'incidenza dei vari livelli d'assistenza dovrebbe rappresentare un indicatore idoneo per stabilire gli *"standard"* del personale infermieristico, da basare non tanto sul numero dei posti letto, quanto sull'entità delle risorse necessarie rispetto alla gravità e/o complessità dei casi clinici.

9.5 *"Problem solving"*

Dal punto di vista dell'approccio al *"Progetto acq"*, l'indicazione per intraprendere un percorso operativo finalizzato al miglioramento continuo della qualità è una condizione che può essere chiamata *"problema"* – dal greco *"proballo"* con il significato di *"mettere avanti, proporre"* – del quale si possono dare diverse definizioni:

- Ogni ordine di difficoltà la cui soluzione incerta implica la possibilità di trovare un rimedio (Dizionario della lingua italiana di Zanichelli);

- Una difficoltà che richiede un adattamento o un comportamento particolare o di cui s'impone il superamento (Dizionario della lingua italiana di Devoto-Oli);
- Una particolare situazione che lascia insoddisfatti, generando la determinazione a reagire mediante l'impiego di risorse;
- Uno scostamento tra *"standard"* stabiliti e risultati ottenuti, tanto da volerne sapere e capirne di più per migliorarlo.

Al di là delle definizioni, corrette ed esaustive o meno, è opinione comune che un problema nasca da uno stato d'ansia, da una condizione di disagio, dalla percezione di una mancanza, da cui si può uscire solamente quando si passa da un atteggiamento passivo a uno attivo, si cerca di fare qualcosa, si prende, come si è soliti dire, il toro per le corna.

In linea generale, definire un problema significa creare una condizione di forza sia psichica, sia di potere, e un'attività organizzativa già di per sé ammortizzatrice di ansia e stress. In termini più concreti, definire un problema vuol dire prendere l'iniziativa per affrontarlo, non subire gli eventi, ambientarlo nel tempo, nel luogo e nella situazione attuale, e soprattutto individuarne le aree di criticità. Per individuare i punti deboli e valutarne l'incidenza, ci si può basare sulla propria sensibilità e sul proprio intuito, oppure si possono usare tecniche adatte.

Un metodo semplice e pratico, con cui si possono caratterizzare i vari elementi critici del problema da analizzare, è il *"qualitest"*, che si può utilizzare in qualsiasi tipo d'impresa, il cui successo sia basato sulle politiche della qualità, le quali, per loro natura, sono generatrici continue di problemi. L'applicazione di questo metodo consiste nell'assegnare un *"punteggio da uno a dieci"* alle voci che interessano rispetto alla qualità percepita: le votazioni sono fatte da più persone e la loro media rappresenta il *"grado di criticità"*, ritenuto indicativo degli aspetti prioritari sui quali si deve intervenire.

La base metodologica del *"problem solving"* è ben rappresentata da K.R. Popper (1996), il quale sostiene che tutta la vita è risolvere problemi: s'inciampa su qualche problema, si analizzano i tentativi di soluzione sbagliati, si sostituiscono con soluzioni potenzialmente efficaci. E, ancora, questo insigne filosofo della scienza, asserisce che la nostra conoscenza si accresce nella misura in cui impariamo dagli errori: se i nostri tentativi di soluzione sono fallimentari, aggiustiamo il tiro del nostro intervento fino a trovare la soluzione migliore.

Nella pratica quotidiana, anche se non ne siamo razionalmente consapevoli, il *"problem solving"* consiste nella formulazione delle ipotesi, nella scelta della soluzione più conveniente nella situazione considerata, nella progettazione dell'intervento per realizzare la possibilità prescelta e nella verifica dei risultati. Questa tecnica è utilizzata abitualmente in medicina: di fronte ad una patologia si analizzano i dati clinici, si cercano le cause della malattia, s'individuano e si applicano le cure che consentono di guarire il paziente o di migliorarne la salute. La sua applicazione è usuale anche per migliorare l'organizzazione e le attività del sistema aziendale a tutti i livelli: Dipartimento, Unità operative, Servizi. *"Chi"*, *"che cosa"*, *"quale"*, *"come"*, *"quanti"*, *"quando"*, *"dove"* sono le domande che è necessario porsi per definire il problema con più precisione, distinguerne le specifiche, individuarne le cause e trovarne le possibili soluzioni.

Una metodica utile quanto indispensabile per affrontare i vari problemi di un'azienda è il *"Ciclo PDCA"*, cui ho già accennato, o *"Ruota di E. Deming"* – dal nome dell'autore che nel 1946 introdusse in Giappone il controllo di qualità – la cui applicazione ripetuta, secondo Ishikawa, porta al raggiungimento di qualsiasi obiettivo, anche se a piccoli passi.

Questo strumento operativo, che costituisce un modo di agire secondo un approccio di qualità, cioè finalizzato alla prevenzione degli eventi negativi o indesiderabili, nella strategia del miglioramento continuo è rappresentato schematicamente in quattro settori circolari, ognuno dei quali include una fase attiva:

- Nella *"fase Plan"* s'identifica il problema, si analizza, s'individuano le cause reali, si definiscono e si pianificano le azioni correttive;
- Nella *"fase Do"* si preparano e si applicano le azioni pianificate risolutrici;
- Nella *"fase Check"* si valutano i risultati delle azioni intraprese, confrontandoli con gli obiettivi attesi;
- Nella *"fase Act"* si standardizzano e si consolidano i risultati ottenuti se il *"Check"* è stato positivo, introducendo le modifiche del ciclo produttivo, oppure si prepara un nuovo *"Ciclo PDCA"* se il *"Check"* ha rilevato nuovi inconvenienti.

Un'operazione di *"problem solving"*, che, di fatto, appartiene alla *"fase Do"*, potrebbe essere suddivisa, come prospettato nel *"Glossario di gioco e doppio gioco"* (La meridiana 1997), in più momenti operativi:

- *"Problem finding"*: rendersi conto del disagio;
- *"Problem setting"*: definire il problema;
- *"Problem analysis"*: scomporre il problema principale in quesiti secondari;
- *"Problem solving"*: eliminare le cause;
- *"Decision making"*: decidere come agire;
- *"Decision taking"*: passare all'azione.

Dalla teoria alla pratica, fra le varie esperienze di *"problem solving"* condotte nel Centro dialisi, meritevole di essere illustrata, soprattutto per il rigore scientifico e l'impegno cognitivo ed emotivo con cui è stata affrontata, è quella riguardante il *"Condizionamento dell'aria"*, assurto a problema a *"alta criticità"* fin dal giorno del trasferimento nell'Ospedale nuovo avvenuto il 28 agosto 2000.

Da allora, alcuni pazienti e operatori manifestarono disturbi sotto forma di cervicalgie, mal di testa, sensazioni ora di caldo ora di freddo, sudorazione, tosse, raucedine, starnuti, prurito, lacrimazione, secchezza della mucosa nasale ed esantemi transitori, imputati all'erogazione dell'aria condizionata circolante all'interno delle sale dialisi.

Tali sintomi, fatti presenti sotto forma di numerose lamentele e reclami avevano ricevuto risposte estemporanee e inconcludenti: provvedimenti, presi al momento da qualche operatore come apertura e/o chiusura di porte e finestre; manipolazioni delle sorgenti erogatrici di aria, attivate con vari mezzi; coinvolgimento dei responsabili di settore che agivano sull'impianto, cercando di modificare temperatura e umidità relativa dell'ambiente per rispettare i parametri termoigrometrici considerati normali. Ciononostante, i disagi descritti si erano ripresentati periodicamente, in genere senza caratteri di continuità e apparenti motivazioni, ma in maniera così intensa che si era creato un vero e proprio problema – *"grado di criticità sette al qualitest"* – la cui soluzione fu rimessa, senza successo, al vertice strategico.

Era il 30 maggio 2001, quando inviai la nota informativa *"Lamentele di pazienti e operatori sui disagi creati dall'erogazione dell'aria condizionata nel Centro dialisi"*, come risposta alla sollecitazione telefonica del Direttore sanitario aziendale di affrontare il problema. Nel documento precisavo che i responsabili delle specifiche funzioni organizzative e/o di gestione, nominati con l'avvio del *"Progetto acq"*, avrebbero studiato il problema in maniera più analitica e approfondita, utilizzando il procedimento *"PDCA"* e avvalendosi del supporto collaborativo delle figure professionali dedicate alla gestione, controllo e manutenzione del condizionamento dell'aria in Ospedale. Come promotore e coordinatore dell'indagine nominai membri di un gruppo di lavoro i seguenti operatori:

- Quattro infermieri professionali del Centro dialisi, già responsabili, rispettivamente, dell'assicurazione della qualità, dei reclami, dell'igiene ambientale e della sicurezza sul lavoro;
- Un assistente tecnico, responsabile dell'impianto dedicato al condizionamento dell'aria;

- Quattro tecnici della ditta *"Policarbo energia"*, aggiudicataria dell'appalto riguardante la manutenzione del condizionatore dell'aria;
- Un tecnico del Servizio prevenzione e sicurezza negli ambienti di lavoro dell'azienda sanitaria.

Il primo compito ideato, perseguito e realizzato da quest'organismo è stato quello di stabilire in termini progettuali ciò che si voleva ottenere, individuando le mansioni e le responsabilità dei singoli membri, e pianificando gli obiettivi, il metodo di studio e le seguenti fasi operative:

- Definire il significato e l'importanza del microclima, e in particolar modo dell'aria condizionata negli ambienti confinati;
- Ricercare e analizzare i dispositivi legislativi riguardanti il condizionamento dell'aria, la tutela dei diritti dei cittadini e la sicurezza negli ambienti di lavoro;
- Verificare l'entità dei disagi riferiti dai pazienti e dagli operatori durante l'esecuzione delle sedute dialitiche;
- Controllare in un periodo prestabilito gli indici termoigrometrici nelle sale dialisi durante lo svolgimento dell'attività lavorativa;
- Predisporre azioni correttive, preventive e di miglioramento del sistema impiantistico deputato alla produzione ed erogazione dell'aria condizionata;
- Rivalutare i disagi dei pazienti e degli operatori a distanza di tempo, rispetto ai correttivi apportati al condizionamento dell'aria e all'applicazione di regole comportamentali, individuate per raggiungere i migliori risultati funzionali del sistema di erogazione.

Lo studio preliminare è stato molto approfondito e ha riguardato in particolare:

- Il ruolo dell'igiene e l'importanza del microclima degli ambienti confinati;
- La valutazione dei fattori di benessere termico (temperatura, umidità relativa e velocità dell'aria, temperatura media radiante);
- Il controllo settoriale del sistema computerizzato di climatizzazione centralizzato in dotazione dell'Ospedale;
- La verifica dei dispositivi legislativi di pertinenza quali:

- ✓ le norme tecniche di sicurezza 5104/'64 e 10339/'95 e altre sugli indici microclimatici nei centri dialisi;
- ✓ il DPR 14 Gennaio 1997, nel quale figura che il condizionamento dell'aria fa parte dei requisiti minimi impiantistici di una struttura sanitaria e deve possedere caratteristiche termoigrometriche peculiari per servizi come la dialisi;
- ✓ il DL 626/'94 sulla sicurezza e la salute dei lavoratori nei luoghi di lavoro.

Le lamentele, espresse sotto forma di disagi imputabili all'erogazione dell'aria condizionata, sono state raccolte e registrate in una specifica scheda, in un periodo di dieci giorni nel mese di giugno 2001 tramite il metodo dell'intervista diretta, rivolta sia ai pazienti, sia agli operatori durante lo svolgimento delle sedute dialitiche nei due turni giornalieri delle quattro sale dialisi, ognuna dotata di quattro posti letto. L'analisi dei dati ottenuti, il tenore delle interviste realizzate e i comportamenti studiati hanno permesso di fare alcune considerazioni:

- Su duecentocinquantaquattro interviste, realizzate nei pazienti sottoposti a emodialisi, sono state riferite quarantuno lamentele (16% del campione);
- Su centoventiquattro interviste, realizzate negli operatori addetti alla sorveglianza dei pazienti in emodialisi, sono state riferite trentatré lamentele (27% del campione);
- Su un totale di trecentosettantotto interviste le lamentele sono state settantaquattro (20% del campione unificato);
- I disagi fisici e psichici causati dall'aria condizionata sono stati collegati sia agli spifferi di aria fredda provenienti dalle bocchette erogatrici, sia all'aria calda, talvolta, afosa presente nell'ambiente;
- I soggetti, più propensi a lamentarsi dei disagi, denunciavano che il clima ambientale era più afoso e umido, nelle due ore iniziali dell'attività lavorativa sia del mattino – dalle sette alle nove –, sia del pomeriggio – dalle tredici alle quindici – e tendeva a normalizzarsi progressivamente;
- I provvedimenti messi in atto dagli infermieri, in accordo con i pazienti, consistevano in prevalenza nell'apertura delle finestre se si manifestava sensazione di *"aria chiusa"* e nella manipolazione dei dispositivi erogatori dell'aria fino alla loro chiusura nel caso della presenza di spifferi.

Per verificare se la causa delle disfunzioni riferite dai pazienti e dagli operatori era dovuta alle alterazioni ambientali della temperatura e dell'umidità relativa, questi fattori sono stati controllati nelle quattro sale dialisi per un periodo di quindici giorni durante lo svolgimento dell'attività lavorativa, per lo più in corrispondenza degli orari nei quali erano denunciati i disagi.

L'analisi dei risultati, rilevati dai tecnici degli impianti di termoregolazione installati dalla ditta *"Policarbo energia"*, in più punti di ogni sala dialisi, con il termometro elettronico Hygrometer HD 8601 H, tenuto a 130-150 cm da terra, ha dimostrato che gli indici termoigrometrici erano sostanzialmente conformi a quelli prefissati sulla base dei dispositivi legislativi e soggetti a lievi modificazioni nei giorni presi a campione.

Il tentativo di risoluzione del problema è consistito nel predisporre alcune azioni correttive, preventive e di miglioramento sotto forma sia di provvedimenti tecnici rivolti all'impianto, sia d'istruzioni dedicate al personale di assistenza. I principali *"interventi tecnici"* hanno riguardato:

- La regolazione dei post-riscaldamenti che trattano l'aria in ogni stanza;
- Il controllo dei diffusori che immettono aria trattata nei vari ambienti, determinandone sia la quantità, sia la direzione;
- La sostituzione dei *"filtri a tasche flosce"* con il 95% di filtrazione assoluta e conseguente reimpostazione delle varie serrande presenti nelle zone;
- La verifica e il controllo rigorosi delle sonde rivelatrici dei valori termici e riguardanti l'umidità.

L'opera di sensibilizzazione degli operatori sanitari si è resa concreta con l'*"emanazione di una circolare"*, contenente informazioni sulle caratteristiche e il funzionamento del climatizzatore, e di norme comportamentali illustrate in sette punti:

- L'Ospedale è servito da un sistema di climatizzazione computerizzato, che garantisce un continuo controllo di qualità dell'aria, un suo costante ricambio e una specifica temperatura per ogni ambiente;
- L'aria esterna, non sottoposta ad alcun ricircolo, è filtrata e, secondo necessità, riscaldata o raffreddata e mantenuta nella giusta percentuale di umidità;
- L'aria così trattata è inviata nei locali, dove appropriate *"bocchette d'immissione"*, comandate dal *"computer"*, mantengono le temperature impostate per le specifiche esigenze dei vari reparti;
- Il giusto ricambio d'aria è garantito da *"torri di estrazione"*, che estraggono in proporzione l'aria immessa;
- Per assicurare negli ambienti la regolarità di filtrazione, temperatura e umidità relativa, è necessario mantenere il più possibile le finestre e le porte chiuse, al fine di evitare che durante il recupero dell'aria esterna le sonde leggano valori che possono sbilanciare tutto l'impianto;
- Durante la stagione estiva le tapparelle devono essere tenute abbassate, mentre durante l'inverno i termosifoni devono restare accesi;
- Le *"bocchette d'immissione"* dell'aria non devono essere né coperte né manomesse in alcun modo e per nessun motivo.

Alcune interviste di verifica, compiute a distanza di tempo dagli interventi tecnici eseguiti nell'impianto e dalle norme comportamentali dettate dagli esperti, hanno rilevato che i disagi denunciati da pazienti e operatori erano nettamente diminuiti. Qualche perplessità sulle ragioni di questo miglioramento è persistita, visto che i tecnici avevano escluso che i sintomi attribuiti al condizionamento dell'aria fossero dovuti a guasti o difetti delle apparecchiature, alle alterazioni degli indici termoigrometrici, ad anomalie chimiche della composizione dell'aria o al calore emanato dalle macchine per dialisi.

Comunque sia, è da rimarcare che lo studio, realizzato da un gruppo di lavoro multidisciplinare mediante una specifica metodologia e nell'ambito di un progetto destinato al miglioramento continuo della qualità d'assistenza basato sulle norme *"Iso 9000:2000"*, ha assunto un'utile valenza sperimentale, propedeutica a esperienze successive.

Inoltre, ha permesso di approfondire le conoscenze sull'igiene ambientale, la sicurezza sul lavoro, la normativa vigente aziendale, dando nello stesso tempo una risposta positiva ai reclami dei pazienti e dei loro assistenti.

9.6 Un patto di garanzia

Una delle dodici azioni più esemplari del sistema qualità, che l'azienda sanitaria si era impegnata a costruire con lo sviluppo graduale – ma in tempi predeterminati e certi, almeno secondo la programmazione promossa dall'Alta direzione – delle fasi del *"Progetto acq"*, è rappresentata dalla *"Carta dei servizi"*. Questo documento è stato da me interpretato, non come una semplice dichiarazione d'intenti o un formale adempimento burocratico, ma alla stregua di un'opportunità di cambiamento effettivo, un vero patto di fiducia con i cittadini, sigillato con i principi ispiratori della trasparenza dei comportamenti e l'efficacia della comunicazione, fatte proprie dall'azienda.

Il nostro contributo è stato notevole e puntuale anche su questo versante, indicato e sollecitato con enfasi dalla Direzione strategica, la quale, in controtendenza rispetto ai buoni propositi sbandierati, si è limitata – fra l'altro con molto ritardo – a produrre una guida ai servizi povera di riferimenti e a garantire una generica promessa di miglioramento della qualità riguardante le prestazioni sanitarie. L'elaborazione della *"Carta dei servizi"* dell'Unità operativa di nefrologia e dialisi, redatta sulla falsariga di principi e obiettivi cogenti, e nel rispetto della tutela dei cittadini, si è resa concreta nell'agosto 2002.

Questo strumento partecipativo rappresenta solo l'ultima tappa, in ordine cronologico, di un lungo e cospicuo percorso normativo, iniziato con la L. n. 241/1990 *"Nuove norme in materia di procedimenti amministrativi"* che introduce il diritto di accesso ai documenti e le regole nel rapporto tra cittadini e pubbliche amministrazioni. Tuttavia, è solo analizzando attentamente il DPCM 27/1/1994 *"Principi sull'erogazione dei servizi pubblici"*, il DPCM 19/5/1995 *"Schema generale di riferimento della Carta dei servizi pubblici"* e le Linee guida n. 2/1995 del Ministero della sanità *"Attivazione della Carta dei servizi nel sistema sanitario nazionale"* che se ne coglie l'elemento cardine, individuato nell'adozione di *"standard"* qualitativi e quantitativi dei servizi da parte degli enti erogatori.

A questi ultimi è anche richiesto di assumersi la responsabilità sia di pubblicizzare gli *"standard"* medesimi, informando gli utenti e le Associazioni deputate alla tutela dei diritti dei cittadini, e verificarne e garantirne il rispetto, sia di valutare la soddisfazione degli utenti e assicurarne la difesa, nei casi in cui si possa dimostrare che il servizio reso è stato inferiore rispetto alle misure adottate.

In ambito sanitario, la *"Carta dei servizi"* si configura come una potente e ambiziosa iniziativa di cambiamento organizzativo rispetto alla filosofia della qualità totale, per gli intrinseci attributi di cui è dotata. Infatti, pur essendo centrata soprattutto sul soddisfacimento dei bisogni degli utenti, non trascura il valore e le esigenze degli operatori, e propone un percorso che tende a dare responsabilità a tutte le persone operanti all'interno delle istituzioni sanitarie. Inoltre, è orientata a favorire la realizzazione del miglioramento globale continuo e a sollecitare l'impegno e il forte coinvolgimento del vertice strategico dell'organizzazione.

In definitiva, non è azzardato sostenere che, per le organizzazioni che erogano servizi sanitari, essa costituisce, a tutti gli effetti, un'importante opportunità per inserire nello stile di gestione della pubblica amministrazione i seguenti principi fondamentali:

- Il perseguimento della *"qualità totale"*, considerato come un tentativo continuo, strutturato e sistemico di introdurre, nelle attività decisionali di governo, di amministrazione e di azione, l'obiettivo della soddisfazione dei consumatori e degli operatori, e del loro coinvolgimento attivo;
- L'*"accreditamento"*, inteso come norma di controllo degli *"input"* e dei processi in funzione del massimo incremento probabilistico di produrre esiti favorevoli, in termini di efficacia e di capacità di soddisfare qualità e costi delle prestazioni sanitarie;
- La *"certificazione"*, riferita alla verifica e all'attestazione, da parte di enti terzi indipendenti e qualificati, della conformità del *"Sistema di gestione per la qualità"* ai requisiti previsti dalla normativa di riferimento *"Iso 9001:2000"*.

Alla luce di queste considerazioni, diventa facile cogliere e rilevare le analogie della *"Carta dei servizi"* con tutti gli approcci di gestione aziendale, orientati alla garanzia della qualità in sanità. Da questi modelli di gestione essa non può essere disgiunta, visto che proprio in tale ambito rappresenta, in ogni caso, la ragione d'essere e lo *"standard"* di prodotto delle varie Unità operative e dell'Ospedale, concepiti come parte integrante e centrale di un progetto aziendale di riorganizzazione strutturale e funzionale. Le analogie fra la *"Carta dei servizi"* e le norme *"Iso 9000: 2000"* sono evidenti e riguardano:

- La definizione di *"standard"* di qualità;
- Il monitoraggio degli *"standard"* definiti, per valutare la qualità dei prodotti e servizi;
- L'attivazione delle informazioni sulle prestazioni erogate;
- La gestione delle segnalazioni di disservizio;
- La trasparenza della pubblicizzazione delle informazioni;
- La verifica della qualità;
- La definizione di linee guida per migliorare l'organizzazione di ogni singola struttura.

La *"Carta dei servizi dell'Unità operativa di nefrologia e dialisi"* da noi elaborata è articolata in quattro sezioni così denominate:

- Presentazione dell'unità operativa;
- Informazioni sulle strutture e i servizi forniti;
- *"Standard"* di qualità, impegni e programmi;
- Meccanismi di tutela e di verifica.

La scelta di questa impostazione strutturale è derivata dalle indicazioni delle Linee guida n. 2/1995 del Ministero della sanità e dalla volontà di valorizzare la natura e le finalità del documento identificato come *"strumento di comunicazione con gli utenti e di analisi e miglioramento della qualità delle prestazioni"*.

✓ Nella Prima sezione sono descritti:

- Logotipo, una sorta di marchio di qualità che identifica l'emodialisi come terapia depurativa d'eccellenza dell'insufficienza renale;
- Identità istituzionale, che qualifica il Servizio nefrologico come *"struttura complessa e centro di costo per l'attribuzione, a norma di legge, di responsabilità di risorse umane e strumentali, e di spazi operativi ben delimitati"*;
- Sede legale, ubicata nel nuovo Ospedale cittadino fin dal 28 agosto 2000;
- Missione, ossia la sua ragione di essere e di esistere come Centro per l'assistenza globale ai malati renali;
- Visione, rappresentativa dello scopo e della direzione di marcia inerente la Disciplina nefrologica lanciata verso il futuro, a beneficio dei bisogni complessivi della persona malata considerata nella sua unicità e dignità;
- Funzioni, non solo d'assistenza e sanitarie, ma anche organizzative e di gestione, di ricerca e sperimentazione, formative e didattiche, promozionali e educative;
- Principi fondamentali, quali l'efficacia, l'efficienza, l'uguaglianza, l'imparzialità delle cure, il rispetto del diritto di scelta e di partecipazione dei cittadini nella gestione riguardante le attività d'assistenza;

✓ Nella Seconda sezione sono esposte sintetiche informazioni riguardo a:

- Strutture organizzative, rappresentate dalle sale dialisi con i rispettivi letti attrezzati, dall'ambulatorio nefrologico ed ecografico, dalla degenza riservata ai nefropatici;
- Risorse umane, cioè nefrologi, infermieri specializzati, psicologo, dietista, assistente sociale, tecnici dedicati agli impianti idraulici, elettrici e ambientali in dotazione al servizio;
- Risorse tecnologiche, intese come farmaci, apparecchiature dialitiche, dializzatori, ecografo, elettrocardiografo, impedenziometro, holter pressorio;
- Servizi forniti, comprensivi di tutte le attività nefrologiche e dialitiche svolte, uniformate ai Piani sanitari e ai Progetti sulla lotta alle nefropatie.

✓ Nella Terza sezione si è data visibilità ai seguenti elementi:

- *"Standard"* di qualità, riferiti in particolare all'adeguatezza depurativa, ottenuta tramite l'emodialisi in termini di percentuale di sostanze azotate sottratte dal sangue del paziente a ogni seduta, ai tempi di attesa in giorni per eseguire una visita nefrologica o un'ecografia, all'appropriatezza dei ricoveri in termini percentuali;
- Impegni preminenti per quanto riguarda i doveri e le responsabilità degli operatori nei confronti dei cittadini;
- Programmi attuativi, quali la messa a punto del sistema informatico, il miglioramento della gestione dei reclami, l'elaborazione di opuscoli informativi con intenti di educazione sanitaria e preventivi sulle nefropatie, la gestione dei rischi e degli errori in dialisi, la partecipazione a corsi formativi degli operatori.

Nel paragrafo degli impegni preminenti di questa sezione è stata stilata la *"Carta delle garanzie dei professionisti"* codificata in dodici imperativi categorici che trascrivo in dettaglio per dare conto della nostra volontà di operare al meglio a beneficio degli utenti:

- Valorizzare la dignità della persona e della sua personalità nel rispetto della concezione olistica, che considera l'uomo come un'unità inscindibile di corpo, emozioni, mente, spirito e socialità;
- Tutelare i diritti dei cittadini in qualsiasi fase del percorso d'assistenza essi si trovino e per tutta la durata degli interventi sanitari;
- Mantenere il segreto professionale senza riserve e ad ogni costo, chiarendo l'importanza di tale dovere deontologico nel rapporto medico-paziente;
- Promuovere le condizioni di riservatezza durante l'espletamento di ogni atto sanitario e d'assistenza, e in qualsiasi servizio questo sia compiuto;

- Acquisire il consenso informato attraverso messaggi verbali comprensibili, esaustivi e continui, finalizzati a creare piena consapevolezza nei pazienti che devono subire esami diagnostici e cure sia mediche, sia chirurgiche ritenute utili per la salute;
- Favorire e controllare la sicurezza delle strutture e dei presidi d'assistenza in tutti i suoi aspetti, tenendo conto delle normative vigenti in materia;
- Umanizzare gli spazi operativi e personalizzare le relazioni operatore-malato, avvalendosi delle qualità proprie del *"saper essere"* come la cortesia, l'onestà, la trasparenza, l'affidabilità, la correttezza;
- Perseguire il miglioramento continuo delle conoscenze, delle competenze e della qualità delle cure;
- Domandarsi criticamente e in ogni momento se è stata raggiunta la soddisfazione dei bisogni, dei desideri e delle attese dei malati renali;
- Rispondere puntualmente alle osservazioni, opposizioni e reclami, in qualsiasi modo e forma essi siano stati avanzati;
- Collaborare attivamente con le Associazioni di volontariato e con gli Organismi che tutelano i diritti dei cittadini, stimolandone la partecipazione alle decisioni riguardanti l'organizzazione dei servizi;
- Mantenere fede agli impegni presi con i pazienti, rispettando e cercando di migliorare gli *"standard"* di qualità raggiunti.

✓ Nella Quarta sezione, dedicata ai meccanismi di tutela e di verifica, si fa riferimento:

- Alle funzioni d'informazione, accoglienza, tutela e partecipazione sancite dall'art. 14 del DL 502/1992;
- All'Ufficio relazioni con il pubblico, di cui all'art. 12 del DL 29/1993, e al DPCM dell'11 ottobre 1994.

Per facilitare l'accesso dei cittadini alle informazioni sanitarie sono stati divulgati il *"Calendario"* di tutte le attività proprie del Servizio di nefrologia e dialisi, e i recapiti telefonici più importanti utilizzabili spontaneamente a qualsiasi ora del giorno. Particolare importanza è riservata all'accoglienza degli emodializzati che si rende concreta durante tutto l'arco dell'attività lavorativa con azioni specifiche, mirate a:

- Instaurare un contatto umano personalizzato con gli utenti, tale da limitare le loro preoccupazioni e metterli in grado di esprimere le loro necessità;
- Accompagnare i pazienti al proprio letto e aiutarli a prepararsi a sostenere la seduta dialitica e le prestazioni sanitarie;
- Promuovere iniziative di animazione nei momenti più critici dello svolgimento della dialisi;

- Educare i nefropatici al corretto utilizzo dei servizi offerti e ad ascoltare e comprendere i motivi delle loro difficoltà.

In quest'ultima sezione si è rilevato, inoltre, che l'Ufficio relazioni con il pubblico – sede istituzionale ufficiale di tutela dei diritti degli utenti – ha il compito di esercitare due funzioni fondamentali:

- Consentire e favorire l'ascolto di chi ritiene di avere ricevuto un torto, un danno o un disservizio;
- Promuovere iniziative per la valutazione e la verifica della qualità percepita dai pazienti.

Con le stesse finalità, i pazienti e i loro parenti sono sollecitati a mettere per iscritto in specifici moduli – facilmente reperibili all'ingresso del servizio – un loro giudizio sulle prestazioni ricevute, e a depositarli nella *"Cassetta dei consigli, reclami ed elogi"*, collocata nella sala di attesa del Centro dialisi, con la certezza che in ogni caso riceverebbero una risposta nel rispetto della *"privacy"* e del segreto professionale.

In ultimo, ampio risalto è stato dato alla partecipazione dei cittadini, *"chiamati"* a contribuire a qualificare l'Unità operativa di nefrologia e dialisi, e a migliorare la qualità di vita dei nefropatici, tramite gli interventi dell'*"Aned"*, e di *"Amare"*, costituita da semplici cittadini volontari.

Alla fine di questa rapida rassegna sui contenuti della *"Carta dei servizi dell'Unità operativa di nefrologia e dialisi"*, ritengo necessario elencare gli obiettivi – ufficialmente trasmessi alla Direzione strategica aziendale – che mi ero prefissato, quando, insieme con i miei collaboratori, ho deciso di dedicarmi all'elaborazione di questo prezioso documento, sulla cui identità e significato esistono tuttora, per ignoranza o noncuranza, divergenze tecniche, culturali e politiche fra gli *"addetti ai lavori"*:

- Redigere una carta dei servizi *"vera"*, cioè aderente allo spirito delle normative di riferimento, *"personalizzata"* rispetto all'unità operativa di appartenenza e il più possibile *"completa"* per quanto riguarda i contenuti ivi descritti e le conseguenti applicazioni pratiche;
- Presentare il raggiungimento di un obiettivo di *"budget"*, finalizzato a sviluppare ulteriormente il *"Sistema di gestione per la qualità"*, così come previsto dal *"Progetto acq"*;
- Elaborare uno strumento di discussione, aggiornamento e formazione rivolto agli operatori sanitari, nella consapevolezza che *"la Carta dei servizi è l'espressione di un impegno assunto dai professionisti e dal loro servizio nel suo complesso, per cui deve nascere all'interno della struttura interessata e seguire un percorso didattico-culturale, in cui tutte le parti in essa incardinate non possono non essere coinvolte"*;

- Costruire un documento *"hard"*, per così dire istituzionale, cui attingere per realizzare opuscoli informativi *"soft"* di orientamento, dedicati ai pazienti in particolare e ai cittadini in generale, considerati entrambi nella nuova dimensione di clienti;
- Sollecitare, all'interno delle varie unità operative, un dibattito strutturato e permanente sulla produzione di documenti cogenti e volontari d'interesse strategico per l'azienda, al fine di uniformare, nel rispetto dell'autonomia e della creatività dei singoli servizi, comportamenti, obiettivi, piani di miglioramento e percorsi per la ricerca dell'eccellenza;
- Fornire all'azienda uno spunto di riflessione e di stimolo per avviare in concreto il nuovo *"Progetto intranet"*, iniziando a colloquiare per via informatica, in sintonia e in sinergia fra le varie strutture sanitarie, mediante la presentazione visiva a distanza di elaborati predefiniti relativi alla qualità, al *"management"* e alla formazione.

Di nessuno di questi obiettivi, in termini di considerazione e tanto meno di apprezzamento, si è avuto il benché minimo riscontro da parte dell'amministrazione. Tuttavia, il silenzio sospetto e, per certi versi, clamoroso e non inatteso sul lavoro compiuto, da noi considerato attuale, pregevole e da prendersi come esempio, non ci ha impedito di continuare nei nostri intenti. Anzi, ci ha stimolato a proseguire nel cammino intrapreso verso la ricerca e la conquista del miglioramento continuo della qualità nefrologica e dialitica, in conformità alle leggi vigenti, ai cambianti culturali in atto e agli *"input"* aziendali sollecitati.

9.7 *Le ragioni dei clienti*

Nel corso degli ultimi quarant'anni si è assistito a una radicale modificazione del rapporto fra cittadini e servizi sanitari, comprovata soprattutto dal fatto che da parte degli utenti sono progressivamente aumentati l'attenzione e l'interesse nei confronti della qualità delle prestazioni. Nello stesso tempo, sul versante dei gestori della sanità, si è sentita sempre più l'esigenza e l'opportunità di rivedere le vecchie anomalie dell'eccessiva burocratizzazione e autoreferenzialità delle agenzie addette all'assistenza.

In questa trasformazione, ancora in atto, forse, l'elemento più innovativo, che ha caratterizzato il cambiamento, avviatosi nel rapporto fra utenti e operatori sanitari, e ha configurato un approccio più favorevole ai cittadini, è rappresentato dal passaggio graduale e costante dalla logica della tutela dei diritti all'etica della soddisfazione dei consumatori.

Tale cambiamento è stato accolto in maniera inequivocabile nei nuovi Decreti legislativi del riordino del sistema sanitario, che hanno sancito l'aziendalizzazione e l'attivazione della mobilità e del mercato in sanità, garantendo maggior potere contrattuale e più sicurezza ai cittadini. Così l'orientamento dei cittadini è diventato basilare, perché maggiore è la chiarezza sul *"che cosa"* e sul *"come"* dei risultati dei processi d'assistenza, minori saranno i rischi d'insoddisfazione dei destinatari, d'inefficienze e illogicità interne ai processi stessi: i cittadini devono trovare risposte alle loro esigenze, perché più la loro interpretazione è corretta e valida, minori saranno i rischi di errori.

Queste esigenze possono manifestarsi sotto forma sia di *"bisogni"*, intesi come mancanza di qualcosa che è indispensabile o anche solo opportuno, sia di *"desideri"*, legati agli elementi dei prodotti e/o dei servizi, sia di *"attese"*, strettamente connesse alle esperienze e ai vissuti degli utenti nel godimento delle prestazioni sanitarie. Si tratta di un nuovo approccio che, sotto certi aspetti, è considerato rivoluzionario rispetto al precedente e, comunque sia, continua a esercitare un punto di riferimento irrinunciabile contro la violazione dei diritti degli utenti.

Il valore aggiunto è rappresentato dall'introduzione nel sistema sanitario aziendale di tre nuove linee guida:

- Inclusione dei consumatori nel sistema produttivo erogatore;
- Centralità del ruolo dei pazienti nell'organizzazione sanitaria;
- Volontà dell'organizzazione di anticipare le attese rilevate negli utenti, prevenendo le eventuali cause della loro insoddisfazione.

Oggi, non si meraviglia più nessuno che la soddisfazione dei consumatori, intesa come strategia fondamentale di tutti i sistemi imprenditoriali orientati alla qualità totale, è arrivata a rappresentare l'obiettivo principale e il catalizzatore del sistema sanitario pubblico, così come da molto tempo accade nelle aziende orientate al profitto. Questo dato di fatto indiscutibile appare ancora più manifesto, se si prendono in considerazione alcuni principi basilari della gestione della qualità totale applicati alla sanità.

Innanzitutto, per l'azienda sanitaria la soddisfazione degli utenti non può che essere la priorità assoluta, perché sono gli utenti ad alimentare l'azienda, e non c'è profitto se gli utenti non sono pienamente soddisfatti. In secondo luogo, nel mercato sanitario sono gli utenti che scelgono chi soddisfa di più le loro speranze, e la loro soddisfazione dipende sostanzialmente dalla qualità dei servizi forniti. Inoltre, gli utenti, assurti al ruolo di clienti, hanno acquisito il diritto di scegliere fra più possibilità e con esso la prerogativa di condizionare la ragione d'essere, la sopravvivenza economica e il successo delle organizzazioni sanitarie.

Ne consegue che i servizi sanitari, al fine di promuovere il miglioramento continuo della qualità dell'assistenza erogata ai propri utenti, non possono più esimersi dallo sviluppare all'interno del sistema aziendale processi di analisi, di valutazione e di cambiamento. Ed è per questo motivo che per l'impresa sanitaria la miglior difesa nei confronti dei concorrenti è lo sviluppo e la capacità di soddisfare sempre meglio e sempre più i desideri dei propri clienti, mirando alla propria fidelizzazione.

Questa è la base valoriale e di merito su cui si è instaurato un nuovo rapporto fra cittadini e istituzioni, sviluppatosi all'interno di un processo sociale, politico e culturale, in cui gli utenti sono diventati maggiormente consapevoli dei loro diritti, più attenti alla qualità dell'assistenza e in grado di interagire più attivamente, per disposizione di legge, con il sistema sanitario.

Non c'è dubbio che tale innovativa e salutare interrelazione è rappresentata soprattutto dalla *"Carta dei servizi"*, la quale si colloca sul crinale fra gli adempimenti normativi e i metodi per il controllo e il miglioramento continuo della qualità delle prestazioni sanitarie. I motivi di questa duplice funzione – come abbiamo già rilevato – risiedono nel fatto che questo documento rappresenta sia un obbligo di legge, vale a dire uno dei possibili requisiti per ottenere l'accreditamento e la certificazione, sia uno strumento *"soft"* di approccio alla qualità, sostenuto da una particolare procedura per l'individuazione di dimensioni, fattori, indicatori e *"standard"* di qualità.

Il primo obiettivo di tale canale di comunicazione, dichiarato nel DPCM del 19 maggio 1995, è quello di incidere sui rapporti tra soggetti erogatori di pubblici servizi e cittadini-utenti, tutelandone i diritti in modo non formale ma sostanziale.

A questo riguardo, il compito principale dell'ente erogatore è quello di adottare *"standard"* di qualità e di quantità dei servizi, informare i cittadini e garantirne il rispetto, con la possibilità per gli utenti di accedere di diritto alle procedure inerenti ai reclami, previste dalla legge e codificate.

Non è certo di secondaria importanza che i principi, fissati dalla *"Carta dei servizi"* in materia di partecipazione dei cittadini, siano coerenti con quanto stabilito dall'art. 14 del DL 502/1992, dove, come già segnalato, fra i fattori di qualità sono individuati la personalizzazione, l'umanizzazione, il diritto all'informazione e le prestazioni alberghiere.

L'analisi di questi contributi legislativi sostanziali permette di sostenere, con motivata cognizione di causa, che oggi, almeno sul piano normativo, è garantita una forte e dinamica opportunità di comunicare e interagire con gli utenti sull'obiettivo di ottenere il miglioramento continuo dell'assistenza e delle cure mediche, puntando non tanto sulla qualità tecnica delle prestazioni, quanto su tutti gli aspetti legati all'esperienza concreta dei cittadini, quando entrano in diretto contatto con la struttura sanitaria.

Questo è il motivo per cui le aziende sanitarie sono sollecitate a redigere e attuare la *"Carta dei servizi"*, una volta acquisita la consapevolezza di qual è la sua vera identità strategica, di cui si tratteggiano i requisiti fondamentali:

- Opportunità di cambiamento non adempimento burocratico;
- Impegno effettivo non documento formale;
- Responsabilità di tutti non compito di alcuni;
- Strumento di miglioramento continuo dei servizi non semplice guida ai servizi;
- Fondamento su riscontri esterni non valutazione autoreferenziale;
- Patto con i cittadini-utenti non dichiarazione d'intenti;
- Indicazione di *"standard"* di qualità, oggettivi, realistici, misurabili e vincolanti non generica promessa di miglioramento qualitativo.

La *"Carta dei servizi"* sancisce che la qualità è misurabile e ogni cittadino ha il diritto di conoscere in anticipo che cosa e in che forma l'organizzazione è in grado di erogare attraverso la definizione di *"standard"*. Da qui si deduce che il suo significato e le sue finalità precipue sono volte essenzialmente alla tutela dei diritti degli utenti, ai quali è attribuito un potere di controllo diretto sulla qualità dei servizi erogati. Tale prerogativa, diversamente rispetto al passato, si rende manifesta, perché i servizi sanitari sono – più che invitati o comunque sollecitati – obbligati a rendere esplicite e pubbliche le caratteristiche delle prestazioni proposte ai clienti.

➤ *Pubblica tutela*

Senza dubbio l'elemento più innovativo è rappresentato proprio dall'assicurazione della tutela dei cittadini, nei casi in cui si possa dimostrare che il servizio reso è stato inferiore rispetto allo *"standard"* adottato. Questo diritto, insieme con gli altri riguardanti l'informazione, l'accoglienza e la partecipazione, è garantito agli utenti – come già è stato detto – dall'art.12 del DL 29/1993 tramite l'*Ufficio relazioni con il pubblico*. A questo ente, dotato del regolamento di pubblica tutela e della scheda per la segnalazione di disfunzioni, suggerimenti e reclami, possono rivolgersi, in caso di necessità, *"utenti, parenti o affini o organismi di volontariato o di tutela dei diritti"*.

Tutto ciò dimostra che con gli anni si è accresciuta e approfondita l'attenzione ai clienti – compresi quelli dei servizi sanitari – e ormai nessuno contesta la necessità di un rilevante orientamento alle loro richieste, anche se le prassi utilizzate per mettere in pratica tale disposizione faticano a diventare un modo abituale di lavorare. Oggi, è pressoché superfluo porre l'accento su quanto è cruciale per ogni organizzazione – compresa quella sanitaria – soddisfare e fidelizzare i clienti, ma ancora non è a tutti chiaro che per cogliere le loro esigenze e aspettazioni, e per soddisfarle in modo migliore, sono necessari metodi e strumenti adeguati, basati su una politica aziendale di *"customer satisfaction"* rigorosa e razionale.

Prima di tutto chi si occupa di tale questione deve cercare di capire chi è il cliente e utilizzare la sua voce per approfondire la comprensione dei suoi bisogni e delle sue attese. La norma *"Iso 9000:2000"* definisce il cliente semplicemente come una persona che riceve un prodotto e/o un servizio. Oggi, tuttavia, a un'analisi approfondita sia della situazione ambientale – molto competitiva –, sia delle attese espresse o implicite di chi consuma prodotti e/o servizi, il cliente è considerato, secondo le situazioni, *"molto esigente o molto informato"*. Ed è corteggiato, considerato, amato e temuto perché la sua *"arma principale di offesa"* è la scelta consapevole e responsabile, mediante la quale determina la vita o la morte delle imprese.

Comunque, il cliente tutto può essere meno che un *"re cattivo"*: vive semplicemente in un periodo storico-economico in cui il gioco principale di qualsiasi organizzazione è di soddisfarlo, anzi, di deliziarlo, in modo che diventi il *"partner"* ideale, l'alleato conosciuto e fedele con il quale conseguire successi. Può essere visto anche come un motore che attiva il miglioramento continuo delle aziende, si avvale di sistemi di ascolto sempre più raffinati, stimola il cambiamento e modifica i comportamenti umani.

Nella norma *"Iso 9001:2000"*, che incoraggia l'adozione di un approccio alla gestione per la qualità basato sui processi, il cliente è essenziale, perché se da una parte, fornendo i requisiti principali, dà inizio al processo, dall'altra, esprimendo informazioni sul grado di soddisfazione percepito circa i risultati del processo di cui ha usufruito, lo definisce. In questa norma, l'orientamento al cliente compare al primo posto con tale configurazione:

> L'organizzazione dipende dai propri clienti e dovrebbe pertanto capire le loro esigenze presenti e future, soddisfare i loro requisiti e mirare a superare le loro stesse attese.

Un punto della norma ancora più espressivo del rapporto fra azienda e cliente si riferisce al rilievo e all'analisi che l'organizzazione deve promuovere sulle informazioni di ritorno – a consumazione avvenuta potremmo dire – del cliente, compresi i reclami, interni ed esterni, verbali e scritti, con l'obiettivo di prevenire il ripetersi delle cause d'insoddisfazione, manifestate dall'esigente consumatore di prodotti e/o servizi.

In un'organizzazione che si rispetti, la gestione dei reclami è considerata un'attività fondamentale, anche se il numero dei reclami non è sempre indicativo della soddisfazione-insoddisfazione percepita dal cliente. Un'indagine dell'"*American Management Association*" evidenzia che solamente il 4% circa dei clienti insoddisfatti manifesta il proprio scontento, soprattutto se le procedure per esprimerlo sono particolarmente complicate o percepite come inutili.

Tuttavia, la realizzazione di un efficiente servizio reclami può portare a nuove informazioni e, in molti casi, è indispensabile per riconquistare un cliente che, pur insoddisfatto, trova nell'attenzione alle sue lamentele e alle sue richieste un motivo per ricredersi. Comunque sia, per avere successo, l'analisi dei reclami deve essere organizzata in maniera tale che attraverso lo studio delle cause possano essere evidenziati i fattori più frequenti dei reclami e a ognuno di questi possa essere associato un livello congruo di considerazione in termini di tempo per la risoluzione, importanza del cliente, gravità del problema. Ci sono molti modi per esporre e ricevere reclami, che secondo la gravità dell'accaduto, vanno affrontati come segue:

- Il "*reclamo semplice*" può essere risolto velocemente con un sorriso e con una stretta di mano, prendendo per buona la spiegazione del cliente, con l'accortezza, tuttavia, di cercare di capire perché è nato l'errore, onde evitare che capiti di nuovo. L'obiezione va affrontata dando ragione al cliente, chiedendogli scusa, sistemando subito il disservizio dopo un'approfondita verifica dell'accaduto.

- La "*lamentela*" deve costituire lo stimolo per fare domande, cercare di capire in dettaglio, mostrando onestà e trasparenza, e coinvolgendo il cliente sulle indagini preliminari e in seguito, chiedendogli se ha notato dei miglioramenti rispetto ai disservizi e agli errori commessi.

- La "*protesta*" che richiede interventi tecnici e strategici rapidamente risolutivi, deve essere considerata un'importante opportunità di cambiamento e un'occasione per ringraziare il cliente e farselo alleato nell'attivazione di azioni correttive e preventive.

L'effettiva rilevanza dell'insoddisfazione dei clienti si evidenzia soltanto a fronte di un'emorragica e consistente perdita di clienti, per cui l'obiettivo della gestione dei reclami è la valutazione dell'ampiezza, della consistenza e delle cause dei pochi reclami denunciati, prima che accada l'irreparabile disastro.

Perciò un'efficace sistema di gestione dei reclami dovrebbe essere parte integrante di una sana "*strategia di mercato*", tenendo in elevata considerazione alcune semplici linee guida:

- Accogliere il reclamo con positività, offrendo sincera attenzione a quanto il cliente desidera comunicare;
- Spiegare fin dall'inizio che il reclamo è molto apprezzato, tenuto in grande credito e vissuto con serietà;

- Chiedere sinceramente scusa per l'errore o il disservizio, anche se la causa dell'accaduto risiede altrove;
- Domandare ampie spiegazioni sull'accaduto, senza sottoporre il cliente a un terzo grado;
- Promettere di trovare immediatamente una soluzione e comunicarla al cliente in tempi brevissimi;
- Verificare che la soluzione offerta sia stata di gradimento al cliente, utilizzando successivi contatti scritti, telefonici o d'indagine personale;
- Evitare lo stesso problema in futuro, analizzandone le cause e correggendole nel più breve tempo possibile;
- Tenere costanti e aggiornate registrazioni e statistiche dei reclami.

Un sistema di gestione per la qualità orientata al cliente, così come richiesto dalle norme *"Iso 9000:2000"*, ha i suoi punti di forza quando:

- Il cliente reclama perché è da considerarsi ancora un *"alleato"* ed esiste la possibilità di recuperare la sua soddisfazione;
- I reclami possono confermare altri dati d'insoddisfazione che provengono dalle indagini;
- Il momento del reclamo può essere trasformato in un'occasione per fidelizzare il cliente;
- La natura del reclamo e le conseguenti modifiche del processo possono prevenire reclami e/o insoddisfazione di altri clienti.

➤ *Gestione dei reclami*

Pur essendo già formalizzata l'istituzione ospedaliera dell'Ufficio relazioni con il pubblico, consapevoli dell'importanza delle lamentele per migliorare la qualità dell'assistenza ai malati renali, abbiamo promosso nel Centro di emodialisi la gestione strutturata dei reclami, che ha preso il via ed è stata ufficialmente comunicata agli interlocutori interessati con la lettera del 4 aprile 2002 nella quale si annunciava:

- La sistemazione della cassetta postale dei reclami vicino all'ingresso al servizio;
- La predisposizione del modulo per la raccolta dei reclami a uso esterno per i pazienti ambulatoriali e a uso interno per gli emodializzati;
- L'affidamento della responsabilità della funzione *"job desription"* a un infermiere coadiuvato dalla Caposala.

Dalla data d'inizio al 31 dicembre 2004 abbiamo documentato all'Alta direzione, sotto forma di obiettivo di *"budget"*, ventinove elogi e undici lamentele rintracciabili nel Registro dei reclami per quanto riguarda sia l'oggetto, sia le norme di trattamento e l'esito. Gli elogi erano riferiti non solo alla dimensione del saper fare (competenza ed esperienza), ma anche e, soprattutto, alla dimensione del saper essere (umanità, capacità di ascolto e di dialogo). Invece, i reclami – considerati del tutto giustificati – hanno reso evidenti alcune criticità riguardo all'assistenza e all'organizzazione. Mentre i primi sono stati motivo di soddisfazione e gratificazione per gli operatori, i secondi sono stati accettati come opportunità di miglioramento dell'igiene ambientale, degli ambiti d'assistenza e dei comportamenti individuali.

La nostra esperienza ci ha insegnato che i reclami, le lamentele e anche i sottili rimproveri per gli immancabili disservizi sono proficui per l'organizzazione e la gestione dell'assistenza, a patto che siano risolti abilmente e a tempo di "*record*", possibilmente "*on line*", come si è soliti dire. Inoltre, questi richiami, espressi a voce, per telefono, per iscritto, costituiscono un'occasione propizia per scoprire le aree deboli e trovare gli opportuni rimedi prima che se ne accorgano altri pazienti.

Lo sviluppo della cultura dei reclami (accettazione, inchiesta, soluzione, risposta, correzione, analisi, controllo) può permettere, tra l'altro, di instaurare un rapporto di fiducia con i pazienti, che può essere trasformato in uno dei tanti "*segnali*" sull'andamento della qualità del servizio. Il paziente, cui si risolve un problema "*alla grande*", spesso diventa automaticamente più fedele del paziente che non ha mai avuto o espresso un disservizio.

Nella maggior parte dei casi, i pazienti si allontanano per negligenza e incuria degli operatori nel registrare, mantenere, o dove necessario, riconquistare la loro soddisfazione. Gestire i reclami dei pazienti con un minimo d'intelligenza, creatività e umiltà, può rivelarsi un ottimo investimento da molti punti di vista – anche finanziariamente – con risultati talvolta veramente sorprendenti.

9.8 Imparare dall'errore

Nel giugno 1995, in conformità a un'analisi congiunta di tutte le Carte dei diritti riguardanti il malato, "*CittadinanzAttiva*" è pervenuta alla definizione di un Protocollo nazionale sul servizio sanitario, documento che contiene quattordici diritti del cittadino malato. Fra questi, il diritto alla sicurezza è stato così definito:

> Chiunque si trovi in una situazione di rischio per la sua salute ha diritto da una parte a ottenere tutte le prestazioni necessarie alla sua condizione e dall'altra a non subire altri danni causati dal cattivo funzionamento delle strutture e dei servizi.

Nell'aprile 2000 il "*Tribunale per i diritti del malato*", in collaborazione con "*Anaao-Assomed*" (medici ospedalieri) e "*Fimmg*", (medici di medicina generale), ha promosso il Progetto nazionale *"Imparare dall'errore"*, che si proponeva di attivare in oltre quindici ospedali italiani una metodologia per la gestione del rischio clinico-organizzativo secondo i presupposti teorici riportati nella *"Carta della sicurezza nell'esercizio della pratica medica e dell'assistenza"*, basata sulle esperienze maturate in Spagna, Danimarca, Svezia e soprattutto Gran Bretagna.

In questo documento, partendo dal presupposto che l'errore può rappresentare una preziosa occasione di crescita professionale, sono stati individuati dieci principi generali di riferimento che, opportunamente rielaborati, rappresentano delle vere e proprie linee guida sulla gestione degli errori in medicina. I redattori dello stesso atto, inoltre, sollecitavano l'istituzione in ogni azienda dell'*"Unità di gestione del rischio"*, una sorta di osservatorio permanente sui temi della sicurezza che avrebbe dovuto occuparsi di numerosi aspetti del problema: dal monitoraggio di tutti gli eventi avversi alla realizzazione di un programma di formazione permanente per gli operatori sul tema della sicurezza medica e dell'assistenza.

Il Ministero della salute con decreto del 5 marzo 2003 ha istituito la *"Commissione tecnica sul rischio clinico"*, con le finalità di studiarne prevalenza e cause, formulare indicazioni generali e individuare tecniche per la sua riduzione e gestione. La regione dell'Umbria, nel Piano sanitario 2003-2005 ha dato notevole risalto all'errore in sanità, con il seguente enunciato:

> La sicurezza dell'assistenza rappresenta un capitolo emergente e di grande rilevanza sia per i cittadini che ne sopportano concretamente le conseguenze, sia per la sanità pubblica costretta a sostenere gli onerosi costi derivanti dalla crescita del contenzioso.

In Italia, le stime di questi ultimi anni rilevano che su otto milioni di ricoveri ospedalieri, ogni anno trecentoventimila pazienti riportano danni di varia gravità alla propria salute e di questi andrebbero incontro alla morte quattordicimila-cinquantamila a causa di errori o per un'inadeguata organizzazione delle strutture sanitarie. Sembra che, secondo i dati aggiornati al 2006 dalle *"Compagnie di assicurazione"*, le richieste legali di risarcimento danni, dovuti a eventi avversi accaduti in sanità, abbiano raggiunto la considerevole cifra di ventiseimila.

Oltre i costi legali, a circa dieci miliardi di euro l'anno ammonterebbero le spese dovute a sprechi, errori e disservizi che avvengono in Ospedale, e altri due miliardi e mezzo di euro sarebbero la diretta conseguenza di eventi causati da violazione di procedure o limiti strutturali. Escludendo le reazioni avverse da farmaci e le infezioni ospedaliere, gli eventi avversi sono attribuiti per il 50% a problemi legati all'organizzazione logistica dell'ospedale o all'inadeguatezza delle sue strutture, il 17% a errori professionali, il 10% al cattivo funzionamento delle attrezzature scientifiche, il resto a circostanze casuali.

Questi dati confermano che, per favorire l'innovazione della gestione della sanità, il miglioramento continuo della qualità dell'assistenza e delle cure, la promozione e lo sviluppo del governo clinico, è necessario creare in ogni azienda sanitaria una *"Unità di gestione del rischio"* e di sviluppare la farmacovigilanza e la sorveglianza delle infezioni.

Anche in questo settore, il riferimento alla norma *"Iso 9000:2000"* costituisce un adeguato strumento operativo, perché il processo della certificazione, i documenti richiesti, le innovazioni da apportare nella pratica clinica s'intersecano a più livelli con i concetti della teoria sistemica riguardante la gestione del rischio.

Per progettare la lotta agli errori e la gestione del rischio clinico, i fattori di riferimento della norma sono molteplici e riguardano:

- L'istruzione, l'addestramento, l'abilità e l'esperienza delle risorse umane;
- Gli edifici, i luoghi di lavoro, le attrezzature, le apparecchiature, i trasporti;
- Le metodologie di lavoro, le procedure per la sicurezza, i fattori fisici quali il calore, il rumore, la luminosità, l'igiene;
- La tenuta sotto controllo dei prodotti e/o servizi non conformi.

Nessuno può negare che il cittadino, come utente di una struttura sanitaria, abbia il diritto di usufruire dell'approccio a un sistema, in cui i modelli organizzativi e i comportamenti professionali siano in grado di valutare e controllare i rischi, e ridurre al minimo la possibilità che accadano errori nello svolgimento del piano di diagnosi e/o cura.

Per tutelare questo diritto, un'organizzazione orientata al miglioramento continuo della qualità non può esimersi dall'obbligo d'implementare un sistema idoneo a evitare il ripetersi degli errori sia per tipologia, sia per area specialistica.

Non esiste la possibilità di ridurre gli eventi indesiderati o errori o non conformità senza che vi sia nell'unità operativa e, in generale, nell'intera azienda un diffuso riconoscimento della necessità di parlare in modo esplicito e chiaro, non tanto per colpevolizzare, quanto, al contrario, per rilevare il problema e governare la situazione.

➤ *Gestione dei rischi*

Soprattutto da queste considerazioni è nata l'idea di promuovere anche nel Centro di emodialisi il Progetto *"Impariamo dall'errore"*, con la proposta dell'ottobre 2002 a operatori e pazienti *"di cominciare a sviluppare la gestione dei rischi, rilevando e registrando in una scheda gli errori potenziali e gli eventi accaduti in un mese"*. Nella circolare, inviata per conoscenza ai Dirigenti dell'azienda e al Responsabile dell'Ufficio assicurazione della qualità, si precisava che i moduli, da compilare in forma anonima e senza citazione dei presunti responsabili degli errori, dovevano essere imbucati nella cassetta postale dei reclami collocata all'ingresso del Centro dialisi.

Non avendo avuto alcun riscontro e considerata completamente fallita l'iniziativa, abbiamo chiesto il supporto dei responsabili del *"Centro studi dei rischi e degli errori in medicina"* (Cesrem) dell'Ospedale San Raffaele di Milano. I referenti, gentilmente, ci hanno inviato una bozza della loro scheda di rilevazione, da noi rielaborata per adeguarla all'ambiente dialitico. Grazie alla sensibilità di alcuni operatori che per primi hanno capito l'importanza del progetto, di cui più volte si era parlato nei *"briefing"* settimanali, l'idea è diventata realtà operativa nell'agosto 2003. L'esperienza attivata collimava perfettamente con le iniziative realizzate in tal senso dal Direttore generale dell'azienda sanitaria:

- Organizzazione del Convegno, tenutosi a Perugia il 26 gennaio 2004 su *"Il risk management nelle aziende sanitarie"*;
- Inserimento nel Piano attuativo locale 2003-2005 del Progetto *"Lotta all'errore e gestione del rischio clinico"*, che doveva essere preso come esempio da esportare nelle altre aziende sanitarie regionali;
- Decisione amministrativa del Direttore generale n. 297 del 2 dicembre 2004 *"Costituzione centro interaziendale per la gestione del rischio clinico"*;
- Decisione amministrativa del Direttore generale n. 298 del 21 dicembre 2004 *"Attivazione progetto di ricerca riguardante il modello organizzativo della funzione di risk management in collaborazione con la Bocconi Cergas (Centro di ricerche sulla gestione dell'assistenza sanitaria e sociale)"*.

Nel periodo agosto 2003-dicembre 2004, sono state raccolte, decifrate, analizzate e valutate centotrentasei schede di segnalazione compilate da alcuni operatori sanitari. Quest'esperienza da noi considerata originale e lungimirante – scelta e negoziata come obiettivo di *"budget"* 2004 – ha rappresentato un nuovo passo in avanti verso la costruzione di un valido e appropriato *"Sistema di gestione per la qualità"* nel Centro di emodialisi.

Tanto più importante e necessario – in coerenza con i nostri desideri e obiettivi – considerando che proprio in quel periodo la regione dell'Umbria aveva fissato procedure e criteri per l'acquisizione dell'accreditamento istituzionale da parte delle strutture sanitarie. E, guarda caso, le norme *"Iso 9000:2000"* erano state scelte come riferimento progettuale per garantire i requisiti tecnici e di gestione appropriati ai fini della certificazione che sarebbe stata soggetta alla valutazione dalla "*Società di certificazione dei sistemi di qualità in sanità*" (*Cermet*). L'analisi dei dati ottenuti ha dimostrato in maniera chiara che:

- Su novantasette eventi dovuti a "*cause individuali*", settantaquattro sono stati generati da fattori legati esclusivamente al singolo operatore – rappresentati per lo più da scarsa conoscenza e/o insufficiente valutazione in cinquantatré casi e da distrazione e/o stress in ventuno casi – mentre i restanti ventitré sono stati causati da fattori organizzativi concomitanti;
- Su sessantacinque eventi dovuti a "*cause organizzative*", in cinquantotto sono stati rilevati difetti di comunicazione e/o di procedure, e solo in sette difetti di supervisione;
- Su dodici eventi dovuti a "*cause tecniche*", sono entrati in gioco guasti improvvisi riguardanti "*monitor*" per emodialisi e impianto idraulico.

L'approfondimento descrittivo delle ricadute in termini di rischi, provocate dai centotrentasei eventi, ha permesso di rilevare che:

- Per lo più gli accadimenti dovuti a errori hanno riguardato contemporaneamente più elementi del sistema (paziente-operatore, operatore-organizzazione, operatore–paziente-interrelazioni umane);
- I pazienti, che rappresentano la parte più colpita, in trentacinque casi hanno subito "*perdite di sangue*" sia per sanguinamenti veri e propri, sia per coagulazione del filtro e/o delle linee e/o dei gocciolatori, mentre "*ipotensione intradialitica*" e "*insuccessi nella puntura della fistola arterovenosa*" si sono aggiudicati, rispettivamente, il secondo e terzo posto;
- L'organizzazione è entrata in crisi soprattutto per perdita dell'efficienza, diminuzione della tempestività e dell'appropriatezza riguardo all'erogazione delle prestazioni;
- In due casi la struttura ambientale ha subìto danni di un certo rilievo a causa dell'allagamento degli ambienti provocati da guasti che hanno interessato l'impianto idraulico;
- Gli operatori hanno accusato ripercussioni psicologiche come ansia, frustrazione, senso di colpa;
- Si sono avute perdite economiche per sostituzione di presidi dialitici non più utilizzabili;
- Le interrelazioni umane si sono rese difficili per l'insorgenza di stati di conflitto latenti ed espliciti fra gli operatori, fra i pazienti e i professionisti, fra i superiori e i subordinati.

Segnalo, per inciso, che, nel corso di questa esperienza, acquisita una mentalità critica e indagatrice, è stato deciso di discutere, in maniera più approfondita del solito, sull'appropriatezza dei nostri comportamenti tecnico-scientifici a proposito di sei casi clinici da noi considerati *"eventi sentinella"*, cioè situazioni di potenziale rischio per la vita dei pazienti:

- Pancreatite acuta in una donna sottoposta a dialisi peritoneale;
- Ustione e infezione del piede in un uomo affetto da diabete mellito;
- Anemia emolitica in un uomo sottoposto a sostituzione di valvola cardiaca;
- Endocardite acuta in una donna sottoposta a emodialisi portatrice di valvola cardiaca artificiale;
- Aneurisma dell'aorta addominale in un uomo sottoposto a emodialisi;
- Ematoma della coscia da puntura dell'arteria femorale in una donna da sottoporre a emodialisi.

Anche questa sperimentazione ha contribuito a maturare la consapevolezza che, per ricostruire il rapporto di fiducia fra servizio sanitario e cittadino, bisogna riempire gli indicatori innovativi di contenuti adeguati, individuati da alcuni anni e così definiti:

- Qualità delle varie prestazioni d'assistenza;
- Orientamento al cliente;
- Lotta agli sprechi;
- Efficienza ed efficacia degli interventi sanitari;
- Partecipazione dei cittadini;
- Maturazione del senso di responsabilità nelle risorse umane;
- Razionalizzazione e programmazione delle attività sia scientifiche, sia organizzative.

Ciononostante la riedificazione di questo rapporto fiduciario rischia di non essere raggiunto, se non sono soddisfatte le esigenze degli utenti che pretendono, giustamente, non solo un trattamento eccellente sotto il profilo logistico e alberghiero, ma anche la difesa del diritto alla sicurezza, troppo spesso eluso per motivi organizzativi e/o comportamentali.

Allora, come primo atto, i professionisti della salute devono prendere coscienza dei numerosi dati che emergono dalle varie fonti informative quali Pit salute, contenzioso legale, aziende sanitarie, assicurazioni, letteratura. I dati di questi enti dimostrano che gli errori per lo più sono ripetitivi, per tipologia e area specialistica, passibili di controllo e prevenzione.

In secondo luogo, maturata la convinzione che l'errore rappresenta un evento avverso, di per sé non fatale e quindi evitabile, i soggetti interessati devono elaborare un programma basato sul controllo dei rischi, sull'indivi-duazione e il riconoscimento dei fattori causali, e sull'uso di metodologie e procedure in grado di ridurre la possibilità di incorrere in errori.

Bisogna andare oltre l'ottica della *"malpractice"*, intesa come singolo atto o evento occasionale, per puntare sull'implementazione di linee guida, modelli organizzativi e regole comportamentali idonee a ridurre quegli errori ritenuti eliminabili. Non esiste la possibilità di ridurre gli errori senza che ci sia un comune riconoscimento della necessità di parlarne in modo esplicito e chiaro. Perché, ancora oggi, gli errori o sono oggetto d'informazioni spesso fuorvianti da parte dei media o sono taciuti e occultati, per paura o per dolo, e non si creano le condizioni per trarre insegnamento da ciò che è accaduto.

L'acquisizione della convinzione che dall'errore si può imparare, richiede un profondo cambiamento mentale e culturale, sostenuto da principi imprescindibili quali:

- Ricerca della verità;
- Scelta della trasparenza;
- Disponibilità a mettersi in discussione;
- Non colpevolizzazione di chi sbaglia;
- Collaborazione fattiva;
- Dialogo con il cittadino;
- Impegno a garantire la qualità delle prestazioni;
- Tensione morale verso l'eccellenza nel proprio lavoro.

Lo studio condotto nel Centro di emodialisi ha rappresentato solo l'abbozzo embrionale di un percorso di tal genere, non recepito né condiviso da tutti gli operatori, ma solo dai più attenti e collaborativi, e, forse, per nulla apprezzato dall'Alta direzione. Il comportamento di quest'ultima non ci ha colto impreparati, perché da qualche tempo eravamo abituati a subire sentimenti malcelati d'indifferenza, se non d'irritazione – manifestati dai gestori della sanità – nei riguardi di chi, con intelligenza, amor proprio e spirito d'inventiva, cercava umilmente, di stare al passo con i tempi, per rispondere con maggiore appropriatezza e sicurezza alle domande di salute dei cittadini.

9.9 *La qualità percepita*

Proporre una definizione della qualità dell'assistenza – accettabile per tutti e in modo definitivo – è molto difficile, se non impossibile, perché tale termine risente notevolmente sia delle opinioni di chi lo valuta, sia delle conoscenze del tempo in cui è elaborato.

Il concetto di qualità dell'assistenza, nel corso degli anni, si è andato progressivamente arricchendo di numerosi requisiti, derivanti dai contributi teorici che hanno interessato il settore sia sanitario, sia delle imprese. La prima definizione compare nella letteratura medica per merito di Lee e Jones (1933):

> La qualità dell'assistenza è l'applicazione ai bisogni della popolazione di tutti i servizi necessari della moderna medicina scientifica.

Negli anni '60 Donabedian, considerato il pioniere della qualità nel mondo sanitario, la definisce come segue:

> La qualità dell'assistenza è il grado con cui l'assistenza è in conformità con gli attuali criteri di buona assistenza.

La Palmer (1988) propone una definizione più completa rispetto alle precedenti:

> La qualità dell'assistenza consiste nella sua capacità di migliorare lo stato di salute e di soddisfazione di una popolazione nei limiti consentiti dalle tecnologie, dalle risorse disponibili e dalle caratteristiche dell'utenza.

Nel tempo, nel mondo sanitario, nella società civile e nel sistema industriale, si sono succeduti numerosi cambiamenti, che hanno portato a individuare tre dimensioni essenziali della qualità dell'assistenza, già indicate, cui è possibile applicare metodologie di ricerca e di valutazione diverse ma correlate:

- Qualità gestionale-organizzativa;
- Qualità tecnico-scientifica;
- Qualità percepita-partecipata.

La prima dimensione, legata alla capacità di organizzare e gestire le risorse umane, tecnologiche ed economiche, rientra nelle competenze della gestione totale della qualità, ed è valutata sul grado di efficienza delle prestazioni sanitarie fornite.

La seconda dimensione, dipendente dalla capacità di usare le conoscenze e le competenze tecniche e scientifiche in maniera appropriata, si riferisce alla medicina basata sulle evidenze e risente del giudizio sull'efficacia delle prestazioni sanitarie erogate.

La terza dimensione, connessa alla capacità di venire incontro ai bisogni e alle attese dei cittadini, appartiene alla situazione ambientale e relazionale ed è monitorata sul grado di soddisfazione che manifestano i clienti nei confronti dei servizi sanitari con cui vengono a contatto.

Nello stesso tempo si è evoluto anche il concetto di valutazione qualitativa dell'assistenza, introdotto alla fine degli anni '50, quando gli istituti di pertinenza dovevano presentare specifiche credenziali per esercitare la loro opera.

Nella seconda metà degli anni '70, sono state elaborate raccomandazioni prestabilite per regolare l'incremento di attività permanenti riguardanti la qualità in Ospedale. Tuttavia, solo negli anni '80 sono stati realizzati programmi di sviluppo della qualità secondo il modello *"Quality assurance"* (*"Qa"*) che, in italiano, è tradotto in *"Verifica e revisione della qualità (*"Vrq"*) dell'assistenza sanitaria"*.

Adesso, sono numerosi i Dispositivi legislativi di *"Riordino del servizio sanitario nazionale"*, cui attingere per misurare la qualità in sanità e di cui abbiamo già reso conto: DL 502/'92 e 517/'93, DPCM n°15/'95 sulla Carta dei servizi e n°2/'95 sulle Linee guida, DPR n°37/'97 sull'Accreditamento delle strutture pubbliche e private, DL 229/'99. Queste norme indirizzano verso un significato ideale di medicina che sappia coniugare qualità e capacità nella distribuzione delle risorse, assicurando la *"Vrq"* e perseguendo il contenimento dei costi (DRG e linee guida) con equità. Inoltre, il servizio sanitario pubblico è sollecitato a perseguire con coerenza la precisione documentaria (medicina basata sulle evidenze), la trasparenza (informazione), la ricerca della *"compliance"* (consenso) e la tutela della *"confidentiality"*. In particolare, il DL 502/'92, come sopra rilevato, fra i principali indicatori della qualità delle prestazioni, comprende:

- Il diritto all'informazione;
- Il miglioramento delle prestazioni alberghiere;
- L'andamento dell'attività di prevenzione;
- L'umanizzazione e la personalizzazione delle prestazioni sanitarie.

Questo dispositivo pone a carico delle aziende sanitarie anche l'obbligo di fornire un'informazione dettagliata sulle prestazioni erogate e sulle regole di accesso ai servizi, e di rilevare reclami e disservizi, promuovendo il dialogo con i cittadini e le Associazioni di tutela per favorire il miglioramento effettivo e tangibile degli *"standard"* qualitativi. In aggiunta, devono essere considerati oggetto di valutazione l'adeguatezza dei processi diagnostici e terapeutici, il comportamento degli operatori sanitari verso i pazienti, i tempi di risposta alle richieste di assistenza. Il giudizio sulla qualità di un servizio sanitario può riguardare:

- Le strutture (personale, ambiente e attrezzature);
- I processi, cioè l'insieme delle varie attività compiute all'interno delle strutture;
- Gli esiti, vale a dire i risultati conseguiti con gli interventi d'assistenza.

Gli strumenti e le attività di misura di tali elementi sono rappresentati da criteri e *"standard"* condivisi e concordati, riferiti a fattori e a indicatori di qualità predefiniti.

Complementare alla *"Vrq"* è considerata l'*"Analisi partecipata della qualità"* (*"Apq"*), una procedura di valutazione dei servizi pubblici sociali e soprattutto sanitari, proposta dal *"Tribunale per i diritti del malato"* (*"Tdm"*) e dal *"Movimento federativo democratico"* (*"Mfd"*), adesso conosciuto come *"CittadinanzAttiva"*. Essa si contraddistingue, fra le altre cose, per il suo carattere partecipativo – *"Fattore P"* – , fondandosi sul coinvolgimento degli operatori e dei cittadini, considerati sia come fonte d'informazioni e opinioni, sia come soggetti concorrenti alla raccolta delle informazioni stesse e utilizzatori dei risultati ottenuti con la valutazione della qualità. Questo metodo prende in esame aspetti del sistema sanitario connessi con:

- Il *"comfort"* relativo alle prestazioni alberghiere, all'igiene e alla qualità del cibo;
- I rapporti interpersonali tra medici e infermieri, e pazienti, e tra i diversi livelli di operatori sanitari;
- La qualità tecnica dell'assistenza;
- La continuità delle prestazioni;
- Il livello di formazione del personale;
- Le attrezzature disponibili e funzionali.

Gli strumenti utilizzati per osservare la realtà sanitaria e d'assistenza con il *"Sistema Apq"* consistono in griglie e questionari specifici, ove si registrano rispettivamente dati, fatti ed eventi, giudizi e opinioni.

Nella definizione di un programma di promozione e valutazione della *"qualità globale"* dell'assistenza in un servizio sanitario, la dimensione percepita-partecipata, dovrebbe essere sempre integrata con la dimensione sia gestionale-organizzativa, sia tecnico-scientifica.

In questo settore, gli studi articolati e approfonditi sulla soddisfazione dei clienti hanno permesso di rilevare con certezza l'esistenza di una correlazione fra la percezione positiva della qualità delle prestazioni e il miglioramento dello stato di salute, dovuto sia alla maggiore *"compliance"* alle cure, sia ai benefici derivanti dal senso di appagamento.

Sotto il profilo *"manageriale"*, i nuovi modelli orientati al *"Total quality management"* (*"Tqm"*) e *"Continuous quality improvement"* (*"Cqi"*) pongono il cittadino al centro dei processi produttivi, perché la loro filosofia, fra l'altro, è focalizzata sia sui suoi bisogni, attese e richieste, sia sul lavoro inteso come servizio, sia sulla prevenzione dei problemi. Per questo motivo, le aziende hanno spostato l'attenzione delle ricerche dallo studio delle motivazioni e delle percezioni che portano all'acquisto di beni e servizi al sondaggio del consenso durante e dopo il loro utilizzo.

➤ *Qualità dell'assistenza*

Sul versante politico-istituzionale, la logica della soddisfazione del consumatore trova compiuta espressione nell'istituzione della *"Carta dei servizi"* e dell'*"Ufficio relazioni con il pubblico"* prevista dalle leggi in vigore, presupposti cogenti che ci hanno spinto a promuovere un'indagine sulla qualità assistenziale percepita (e partecipata) dai nefropatici in dialisi.

In verità, lo scopo principale che ci ha indotto (L. Giombini e R. Falcini, 2000) a rendere concreta l'iniziativa è stata la consapevolezza dell'utilità di favorire la partecipazione attiva degli utenti al miglioramento del processo morboso, della struttura operativa e delle relazioni interpersonali fra utenti e professionisti.

La ricerca è stata realizzata, nonostante le perplessità manifestate da alcuni operatori, che consideravano questo tipo di analisi di scarsa utilità sia per la presunta incapacità dei pazienti a formulare giudizi, sia per la probabile inattendibilità dei giudizi espressi da soggetti, forzatamente dipendenti da medici e infermieri dispensatori delle cure dialitiche. Problemi, sentimenti, attese ed esigenze sono stati *"misurati"* in quarantaquattro clienti del Servizio dialisi mediante la somministrazione del *"Questionario per una migliore qualità dell'assistenza ai nefropatici"* – suddiviso in due parti – elaborato dall'Unità operativa di nefrologia e dialisi del Policlinico di Siena.

La prima parte comprende tre domande sull'accettazione del trattamento:

- Prima impressione al contatto con il servizio;
- Conoscenze importanti per la patologia renale, ricevute al momento dell'ingresso in dialisi;
- Argomenti che sono rimasti poco chiari.

La seconda parte comprende quindici domande sulla relazione infermiere-paziente e medico-paziente:

- Atteggiamenti che l'infermiere dovrebbe adottare;
- Quali comportamenti usa l'infermiere;
- Atteggiamenti che il medico dovrebbe adottare;
- Quali comportamenti usa il medico;
- Reazioni di fronte al medico o all'infermiere da poco arrivato nel centro;
- Sicurezza e rassicurazione trasmesse dagli infermieri, se ognuno seguisse sempre gli stessi pazienti;
- Utilità d'incontri periodici fra personale medico e infermieristico, e i pazienti;
- Giudizio sulla quantità degli infermieri;
- Giudizio sulla quantità dei medici;

- Rispetto dell'intimità;
- Attenzione alla riservatezza delle informazioni;
- Qualità delle istruzioni – dieta, terapia, tecniche, comportamenti da adottare – fornite dall'infermiere;
- Qualità delle istruzioni – dieta, terapia, tecniche, comportamenti da adottare – fornite dal medico;
- Importanza dell'igiene, del *"comfort"* e dell'ambiente sulla malattia;
- Cura dell'ambiente ospitante.

Alle domande gli intervistati hanno risposto in maniera spontanea, anonima e riservata. I risultati ottenuti sono stati riportati in dettaglio sotto forma di percentuale di preferenze riferite a ogni domanda. Poi, sono stati analizzati e discussi, tenendo conto sia della tipologia dell'ambiente sanitario sottoposto all'indagine, sia dei limiti scientifici dello studio, sia del grado di attendibilità riguardante i giudizi favorevoli riscontrati. Ci sembra che l'indagine sia stata utile, se non altro per le riflessioni e considerazioni che ha sollecitato fra gli operatori, alcune di ordine generale e altre concernenti il servizio oggetto della valutazione.

Il Servizio di dialisi offre una *"buona immagine"* agli utenti, considerando che:

- Al primo contatto l'impressione è molto favorevole per l'80% (buona per il 62% e addirittura eccellente per il 18%) e scadente solo per il 4%;
- Gli operatori rispettano il diritto all'informazione dei pazienti, sancito dalle leggi, perché alle conoscenze ricevute sulla patologia renale al momento dell'ingresso in dialisi, è stato assegnato il 93% di preferenze.

Sia gli infermieri, sia i medici stabiliscono con i clienti *"buoni rapporti umani"*:

- Gli atteggiamenti positivi degli infermieri hanno ricevuto il 92% delle preferenze (45% disponibili, 26% comprensivi, 21% vigili), rispetto a quelli negativi che hanno ottenuto solo l'8% (3% indifferenti, 3% distaccati, 2% distratti);
- Gli atteggiamenti positivi dei medici hanno riscosso il 96% di risultati favorevoli (45% disponibili, 28% comprensivi, 23% vigili), rispetto a quelli negativi che hanno avuto solo il 4% di consenso (2% indifferenti, 2% distaccati, 0% distratti).
- L'intimità dei pazienti e la riservatezza delle informazioni che li riguardano sono state adeguatamente tenute in considerazione rispettivamente nel 91% e nel 93% dei casi.

Invece, una certa sorpresa è stata provocata dal giudizio positivo (88% delle preferenze), ottenuto sulla cura dell'ambiente ospitante, considerando che la struttura dialitica, al momento dell'intervista, era logora, vetusta e apparentemente non consona ai requisiti raccomandati per un Centro di emodialisi.

Sono stati molti i pazienti che hanno manifestato parere favorevole sulla chiarezza degli argomenti sanitari trattati (74%). Ancora più numerosi sono stati quelli che hanno ritenuto comprensibili le istruzioni fornite sia dagli infermieri (complessivamente 85%), sia dai medici (complessivamente 83%). Ciononostante, abbiamo avvertito la necessità di progettare l'implementazione di un sistema informatico e comunicativo più adeguato alla capacità di apprendimento dei pazienti per quanto riguarda gli aspetti sia quantitativi, sia qualitativi dei messaggi trasmessi.

I dati ottenuti sugli atteggiamenti che gli infermieri e i medici dovrebbero adottare, soprattutto per quanto riguarda la cortesia, la cordialità, la gentilezza e il rispetto per il malato, e che insieme hanno raggiunto la percentuale più alta di preferenze (87% per gli infermieri, 88% per i medici), in rapporto alle altre voci prese in considerazione, suggeriscono di favorire i processi di buona educazione e umanizzazione all'interno del servizio. Altre indicazioni in tal senso provengono dall'importanza data agli incontri periodici fra medici e infermieri, e pazienti, la cui utilità è sostenuta ancora una volta da un'alta percentuale di utenti (84%).

Pur essendo scontato che la maggior parte dei soggetti (76%) considera un fattore di sicurezza e di rassicurazione che un infermiere segua sempre gli stessi pazienti – pratica quasi impossibile da applicare in un servizio pubblico –, tuttavia riteniamo che sia necessario tenere in debito conto tale giudizio anche per l'enfasi con cui le leggi vigenti decantano la personalizzazione dell'assistenza.

La percentuale di preferenza più elevata (98%), ottenuta dall'igiene e dal *"comfort"* dell'ambiente, è stata da noi molto apprezzata, perché consideriamo questi requisiti sia parte integrante e motivo di successo della terapia somministrata, sia veri fattori causali delle *"fughe da disaffezione"* dai servizi sanitari di origine.

Nel complesso, a una prima lettura, le risposte date ai quesiti posti dal questionario hanno determinato da una parte soddisfazione e dall'altra meraviglia per i giudizi positivi che sono stati manifestati sulla situazione ambientale e relazionale del servizio. Poi, riflettendo, abbiamo convenuto che non c'era da stupirsi, perché le opinioni dei malati secondo noi erano fondate e conformi, rispetto al comportamento dei sanitari, alla realtà operativa del centro e all'ambiente sociale in cui questo è inserito. Le ragioni della nostra convinzione risiedono almeno in tre ordini di scelte strategiche sviluppate nel tempo:

- La formazione degli operatori mirata ai bisogni reali dei pazienti;
- La partecipazione attiva dei dializzati al miglioramento del servizio;
- L'apporto del volontariato socio-sanitario.

Non c'è dubbio che le iniziative promosse, nel corso degli anni, sia di studio e di ricerca sulle problematiche dei pazienti in dialisi e sulla qualità della loro vita, sia di formazione degli infermieri e dei medici sulle relazioni umane sono state di fondamentale importanza nello sviluppo di buoni rapporti fra operatori e malati.

Altrettanto utile, per la prevenzione degli stati di conflitto latenti e manifesti e la creazione della *"gestione familiare della malattia"*, si è dimostrato il coinvolgimento diretto dei pazienti, da sempre sollecitati a verbalizzare i loro stati d'animo, a denunciare le manchevolezze, a esporre reclami e a fare proposte mirate per migliorare la qualità dell'assistenza.

Inaspettato e innovativo, e in certi casi decisivo, si è rivelato il contributo volontario dell'associazione *"Amare"*, che ha introdotto elementi di solidarietà e di umanizzazione all'interno della struttura dialitica, per sua natura e/o per sua cultura considerata dalla maggior parte delle persone più chiusa e impermeabile ai *"non addetti ai lavori"*, rispetto ad altri servizi.

Nonostante l'esiguità della casistica, il tipo di strumento usato per l'indagine e i legittimi dubbi sull'attendibilità dei giudizi rilevati, sono molti i motivi per trarre alcune conclusioni, non certo definitive sulla ricerca, e avanzare alcune proposte generali.

Nel sistema aziendale della salute, fondato sulla qualità delle prestazioni d'assistenza, è indispensabile registrare e valorizzare la *"percezione dei cittadini"*, intesa nel suo significato etimologico d'interpretazione degli *"stimoli originati dal contatto diretto con i servizi sanitari"*.

Il clima ambientale e relazionale, dove gli utenti manifestano nell'immediato i loro bisogni, costituisce un luogo di osservazione privilegiato, la cui qualità non deve essere sottovalutata dagli operatori, perché, già di per sé, rappresentando l'immagine dei servizi, orienta la scelta di chi intende usufruirne. Per garantire e migliorare la qualità dell'assistenza, si deve favorire la partecipazione dei pazienti alla definizione dei requisiti e degli indicatori di qualità, e degli strumenti specifici d'indagine per rilevare pregi e difetti. A tal fine, la collaborazione fra comunità (Organismi di tutela dei diritti e Associazioni di volontariato socio-sanitario) e azienda (Servizi d'assistenza, Ufficio qualità e Ufficio relazioni con il pubblico) è una condizione irrinunciabile.

I dati favorevoli ottenuti con la nostra indagine, stimati sostanzialmente conformi sia alle attese dei professionisti, sia al giudizio desunto dalla *"vox populi"*, ci permettono di individuare, nei seguenti cardini, i rimedi principali per qualificare l'erogazione dell'assistenza:

- Conoscenza profonda dei bisogni dei pazienti;
- Rispetto dei loro diritti;
- Formazione specifica degli operatori;
- Gestione familiare dei rapporti con l'utenza;
- Iniziative di solidarietà e di umanizzazione promosse sia all'interno, sia all'esterno degli istituti di diagnosi e cura.

Invece, le opinioni negative manifestate meritano di essere approfondite e interpretate come suggerimenti e sollecitazioni, per sviluppare il senso critico dei professionisti nei riguardi dei metodi lavorativi e dei rapporti con i malati. In particolare, non devono essere sottovalutati i pronunciamenti sull'utilità degli incontri periodici fra il personale sanitario e gli utenti, e sulla necessità di istruire in maniera chiara ed esaustiva questi ultimi su tutti gli aspetti della loro malattia.

Con tutti i limiti che abbiamo già illustrato, poniamo l'accento ancora una volta sull'utilità e l'interesse dell'iniziativa intrapresa sia per le conferme, sia per le smentite, registrate sulla buona qualità dell'erogazione dell'assistenza nel Centro dialisi, entrambe giudicate positivamente, le une come ragione di gratificazione e le altre come motivazione al miglioramento. Pertanto, non ci sembra fuori luogo proporre che lo stesso strumento d'indagine – o altri simili – sia utilizzato con le stesse finalità in altri Centri dialisi per rilevare l'importanza dell'*"effetto centro"*, e in altri tipi di servizi sanitari per rilevare le differenze fra gli uni e gli altri.

9.10 Soddisfazione sul lavoro

Il lavoro è una parte assai ampia nella vita delle persone occupate, perciò va considerata di grande interesse la soddisfazione che si ricava dall'esperienza lavorativa con la relativa ricaduta sulla quantità e la qualità delle prestazioni offerte. La soddisfazione lavorativa può essere vista come un atteggiamento generale o un sentimento, o come un insieme di differenti atteggiamenti verso elementi specifici del lavoro:

- Le condizioni lavorative;
- Il tipo d'impiego;
- I colleghi;
- La politica aziendale;
- Le opportunità di carriera.

In psicologia del lavoro (N. Chmiel, 2000), si fa distinzione fra soddisfazione intrinseca attinente allo svolgimento delle attività (spazi di autonomia, abilità usate, variabilità dei compiti) e soddisfazione estrinseca che riguarda gli aspetti pratici delle mansioni (salario, sicurezza, stabilità del posto). Questo sentimento, così come gli stati di ansia, di serenità, di entusiasmo, di depressione e di paura, è parte integrante del benessere lavorativo che si correla con il benessere generale e viceversa. Numerose sono le caratteristiche lavorative che hanno un effetto sulla soddisfazione dell'operatore:

- La partecipazione alle decisioni;
- La possibilità di usare le proprie capacità e la propria creatività;
- Le relazioni con i degenti, i colleghi e i superiori;
- La varietà e la flessibilità delle funzioni;
- La disponibilità di un buon salario;
- La sicurezza che deriva dalla formazione e dall'esperienza.

Al contrario, i seguenti elementi possono incidere profondamente e in senso negativo sui modi con cui un dipendente percepisce e considera la propria attività che può essere fonte di stress lavorativo:

- Le pressioni lavorative;
- Le scadenze incipienti;
- Il dispendio di energie;
- Le difficoltà con i collaboratori;
- Le richieste operative, cui è difficile rispondere.

I fattori stressanti più comuni individuati negli ambienti di lavoro mediante specifici questionari sono:

- La scarsa varietà;
- La monotonia;
- L'assenza di discrezionalità e di controllo;
- L'ambiguità;
- Il conflitto e il sovraccarico di ruolo.

In situazioni particolari, i lavoratori, come abbiamo già illustrato, possono sperimentare il *"burn-out"*, processo mediante cui un eccesso di richiesta può determinare esaurimento emotivo, seguito dalla perdita di sensibilità verso gli altri con cui si lavora e, poi, da sentimenti d'inefficacia, frustrazione e impotenza.

Alcuni studiosi pensano che questo tipo di malessere lavorativo, costituito da disinteresse per la propria occupazione che può spingere all'assenteismo e a ritardi sul lavoro, sia dovuto principalmente alla riduzione di organici nelle aziende, che espone *"manager"* e subordinati a pressioni sempre più forti.

Altri autori, invece, lo considerano come una forma complessa di *"stress"* cronico prevalente nelle organizzazioni che implicano il prendersi cura degli altri, come, ad esempio, insegnanti e operatori sociali e sanitari.

Oggi, c'è anche chi tende ad associare il *"burn-out"* strettamente al *"mobbing"*, una situazione di aggressione, esclusione ed emarginazione di un lavoratore da parte dei suoi colleghi e/o dei suoi superiori. La dittatura del risultato d'impresa, il senso di precarietà, l'obbligo di ridurre i costi, l'investimento emotivo nell'azienda e gli obiettivi da raggiungere sempre e comunque, sarebbero spesso concause del terrorismo psicologico sul posto di lavoro. In realtà, i motivi che portano a questa patologia sociale, la quale si origina da uno strisciante processo distruttivo della persona e può nascere da comunicazioni e comportamenti ostili sia palesi, sia occulti, possono essere i più disparati: noia, gelosie, invidie, disorganizzazioni lavorative con mancanza di regole e relativo carico di frustrazione e di malessere.

Colleghi e/o superiori scelgono come bersaglio vittime designate da evitare, attaccare e isolare per impedire loro di costruire e gestire i normali rapporti interpersonali e professionali, con lo scopo di indurli a ricorrere alle dimissioni o al prepensionamento, o di creare le condizioni favorevoli al licenziamento.

Quelle esposte sono solo alcune delle considerazioni che ci hanno spinto a verificare il grado di soddisfazione sul lavoro degli operatori incardinati nel Centro di emodialisi, preso come riferimento della nostra ricerca (Giombini L. e coll. 2003). Questa è stata realizzata con la consapevolezza che, a prescindere da qualsiasi altra motivazione, non ha senso pensare che gli utenti possano essere soddisfatti nelle loro speranze, bisogni e desideri rispetto alle prestazioni ricevute, se gli operatori sanitari provano disagio e disinteresse nello svolgimento delle loro funzioni. Soprattutto due sono le ragioni del nostro modo di vedere:

- La qualità dell'atto medico e infermieristico è preliminare e indispensabile al benessere del malato;
- La logica della soddisfazione dei consumatori, anche in ambito sanitario, è diventata la strategia fondamentale su cui si basano i sistemi *"manageriali"* orientati all'assicurazione e al miglioramento continuo della qualità.

La scelta di compiere un'indagine di questo tipo, successiva, non a caso, all'altra indagine – prima discussa – realizzata proprio sulla qualità dell'assistenza percepita dagli uremici cronici assistiti dallo stesso centro, è nata dalla sollecitazione della Direzione strategica dell'azienda sanitaria,

secondo cui i Dirigenti delle strutture operative avrebbero dovuto sviluppare due progetti:

- Sull'assicurazione e miglioramento continuo della qualità delle strutture, dei processi e dei risultati sulla base delle norme *"Iso 9000:Vision 2000"*;
- Sull'accoglienza dei cittadini utilizzatori dei servizi sanitari.

Nello specifico, l'importanza della soddisfazione del personale è messa in risalto chiaramente dal contenuto della norma *"Iso 9000:9004 4.10 – Prove, controlli e collaudi"* che recita:

> Per raggiungere un buon grado di soddisfazione del personale, la Direzione strategica dovrebbe raccogliere le opinioni delle proprie risorse umane sui modi con cui l'organizzazione soddisfa le sue esigenze e attese, e valutare le prestazioni individuali e di gruppo, e i loro contributi sui risultati raggiunti dall'azienda.

D'altro canto, il PSN, presentato dal Ministro della salute G. Sirchia, prevedeva che le aziende sanitarie dovevano impegnarsi a ottenere la certificazione, rispondendo ai requisiti di qualità proposti dalla norma *"Iso 9001:2000"* che, fra l'altro, contengono gli elementi necessari per implementare un sistema di *"Total quality management"*, cui abbiamo già accennato.

Se queste sono le coordinate, tramite cui si muove il sistema sanitario, anche la verifica della soddisfazione dei professionisti rappresenta un atto indispensabile di valore strategico, perché sottende la certezza che chi ha benessere lavorativo, chi è coinvolto nelle decisioni, ed è responsabilizzato, motivato, gratificato e incoraggiato, contribuisce in maniera proficua e decisiva a raggiungere i seguenti obiettivi:

- Stabilire rapporti positivi con gli utenti;
- Produrre, erogare e valorizzare servizi efficienti ed efficaci;
- Soddisfare le esigenze e le necessità dei cittadini in ogni frangente del processo d'assistenza, cui questi sono sottoposti nel momento della malattia.

➤ *Grado di soddisfazione*

Per compiere questa indagine è stato utilizzato il *"Questionario sulla soddisfazione lavorativa"* di venti domande, prodotto dalla casa di cura Santa Maria di Castellanza, un'Azienda sanitaria S.p.a. accreditata con circa duecentoottanta letti. Questo istituto, predisponendo, ai sensi dei requisiti *"Iso 9002"*, il piano di miglioramento della qualità riguardante l'assistenza, lo aveva distribuito fra i propri dipendenti (medici, infermieri, tecnici e amministratori):

- Sei stimolato nella tua crescita professionale?
- Ritieni che i colleghi siano a conoscenza dei contenuti del tuo lavoro?

- Ritieni che le tue attese siano realizzate?
- Sei soddisfatto dei tuoi rapporti con i degenti?
- Ti senti stimolato dai tuoi superiori?
- Trovi spazio per progetti e iniziative personali?
- Hai autonomia decisionale?
- Secondo te il tuo è un ruolo di responsabilità?
- Sei soddisfatto dei tuoi rapporti con i colleghi?
- Provi senso di appartenenza alla tua azienda e all'ospedale?
- È tenuto in considerazione il rapporto tra quantità e qualità del lavoro?
- Il lavoro di sviluppo della tua azienda e ospedale è utile?
- Ritieni che tale lavoro sia adeguatamente portato avanti?
- Come sono i tuoi rapporti con la dirigenza medica e infermieristica?
- Come sono i tuoi rapporti con la dirigenza amministrativa?
- Quanto ti senti supportato dai responsabili dell'azienda e ospedale?
- Qual è il tuo grado di motivazione professionale?
- Ritieni che l'ambiente di lavoro sia piacevole?
- Sei preparato e aggiornato a sufficienza per il posto che occupi?
- Giudichi adeguato il compenso economico che ricevi?

Ogni lavoratore è stato invitato a rispondere di getto, in maniera confidenziale, con la massima sincerità, utilizzando un punteggio per ogni domanda, atto a esprimere il suo grado di soddisfazione nello svolgimento dei compiti affidati nell'organizzazione lavorativa e nel più completo anonimato, secondo la formula riportata nel questionario:

Operatore sanitario sei contento di lavorare in azienda e ospedale?
Verifica la tua soddisfazione!

A ogni domanda assegna un solo numero: 1 = Insufficiente, 2 = Sufficiente, 3 = Discreto, 4 = Buono, 5 = Ottimo. Sei pregato di rispondere senza riflettere molto e con la massima sincerità.

Per favore, specifica solo sesso, età anagrafica (anni), età lavorativa (anni).

La soddisfazione lavorativa, per ogni singolo questionario, è stata suddivisa in cinque gradi:

- Insufficiente fino a venti;
- Sufficiente fra venti-quaranta;
- Discreto fra quaranta-sessanta;
- Buono fra sessanta-ottanta;
- Ottimo fra ottanta-cento.

Alle venti domande del questionario hanno accettato di rispondere ventisette operatori sanitari, costituiti da cinque nefrologi, quattordici infermieri professionali, quattro ausiliari, una caposala, un assistente sociale, una psicologa, una dietista del Centro di emodialisi secondo le norme suggerite. Il punteggio medio ottenuto, risultante dalla somma dei punteggi di ogni singolo questionario diviso per il numero ventisette, rappresentativo di tutti i questionari compilati, è stato sessantanove, attestandosi nel *"range"* *sessanta-ottanta del grado buono.*

In sede di discussione il risultato ottenuto è stato giudicato positivo – e di buon auspicio per miglioramenti futuri – in considerazione anche delle due ipotesi estreme preventivamente formulate dagli ideatori del *"test"*:

> Se chi compilerà il questionario, scopre di aver realizzato venti punti o poco più sarà meglio che cerchi di cambiare lavoro, se, invece, si avvicinerà a ottanta, è bene che si tenga stretta sia la propria azienda, sia il Direttore, chiunque esso sia.

Analizzando il punteggio medio, ottenuto per ogni domanda presa a se stante, è risultato che i soggetti intervistati si sentono soprattutto:

- Consapevoli di esercitare un ruolo di grande responsabilità;
- Motivati al punto giusto per eseguire le funzioni di competenza;
- Soddisfatti del loro rapporto sia con i pazienti, sia con i colleghi, e dell'ambiente di lavoro;
- Stimolati nella loro crescita professionale;
- Preparati e aggiornati a sufficienza per il posto che occupano.

Al contrario, discreto se non appena sufficiente, si è rivelato il giudizio sul rapporto con i superiori e i colleghi degli altri servizi, e sulle iniziative promosse dall'azienda e, in particolare, si è evidenziato che essi:

- Ricevono pochi stimoli dai loro superiori;
- Provano solo un modesto senso di appartenenza all'azienda;
- Giudicano insufficienti le attività promosse per migliorare la soddisfazione sul lavoro;
- Considerano superficiali e occasionali i rapporti con la Dirigenza medica, infermieristica e amministrativa;
- Segnalano la mancanza del supporto dei Responsabili aziendali;
- Ritengono che siano poco conosciuti i contenuti del loro lavoro da parte dei colleghi inseriti in altri servizi;
- Sono poco soddisfatti sia del compenso economico contrattato, sia delle risposte alle loro attese professionali.

Dall'analisi complessiva dei risultati sembrerebbe che da una parte gli operatori sanitari siano soddisfatti del lavoro svolto all'interno del Servizio dialisi, mentre dall'altra lamentino un malessere derivante da cause che si originano ai livelli superiori dell'azienda. Come se si trovassero in un'"*isola felice*", contornata, tuttavia, da turbolenze esterne che potrebbero nel tempo aprire crepe e provocare danni alla "*performance*" lavorativa raggiunta.

La Direzione strategica dell'azienda, allora, dovrebbe compiere ogni sforzo possibile per studiare, elaborare e realizzare interventi preventivi e correttivi che agiscano sulle manchevolezze denunciate. La prima azione da intraprendere, comunque, dovrebbe essere basata sulla condivisione del seguente assunto:

> Il benessere del personale sanitario passa attraverso la formazione, intesa come aggiornamento e addestramento costante, perché si sta bene solo se si lavora bene e se si vedono i risultati della medicina sui propri assistiti.

Tuttavia, se questa è la prerogativa fondamentale della formazione, oggi è necessario ripensare a essa non solo come allo sviluppo delle quattro funzioni complementari della medicina e del "*nursing staff*", rappresentate dall'assistenza, la ricerca, la didattica e l'organizzazione, ma anche come a un processo orientato alla crescita e alla valorizzazione continua della persona sotto l'aspetto sia scientifico, sia "*manageriale*" e relazionale.

D'altro canto, oggi, non solo la legislazione vigente in materia, ma anche i requisiti delle norme "*Iso*" intendono la formazione permanente non più come un "*optional*", affidato all'iniziativa personale e alle spese dei singoli operatori, ma come un obbligo strategico dell'azienda legato al salario, alla carriera e al miglioramento continuo delle risorse umane. Non come fine a se stesso, ma con l'obiettivo di rendere più efficaci ed efficienti le prestazioni d'assistenza offerte ai malati, la cui soddisfazione e fidelizzazione – da sottoporre a verifica continua – rappresentano in assoluto la ragione di esistere di tutti i settori riguardanti l'organizzazione lavorativa e produttiva.

Nonostante l'esiguità della casistica e la disomogeneità del ruolo professionale degli operatori sanitari coinvolti, abbiamo ritenuto importante e interessante l'iniziativa, tanto che ci è sembrato naturale proporre ai Responsabili dell'azienda di:

- Utilizzare il questionario come "*test*" di autovalutazione dell'efficienza e della soddisfazione lavorativa dei singoli operatori;
- Diffondere la metodologia in tutti i servizi sanitari, tecnici e amministrativi;
- Orientare e pianificare i processi di miglioramento dell'intero sistema aziendale sulla base dei risultati ottenuti, puntando soprattutto, ma non solo, sulla formazione e l'addestramento delle varie categorie dei lavoratori.

9.11 *Legittime aspirazioni*

Il Direttore generale, con la Nota prot. n. 1485 del 26 gennaio 2006 *"Nomina dei Direttori di Dipartimento ai sensi dell'art. 10 del Regolamento aziendale"*, aveva invitato i tre candidati titolari di specialità mediche – terna prescelta dal consiglio dello stesso Dipartimento – a presentare una *"Proposta di programma di lavoro"* per la gestione del delicato organismo sanitario per il triennio 2006-2008.

Fu mia l'idea – maturata come strumento per tentare di soddisfare la mia legittima aspirazione a salire nella scala gerarchica professionale e manifestata con proposta scritta all'Alta direzione – di far assumere, come parametro di giudizio per il conferimento dell'ambito incarico, la dimostrazione di possedere adeguate capacità decisionali.

Pur considerandola vana, la mia iniziativa, preannunciata ufficialmente in altre occasioni, voleva avere il valore di una provocazione, per creare imbarazzo sull'uso della discrezionalità, o, per meglio dire, dell'arbitrarietà da sempre esercitata con estrema disinvoltura dai Direttori generali, quando si tratta di nominare i Dirigenti a ricoprire ruoli strategici di vitale importanza nell'organizzazione sanitaria.

Tutti sanno che tali scelte sono eseguite sistematicamente sotto pressioni politiche spregiudicate, se non coercitive, rispetto a chi deve decidere, e sono basate sulla logica delle appartenenze dei candidati più che sulle loro competenze. E anche nella nomina del Direttore del dipartimento medico – già individuato nel Direttore dell'Unità operativa di cardiologia almeno secondo attendibili *"voci di corridoio"* – l'artifizio ben collaudato era lo stesso.

Comunque sia, per me avere in qualche modo *"costretto"* il Direttore generale a richiedere ai tre aspiranti una proposta di un programma di lavoro, prodotta seguendo specifiche linee operative, era già un successo e un valido motivo per cimentarmi appunto sulla *"Riorganizzazione e sviluppo del dipartimento medico utilizzando gli strumenti del governo clinico"*. Questo era il titolo della relazione su cui i tre dirigenti dovevano essere giudicati senza pregiudiziali, e che di seguito mi accingo a illustrare per evidenziare altre innovazioni introdotte con i Dispositivi legislativi sul riordino dei servizi sanitari.

➤ *Modello dipartimentale*

Il termine *"Dipartimento"* deriva dal francese *"répartir"* che significa *"dividere in parti"* e fu usato dall'*"Assemblea nazionale francese"* nel 1790, quando quest'organismo sostituì – per ragioni politiche e organizzative – le Province con i dipartimenti più ampi e omogenei e, quindi, meglio rappresentativi delle caratteristiche e degli interessi delle popolazioni e dei territori residenti.

Negli Stati Uniti s'iniziò a parlarne intorno alla metà dell'ottocento, quando i grandi magazzini furono trasformati in Dipartimenti per suddividere le merci in settori specifici – dove gli articoli esposti erano omogenei, affini e complementari – in nome della centralità del cliente, non più costretto a girovagare alla ricerca della merce desiderata, ma a puntare direttamente sui prodotti che intendeva acquistare.

Oggi, la centralità della persona assistita è diventata la parola d'ordine dei movimenti internazionali interessati e deputati alla riorganizzazione dei servizi sanitari, la quale è basata soprattutto sulla sperimentazione del *"Modello dipartimentale"*, diventato sinonimo di maggiore efficacia, efficienza ed economicità.

Nel campo dell'organizzazione sanitaria il *"Modello dipartimentale"* si è andato affermando fin dagli anni '60 negli ospedali d'insegnamento nordamericani, ma poi è stato adottato soprattutto nei paesi anglosassoni, non solo europei. I motivi di tale adozione risiedono nei seguenti fattori emergenti:

- Aumento dei costi dell'assistenza;
- Complessità dei problemi clinici e organizzativi;
- Frammentazione specialistica delle professioni sanitarie;
- Applicazione di tecnologie innovative alla medicina;
- Esigenza dell'opinione pubblica di sottoporre a valutazione il lavoro dei medici e delle strutture d'assistenza.

In Italia, l'organizzazione ospedaliera si è sviluppata con le seguenti leggi:

- Legge Petragnani (regi decreti 1938/1939) – centrata su divisioni, sezioni e reparti con posti letto autonomi – che è sopravvissuta ben oltre gli anni '60;
- Legge istitutiva degli enti ospedalieri n.132/1968 nella quale il Dipartimento non era nominato, pur essendo presenti criteri propri di tale struttura;
- DPR 128/1969 e Legge 148/1975, cui, se pur non attuati, si deve la focalizzazione sull'istituzione del Dipartimento per raggiungere i seguenti obiettivi:

  ✓ realizzare una migliore efficienza operativa, l'economia di gestione e il progresso tecnico-scientifico;
  ✓ assicurare la convergenza di competenze ed esperienze nei campi dell'assistenza, della ricerca e della didattica;
  ✓ favorire l'aggiornamento professionale;
  ✓ promuovere l'umanizzazione delle prestazioni sanitarie.

Cambiamenti rilevanti dell'organizzazione ospedaliera non si ebbero né con il DM dell'8 novembre 1976, né con la L. 833/1978, istitutiva del SSN. Più incisive disposizioni furono introdotte con le L. n. 595/1985 e n. 412/1991, con l'assunto:

> L'assistenza ospedaliera deve essere ristrutturata secondo nuovi concetti delle aree funzionali omogenee pertinenti all'attività di medicina, chirurgia e specialità, e dell'ospedalizzazione a ciclo diurno.

I criteri e gli obiettivi fissati dal DL 502/1992 – in coerenza con la trasformazione delle strutture sanitarie pubbliche in aziende – si devono a Guzzanti et al., che introdussero sia un nuovo modo di operare attraverso il raggruppamento funzionale dei servizi, sia la definizione di Dipartimento, inteso come:

> Federazione di unità operative che mantengono la loro autonomia, indipendenza e responsabilità, ma riconoscono la loro interdipendenza, adottando un comune codice di comportamento clinico-assistenziale, didattico e di ricerca.

È il DL 229/1999 che ha fornito in modo esplicito alle Regioni e alle Aziende le coordinate per l'applicazione pratica del nuovo *"Modello dipartimentale"*, già ribadito con la L. n. 549/1995, secondo la quale l'organizzazione interna degli ospedali deve rispettare l'assetto dipartimentale, e la Legge delega n. 419/1998, che detta i criteri dipartimentali per la riorganizzazione delle aziende sanitarie, ospedaliere e territoriali. Le finalità del Dipartimento – i cui principi e concetti sono stati più volte enunciati nella letteratura e nella legislazione nazionale – comprendono:

- La gestione integrata degli spazi, delle risorse umane e tecnologiche, per raggiungere il miglior servizio al costo più contenuto;
- La sperimentazione e l'adozione di modelli organizzativi che consentano di ottenere i risultati attesi;
- Il coordinamento e lo sviluppo delle attività cliniche, di ricerca, di studio e di controllo sulla qualità delle prestazioni;
- Il miglioramento dell'umanizzazione delle strutture dipartimentali con particolare riferimento al rispetto dei diritti del malato;
- Il perfezionamento della qualità dell'assistenza erogata, da perseguire tramite l'efficiente gestione delle risorse disponibili e l'organizzazione delle attività di preospedalizzazione, ricovero ordinario e diurno.

➤ *Governo clinico*

Di fondamentale importanza è stata la decisione della Regione dell'Umbria di esporre in dettaglio nel PSR 2003-2005 le linee guida per la formulazione dell'atto aziendale – adottato definitivamente dall'Asl n. 1 con Decisione amministrativa del Direttore generale n. 357 del 19 luglio 2004 – che prevede un assetto organizzativo funzionale allo sviluppo del *"Governo clinico"*, i cui capisaldi trovano la massima espressione nella gestione del Dipartimento.

Il concetto di *"Governo clinico"* è stato introdotto per la prima volta nel 1993 dall'OMS – con il termine *"Clinical governance"* – quale metodo essenziale per comprendere, sotto un'unica formulazione, le molte dimensioni della qualità in sanità (organizzativa, professionale, percepita).

La *"Clinical governance"* – come metodo per promuovere e sviluppare il miglioramento continuo della qualità in ambito sanitario – fu accolta nel 1998 nel *"National health service"* (*"Nhs"*) in Gran Bretagna dopo cinquant'anni dalla sua istituzione.

L'esigenza di una nuova politica per migliorare la qualità dell'assistenza inglese fu sancita con la pubblicazione nel 1997 del documento *"The new Nhs"* che – insieme all'altro documento di consultazione *"A first class service: quality in the new Nhs"* prodotto nel 1998 – fornì la struttura a sostegno delle organizzazioni locali del *"Nhs"*, quando fu promulgata la legge sulla sanità *"Health act"*.

La definizione di *"Clinical governance"* più diffusa in Gran Bretagna è quella fornita nel 1998 da Scally e Donaldson che la identificarono come:

> I riferimenti entro i quali le organizzazioni del *"Nhs"* sono responsabili del miglioramento continuo della qualità erogata dai loro servizi e del mantenimento di alti livelli d'assistenza, e creano l'ambiente in cui l'eccellenza nell'ambito dell'assistenza clinica si svilupperà.

Per praticare la *"Clinical governance"* – ovvero per erogare nella prassi quotidiana un elevato sistema d'assistenza – non è sufficiente avere la disponibilità di personale formato e ben addestrato, e di strutture e attrezzature efficienti. È invece necessario conoscere le pietre angolari, sinteticamente illustrate, di questo nuovo strumento deputato alla gestione delle attività cliniche:

- La valorizzazione della cultura, della *"leadership"*, dell'aggiornamento continuo come strumento di un reale sviluppo professionale;
- La buona pratica dei professionisti e le decisioni basate sulle prove di efficacia;
- La gestione e la prevenzione degli errori e dei rischi;
- L'*"audit"* clinico, inteso come analisi sistematica e critica della qualità delle prestazioni sanitarie, comprese le procedure per la diagnosi, la terapia e l'assistenza, l'uso delle risorse necessarie e gli *"outcomes"* che ne derivano, e la qualità di vita dei pazienti;
- L'abolizione della mancanza di qualità attraverso la comprensione delle cause e la correzione delle ragioni che portano a prestazioni inadeguate;

- Il coinvolgimento dei pazienti e la creazione di un sistema centrato sull'utente, sui suoi bisogni e le sue preferenze;
- L'importanza dei dati clinici, della loro conservazione e della loro disponibilità per i sanitari e gli assistiti.

Nelle concrete condizioni del Servizio sanitario umbro, il concetto di *"Governance"* non rappresenta *"nessuna rincorsa all'ultima moda inglese"*, ma un approccio che prevede l'interazione di una molteplicità di attori che si autogovernano e s'impegnano a promuovere una strategia organizzativa e funzionale dell'assistenza, già assunta con il PSR 1999-2001.

Non a caso, dunque, il PSR 2003-2005 assume il *"Governo clinico"* come una strategia per la *"costruzione nelle aziende sanitarie di appropriate relazioni funzionali tra le responsabilità cliniche e organizzative per migliorare la qualità dell'assistenza"*. Il fine ultimo del *"Governo clinico"* è, appunto, la costruzione di un'organizzazione, in grado di apprendere dai suoi problemi, e di garantire la pronta e tempestiva adozione delle innovazioni organizzative e di gestione, quali:

- La collaborazione multidisciplinare e multiprofessionale;
- L'assunzione di responsabilità e la partecipazione dei cittadini e degli operatori;
- Il raggiungimento di obiettivi di salute realizzato tramite *"équipe"* di operatori preparati e attivi, supportati da un sistema organizzativo adeguato;
- La disponibilità a sviluppare forme di controllo e di monitoraggio delle prestazioni erogate, sostenute da una continua verifica critica degli errori commessi;
- La valorizzazione delle risorse della comunità e dei singoli, resi competenti – ai fini dell'autogestione delle malattie – tramite la cosiddetta *"Educazione terapeutica dei pazienti"*.

Decisivi per la definizione e la valutazione della qualità dell'assistenza sono alcune aree di *"performance"*, le quali rappresentano, a loro volta, dimensioni collaudate della qualità e, quindi, terreno di esercizio per lo sviluppo del *"Governo clinico"* in tutti i servizi:

- La sicurezza;
- L'efficienza;
- L'appropriatezza;
- Il coinvolgimento degli utenti;
- L'equità di accesso.

Anche nel PSR gli strumenti del *"Governo clinico"* sono rappresentati dai vari metodi di approccio alla qualificazione delle attività sanitarie e in particolare:

- La gestione del rischio clinico;
- La promozione della farmacovigilanza;
- L'analisi dei reclami;
- L'applicazione dell'"*audit*" clinico;
- L'implementazione di linee guida, protocolli, procedure basate sulle evidenze scientifiche;
- L'ascolto dei pareri, delle opinioni e dei suggerimenti dei cittadini singoli e associati, degli operatori e delle loro rappresentanze sindacali;
- La realizzazione di piani formativi, di addestramento e di aggiornamento per i sanitari;
- L'osservanza di codici di comportamento.

In sintonia con le direttive del PSR, il nostro Piano attuativo aziendale 2004-2006 mette in risalto lo sviluppo del *"Governo clinico"* attraverso il compimento di azioni tra loro correlate:

- L'accreditamento istituzionale e certificazione *"Iso 9000:2000"* di alcune strutture aziendali;
- Il coinvolgimento e la formazione del personale come supporto culturale al miglioramento continuo della qualità;
- La gestione e il miglioramento dei processi sanitari attraverso l'adozione di percorsi d'assistenza e di linee guida con riferimento alla medicina basata sull'evidenza e alle tecniche di miglioramento continuo della qualità;
- La misurazione della qualità percepita (gestione reclami, punti di ascolto, soddisfazione degli utenti);
- La gestione del rischio clinico nell'ambito del progetto specifico assegnato dalla Giunta regionale.

I principi di tali linee organizzative e di gestione sono ulteriormente corroborati in altri due documenti:

- L'Atto aziendale, che assume il *"governo clinico"* – insieme al *"governo economico-finanziario"* e al *"governo strategico complessivo"* – come approccio fondamentale allo sviluppo, alla gestione e alla valutazione della qualità dei servizi offerti dall'azienda;
- Il modello tipo di Regolamento dei dipartimenti, dove questi istituti sono considerati *"momenti organizzativi forti per lo sviluppo del governo clinico"*.

> *Linee programmatiche*

La mia proposta di programma operativo per la gestione del Dipartimento medico – basata sui fondamenti del *"Modello dipartimentale"* e del *"Governo clinico"* illustrati nella premessa – prevedeva la realizzazione di quattro fasi:

- Costitutiva: insediamento ufficiale dell'organismo dipartimentale in regime assembleare;
- Organizzativa: definizione dell'organigramma e distribuzione delle funzioni;
- Conoscitiva: indagini sulle criticità delle varie unità operative;
- Operativa: realizzazione e sviluppo del programma.

Pur rendendomi conto che il progetto presentato era ambizioso sul piano delle idealità che lo sostenevano e impegnativo sotto l'aspetto concreto della costruzione di un *"Modello dipartimentale"* coerente con le direttive legislative, ero convinto, soprattutto per l'esperienza maturata come Direttore dell'Unità operativa di nefrologia e dialisi, di poter raggiungere gli obiettivi proposti:

- Il *"problem solving"* legato alle criticità, disfunzioni e incasinamenti rilevati durante la fase conoscitiva;
- Lo sviluppo di un piano formativo d'interesse comune su aspetti riguardanti l'assistenza e le relazioni umane;
- La produzione di una *"Carta dei servizi"* a uso dei pazienti ricoverati nelle Unità operative di nefrologia, medicina, neurologia, cardiologia e oncologia;
- L'elaborazione di un Codice di comportamento condiviso;
- L'introduzione di elementi di umanizzazione riguardanti l'assistenza;
- L'attivazione della procedura aziendale sulla gestione dei reclami, di punti di ascolto e di monitoraggio della soddisfazione percepita dagli utenti;
- La rilevazione di eventi avversi e la segnalazione di errori per la gestione del rischio clinico;
- Lo sviluppo della farmacovigilanza sui costi e sugli eventi avversi dei farmaci e della sorveglianza sanitaria per la prevenzione delle infezioni ospedaliere;
- L'*"audit"* delle cartelle cliniche mediante l'utilizzo d'indicatori (leggibilità e completezza della documentazione sanitaria, appropriatezza dei ricoveri, definizione del consenso informato);
- L'implementazione di protocolli operativi di uso comune sulla scorta di linee guida esistenti basate sulle evidenze scientifiche;

- La verifica ispettiva interna aziendale dei servizi dipartimentali ai fini della valutazione per l'acquisizione dell'accreditamento istituzionale e della certificazione "*Iso 9000:2000*", in favore del Centro di emodialisi e dell'Unità di cura intensiva coronarica.

Altrettanto degni d'interesse e di attenzione mi sembravano i risultati attesi principali che avevo inserito nel documento destinato al giudizio insindacabile della Direzione generale e così rappresentati:

- L'arricchimento culturale e professionale di tutti i sanitari sulle specifiche del "*Modello dipartimentale*" e sugli strumenti e le finalità del "*Governo clinico*";
- Lo sviluppo di una mentalità moderna, aperta alle innovazioni e al confronto, e favorente il coordinamento e l'integrazione di professionisti di discipline diverse, sanitarie e non;
- Il recupero e il rafforzamento in senso lato dell'immagine e della reputazione dei servizi sanitari e degli operatori nell'esercizio della professione;
- Il miglioramento della qualità dell'assistenza soprattutto per quanto riguarda le dimensioni della sicurezza, dell'appropriatezza, dell'efficacia e dell'efficienza delle prestazioni;
- La valorizzazione della centralità del paziente con i suoi bisogni, i suoi desideri, le sue attese e soprattutto i suoi diritti.

Ovviamente, nonostante l'impegno profuso nella redazione di un eccellente programma di lavoro – fra l'altro corredato da una congrua e ricca bibliografia – per la gestione del Dipartimento medico, l'incarico di Direttore è stato affidato al titolare dell'Unità operativa di cardiologia, così com'era stato già deciso, per "*opportunità politica*", indipendentemente dalle conoscenze e dalle competenze "*manageriali*" dei concorrenti.

A me è rimasta la soddisfazione di avere creato nello stesso tempo perplessità, proponendo la presentazione di un programma come titolo di merito per accedere alla nomina in ballottaggio, e subbuglio, se è vero – e non ci sono dubbi sulla veridicità dell'accaduto – che il collega cardiologo ha concordato le linee operative del suo programma con il Direttore sanitario di presidio, suo solerte e interessato sostenitore, anche per conto terzi.

Un programma, come poi ho avuto modo di appurare per presa visione, con evidenti limiti sia formali, sia sostanziali, e incoerente rispetto alle coordinate indicate dal Direttore generale, che erano incentrate sullo sviluppo del "*Governo clinico*", individuato come strumento indispensabile per realizzare il moderno "*Modello dipartimentale*", disposto per legge e introdotto negli attuali Piani sanitari di livello nazionale, regionale e aziendale.

Inoltre, la Direzione strategica ai miei occhi è apparsa ridicola, meschina e ambivalente, perché, se da una parte ha accettato la mia proposta, per dimostrare che la nomina di Direttore di dipartimento era aperta a tutti i concorrenti con pari possibilità di successo, dall'altra ha concordato quel determinato programma con il candidato – di fatto già prescelto – per attribuire alla sua nomina una parvenza di legittimità decisionale.

CAPITOLO DECIMO

ANOMALIE, CONFLITTI E PROBLEMI NELL'ESERCIZIO DELLA PROFESSIONE

"Il vero uomo è l'uomo libero, libero anche da
se stesso e dai suoi interessi immediati, e
per questo è in grado di spendersi in
favore del bene e della giustizia".

V. Mancuso

Anomalie, conflitti e problemi nell'esercizio della professione

10.1 *Tutto si può dire*

Talvolta, quando si parlava di me nel *"retroscena dell'ospedale"* – come ho avuto modo di apprendere da persone fidate e attendibili – non di rado quei critici che mi sembravano i più severi e ostinati sulle mie prese di posizione e condotte, erano soliti affermare sul mio conto:

> Comunque sia, tutto si può dire meno che non sia una persona corretta e onesta, e un medico serio e competente.

Mi sembra evidente che questa locuzione, se da una parte contiene apprezzamenti, di cui potrei andare fiero per la sottolineatura di virtù umane e qualità professionali costitutive della mia personalità, dall'altra tradisce un giudizio negativo, mascherato e condensato in quel *"tutto si può dire"*, riferito alle peculiarità del mio modo di essere, senza dubbio invise ai miei denigratori, motivo di orgoglio per me.

I torti, che più spesso mi si attribuivano, consistevano in alcuni tratti comportamentali, dedotti soprattutto dalle numerose note e documenti scritti destinati, con costanza e caparbietà quasi ossessiva, a *"vittime designate"*. Si disquisiva sul mio brutto carattere, l'eccesso di zelo, la troppa coerenza, la strenua difesa delle mie idee e ragioni, le disapprovazioni non lesinate ai miei più alti in grado e, soprattutto, le pressanti richieste avanzate per colmare limitatezze umane, strumentali e strutturali del Servizio dialisi.

Mi rendevo conto che l'arte della diplomazia non era il mio forte, perché non faceva parte né del mio patrimonio genetico né della mia formazione mentale e culturale. Non che non ne conoscessi i requisiti, tutt'altro, ma per coltivarla e praticarla avrei dovuto reprimere la mia istintiva predilezione per alcuni valori, cui ho sempre mantenuto fede, fra i quali spiccano la libertà, la trasparenza, la determinazione, la dignità e l'onestà intellettuale.

E per conquistarmi la benevolenza di amministratori e politici, avrei dovuto convertirmi alla prassi dell'adulazione e del servilismo, che ha permesso a un numero non trascurabile di colleghi di diventare esperti nel settore. Tanto da *"disimparare a camminare a forza di strisciare"* – come qualcuno ha fatto notare con arguzia a proposito di certi personaggi –, pur di ottenere favori e prebende nel corso della loro carriera, senza averne alcun merito.

Perché sei considerato una *"pecora nera"*, di cui diffidare, mi rispose il Direttore sanitario aziendale quando, in occasione di una reprimenda sconsiderata e immeritata fatta nei miei confronti, gli chiesi come mai non meritassi la benevolenza degli amministratori e dei politici. Invece io, gli risposi d'istinto e con ironica sfrontatezza, mi reputo una *"mosca bianca"*, una rarità da cui prendere esempio.

Le tue qualità, proseguì, sono riconosciute da tutti, ma non puoi non convenire che le numerose ingiunzioni inviate per posta – anche tre lettere in un solo giorno! – alla fine possano mettere a dura prova la pazienza dei destinatari, pur riconoscendo la serietà e la legittimità delle tue argomentazioni. Io sono dell'idea, continuò con maliziosa bonomia il mio interlocutore, che meno si scrive e meglio è, anche perché ci sono altri modi, fra l'altro più facilmente praticabili e con minor sforzo, per risolvere i problemi. Sì, forse, hai ragione, ribattei fra il serio e il faceto, ma la differenza sta nel fatto che ho dei buoni e giustificati motivi per mettere per iscritto opinioni, considerazioni e richieste di natura professionale.

Innanzitutto, le mie osservazioni riguardano il servizio, di cui il Primario medico, con nota scritta del 23 agosto 1982, mi ha affidato la responsabilità direttiva, perché unico medico in possesso della specializzazione in Nefrologia, e per la notevole espansione quantitativa e qualitativa delle prestazioni nefrologiche e dialitiche. Inoltre, per me scrivere rappresenta un criterio corretto e trasparente di comunicare ufficialmente con i decisori delle scelte sanitarie, mettendo nero su bianco all'insegna del detto *"verba volant, scripta manent"*. Infine, mentre scrivo, concentrandomi sulle questioni da porre in bella evidenza ed esternarle in tutte le loro peculiarità e problematicità, riesco a sedare la rabbia che talvolta mi assale di fronte a valutazioni e/o atteggiamenti, da me ritenuti ingiusti e/o sbagliati rispetto alla richiesta di qualificazione, più volte sollecitata ma mai adempiuta, del Centro dialisi.

La mia reazione fu netta e intransigente, avendo intuito che l'idea espressa dal mio superiore conteneva un messaggio chiaro e distinto: per risolvere i problemi del servizio di cui ero responsabile, avrei dovuto chiedere favori e scendere a compromessi, scegliendo vie traverse piuttosto che denunciare mancanze e ottenere risposte alla luce del sole. La perseverante renitenza sulle mie posizioni istigò alcuni gestori della sanità a farmi passare per un professionista interessato solo a salvaguardare il *"proprio orticello"* e ad affibbiarmi la nomea ora di *"bastian contrario"* ora di *"rompiscatole"*.

Queste, in genere, erano le etichette usate con un certo grado di sottile cattiveria, per delegittimare le mie più che giustificate analisi e sollecitazioni, ma *"caratteraccio"* era lo stigma con cui più spesso era bollato il mio temperamento – ritenuto discutibile e, sotto certi aspetti, temuto – con l'intenzione manifesta di deprezzare le mie risorse umane e professionali. Un unico appellativo che poteva contenere, secondo i punti di vista, una variegata gamma di epiteti spregiativi, camuffati in quel *"tutto si può dire"*.

Avevano ben onde i maldicenti – pochi per la verità ma dotati di potere risolutivo, imbrigliati com'erano in aree politiche di appartenenza che tenevano ai margini le persone considerate *"scomode"* – di brigare, in un modo o nell'altro, per escludermi dal concerto decisionale sull'andamento del Centro dialisi.

Ben sapendo, comunque, che sarei stato in grado di farmi valere con dati di fatto, in ogni dove e di fronte a chiunque, grazie alla mia indole indipendente e determinata, da loro strumentalmente vilipesa. Come, d'altro canto, avrebbero dimostrato in maniera inequivocabile le mie missive motivate e ben documentate, che di proposito non erano mai prese in alcuna considerazione.

I sentimenti di antipatia, diffidenza e rifiuto, coltivati nei miei riguardi da parte degli amministratori e tramandati – via via nel corso degli anni – ai nuovi delegati della stessa risma, erano diventati così intensi e consolidati che, nei momenti più tristi e difficili della mia attività di medico, mi sentivo perfino vittima di una vera e propria persecuzione, una sorta di *"conventio ad excludendum"*, se volessimo usare il gergo della politica.

E si accentuarono in seguito ad alcune mie prese di posizione e uscite pubbliche, reattive al verificarsi di specifiche vicende, intraprese in buona fede, vale a dire per esigenze legate alle mie funzioni dirigenziali e per motivazioni civiche, sociali ed etiche. A queste scelte si deve l'aumento d'intensità di tali sentimenti negativi, che si sono materializzati in gravi e ingiustificate ritorsioni disposte contro di me – per puro spirito di rivalsa – senza tenere conto dei disagi, che avrebbero potuto subire i pazienti e gli operatori.

10.2 Vertenza legale

Era il 7 marzo 1988, quando interpellai l'avvocato A. Funari di Roma per rivendicare presso il TAR le mie funzioni professionali apicali. Presi questa decisione, perché ero preoccupato per la crescita imponente dell'attività nefrologica e dialitica e per il mio equilibrio psico-fisico, e, in aggiunta, per difendermi contro un ottuso potere politico che osteggiava l'autonomia del Servizio dialisi e il suo funzionamento.

Numerosi e circostanziati erano i documenti in mio possesso che dimostravano con assoluta certezza la piena indipendenza con cui avevo diretto – sotto l'aspetto clinico, organizzativo e di gestione – il Centro dialisi fin dalla sua istituzione, e la presenza simultanea di numerosi titoli professionali e formativi necessari per esercitare la disciplina attinente.

Pensavo che se avessi vinto la causa, avrei potuto assumere di diritto la Direzione del Servizio dialisi, cui sarebbe seguita la sua autonomia e di conseguenza l'acquisizione automatica di tutte le specifiche già segnalate. Allora, non immaginavo che il percorso processuale fosse soggetto a lungaggini tortuose ed esasperanti, di cui era impossibile stabilire a priori un traguardo in tempi certi.

In quelle circostanze, per me affidarc la questione che mi assillava nelle mani di un legale esperto in controversie sanitarie, significava delegare a un difensore forte e leale i conflitti intercorrenti con la controparte amministrativa. E, di conseguenza, estraniarmi da una situazione densa di anomalie e problematiche, cui ero incapace di rispondere con misura e serenità, e di tale intensità da corrodere man mano la mia voglia di lavorare con passione ed entusiasmo. La decisione, a lungo meditata, la presi all'istante in un corridoio del Reparto di medicina – me lo ricordo come se fosse ora – nel momento in cui il mio Primario mi disse:

> Scusami, Luciano, puoi spiegarmi perché i socialisti la vogliono tanto con te? Che cosa hai combinato? Sono mesi che sollecito l'autonomia del Servizio dialisi prevista dalle leggi regionali, ma loro si ostinano a non ascoltarmi, perché temono la tua promozione a Primario.

Non pronunciai parola, risposi con una mezza alzata di spalle e una smorfia del volto – fronte corrugata, occhi sbarrati e labbra sgualcite – per comunicargli una reazione d'inconfondibile perplessità e stupore. Fu in quel preciso momento che maturai l'assoluta certezza di trovarmi di fronte a un vero e proprio complotto, escogitato per contrastare la mia carriera di medico, fino allora progredita esclusivamente per benemerenze conquistate sul campo, pagate di persona a caro prezzo e senza intermediazione di agevolazioni privilegiate di alcun genere.

Riflettei molto e più volte sul perché il Primario medico mi avesse posto quel tipo d'interrogativo e, in proposito, mi ero fatto un'idea ben precisa che non ho mai messo in discussione. Egli voleva convincermi sulla sua totale impotenza a influire su scelte politiche insormontabili, decise di comune accordo fra i partiti a livello sia locale, sia regionale.

In realtà, io avevo dei buoni motivi per essere certo che lui era complice di un sistema, cui doveva sottostare per forza di cose, se voleva ottenere appoggi politici per soddisfare le sue legittime ambizioni professionali, di cui la più grande era il ritorno nell'ambiente sanitario perugino. Tutti sapevano che per lui, valido e stimato professionista, il primariato di Città di Castello costituiva il trampolino di lancio per conseguire titoli di merito come figura apicale, da spendere al momento della pubblicazione di un concorso per assumere la direzione di una clinica geriatrica di prestigio. Inoltre, in quel periodo storico, di non secondaria importanza era il timore da parte sua che, nel frattempo, io potessi diventare un competitore pericoloso, in grado di sminuire il suo credito professionale se avessi ottenuto la piena direzione del Servizio dialisi.

Furono proprio queste convinzioni e l'idea di essere solo a combattere una battaglia contro i soprusi e le ingiustizie di una classe politica arrogante e prevaricatrice a spingermi a compiere l'ultimo passo, per delegare le mie preoccupazioni a un giudice terzo, con la speranza di trarne anche benefici morali e psicologici.

Tralasciando di illustrare gli aspetti processuali e le tappe cronologiche, perché di nessun interesse per chi mi legge, la mia vicenda giudiziaria, in pratica, è terminata con la sentenza inviatami dall'Avv. A. Funari il 9 marzo 1993 – esattamente cinque anni dopo il suo inizio! – insieme a una lettera, cui non ha fatto seguito una mia risposta scritta. Al contenuto integrale della missiva del mio difensore affido gli esiti di un conflitto istituzionale, uno dei tanti contenziosi in ambito sanitario, che la dice lunga sui metodi usati nella gestione politica della salute nel nostro paese.

> Devo comunicarle, scriveva allora l'illustre patrocinatore, che il TAR dell'Umbria ha respinto il nostro ricorso con la sentenza che le unisco in copia. La sentenza è, ovviamente, negativa ma contiene un ultimo periodo con il quale il TAR accoglie le nostre informazioni sull'importanza del Servizio di emodialisi anche ai fini della necessità di un'adeguata dotazione organica. Il TAR ha seguito una linea restrittiva sul riconoscimento della qualifica di Aiuto Dirigente riguardo al quale il Consiglio di Stato, invece, si è orientato, ammettendo che tale qualifica possa essere riconosciuta anche dopo l'entrata in vigore del DPR 761/1979, senza effetti economici. Penso sia opportuno, proseguiva, un nostro incontro per esaminare le possibili iniziative successive a tale sentenza ai fini sia di un eventuale appello al Consiglio di Stato, sia di una nuova impostazione nei confronti dell'Usl.

Dopo avere letto attentamente i vari passaggi della sentenza, mi sentii sollevato più che rassegnato, consapevole di avere fatto fino in fondo il mio dovere e avere avuto il coraggio di contrappormi a un potere, per certi versi, invisibile e inattaccabile. Tuttavia, decisi che non valeva la pena procedere oltre per far valere i miei diritti, per cui alzai il telefono e comunicai all'avvocato l'intenzione di lasciar correre.

In fondo, pensai, non ho ottenuto quello che chiedevo, ma sono state ammesse le mie buone ragioni nel denunciare le deficienze di organico del servizio, di cui ho la responsabilità diretta. Infatti, nella sentenza era scritto che la difesa del ricorrente ripresenta l'anomalia della situazione del Servizio di emodialisi, di cui si discute, alla presenza di direttive regionali e ministeriali che, invece, valorizzano detti servizi e ne riconoscono l'importanza anche in termini di necessarie dotazioni di personale, specie di quello medico. Il ricorso va respinto, terminava, ma, per le spese di lire, giusti motivi ne suggeriscono la compensazione integrale tra le parti.

10.3 Rivolta degli infermieri

La speranza che, con l'avvio del ricorso al TAR, fossero sconfitte ansie e frustrazioni, recuperando il gusto di lavorare con soddisfazione, fu delusa perché, come si usa dire, *"a ogni giorno la sua pena"*. Ed io, insieme con gli infermieri, cui riconosco il grande merito di avermi sostenuto in quegli anni così difficili e tumultuosi, ogni giorno, anzi, a tutte le ore, anche notturne, dovevo rimboccarmi le maniche, per affrontare numerosi casi clinici gravi con risorse limitate, rischiando di incorrere in disservizi dannosi per la salute degli stessi assistiti.

Erano passati poco più di tredici anni dall'apertura del Centro dialisi, i pazienti aumentavano a vista d'occhio, i posti letto erano insufficienti, scarseggiavano gli infermieri ed io ero ancora l'unico medico del Reparto di medicina a garantire l'assistenza ai dializzati. In mia assenza, la situazione si complicava, perché i colleghi, chiamati in causa durante la seduta dialitica per interventi urgenti al letto del paziente, trovavano ogni scusa per defilarsi. Consapevoli della loro ignoranza in materia, delegavano il compito all'operatore sanitario interpellante, senza pensare ai rischi clinici che avrebbero potuto verificarsi.

Il problema, sollevato da molto tempo, era ben conosciuto in tutti i suoi aspetti sia dal Primario medico, sia dal Direttore sanitario e dagli Amministratori, perché documentato in dettaglio da numerose note, personalmente redatte. Tramite tali missive, prospettavo anche soluzioni praticabili nel breve periodo, in attesa di una sistemazione sanitaria e organizzativa definitiva, già prevista dal PSR. Le mie pressioni erano diventate ancora più continue e stringenti con la formalizzazione della Deliberazione della giunta regionale

n. 6409 del 29 ottobre 1985 *"Progetto finalizzato alla lotta contro le nefropatie croniche"*.

Le linee programmatiche prevedevano sia la realizzazione dell'autonomia dei servizi dialisi esistenti, rispetto ai reparti di medicina, sia l'individuazione di precisi *"standard"* numerici di posti dialisi, e di medici e infermieri dedicati all'assistenza dei nefropatici. L'ottemperanza ai requisiti legislativi, più volte sollecitata con forza e determinazione, avrebbe colmato tutte le mancanze denunciate, responsabili dei reiterati conflitti fra gli operatori sanitari e i responsabili dell'Usl.

Purtroppo, a ogni mia richiesta non seguiva alcuna risposta, se non qualche vaga promessa a parole, di là da essere mantenuta e per interposta persona – in genere il Primario medico, mostratosi sempre molto indulgente con gli amministratori, non essendo interessato all'autonomia del servizio –, evitando ogni confronto diretto con me, l'unico che conosceva in profondità le problematiche dialitiche.

Imperterrito, pur soffrendo di un misto di sdegno e di scoraggiamento – tanta era la paura di ricadere nella spirale del *"burn-out"*! – ho continuato a scrivere, minacciando di informare l'opinione pubblica, se non fossero state prese in seria considerazione le mie rimostranze, riferite anche al rischio reale che correvano alcuni pazienti di essere avviati alla dialisi nel Centro di Sansepolcro.

In quel difficile periodo, in cui non di rado mi sentivo tormentato da due opposte reazioni emotive – *rimettere il mandato nelle mani del Primario medico, rinunciando alla delega assegnatami o accettare la sfida fino in fondo, rischiando di uscirne con le "ossa rotte"* –, avevo l'appoggio incondizionato di tutti gli infermieri. I miei collaboratori, con cui avevo costruito con il tempo un rapporto franco e di stima reciproca, erano decisi a tutto, perché da mesi, oltre a condurre le sedute dialitiche programmate, erano costretti a organizzare sul momento turni straordinari particolarmente stressanti per far fronte alle emergenze cliniche non previste.

L'occasione propizia per compiere un gesto clamoroso e tentare di sbloccare una situazione, ormai incancrenita, per ritardi e inadempienze amministrative, si è presentata quando ho comunicato a tre nuovi pazienti e ai loro familiari che, a causa della mancanza di posti letto, per iniziare la terapia dialitica avrebbero dovuto rivolgersi ai colleghi di Sansepolcro, i quali, per il momento, si erano resi disponibili ad accoglierli.

Come avevo previsto, le loro immediate proteste furono molto animate e, sotto certi aspetti, impetuose e minacciose nei miei riguardi, ma non persi la calma, li tranquillizzai e gli suggerii di interpellare subito il Presidente dell'Usl, promettendo loro che avrei fatto la mia parte, informando l'opinione pubblica di quello che stava accadendo.

Quello stesso giorno, convinto di compiere un sacrosanto dovere istituzionale dettato dal mio ruolo professionale, stilai un breve comunicato stampa, con cui informavo i cittadini che il nostro centro non era più in grado di ospitare altri dializzati e gli ultimi tre arrivati sarebbero stati assistiti dagli operatori di Sansepolcro. Nel documento, firmato da me e dai nove infermieri in dotazione – ma non dal Primario medico, non so se per pavidità o per disinteresse – precisavo che comunque i pazienti non avrebbero corso alcun pericolo per la loro salute. E il disagio di recarsi tre volte alla settimana nel Centro toscano si sarebbe risolto con la decisione dei vertici sanitari e amministrativi di promuovere un adeguamento delle risorse del Servizio dialisi con un aumento di due posti e l'assunzione di due infermieri, e in seguito di un nefrologo.

La mattina dopo – era il 7 luglio 1989 – la cronaca locale dei giornali apriva i servizi con la nostra circolare titolata a caratteri cubitali: "*Chiude il servizio dialisi, pazienti allo sbaraglio*". "*Dialisi, medico e infermieri in rivolta*". I Dirigenti sanitari e amministrativi, presi alla sprovvista, non nascosero la loro preoccupazione per l'accaduto e dopo essersi consultati, convocarono "*dopo la paventata chiusura del servizio* – come riportarono i quotidiani – una conferenza stampa *per respingere le accuse di paralisi del servizio e rasserenare i malati con l'annuncio di un piano di emergenza per assicurare la dialisi a tutti i pazienti del Comprensorio*". Anche in tale circostanza, non fui né convocato né tanto meno redarguito, ma in quei momenti di sconsiderato trambusto qualcuno aveva proposto – come mi fu riferito in seguito – addirittura il mio licenziamento per avere provocato una sorta di "*terrorismo psicologico fra i cittadini*".

Per alcuni giorni, lo stato conflittuale che si era determinato fra gli operatori del Servizio dialisi, considerati responsabili di un grave atto di ribellione, e l'Alta dirigenza, chiamata forzatamente in causa dai mezzi d'informazione, rimase ai massimi livelli di guardia. Fui accusato di avere sobillato pazienti e familiari, e plagiato gli infermieri. Il Primario medico, dimostrandosi sfuggente e remissivo, respinse ogni suo coinvolgimento. Il Direttore sanitario si arrabattò in ogni modo alla ricerca di una ragione plausibile per potermi infliggere una sanzione disciplinare esemplare, tale da mettermi in condizione di non nuocere.

Alla fine, prevalse il buon senso e in breve tempo fu convocata una riunione con tutti i soggetti implicati – compresi anche i pazienti e i familiari coinvolti – in cui gli organi amministrativi promisero di prendere in seria considerazione i nostri appelli, passati fino allora sotto silenzio per mero calcolo politico, il vero movente che stava alla base di scelte, spesso non prioritarie, rispetto ad altre più urgenti.

10.4 *Azioni di disturbo*

In attesa degli esiti della causa intentata all'Usl, oltre alla precedente – che considero la denuncia più clamorosa per avere colto di sorpresa il Consiglio di amministrazione e per l'alta risonanza rimbalzata all'improvviso sull'opinione pubblica – sono state intraprese altre tre iniziative, meno turbolente ma anch'esse ben documentate e altrettanto importanti, per tentare di rimuovere gli ostacoli frapposti strumentalmente alla qualificazione del Servizio dialisi.

➤ *Un'interpellanza irreprensibile*

In continua tensione per eccesso di responsabilità accumulata nel tempo e del tutto sfiduciato sull'affidabilità dei miei referenti istituzionali, un giorno, mentre rimuginavo sul da farsi – attività in quel periodo molto fervente e sofferta – per risolvere i problemi che mi assillavano, mi balenò nella mente l'intenzione di chiedere aiuto a Sergio. Questo mio concittadino, con il quale mi accomunava un piacevole passato calcistico, era Consigliere regionale di minoranza, molto solerte e stimato per la sua pluriennale esperienza amministrativa, serietà e disponibilità d'animo.

Meditata e maturata tale idea, non senza titubanza e ritrosia, un giorno mi decisi di telefonargli per concordare un appuntamento, in cui gli avrei illustrato la difficile situazione che stavamo vivendo nello svolgimento del nostro lavoro. L'amministratore accolse subito la mia proposta con inaspettata gentilezza, e una mattina l'ho incontrato in uno studio del Reparto di medicina, dove con documenti alla mano, gli spiegai l'intera vicenda. Da buon politico, capì al volo l'oggetto in discussione e mi assicurò che avrebbe avviato un'iniziativa specifica non tanto per farmi un favore personale, quanto per assolvere il suo dovere politico.

Fu di parola, perché dopo alcuni giorni mi fece recapitare in ospedale l'interpellanza da lui redatta *"Trasformazione del Servizio dialisi dell'Ospedale di Città di Castello in Servizio autonomo di nefrologia e dialisi"*, di cui trascrivo la versione integrale per testimoniare le ragioni e la liceità delle nostre insistenti e talvolta rabbiose petizioni.

Il sottoscritto Consigliere regionale premesso che:

- In Umbria le prestazioni diagnostiche e terapeutiche dei Servizi di nefrologia e dialisi, erogate in favore dei pazienti acuti di ogni tipo, uremici cronici sottoposti alle diverse tecniche e strategie dialitiche,

pazienti trapiantati curati e seguiti, nefropatici cronici assistiti regolarmente in terapia conservativa, sono cresciute notevolmente;
- Il PSR pone in evidenza con giusto risalto la rilevanza della Lotta contro le nefropatie croniche, a ciò riservando uno specifico progetto finalizzato;
- Tale progetto prevede la trasformazione dei Centri dialisi già esistenti in Servizi autonomi di nefrologia e dialisi, con dotazione di almeno quindici posti letto per l'attività di ricovero e di conseguenza la necessità dell'adeguamento del personale medico e infermieristico;
- I Centri dialisi esistenti hanno avuto ampio riconoscimento di postazioni essenziali per il Servizio sanitario regionale;
- Tra i Centri dialisi disponibili, quello di Città di Castello si considera di sicura e costante rilevanza;
- Lo stesso centro ha registrato una continua e notevole espansione quantitativa e qualitativa delle prestazioni diagnostiche e terapeutiche;
- L'autonomia del servizio, di fatto, è già esistente e quindi occorre formalizzarla anche per adeguare il centro alle esigenze e alle indicazioni del PSR;
- Conseguentemente occorre istituire un organico distinto dal Reparto di medicina e uno specifico posto da Primario;
- A tutt'oggi, l'Usl, per motivi vari, non ha formalizzato tali necessari adempimenti;

INTERPELLA

il Presidente regionale per conoscere gli intendimenti della giunta o le iniziative eventualmente già prese per dare attuazione alle scelte opportunamente già compiute con il PSR anche per l'Usl di Città di Castello.

Il 16 dicembre 1988 la cronaca locale del quotidiano "La Nazione", sotto il titolo *"Il Servizio dialisi, si può realizzare l'autonomia"*, riportava fedelmente in ogni sua parte la richiesta scritta nel merito, *"fondata su elementi concreti"* – come rilevava il giornalista – dall'esponente politico scudocrociato, cui ho manifestato la mia profonda e sentita riconoscenza, per avermi sostenuto in un lungo e difficile contenzioso che mi stava dilaniando corpo e anima.

➤ *Uno dei tanti politici*

Lo avevo visto più volte e sentendolo parlare mi sembrava avesse più nerbo ed energia rispetto ad altri politici. Invece, alla fine, messo alla prova, si dimostrò una *"pasta frolla"*, come i colleghi che lo avevano preceduto nella sua stessa carica e avevo conosciuto in varie riunioni promosse dalla Regione sulla Lotta alle nefropatie.

Sono tutti uguali, sempre pronti ad ascoltare e a promettere, pensavo fra me e me, mai che una volta diano seguito agli impegni presi, condizionati come sono dalle ragioni della politica, così persuasive da assoggettare, ora con lusinghe ora con avvertimenti, anche gli spiriti più nobili, per ridurli alla stregua di *"servi sciocchi"* in balia dei loro interessi personali.

L'Assessore regionale alla sanità era venuto a Città di Castello per fare un'attenta e capillare ricognizione dei Servizi ospedalieri ubicati in un complesso strutturale fatiscente, che in tempi brevi doveva essere dismesso in favore dell'Ospedale nuovo. Si faceva per dire *"in tempi brevi"*, considerando che il plastico del nosocomio era stato progettato più di vent'anni prima, secondo i più moderni criteri architettonici del tempo, e si ergeva maestoso in bella vista sopra un grande tavolo del Consiglio di amministrazione. E chissà quanti anni ancora sarebbero passati per vederne la realizzazione!

Accompagnato dal Direttore sanitario e seguito da un nutrito e chiassoso codazzo di amministratori e medici ossequiosi, l'Assessore passò in rassegna tutti i reparti che gli erano stati indicati, trascurando solo il Centro dialisi. Mi era sembrata una strana dimenticanza, perché avevo raccomandato al Primario medico di coinvolgere l'influente personaggio politico sulle gravi deficienze della struttura emodialitica, che potevano essere affrontate con adeguate soluzioni, se pur temporanee. Ancora una volta, le mie speranze rimasero deluse e, non avendo avuto in quella circostanza l'opportunità di confrontarmi con il nostro ospite, in data 2 marzo 1989 gli scrissi una nota illustrativa. Si tratta di due pagine ingiallite dal tempo – che di seguito trascrivo in dettaglio per averle fatte riemergere dai fondi del mio archivio – sulla situazione di disagio perdurante da diversi anni a causa della sfrontata pervicacia dei nostri superiori, sordi a ogni nostra più che giustificata sollecitazione.

    Egregio Assessore

    Avrei voluto o, per meglio dire, dovuto informarla da diverso tempo a proposito delle mancanze del Servizio dialisi di Città di Castello, ma speravo che alla fine una qualche soluzione fosse trovata. Così non è stato, per cui, per dovere morale e professionale, mi sono deciso a scriverle, in attesa di confrontarmi personalmente con lei. Il Servizio dialisi di Città di Castello è stato istituito il 31 maggio 1976 come Centro ad assistenza limitata, annesso alla Divisione di medicina. Ormai, da alcuni anni, esso funziona come un vero e proprio Sevizio autonomo di nefrologia e dialisi.

    Da sempre, ne sono il diretto responsabile, essendo l'unico medico *"interessato"* alle malattie renali e in possesso della Specializzazione in Nefrologia medica. Operano con me dieci infermieri addetti esclusivamente alla dialisi e un nefrologo di Perugia che esercita una consulenza mensile. Gli altri medici del reparto, compreso il Primario, intervengono solo in mia assenza nelle emergenze cliniche, se interpellati dagli infermieri. Questa restrizione dell'assistenza è dovuta a problemi organizzativi e per difetto di personale medico, ma anche per mancanza di *"interessi nefrologici"* da parte dei colleghi.

Gli spazi sono ristretti e angusti, e l'isolamento necessario per i portatori di epatite B è stato ricavato nella stessa sala, dove sono sottoposti a dialisi gli uremici cronici non infetti. Se ne deduce che le mancanze più evidenti riguardano il personale medico e la struttura. Mi domando spesso se questo stato di cose possa essere soggetto ad azioni legali per almeno due motivi:

- In mia assenza (ferie, malattie, congressi, etc.) nessun altro medico è in grado di garantire un'adeguata assistenza per quanto riguarda la scelta dei presidi e delle tecniche necessarie in quel dato paziente, e la decisione di eseguire o no la terapia dialitica nei pazienti acuti;
- A Città di Castello è presente la più alta percentuale di dializzati affetti da epatite B rispetto agli altri servizi della Regione (e di altre regioni), soprattutto a causa dell'assenza di un idoneo isolamento.

L'autonomia del Servizio dialisi, prevista ormai da anni dalle leggi regionali, potrebbe risolvere molte difficoltà, se realizzata con giusti criteri. Comunque, a prescindere dall'applicazione dei dispositivi legislativi, nessuno è interessato ad affrontare e risolvere i problemi più urgenti, perché esiste una chiara volontà, purtroppo vincente allo stato attuale, di non far funzionare al meglio il Servizio dialisi. I motivi di tale aberrazione, che io ben conosco, sono vari: antipatie personali, timore di perdere prestigio e/o potere, rischio di non usufruire più delle compartecipazioni economiche derivanti dalla pratica dialitica, invidie e gelosie.

Mi rendo conto che i rilievi esposti possono sembrare gravi, ma io sono sicuro della loro veridicità, e chi la pensa come me e vorrebbe dare risposte adeguate, sembra avere le *"mani legate"*. Non a caso, sono stato costretto a seguire le vie giuridiche per tentare di sbloccare questa grave situazione. Dopo molti ritardi e difficoltà la giunta ospedaliera ha deliberato un progetto di ampliamento del Servizio dialisi, per aumentare il numero dei posti letto e risolvere la questione dell'isolamento, ma sembra che non ci siano i finanziamenti.

Le ho scritto, soprattutto, perché, sperando in un suo qualificato intervento, si possa vincere insieme – da alleati – questa battaglia promossa in favore dei pazienti presenti e futuri che hanno bisogno di prestazioni nefrologiche e dialitiche efficaci, efficienti e sicure. Mi auguro che questa mia missiva, da me considerata strettamente riservata, possa esserle di aiuto, nel caso volesse approfondire il problema e dare un concreto contributo per risolverlo, una realistica possibilità, stante il ruolo politico che ricopre. Sperando di incontrarla presto, le invio

Distinti saluti

Come avevo già anticipato con altre parole, anche questo mio accorato tentativo non sortì alcun effetto positivo, l'Assessore non rispose alla mia lettera, non mi degnò nemmeno di una telefonata, si dileguò letteralmente, tanto che non ebbi più l'occasione d'incontrarlo.

➤ *Infermieri esasperati*

Un'altra azione risoluta e lodevole – questa volta condotta in piena autonomia e a mia insaputa – mise in bella evidenza il protagonismo di tutti gli infermieri del Centro dialisi, che ormai, grazie alle conoscenze e alle competenze acquisite nel tempo, e soprattutto al loro spirito di abnegazione, avevano conseguito una piena maturazione umana e professionale. Potevano essere davvero fieri di avere raggiunto un traguardo invidiabile, soprattutto se messo a confronto con i requisiti acquisiti dai colleghi degli altri reparti, più dipendenti dall'autorità della classe medica.

"Servizio dialisi, un solo medico non basta" era il titolo scelto dal giornalista che il 9 febbraio 1991 aveva aperto la cronaca locale del "Corriere dell'Umbria", sollecitato dalla nota di denuncia *"Una carenza di organico che va subito colmata"*, inviata dai miei collaboratori. Questi, mossi dall'esasperazione provocata da turni di lavoro massacranti, cui erano sottoposti da alcuni anni e da spirito di solidarietà nei miei confronti, decisero di far sentire la loro voce, tentando di nuovo di suscitare clamore tramite i mezzi di comunicazione per mettere alle corde gli amministratori.

Gli infermieri professionali addetti al Servizio dialisi dell'Ospedale di Città di Castello, iniziava l'articolo in questione, denunciano in una nota la gravosità della situazione del Servizio dialisi del nosocomio alto tiberino. Tale servizio, proseguiva il testo, istituito circa quindici anni fa e annesso alla Divisione medica, è diretto dall'unico aiuto della medicina specialista in Nefrologia (il Dr. Luciano Giombini che gode di straordinaria stima professionale n. d. r.).

Questi svolge compiti specifici da sempre, ma non è mai sostituito da nessun altro collega nell'attività dialitica nei periodi di ferie, permessi, turni di riposo, partecipazione a congressi e quanto altro. In tali circostanze, gli infermieri professionali, per problemi diagnostici e terapeutici legati alla dialisi, sono costretti a rivolgersi in maniera indiscriminata a qualsiasi altro medico, che esercita la sua attività lavorativa nei reparti, con conseguenti gravi limiti riguardanti l'assistenza agli emodializzati. Soprattutto nei turni pomeridiani, quando è presente un solo medico a svolgere il suo turno di guardia contemporaneamente in tre sezioni, cioè anche in quelle degli uomini e delle donne della Divisione medica, nelle quali spesso è troppo assorbito nell'assistenza dei pazienti ricoverati.

Gli operatori lamentano, dunque, la mancata organizzazione di turni di guardia specifici per il Servizio dialisi, con loro notevole disagio, essendo costretti, per lo più in stato di necessità, a prendere iniziative assolutamente non di loro competenza, come recitano le direttive del mansionario infermieristico. Da qui nasce la sollecitazione all'Istituzione di una figura medica che sia presente costantemente, come supervisore durante l'intera fase dialitica, per rispondere adeguatamente alle esigenze cliniche dei pazienti, e anche per salvaguardare gli infermieri da eventuali provvedimenti di natura giuridica, connessi alle decisioni estranee alle loro competenze e per i quali essi stessi si sono premurati di assumere le dovute informative di carattere legale presso il loro Collegio nazionale. Siamo di fronte, quindi, a un'insufficienza di organico, più volte sottoposta all'attenzione degli amministratori, che va subito colmata, anche per un necessario adeguamento legislativo, teso a rendere autonomo il Servizio dialisi dagli altri reparti, ma sempre disatteso per i noti ostacoli di natura finanziaria.

Dopo questa denuncia, finalmente, il Presidente dell'Usl, pressato dalle continue rivalse del personale, ha attivato un Comitato composto tra gli altri dal Primario di medicina e dal Direttore sanitario con il compito di individuare in tempi certi un medico di turno specifico per la dialisi, distinto da quello per gli altri due reparti.

10.5 *Una dottoressa impertinente*

Da allora, è iniziata, dopo anni di tribolata passione, una svolta virtuosa nella gestione della dialisi, contrassegnata dall'affidamento temporaneo alla mia supervisione di un collega, vincitore di concorso che a tempo debito avrebbe dovuto assistere i malati di Aids ricoverati o controllati in ambulatorio nell'ambito della Divisione di medicina. Infatti, per tale malattia infettiva e contagiosa, esplosa in quegli anni in maniera imprevista e drammatica, erano stati stanziati ingenti finanziamenti statali vincolati – per cogenti dispositivi legislativi – alla predisposizione di adeguato isolamento e all'assunzione di personale medico e infermieristico "*ad hoc*".

Il supporto professionale aggiunto, se pur precario, rasserenò il mio animo, che si arricchì di rinnovato slancio e vigore, avendo finalmente la possibilità di confrontarmi con una figura medica interessata alla dialisi e usufruire di più tempo libero da dedicare al riposo e agli studi. E nello stesso tempo, placò la rabbia repressa dei miei collaboratori e le preoccupazioni dei pazienti, che finalmente potevano fare affidamento, in mia assenza, su una figura professionale qualificata, di mia incondizionata fiducia.

Purtroppo, dopo alcuni mesi, come prestabilito, il mio compagno di lavoro fu trasferito nel Reparto di medicina per svolgere le funzioni per cui era stato assunto, ed io ripresi a sollecitare il vertice amministrativo a provvedere alla sua sostituzione. Ne avevo pieno diritto, perché un altro medico poteva essere attinto da una graduatoria allora in vigore, che permetteva l'attivazione di un incarico in attesa di un concorso, mediante cui sarebbe stato assunto un assistente di ruolo a tempo pieno, destinato a far parte, a tutti gli effetti, dell'organico del Centro dialisi.

Dopo non poche insistenze, si presentò in servizio Alessandro, il primo dei candidati nella lista predisposta sulla base dei titoli maturati in carriera. Era un medico giovane, non specializzato in Nefrologia, ma munito di una buona esperienza pratica al letto del paziente. Con lui entrai presto in sintonia, vedendolo animato da una grande voglia di imparare la tecnica dialitica e soprattutto disposto, insieme con me, a lavorare sodo. Seguendo il mio esempio, era disposto a rimanere in servizio anche oltre l'orario ordinario di lavoro, e a rinunciare a qualche giorno di ferie, pur di rispettare il mandato assegnatoci di garantire da soli l'assistenza ai dializzati, senza usufruire del coinvolgimento degli altri colleghi.

Un'altra occasione propizia si presentò quando, di lì a qualche giorno, il Primario medico e il Direttore sanitario mi presentarono una giovane specializzanda in Nefrologia che aveva fatto domanda per frequentare come tirocinante volontaria il Centro dialisi. Sposata con un nostro concittadino e madre di due figli, risiedeva in una città dell'Italia settentrionale, fino al giorno del trasferimento di tutta la famiglia nella città natale del marito, per il quale si era creato un avanzamento di carriera nel proprio settore lavorativo.

Accolsi anche lei a braccia aperte, desideroso non solo d'insegnarle quello che sapevo con umiltà e spirito di dedizione, ma anche di favorire la sua qualificazione soprattutto nella tecnica dell'ecografia renale. Per conseguire tale obiettivo la convinsi a partecipare a un corso di aggiornamento specifico con l'approvazione dell'associazione *"Amare"*, dispensatrice della quota economica necessaria per l'iscrizione. Dimostrava di avere un'intelligenza aperta e lungimirante, era sempre disponibile e pronta a svolgere con attenzione e cura i compiti affidati. In caso di urgenze, dimostrava di cavarsela da sola con abilità, e fra noi si era stabilita una consonanza d'intenti nell'ambiente dialitico, che faceva ben sperare per il futuro.

Per me, che per tanti anni ero stato costretto a condurre l'attività dialitica, in pratica da solo in una situazione precaria e angosciante, avere al mio fianco Alessandro e la collega, due medici aitanti, volenterosi, rispettosi e responsabili, significava allentare la tensione psichica, lavorare con più calma e serenità, e avere la possibilità di elaborare progetti mirati a più lungo termine. La situazione si complicò maledettamente, quando fu stabilito il giorno dell'espletamento del concorso, cui partecipavano una decina di candidati – compresi i due miei colleghi – che competevano per un unico posto di ruolo.

Qualche tempo prima della fatidica data, durante il servizio in ospedale e mentre avevo a che fare con una cartella clinica, mi si avvicinò Alessandro che, con spirito di autentica rassegnazione, mi disse sottovoce:

> Dottore, non si preoccupi per me, la nostra collega è una mia amica, ed io so con certezza che il concorso è stato indetto per lei, e tutti i membri della Commissione esaminatrice sono favorevoli perchè sia la vincitrice.

A quelle parole, pronunciate con dignitosa deferenza, rimasi interdetto, dal documento alzai lo sguardo verso di lui e gli risposi:

> Anch'io faccio parte della Commissione, ma ti assicuro di non essere informato su quello che mi stai dicendo, perché non ho mai ricevuto notizie su tale orientamento. So con certezza, invece, che tu sei primo in graduatoria con un distacco di diciasette punti in titoli dal secondo candidato. Sappi, comunque sia, che, per quanto mi riguarda, mi comporterò con correttezza. Stai tranquillo, preparati bene soprattutto su tutti i processi clinici affrontati insieme in questi mesi, e tutto andrà per il verso giusto.

Solo nei giorni seguenti ho capito che Alessandro aveva ragione, perché sia il Primario medico sia Umberto, il consulente mio amico, – anche loro membri della Commissione – mi chiesero qual era la mia posizione, considerando che tutti erano d'accordo sulla necessità di sostenere la collega, e su tale questione avevano ricevuto forti pressioni politiche. A entrambi risposi con le stesse parole:

> Per natura, sono contrario ai favoritismi e propenso a fare vincere chi se lo merita sulla base dei titoli e dei risultati degli esami. Non accetterò quindi imposizioni e forzature da qualsiasi parte provengano. Sarà bene, aggiunsi a mo' di avvertimento, che tutti si comportino con onestà per evitare il rischio di uno scandalo pubblico nel caso della vittoria di una raccomandata, collocata, per quanto riguarda i titoli, in fondo alla graduatoria. Spero che vinca il primo classificato, già in servizio da qualche mese come incaricato, e al secondo posto si piazzi la collega tirocinante.

Il mio desiderio fu esaudito ed io fui ben lieto dell'esito del concorso, potendo contare ormai per sempre sulle competenze di Alessandro e soprattutto sulla sua naturale e ineguagliabile propensione a lavorare *"senza guardare l'orologio"*, e a stabilire solidi rapporti umani con i pazienti e i familiari. Invece, le reazioni della collega, colta da una rabbiosa crisi di nervi, furono di una violenza inaudita e incontenibile, sperimentata dopo qualche giorno sulla mia pelle, per le scale della sede amministrativa ospedaliera.

Mentre io salivo e lei scendeva le scale, i nostri sguardi s'incrociarono, la salutai con un gioviale *"ciao"* e un cenno di sorriso. Invece lei, scura in volto e con le lacrime agli occhi, mi aggredì, ricoprendomi d'improperi indescrivibili e accusandomi di averle usurpato il posto di lavoro, che altri personaggi più importanti di me le avevano promesso. Cercai con pazienza e comprensione di ammorbidire il suo stato d'animo sconvolto e le dissi di accontentarsi del secondo posto, grazie al quale avrebbe potuto, in caso di necessità, essere assunta in Ospedale con la speranza per il futuro di lavorare con noi in dialisi.

Allora, ci lasciammo in malo modo, ci perdemmo quasi completamente di vista e le poche volte che c'incontravamo, evitavamo di salutarci. Io, pur convinto di avere la coscienza a posto, ero molto amareggiato per l'accaduto. Lei, sentendosi tradita, si portava dietro un rancore viscerale, se non un vero e proprio odio, nei miei confronti.

Comunque, con il tempo, le mie previsioni si avverarono in tutto e per tutto. Il primo obiettivo fu raggiunto qualche mese dopo, grazie al secondo posto conquistato nella graduatoria del concorso, quando le fu conferito l'incarico di sostituire un collega della Divisione di medicina colpito da infarto del miocardio. Per alcuni mesi, lavorò in tale reparto, poi, al rientro in servizio del titolare, fu nominata assistente di ruolo nel Servizio di pronto soccorso. Il secondo obiettivo si realizzò qualche anno dopo, quando il Direttore generale, in seguito alle nostre pressanti richieste, decise di attrezzare altri tre postazioni dialitiche e assumere tre nuovi infermieri. Inoltre, accettò il mio suggerimento di trasferire dal Pronto soccorso al Centro dialisi la collega che, nel frattempo, si era specializzata in Nefrologia.

Con tale soluzione, potevamo essere tutti soddisfatti, ma, purtroppo, la storia non ebbe una conclusione felice, perché la protagonista era dominata ancora da inspiegabili e intensi risentimenti. Stati d'animo forse mai spenti, anzi rinfocolati – non sono mai riuscito a capire per quale ragione – per il presunto torto subito diversi anni prima, a causa dei quali cominciò a comportarsi in maniera malevola e poco dignitosa, non consona alla sua identità e ruolo professionale.

Fin dall'inizio della sua presa in carico, mi ero accorto che si ostinava a contestare, senza valide ragioni, alcune mie scelte cliniche e organizzative, concordate con la Caposala, cercando di far valere le sue tesi, soprattutto con alcuni infermieri più portati a criticare le decisioni già prese, e rimarcando con malizia i presunti errori dei superiori.

Inoltre, facilmente apriva accesi conflitti con altri infermieri per accadimenti che per la loro portata potevano essere affrontati, dialogando con pacatezza e buon senso. In alcune situazioni, in cui sarebbe stato indispensabile confrontarsi prima con me, disponeva da sola, senza preavviso, prendendo provvedimenti plateali e sproporzionati. Come quando, invece di affrontare la questione direttamente con garbate osservazioni, di punto in bianco estese per iscritto nel registro delle consegne un richiamo rivolto a un operatore che *"durante il servizio passava tutto il tempo al telefono e faceva i propri comodi, anziché lavorare"*.

I contrasti più forti – creati ad arte come in seguito ebbi modo di dimostrare – li aveva con la Caposala, di cui più di una volta ha tentato di sminuire l'autorità e le capacità professionali. Fino al punto che, di fronte agli infermieri, era arrivata ad accusarla di non osservare il proprio orario di lavoro. E, in alcune occasioni, si rifiutò perfino, senza apparente motivo e nonostante le insistenze della Caposala, di eseguire le prescrizioni terapeutiche da me approntate, abdicando ai più elementari doveri deontologici e professionali.

Alla fine, preoccupato per il clima relazionale ostile che si stava instaurando a causa dei ripetuti fatti incresciosi accaduti, una mattina la invitai nel mio studio per discutere dei suoi atteggiamenti, di cui, con tutta la buona volontà possibile, non riuscivo a capire le motivazioni e le finalità. Colta alla sprovvista, com'era successo in passato, ancora memore dell'inganno di cui sarei stato l'autore, mi riempì di epiteti di ogni genere, lesivi della mia onorabilità. Fra i quali ricordo ancora i più ingiuriosi del tipo *"banderuola", "arrivista"* e *"incompetente"*, senza dubbio suggeriti dai miei imbelli denigratori, diventati i suoi alleati più fidati o, per meglio dire, i complici più astiosi.

Colpito nel vivo da quelle insolenze sconclusionate, pur sentendo montare il sangue alla testa, riuscii a non dare in escandescenze, anche se le parole con cui le risposi furono dure, determinate e preveggenti:

> Se tu fossi mia figlia, le dissi con fermezza, da buon padre di famiglia dovrei prenderti a schiaffi, ma se lo facessi, mi comprometterei, è meglio allora che tu esca da questa stanza, dove mi auguro tu non possa mettere più piede.

Da quel momento, io e la Caposala – con documenti alla mano, dove erano impresse le prove delle malefatte della collega – affrontammo una sorta di pellegrinaggio negli uffici, rispettivamente del Primario medico, del Direttore sanitario sia di presidio, sia aziendale e del Direttore generale, per denunciare i gravi comportamenti della dottoressa e proporre il suo trasferimento in un altro servizio. A ognuno di questi personaggi – testimone la

Caposala – spiegai che la condotta anomala e arrogante della collega era dettata, come lei stessa ammetteva, da sentimenti di collera contro di me, perché secondo lei sarei stato la causa della sua mancata vittoria al concorso, cui aveva partecipato qualche anno prima.

Passarono alcuni giorni, prima che il Direttore generale mi convocasse per dirmi di formalizzare, cioè di mettere nero su bianco i motivi che mi avevano indotto a chiedere il cambiamento della sede lavorativa della mia accusatrice. Senza ripensamenti, il giorno dopo, scrissi la lettera che mi era stata richiesta e così, la collaboratrice impertinente, non potendo contestare le ragioni della mia decisione, fu costretta a ritornare al Pronto soccorso. Destino volle che subito dopo, ripresentatasi la scarsità di personale medico, il Direttore generale affidò l'incarico di assistente a Maurizio, anch'egli giovane specialista in Nefrologia – già in servizio nel Reparto medico dell'Ospedale di Umbertide –, fornito di una buona esperienza clinica, disciplinato nel lavoro e desideroso di apprendere le tecniche nefrologiche e dialitiche.

La storia non finisce qui, perché dopo circa dieci anni, per far fronte a un successivo aumento di pazienti, qualcuno suggerì al Direttore generale in carica che nel Servizio di pronto soccorso prestava servizio a *"part time"* una dottoressa specialista in Nefrologia, il cui apporto sarebbe stato utile per le nostre esigenze. Pur avendo saputo dei nostri contrasti, l'Amministratore delegato non ci pensò due volte e, dall'alto del suo potere, senza preavvisarmi, trasferì di nuovo la collega nel Centro dialisi. Quando si presentò nel mio studio, non battei ciglio. Lei, imbarazzata, come per giustificarsi, mi disse di non avere fatto richiesta di trasferimento e di essere stata comandata dalla Direzione strategica. Io seccamente risposi di non averla cercata, precisando, comunque, che avrei accettato di buon animo e con fiducia la sua collaborazione.

Probabilmente, gli autori di tale scelta, conoscendo i precedenti del caso, pensavano di farmi uno sgarbo o, comunque, di mettermi in difficoltà, e che avrei reagito in malo modo, riaprendo una ferita ormai, almeno per me, completamente rimarginata. I miei superiori non avevano tenuto conto delle mie reattività cognitive che ora, prendendo spunto da una situazione come quella descritta, mi consentono di proporre un aforisma molto calzante e istruttivo, per chiunque è solito assegnare un valore inestimabile alle facoltà intellettive:

Se l'intelligenza non è accompagnata dal buon senso,

è un'aggravante.

È stata la mia accorta perspicacia a far si che, nonostante i gravi attriti del passato, accettassi senza riserve il ritorno in dialisi della collega. Puntuale, rispettosa ed efficiente nell'esercizio delle sue mansioni, non ho avuto più niente da ridire sul suo comportamento professionale. Non so se lei ancora nutra sentimenti negativi nei miei confronti per le vicende succedute in quegli anni, ma non ha importanza. Per il semplice motivo che, contrariamente a quanto lei possa ritenere, sono certo di avere agito sempre in buona fede in quelle deplorevoli circostanze. Se mai sono dispiaciuto per lei, nel caso dovesse soffrire ancora, dopo tanto tempo, delle turbe emozionali di allora, che, covate nell'animo con sentimenti di odio e rancore, possono inasprire la vita di una persona e rendere asfittiche e sterili le sue relazioni con gli altri.

10.6 *"Cittadini per cambiare"*

Ne avrei fatto a meno, ma non ho avuto il coraggio di defilarmi, accampando magari la scusa che ero molto impegnato con il lavoro – ed era vero –, quando Paola mi telefonò per propormi la candidatura alle elezioni comunali. Titolare della cattedra di Diritto internazionale nell'Università di Perugia, donna intelligente, colta, pragmatica e laica fino al midollo, alcuni suoi estimatori le avevano prospettato la designazione a Sindaco per la legislatura 1993-1997. Un ruolo ricoperto in passato dal padre, un protagonista di grande levatura civica e morale, di origine sarda, aperto al futuro della rinascita di Città di Castello, come emerge da un suo dattiloscritto autobiografico (1945) riportato nel libro *"Luigi Pillitu, la concretezza delle idee"*:

> (...) Dal 25 luglio 1944 ho avuto la ventura di ricoprire la carica di Sindaco di Città di Castello. Da parte mia non ci fu una parola, non un gesto di aspirazione, per un posto che io già allora vedevo molto ingrato per le responsabilità gravissime che imponeva in momenti eccezionali come quelli. E quando il Governatore militare della piazza, Maggiore Brooke, pose la scelta su di me, gli feci subito osservare che tra i presenti e in città c'erano persone più esperte, più intelligenti e più capaci di me per coprire la carica di Sindaco. Dovetti accettare soltanto per senso di civismo e di collaborazione con il Governo Alleato. Io non so, continua l'illustre personaggio, quali siano le ragioni che abbiano indotto il Maggiore Brooke a scegliermi, tra i presenti, come Sindaco, perché egli mi conosceva solo per la modesta collaborazione che io ho dato al Comitato di Liberazione di Roma e al Governo Alleato nel periodo che va dall'8 settembre 1943 al 22 luglio 1944.

Questo precedente familiare senz'altro ha influito sull'idea di scegliere Paola quale potenziale Sindaco della nostra città, ma io ho accettato di sostenerla solamente per le sue qualità, che avevo avuto modo di apprezzare qualche anno prima nel Reparto di medicina, dove si era ricoverata sua madre, colpita da ictus cerebrale. Fu in quella triste occasione che fra noi, nel corso delle visite quotidiane, è nata una stima reciproca: la mia nei suoi confronti per la cura, la dolcezza e la dignità con cui assisteva la genitrice e la sua nei miei, forse, per l'attenzione con cui la seguivo e per il mio impegno nella difesa dei diritti del malato. Mi telefonò perché si era ricordata di me come professionista e soprattutto per l'attività di volontariato che svolgevo da più di dieci anni. Ed io, lusingato dalla scelta ricaduta sulla mia persona e attratto dalla sua coerenza, cultura e determinazione, non seppi negarmi.

Era la prima esperienza dell'elezione diretta dei sindaci, un'indiscutibile svolta democratica caparbiamente voluta e impressa da Mariotto Segni, un democristiano *"sui generis"*. Uomo onesto, retto, di origine sarda e figlio di un ex Presidente della Repubblica, era assurto agli onori di un'incredibile notorietà popolare, grazie al suo impegno referendario, in quegli anni di grande fermento sociale e culturale.

Si assaporava una sorta di *"primavera"* – questa era l'illusione di molti cittadini della società civile, liberi dai legacci ideologici e autoreferenziali dei partiti – predittiva, almeno in potenza, di radicali cambiamenti politici e morali. Speranze che in breve tempo, purtroppo, si sono sopite fino a deprimersi in un inaspettato e increscioso oblio, per l'effetto della *"scesa in campo"* nel nostro paese di nuovi raggruppamenti elettorali, portatori di forti interessi lobbistici, sostenuti da ingenti risorse economiche.

Non a caso, la lista civica, denominata *"Cittadini per cambiare"*, cui ho aderito con la titubanza di un principiante e l'entusiasmo di un idealista, comprendeva persone, scelte personalmente da Paola, provenienti dalla comunità locale, uomini e donne di varia età, conosciuti in città come professionisti, lavoratori, studenti non avvezzi alla militanza tradizionale nei partiti.

La contesa elettorale, cui hanno partecipato nove aspiranti sindaci, coadiuvati dai loro fedeli e battaglieri sostenitori, è stata molto vivace e intensa. E, talvolta, ha raggiunto un'asprezza nei toni e una sconvenienza nei modi, tali da accreditare la tesi di quanti affermano che la competizione politica è l'anticamera della guerra, dove ogni mezzo è lecito, pur di sconfiggere il nemico. Dopo scontri verbali estenuanti, animati da innumerevoli riunioni, distribuzione di materiale propagandistico porta a porta, interviste televisive, comunicati stampa, comizi improvvisati, convegni sui temi inseriti nel programma, la risposta delle urne aveva premiato gli sforzi di ognuno di noi, decretando il ballottaggio fra il nostro gruppo e i partiti tradizionali da sempre amministratori indiscussi della città.

Né di destra né di sinistra, solo fautori di un radicale cambiamento nel modo di governare il comune, il successo ottenuto aveva galvanizzato le aspirazioni di noi semplici cittadini, disposti, nelle due settimane che ci separavano dal secondo turno, a rimboccarci le maniche per dare il meglio di noi stessi, senza complessi d'inferiorità di fronte a forze politiche più organizzate, agguerrite e radicate nel territorio. Purtroppo, il *"profumo"* dell'imminente nuova stagione politica che, insieme a una fondata fiducia, aveva cominciato ad aleggiare per ogni dove del bacino comunale, svanì nel breve tempo dello spoglio dei voti che ci dava perdenti. Se pur con la concessione dell'onore delle armi, soprattutto in città, dove, invece, il nostro consenso era stato superiore rispetto a quello degli avversari.

Secondo gli *"analisti politici"* del luogo, per lo più improvvisati e interessati, la colpa del mancato successo era da addebitarsi esclusivamente a Paola, accusata di non avere accettato d'incontrarsi, prima della seconda mandata elettorale, con alcuni esponenti dei *"poteri forti"*. Un grave errore tattico, perché i *"politologi nostrani"* a questi soggetti riconoscevano l'autorità e l'abilità di sapersi assicurare consistenti *"pacchetti di voti"*, indispensabili per ottenere la vittoria finale. Certo della sua onestà intellettuale e della ritrosia caratteriale a scendere a oscuri compromessi, ho preso energicamente le sue difese, evitando di partecipare a tali dispute dietrologiche insensate. E, insieme con lei e un altro eletto, ho beneficiato, per il successo personale raggiunto, dell'opportunità di esercitare il ruolo quinquennale di Consigliere comunale di minoranza.

Scettico sulla possibilità d'incidere con buoni frutti sull'amministrazione della cosa pubblica, devo riconoscere, comunque, di avere vissuto, in quegli anni, un'esperienza personale positiva, di arricchimento culturale, oserei dire, perché mi sono subito reso conto che per partecipare alle sedute consiliari bisognava conoscere in profondità i vari punti inseriti nell'ordine del giorno. Ed io, aduso a rispettare gli impegni presi e a interloquire con animosità se lo ritenevo necessario, con costanza, prima di ogni convocazione, dedicavo alcune ore di studio agli argomenti da discutere, soprattutto se d'interesse sanitario.

Tuttavia, come ho già detto, la pazienza e la diplomazia non sono il mio forte, per cui anche in quelle occasioni alcuni miei interventi hanno scatenato critiche infuocate, procurandomi astiose antipatie, provenienti sia dagli ambienti della maggioranza, sia dai vertici sanitari. Ora, pongo all'attenzione dei lettori tre di questi problemi, da me presentati con vigore in Consiglio comunale, pur sapendo che le mie posizioni non sarebbero state condivise da nessun membro degli altri gruppi consiliari, soprattutto per interessi di parte.

> *Questione ospedaliera*

(…) Il Dr. Giombini, stimato medico ospedaliero e operatore nell'ambito del volontariato, si è assunto l'onere di documentarsi a fondo sul preoccupante tema sanitario e sui guasti prodotti in materia dal sostanziale immobilismo delle forze politiche, che troppo spesso si è travestito di capziosi campanilismi. Egli si è confrontato criticamente con gli esperti e i responsabili del settore per darci una visione globale, responsabile e concreta del problema e delle soluzioni.

Il punto focale del documento, presentato alla stampa il 6 settembre 1993, sollecita il completamento del nuovo ospedale tifernate come scopo primario; ma soprattutto indica, come obiettivo immediato, una corretta coordinazione funzionale con l'altro ospedale del comprensorio, quello di Umbertide, accorpato con il primo in un unico presidio ospedaliero, secondo criteri non certo opzionali, ma ben determinati da norme nazionali e regionali.

E in tale quadro, colloca l'imprescindibile realizzazione, nella vecchia struttura di Castello, del Dipartimento d'emergenza e urgenza (Deu), compatibilmente con i limiti dell'attuale sede e con l'esigenza di investire in essa solo l'indispensabile. Ciò significa, andando al cuore della questione, d'integrare adeguatamente gli attuali reparti con la ristrutturazione del Servizio di pronto soccorso, di Cardiologia e di Rianimazione, in considerazione del fatto che soprattutto i due ultimi servizi citati sono adesso in condizioni d'intollerabile inadeguatezza igienica e strutturale (…).

Queste parole rappresentano un breve stralcio della presentazione curata da Paola, capogruppo consiliare di *"Cittadini per cambiare"*, e impresse in un libello stampato dal titolo *"La questione ospedaliera nell'Usl Alto Tevere Umbro, ristrutturazione e razionalizzazione dei servizi ospedalieri in stato di emergenza"*. Si tratta di un vero e proprio documento politico ben congegnato e articolato, denso di analisi, riflessioni, idee e proposte, attraverso cui il nostro gruppo appoggiava, di fatto, le linee strategiche della programmazione predisposta dall'Amministratore straordinario, osteggiata dai Partiti di maggioranza e dal Direttore sanitario.

Il contenzioso più aspro, oltre alla realizzazione del Deu, era rappresentato dall'istituzione di un *"unico punto nascita"* nell'Ospedale principale, formulata nella seguente idea-proposta.

L'accorpamento delle due Divisioni di Pediatria e di Ostetricia-Ginecologia in un'unica Area Materno-Infantile-Ginecologica, che non può che essere realizzata nell'Ospedale tifernate, soprattutto per i motivi già espressi a proposito delle funzioni del Deu, costituisce l'elemento più qualificante dell'intero processo di razionalizzazione dei servizi ospedalieri, sotto il profilo sia sanitario, sia economico (…). L'operazione di unificazione comporterebbe una liberazione di risorse finanziarie, relative al solo personale, pari a circa duemilacinquento milioni di lire, considerando che sarebbero recuperate trentasette unità professionali (otto medici e ventinove infermieri), suscettibili di essere utilizzati in servizi a corto di personale sanitario (…). Inoltre, l'espletamento del parto nel solo punto nascita di Città di Castello, dove è presente la Rianimazione, avverrebbe con migliori garanzie di sicurezza sia per le partorienti, sia per i neonati, soprattutto in caso di complicazioni emergenti.

Stimolato dalla proposta elaborata dall'Amministratore straordinario, presentai un'interrogazione di netta contestazione nei riguardi soprattutto del Direttore sanitario che, a sostegno delle tesi della maggioranza, aveva redatto un documento contrario all'idea avanzata dal suo collaboratore, da me, invece, considerata molto saggia e lungimirante. Dopo alcuni giorni dal mio intervento pubblico, mi convocò nel suo studio il Direttore sanitario in persona, che con grande pacatezza e cordialità, dopo avermi invitato ad accomodarmi nella poltrona di fronte alla sua, mi disse:

Ho saputo che lei mi ha chiamato in causa in Consiglio comunale, dicendo che sono al servizio dei politici. Sappia che io sono una persona indipendente e anarchica, e le mie scelte professionali sono fatte in assoluta libertà e autonomia.

Pensai subito che qualcuno gli avesse raccontato l'episodio con malizia, per mettermi in cattiva luce ai suoi occhi, e interpretai il suo richiamo come una sorta di avvertimento, di cui avrei dovuto tenere conto per il futuro. Ciononostante, più interdetto che preoccupato, gli risposi con prontezza e un certo grado di risentimento:

Come Consigliere di minoranza, eletto democraticamente con il sostegno di oltre cento cittadini, ho tutto il diritto o, per meglio dire, il dovere di esprimere le mie opinioni sull'amministrazione della cosa pubblica, soprattutto quando si tratta di sanità. Penso che sull'argomento, cui si riferisce, cioè la necessità di istituire nel nostro Ospedale un unico Punto nascita comprensoriale a Città di Castello, eliminando quello di Umbertide, sia stato male informato, perché non ho mai detto che lei è al servizio dei politici. Al contrario, ho rilevato, leggendo documenti, articoli di giornali e sue dichiarazioni, che lei sostiene la tesi dei partiti di maggioranza della non condivisione dell'operazione proposta dall'Amministratore straordinario, mentre io sono favorevole. Inoltre, mi preme dirle che anch'io mi considero anarchico, se questo significa comportarsi in maniera libera e rispettosa verso gli altri, indipendentemente dai dettami legiferati dai poteri precostituiti.

Questo colloquio è durato giusto il tempo necessario a proferire le frasi fedelmente riportate, perché il Direttore sanitario non aggiunse altro alla mia risposta, evidentemente da lui considerata esaustiva, e di cui ero orgoglioso per come l'avevo formulata. Poi, però, riflettendo sull'accaduto, si sono insinuati nella mia mente e nel mio animo cattivi presagi sul tipo di relazioni umane e professionali che sarebbero intercorse fra me e lui negli anni a venire.

➤ *Un dossier sferzante*

Animati da genuino senso civico e da ferventi intenti propositivi, soprattutto sulle problematiche inerenti alla salute, noi come Consiglieri comunali di minoranza nel maggio 1995 abbiamo convocato una specifica conferenza stampa per presentare ai responsabili dei giornali e delle televisioni locali un altro documento dal titolo *"Dossier sui servizi sanitari del comprensorio di Città di Castello"*, alla cui elaborazione hanno contribuito con piacere e soddisfazione molti miei colleghi, come appare chiaro dalla premessa di seguito trascritta.

Oggi, con questo *"Dossier"*, vogliamo offrire un quadro esauriente e obiettivo dello stato attuale dei Servizi sanitari e delle esigenze riguardanti il loro miglioramento sostenibile. I risultati dell'indagine illustrano quattro aspetti fondamentali della situazione sanitaria concernenti:

- Le strutture (locali, posti letto, servizi);
- Gli strumenti (apparecchiature, presidi);
- Il personale (medici, infermieri);
- I programmi futuri (obiettivi, altre considerazioni).

L'originalità e l'importanza di tale *"raccolta d'informazioni"* consistono nel fatto che alla rilevazione e stesura dei dati, che coprono tutto l'arco delle attività presenti, hanno proceduto direttamente i primari e i responsabili dei servizi sanitari e d'assistenza, interni ed esterni all'ospedale tifernate, compilando il questionario loro consegnato.

In sintesi, il documento è opera collettiva, autorevole e appassionata, del personale medico ospedaliero, che merita tutta la nostra stima e riconoscenza. I medici, con professionalità, dedizione e umanità, hanno sempre qualificato in modo eccellente la funzione sanitaria locale, superando i limiti delle strutture e attrezzature. Come ideatori e coordinatori dell'iniziativa, siamo soddisfatti che il *"Dossier"*, essendo frutto dell'analisi e della testimonianza degli addetti ai lavori, possa costituire il più preciso e qualificato strumento conoscitivo da porre alla base dell'immediata Riorganizzazione dei servizi sanitari. Pur giovando a tutta la collettività, la documentazione elaborata s'indirizza in particolare alla Dirigenza ospedaliera e all'Amministrazione comunale, per facilitare l'individuazione della scala delle effettive necessità e priorità, e per favorire, conseguentemente, l'adozione di responsabili scelte di politica sanitaria.

Per evitare spiacevoli contenziosi, nella duplice veste d'ideatore del progetto politico e di Dirigente medico dipendente dell'azienda sanitaria, avevo avuto l'accortezza di portare a conoscenza dei nostri propositi il Direttore generale che li accolse con favore, giudicandoli un contributo utile per il miglioramento della qualità dell'assistenza sanitaria. Purtroppo, la questione prese una piega ben diversa, perché la divulgazione mediatica delle indicazioni raccolte, rappresentate ad arte con titoli di giornale che ponevano l'accento soprattutto sulle gravi mancanze ospedaliere, fece molto scalpore. I giornalisti, in via ipotetica, prevedevano addirittura la chiusura dei servizi più inadeguati, tanto che gli amministratori, per rasserenare il fermento e la perplessità dell'opinione pubblica, furono costretti a rispondere, a caldo, a tale genere d'interrogativi.

E, in un secondo momento, ritennero opportuno convocare tutti i Dirigenti medici che avevano partecipato con le loro risposte scritte alla compilazione del *"Dossier"*, per redarguirli e intimarli, per il futuro, a non denunciare pubblicamente lacune e manchevolezze dei servizi, di cui erano responsabili, pena il rischio di essere sottoposti a provvedimenti disciplinari e addirittura a licenziamento.

Anch'io – pietra recidiva dello scandalo – ero stato invitato a quello *"storico incontro"*, ma non potei partecipare perché, in seguito alla mia richiesta, ero stato autorizzato a frequentare il Congresso di Nefrologia che quell'anno si svolgeva a Genova. Al ritorno, il mio collega Alessandro, soprassedendo ad aggiornarmi sull'andamento del Servizio dialisi nei giorni in cui ero stato assente, ritenne opportuno, prima di tutto, raccontarmi gli esiti della convocazione straordinaria dei colleghi, complici della stesura del nostro documento politico. E mi sollecitò a mettermi subito in contatto con il Primario chirurgo che il giorno prima mi aveva cercato, manifestando un'*"evidente preoccupazione"*.

Non senza una certa titubanza, all'istante mi precipitai giù per le scale in Sala operatoria, dove cercai l'insigne e stimato professore che, durante una pausa fra un intervento e l'altro, non tardò a farsi vivo. Quando lo vidi, gli andai incontro, lo salutai, dandogli la mano, e gli dissi:

Professore, è vero che a causa della pubblicazione del *"Dossier"* è successo un inaspettato scangeo, tanto che in una riunione convocata d'urgenza dall'Alta direzione, è stata ventilata la possibilità di essere chiamati a rispondere di fronte al Consiglio di disciplina per avere creato una sorta di allarmismo nell'opinione pubblica?

Sì, mi rispose con tono severo, è stato il Direttore sanitario aziendale in persona a informarci che in casi del genere è prevista anche la sospensione dal servizio, e a invitarci, per il futuro, a non incorrere nell'errore di manifestare in pubblico i disservizi, cui possono andare incontro i cittadini sottoposti a interventi sanitari e d'assistenza.

Lì per lì, di fronte alla serietà con cui si era espresso il mio collega più anziano, ebbi un attimo di smarrimento e di esitazione, cui seguì con prontezza la mia considerazione pronunciata con un sorriso ironico di sfida:

> Mi dispiace molto, professore, di avervi messo nei guai e di non avere potuto partecipare alla riunione, dove avrei manifestato a chiare lettere e a ragion veduta il mio parere sull'accaduto. Mi faccia capire meglio, però: Veramente lei crede che il nostro comportamento professionale, manifestato in buona fede, con intenzioni costruttive e senza altri fini, sia stato così incongruo e nocivo, da essere ritenuto suscettibile di sanzioni penali così gravi? Avrei voluto vederlo il Direttore sanitario infliggere il licenziamento ai trentadue Dirigenti medici responsabili di altrettanti Servizi ospedalieri e territoriali che hanno aderito alla nostra proposta!

Il Dirigente chirurgo mostrò di non accogliere appieno la mia provocazione, poiché, congedandosi, mi rispose:

> Posso essere d'accordo con te, ma con i tempi che corrono, è meglio non azzardare troppo, per non favorire, con le nostre recriminazioni, l'attivazione di ritorsioni che potrebbero danneggiare il nostro impegno professionale e la nostra salute.

Stupito e amareggiato per la risposta, non me la sentii di ribattere alla sua affermazione, da me interpretata come un segno di resa incondizionata. Lo salutai con deferenza mista a freddezza e, mentre salivo a due a due gli scalini per ritornare nel Servizio dialisi, pensai:

> Sarà difficile colmare le molteplici ed evidenti lacune presenti nella sanità, spesso nell'indifferenza e negligenza del potere politico, se anche i medici, di fronte alle intimazioni dei governanti, abdicano al coraggio di sostenere le proprie idee e opinioni, e di avanzare proposte migliorative del settore in cui operano!

➤ *Donazione inopportuna*

Conoscevo in lungo e in largo l'Ospedale, e avevo le idee chiare sulle sue inadeguatezze strutturali, di personale e macchinari. Secondo me, tanto poteva essere fatto per migliorare la situazione complessiva dei servizi, spesso con una spesa minima – se pur tale, comunque non alla portata dell'amministrazione ospedaliera – ma, talvolta, senza mettere mano al portafogli. Sarebbe stato sufficiente agire, con un po' di buona volontà e creatività, sulla gestione, la custodia e l'organizzazione delle risorse umane e strumentali.

A fronte di tali possibilità, in quei *"tempi di vacche magre"* a qualcuno è venuto in mente, pur essendo la Radiologia già dotata della Tomografia assiale computerizzata, che era indispensabile acquistare la Risonanza magnetica nucleare, perché alcuni cittadini – in particolare un utente sottoposto a controlli periodici – nei quali era indicata, erano costretti a recarsi a Perugia o a Cortona, certamente con disagi facilmente immaginabili.

Promotore dell'iniziativa era il Comitato dell'Aucc (Associazione umbra contro il cancro) – da me promosso insieme con altri cittadini nell'estate del 1989 –, supportato da una cordata di generosi imprenditori, da uomini e donne di buona volontà, e con il benestare del Sindaco e del Direttore sanitario ospedaliero, favorevoli ad accettarne la donazione. Non ho mai contestato l'utilità di questo strumento diagnostico per immagini, ma da *"buon amministratore"*, se pur di minoranza, ho cominciato a far di conto, analizzando in dettaglio le spese che la creazione di questo nuovo servizio avrebbe comportato.

Ho cominciato a informarmi a destra e a manca sui costi non tanto dell'apparecchiatura, quanto della costruzione del *"bunker"* per accoglierla, dell'installazione, della manutenzione, del personale medico e tecnico competente in materia, e dei consulenti esperti nell'interpretazione delle immagini rappresentative degli organi sottoposti all'indagine. E, dopo avere raccolto una nutrita documentazione, corroborata anche dall'acquisizione delle delibere approvate in proposito dalla Direzione amministrativa ospedaliera, ho presentato un'interpellanza in Consiglio comunale.

Quel tardo pomeriggio la sala consiliare, di solito semideserta, era gremita di cittadini, più che mai per la grande rilevanza politica che i *"mass media"* avevano attribuito alla mia interrogazione, dal cui impianto si arguiva che il nostro gruppo, pur apprezzando lo sforzo economico attivato da alcuni industriali e da tanti cittadini per acquistare la dispendiosa attrezzatura, non era favorevole alla donazione per l'entità delle spese indotte, per farla funzionare a pieno regime e da sostenere per sempre.

C'era da essere intimiditi dalla presenza dei numerosi uditori che consideravo avversi per l'impopolarità della nostra posizione, ma quando arrivò il mio turno, riuscii a esporre le mie argomentazioni con coraggio, lucidità e adeguata conoscenza. A sua volta, il mio interlocutore, che aveva dalla parte sua le istituzioni, pronunciatesi già a favore della donazione, mi rispose con durezza e ironia, e ne nacque un botta e risposta ad alta carica conflittuale.

Se qualche benefattore volesse regalarmi una Ferrari, dissi con fermezza, per far capire meglio i motivi del nostro diniego, lo ringrazierei per il pensiero, ma non la accetterei, perché non possiedo un garage adatto, non so guidarla e non ho i soldi né per usarla né per mantenerla. La stessa cosa, proseguii, è per l'Ospedale che, accettando la donazione, sarà costretto a destinare risorse economiche per un nuovo servizio vero e proprio, stornandole dai reparti in stato di degrado e sofferenza, quali, ad esempio, la Cardiologia, la Dialisi, la Rianimazione e così via.

Rispondendo a queste mie ragionevoli rimostranze, l'interpellato tagliò corto con queste parole:

Accettare questa donazione è una grossa opportunità per qualificare l'assistenza, e, inoltre, non si può essere contrari ai sentimenti umanitari di un'intera comunità.

Nessuno era in grado di confutare le mie analisi, e tutti erano concordi nel ritenere, come lo ero io, che le priorità sanitarie, cui far fronte erano ben altre, numerose e impellenti. La stessa Regione era contraria, proprio per motivi economici, a un'operazione solo apparentemente sostenuta dalla volontà popolare, un espediente propagandistico che in realtà era utilizzato ad arte dai promotori come specchietto per le allodole per imporre le proprie decisioni. Alla fine, prevalse la ragion di stato, nel senso che per paura di perdere consenso fra la gente, il potere politico ha ovviato ai principi di un'oculata amministrazione e ha accettato la donazione. Ed io, per l'ennesima volta, per non rinnegare la mia coerenza, manifestando liberamente e in buona fede le mie opinioni, non persi l'occasione per inimicarmi le altre forze politiche, i responsabili delle istituzioni ed anche parte di comuni cittadini che mi accusavano di saccenteria e di difendere i *"miei interessi"* di responsabile del Servizio dialisi.

10.7 *Tentativo di scippo*

Il giorno in cui la Regione approvò la richiesta di nomina di una figura apicale, per dirigere il Modulo di nefrologia e dialisi, riconoscendone la completa autonomia rispetto alla Divisione di medicina, il Direttore generale mi telefonò in tarda mattinata mentre ero ancora in servizio, per dirmi testualmente:

Dottore, finalmente è cosa fatta, l'Assessore regionale alla sanità mi ha comunicato proprio in questo momento che è stato rilasciato il nullaosta per il primariato della dialisi.

Emozionato, lo ringraziai per il suo inaspettato interessamento, testimonianza verace che avrei ricoperto *"quel posto"*, per volontà, istituzionalmente delegata, di chi, stimandomi come persona e medico, aveva voluto darmi in anteprima la buona notizia. Non potevano esserci dubbi su questa scelta, perché sapevo bene che *"i livelli apicali, in conformità alle nuove disposizioni legislative, erano assunti su designazione del Direttore generale, non più per concorso, bensì per stipulazione di un contratto individuale privato"*, firmato dal prescelto e dal suo designante dotato di potere discrezionale assoluto.

D'altro canto, il titolare dell'azienda, con cui intrattenevo rapporti di profonda e reciproca stima, ogni volta che, in privato e in pubblico, aveva l'occasione di illustrare la scelta strategica di istituire, nel Dipartimento medico, le Unità operative di Nefrologia, Cardiologia, Oncologia e Neurologia, funzionalmente autonome rispetto a quella di Medicina generale, manifestava senza remore la decisione di nominarmi Direttore della Struttura complessa nefrologica.

Dal giorno di quella telefonata, ho cominciato ad attendere con ansia e soddisfazione che il messaggio, ricevuto informalmente di prima mano, fosse confermato secondo la legge. Un atto dovuto, puntualmente reso concreto con la pubblicazione nella Gazzetta ufficiale della Repubblica Italiana n° 45 del 9 giugno 2000 dell'*"Avviso pubblico per il conferimento di un incarico quinquennale di Dirigente medico (ex 2° livello) di Struttura complessa di Nefrologia presso l'Azienda sanitaria locale n. 1 della Regione dell'Umbria"*.

Passai alcuni giorni molto impegnativi, per recuperare e mettere in ordine, con particolare meticolosità, *"curriculum"* professionale, pubblicazioni scientifiche, attività di perfezionamento, di didattica e di ricerca, attestati di partecipazione a corsi di aggiornamento, convegni, congressi, seminari, da allegare alla domanda di ammissione, consegnata poi di persona al funzionario amministrativo, deputato alla preparazione del concorso, bandito un mese prima.

Dopo aver depositato la corposa documentazione, uscendo dall'ufficio, mi venne naturale pensare: *"Ormai i giochi sono fatti ed io sarò nominato titolare dell'importante incarico quinquennale"*, un traguardo professionale ampiamente meritato che rendeva ragione dei sacrifici compiuti in tanti anni passati accanto ai malati renali. Per maggior sicurezza, immaginando che eventuali altri concorrenti avrebbero potuto praticare il ben conosciuto e consolidato sistema delle raccomandazioni per ricoprire l'ambìto ruolo, chiesi subito un appuntamento al Direttore generale per avere conferma delle sue intenzioni, fino allora mai smentite.

Il nostro incontro, stabilito tramite la sua segretaria per il giorno dopo, fu molto breve e il suo contenuto oltremodo esplicito. Entrando nel suo ufficio, lo salutai cordialmente e mentre, su suo invito, mi adagiavo sulla sedia di fronte a lui, in maniera assertiva gli dissi:

> Direttore, sono venuto a chiederle se ha cambiato idea sulla mia nomina di Dirigente responsabile dell'Unità operativa di nefrologia.

Egli, gentile e immediato come sempre, mi rispose:

> Dottore, non si preoccupi, non ci sono problemi di alcun tipo, lei è una persona molto conosciuta e stimata in città come medico, e per la sua attività di volontariato in favore dei nefropatici. Inoltre, ha fondato il Centro dialisi e lo sta conducendo con competenza e serietà professionale, tanto da farlo diventare *"il fiore all'occhiello"* dell'Ospedale cittadino. Pertanto, non c'è alcun motivo per scegliere un altro nefrologo, cui affidare la guida del servizio, anzi, sarebbe un controsenso e un oltraggio alla sua dignità, se dovessi preferirle un altro concorrente.

Commosso, ringraziandolo anche per le belle parole pronunciate nei miei riguardi, gli diedi la mano e mi congedai con il sorriso sulle labbra, e l'intima gioia per le garanzie supplementari ricevute dalla viva voce del decisore dell'avanzamento della mia carriera.

Dopo tre mesi da quel confronto, insieme con altri quattro candidati – tre nefrologi di Perugia e uno di Arezzo – fui convocato per sostenere il colloquio di prammatica di fronte al Direttore sanitario aziendale e due colleghi responsabili dell'Unità operativa di Nefrologia, rispettivamente di Foligno e Orvieto.

Tutti noi sapevamo che tale prova non avrebbe avuto alcun significato di merito – se non quello di conseguire l'idoneità per partecipare alla selezione dei candidati – ai fini della nomina del Primario, rimessa completamente nelle mani del Direttore generale.

Superato il colloquio, non mi era rimasto altro che aspettare con serenità e fiducia la convocazione del dirigente più alto in grado dell'azienda, per ufficializzare la stipulazione del contratto di lavoro secondo i dettami legislativi. Pensavo che di lì a poco mi chiamasse, ma i giorni passavano uno dopo l'altro lentamente e il telefono rimaneva silente sull'oggetto in questione, rendendo la mia attesa sempre più trepida e snervante.

La crescente intensità di questo mio stato d'animo era alimentata da alcune *"voci di corridoio"* che davano per scontato il trasferimento del Direttore generale presso l'Azienda ospedaliera di Perugia con l'inizio del 2001.

Soprattutto, mi mise in allarme la telefonata ricevuta dal titolare del Laboratorio di Umbertide.

Luciano, esordì turbato il mio collega, dimostrandosi un vero amico, che cosa succede lì da voi? Il Direttore sanitario di presidio ospedaliero sta prendendo contatti con tutti i Dirigenti responsabili delle Unità operative degli Ospedali aziendali, per far loro firmare una lettera indirizzata al Direttore generale, in cui gli si chiede di non procedere alla nomina del Primario del Servizio dialisi. Io non ho firmato, perché sono convinto che questa biasimevole e assurda operazione sia stata ideata per *"farti fuori"*.

Finalmente, due giorni prima di Natale, mentre svolgevo il mio lavoro antimeridiano nel Centro dialisi, mi telefonò la Segretaria della Direzione strategica per dirmi che il Direttore generale voleva vedermi d'urgenza per comunicazioni importanti. Mi precipitai nella sede amministrativa con il cuore in gola e il cervello frastornato e inibito da un presentimento sconfortante sulle mie sorti professionali.

Trafelato, prima di entrare nello studio del Direttore generale, cercai di calmarmi con ampi respiri in sala d'attesa a fianco della Segretaria che, dopo qualche minuto – a un mio cenno di assenso – m'introdusse gentilmente al cospetto del mio superiore. Appena varcata la soglia dell'ufficio, mi resi conto di avere riacquistato la mia usuale lucidità mentale, tanto da sentirmi pronto a sostenere l'impatto psicologico di qualsiasi notizia ed evenienza per quanto gravi e inquietanti fossero. Il Direttore generale, dopo avermi dato la mano in segno di saluto, mi fece accomodare nella poltroncina di fronte alla sua e con visibile imbarazzo mi disse:

Dottore, lei sa quanto la stimo e quanto grande è il mio desiderio di affidarle la responsabilità apicale della Nefrologia, ma fra qualche giorno sarò trasferito nell'Azienda ospedaliera di Perugia, e mi è stato fatto capire che non è opportuno approvare il conferimento di questo incarico, che sarà demandato – così mi è stato detto – al mio successore. Inoltre, ritengo corretto dirle che fra lei e il Direttore sanitario ospedaliero ci sono dissapori di una certa importanza, conosciuti anche da molti responsabili di unità operative e da altri personaggi, che si riflettono in maniera contrastante con la mia decisione di procedere alla sua nomina.

Queste parole – per la verità non del tutto inaspettate – furono per me una doccia fredda, ma non mi fecero perdere d'animo, anzi, mi spinsero a essere determinato e a tratti aggressivo nella mia replica:

Direttore, lei mi conosce da cinque anni ed è convinto che io meriti questo incarico. Se non firmeremo il contratto prima che lei vada via, il suo successore sceglierà un altro candidato, perché ormai ho capito di avere tutti contro. La prego di compiere questo passo, per me di vitale importanza, le prometto che troverò il modo migliore per andare d'accordo con il Direttore sanitario ospedaliero. Comunque sia, poiché la stimo profondamente, la avverto che se lei non procederà alla mia nomina, prima che sia assunto il nuovo Direttore generale, farò molto rumore con qualsiasi mezzo a mia disposizione, rendendole la vita difficile. Stia attento lei e la sua famiglia!

Quest'ultima frase pronunciata con tono deciso, ma non rabbioso, sortì come effetto l'immediato trasalimento del mio interlocutore che, alzandosi dalla sedia, con il dito indice della mano destra puntatomi addosso e con l'espressione del volto rabbuiata, reagì dicendo:

Dottore! Che cosa dice? Lei mi sta minacciando!

Rimasi impassibile, non feci una piega e senza battere ciglio, con un sorriso disarmante sulle labbra, risposi:

Direttore, si rimetta comodo, stia tranquillo e mi ascolti. Lei è troppo intelligente per non capire che la mia non è una minaccia, ma una legittima difesa. Quello che si sta compiendo è un atto d'ingiustizia, perpetrato contro la sua volontà che ha valore decisionale. Non si faccia usare, rispetti le sue convinzioni ed io le sarò grato per sempre.

Era già passata circa mezz'ora dall'inizio del colloquio, che durò ancora più di un'ora, soprattutto per le mie reiterate e forti pressioni, per far cambiare idea al detentore del mio destino. Un proposito vano, perché mi rendevo sempre più conto, stando alle sue titubanti risposte, di avere di fronte una persona con le mani legate e le spalle al muro, probabilmente ricattata e timorosa di compromettere la sua carriera, se avesse dato il beneplacito al mio incarico. Stranamente non ero rassegnato, forse, perché ero animato da una grande forza d'animo che supportava la mia caparbietà a non arrendermi e a mettere in atto una qualche strategia, a dire il vero ancora nebulosa, per far valere le mie valide ragioni.

Fu proprio il Direttore generale che, mentre s'infilava il cappotto ed io il mio, prima di salutarci, mi mise in mano un'arma efficace che avrebbe potuto ribaltare la situazione in mio favore. Con tono amaro e rassegnato proferì parole fino allora taciute:

Dottore, parliamoci chiaro, lei non è gradito ad alcuni politici, i quali, per il potere che hanno, sono decisivi nella scelta dei Dirigenti sanitari. Quando ho proposto il suo nome, mi è stato detto che non era giusto procedere all'assegnazione di tale incarico, dato il mio imminente trasferimento. Questo compito sarà assolto dal mio sostituto, che sarà costretto a nominare Direttore dell'Unità operativa di Nefrologia un suo collega di Perugia molto apprezzato. Che cosa posso farci? Non posso impormi, perché metterei a rischio l'incarico che mi è stato promesso, cui tengo molto.

Non fui sconvolto dalla gravità di quello che stava succedendo e d'istinto ribattei:

Ha ragione, Direttore, lei non ha nessuna colpa, in fondo, le hanno solo imposto di fare *"il Ponzio Pilato della situazione"*. Ora, se è vero, come più volte da lei stesso dichiarato, che mi avrebbe affidato l'incarico, dovrebbe farmi i nomi dei politici che sono contro di me, per dimostrarmi tutta la sua stima, la stessa che io nutro nei suoi confronti.

Il Direttore generale non esitò un attimo e mi svelò senza tentennamenti il nome di due politici appartenenti ai DS, miei concittadini, da me ben conosciuti: un Senatore non più in attività e il Sindaco in carica. Accolsi questa rivelazione con un sogghigno istintivo di compatimento, che si accentuò quando il mio interlocutore, affranto e preoccupato per il modo con cui stavo reagendo alle sue argomentazioni, aggiunse:

Dottore, mi creda, io ho cercato in ogni modo di far capire a questi due signori il grave errore che si stava commettendo. Gli ho più volte detto che lei è un medico competente, una persona seria e onesta, molto apprezzata dai suoi collaboratori, dai pazienti e dai loro familiari. Gli ho anche ricordato che si doveva al suo impegno l'istituzione del Centro dialisi e la sua qualificazione anche tramite le attività realizzate dall'Associazione dei malati renali, da lei fondata e diretta. Sono arrivati perfino a dire che l'appartenenza a *"Amare"* è ininfluente, perché il volontariato praticato da tale associazione non è di sinistra.

Dopodiché ci congedammo, ma prima di uscire dallo studio, non senza un pizzico di malizia, per tenerlo sulle spine, confermai al Direttore generale la volontà di difendermi contro l'invadenza e l'indebita intrusione dei politici, un fatto per me molto grave, arrogante e moralmente inaccettabile.

Già, mentre scendevo le scale dell'amministrazione, mi arrovellavo senza posa il cervello alla ricerca del modo migliore per ottenere l'agognato incarico, prima che fosse troppo tardi. Giunto a casa, sopraffatto dall'angoscia e dalla rabbia, con le lacrime agli occhi, dopo avere riferito a mia moglie, fin nei dettagli, gli esiti negativi del colloquio avuto poco prima con il Direttore generale, le dissi:

Carla, tu mi conosci, io non me la sento di subire un sopruso così crudele – una vera e propria violenza –, stando con le mani in mano, in attesa di eventi che, di fatto, annullano ogni mia speranza di successo. Conoscendo i nomi dei miei detrattori, sto pensando di denunciarli all'opinione pubblica, convocando una conferenza stampa, chiedendo ospitalità in televisione, informando i responsabili delle istituzioni sia locali, sia regionali o addirittura legandomi in piazza con le catene per richiamare l'attenzione di più gente possibile.

Prima, però, voglio sentire Walter: è un amico di famiglia, l'ho sempre stimato e so che lui mi apprezza, è stato anche Presidente dell'Usl, conosce bene il mondo della sanità e delle logiche dei partiti. Inoltre, non avrà certo dimenticato che, quando alle ultime elezioni amministrative si è presentato come candidato sindaco, ho partecipato alla campagna elettorale in suo favore, accettando di mettermi in lista per sostenerlo.

Ora, Walter, come DS svolge un ruolo di prestigio nel comune di Roma, ha acquisito molta esperienza politica, sa come muoversi e potrà darmi dei consigli utili su come comportarmi. Spero che tu, Francesco e Lucia siate d'accordo con me, perché, soprattutto in questi momenti così convulsi e angoscianti, ho bisogno del vostro aiuto.

Senza perdere tempo, ottenuto il sostegno incondizionato di mia moglie, decidemmo insieme di telefonare ai genitori di Walter per avere il suo numero di cellulare. Lo rintracciai subito nel suo ufficio di Capo della segreteria del Comune di Roma. Gli raccontai in breve la situazione che stavo vivendo e gli chiesi se in quei giorni era previsto un suo ritorno a Città di Castello. Destino volle che il suo programma prevedesse il ritorno nella stessa sera, per passare alcuni giorni di riposo con moglie e figli durante le feste natalizie, e quindi avremmo potuto vederci con tutta tranquillità l'indomani mattina in Ospedale.

Era la vigilia di Natale, si presentò nel Centro dialisi, puntualmente alle ore undici, come avevamo concordato. Appena lo vidi, ci abbracciammo e ci chiudemmo nel mio studio. Lo feci accomodare nella poltrona di fronte alla mia sedia e, accalorato, esordii con queste parole:

Walter, tu sai con quanta passione lavoro e quanti sacrifici ho fatto per istituire il Centro dialisi e qualificarlo. Io tengo molto all'incarico che il Direttore generale vorrebbe affidarmi per i prossimi cinque anni sia come riconoscimento gratificante dei meriti dimostrati e a coronamento della mia carriera professionale, sia perché avrei la possibilità di continuare a lavorare con più autorevolezza e con più mezzi a disposizione, almeno fino al momento della pensione.

Considero molto riprovevole il comportamento dei tuoi compagni di partito con i quali sono cresciuto insieme. Perché sono così ostili nei miei confronti? Che cosa ho fatto loro? Come ti ho detto per telefono, se dovessero prevalere i loro intendimenti, prima del trasferimento del Direttore generale a Perugia – un obiettivo per lui irrinunciabile – solleverò attorno a questa vicenda un clamore di notevole rilevanza mediatica, anche oltre le mura cittadine, se necessario, rivelando i nomi dei politici a me avversi.

Tu mi conosci e sai che non mi manca il coraggio per farlo, anche perché non ho scheletri dentro il mio armadio e non devo ringraziare nessuno per il mio successo di medico, conquistato sul campo senza appoggi di alcun genere. Mi sono rivolto a te, considerandoti un vero amico e un politico di lungo corso, per avvertirti che su questa mia decisione – ormai già presa in accordo con la mia famiglia – sarò irremovibile, e nello stesso tempo per ascoltare i tuoi preziosi consigli, proprio perché sono convinto che questa nomina abbia assunto connotazioni politiche imprevedibili.

Walter, dopo avermi ascoltato senza mai interrompermi, mi rispose con pacatezza e lucido senso pragmatico:

Luciano, ci conosciamo da molti anni e so quanto vali come uomo e come medico, sei una risorsa per il nostro Ospedale e sei molto apprezzato da tutti – pazienti e cittadini – non posso che essere dalla tua parte, appoggiando ogni tua rivendicazione. Conoscendo l'ambiente sanitario, non mi scandalizzo per quello che sta succedendo: tutto è molto chiaro, tu non sei funzionale a questo sistema di potere, perché sei uno spirito libero, schietto e scomodo, che dimostri con i fatti le tue capacità, senza perderti in chiacchiere e chiedere raccomandazioni e favoritismi. Cerca di stare calmo, ti prometto di attivarmi subito per rimediare a questa grave ingiustizia.

Le sue parole rassicuranti ebbero subito un effetto benefico sul mio stato d'animo, riacquistai fiducia, accompagnai Walter alla porta, lo ringraziai e lo salutai con inusitato affetto. Ero certo di avere trovato un alleato importante e leale nella mia battaglia contro *"il demone del potere"* cinico e insolente, di cui solo in parte conoscevo l'esistenza, ma che, in quel momento particolare della mia vita, stavo sperimentando sulla mia pelle, passando notti insonni e momenti insospettabili di collera e tristezza.

La sera stessa Walter mi telefonò, per dirmi che aveva convinto il Sindaco a dare il via libera al Direttore generale per conferirmi l'incarico, ipotizzando, in seno al partito dei DS, disastrose conseguenze – uno scandalo assolutamente da evitare data la posta in gioco – che si sarebbero innescate con le mie annunciate clamorose azioni, sostenute dall'appoggio politico incondizionato del mio salvatore. Esultai a quella notizia e, a maggior ragione, quando ebbi conferma della *"ritirata"* – la mattina de 27 dicembre – dallo stesso Direttore generale, che per telefono, non trovandomi in servizio, aveva lasciato un messaggio lapidario a un mio collega nefrologo – al corrente della contesa – così concepito e fedelmente riferito:

Dica al Dr. Giombini che presto lo chiamerò per firmare il contratto di lavoro con il consenso del Sindaco.

La mia gioia era incontenibile, ma durò solo fino al mattino dopo, lasciando il posto a una cupa disperazione, determinata da un altro messaggio – questa volta funereo – raccolto dal Primario chirurgo che, convocatomi per telefono nel suo studio, mi disse:

Giombini, mi dispiace, ma ti devo comunicare una brutta notizia, pochi minuti fa il Direttore generale, non avendo il coraggio di farlo personalmente, mi ha pregato di avvertirti che insormontabili difficoltà, sopraggiunte in queste ore, gli impediscono di ratificare il tuo mandato. Desidero farti sapere, in questa difficile circostanza, di avere sempre condiviso e sostenuto – unico insieme con il Primario medico – la tua nomina, al contrario della maggior parte dei Dirigenti con funzioni apicali che non hanno esitato a firmare la lettera diffusa dal Direttore sanitario ospedaliero, un biasimevole espediente per convincere il Direttore generale a rinunciare a sottoscrivere il tuo contratto.

Lo ringraziai per la sua dignità e per la stima riservatami, uscii in fretta e furia dallo studio, mi scapicollai per le scale, raggiunsi il Centro dialisi, tolsi il camice, presi la macchina e in pochi minuti mi ritrovai come un automa nella sede amministrativa. Senza farmi annunciare dalla Segretaria, bussai con irruenza alla porta dell'ufficio del Direttore generale che mi fece entrare subito, come se fosse in attesa della mia visita.

Questa volta non ci mettemmo nemmeno seduti e il nostro colloquio durò pochi minuti, il tempo necessario per uno scambio di veloci battute.

Lui mi disse: Poco fa ho ricevuto due telefonate di minaccia di denuncia, nel caso dovessi procedere alla sua nomina, una da un consigliere regionale dell'UDC e l'altra dal suo collega nefrologo di Perugia aspirante all'incarico, al quale questo posto sarebbe stato promesso, non so da chi, addirittura qualche mese prima, subito dopo la pubblicazione del bando di concorso nella Gazzetta ufficiale. Non posso permettermi di provocare uno scandalo che per me in questi giorni sarebbe molto compromettente. Io risposi: La capisco, ma le ripeto che se lei si comporterà come *"un qualsiasi Ponzio Pilato"*, non potrà evitare, comunque, uno scandalo dagli effetti ancora più devastanti di quelli ventilati. La saluto e le faccio i migliori auguri per il suo trasferimento a Perugia.

Gli diedi la mano e uscii veloce dall'ufficio con il cervello in ebollizione, apparentemente sconvolto e preoccupato, ma, nel mio intimo, fermo e consapevole di lottare contro il tempo – questione di ore – in una vicenda dagli esiti ancora imprevedibili. Tornai in ospedale e dal mio studio telefonai al nefrologo mio avversario, per dirgli che ero a conoscenza sia degli intrighi orditi contro di me, sia delle minacce telefoniche di denuncia indirizzate al Direttore generale.

Inoltre, lo misi in guardia sulla natura dei propositi difensivi, da me architettati contro chi si era permesso di interferire in maniera illegittima con gli orientamenti e le convinzioni del naturale decisore della nomina apicale.

Il mio collega mi rispose di essere molto dispiaciuto per la situazione che si era venuta a creare, non per colpa sua, ma di chi aveva molto insistito per fargli presentare la domanda di partecipazione al concorso, in opposizione alla mia candidatura, osteggiata fortemente, già da molto tempo, da non ben individuati responsabili amministrativi.

Una volta a casa, rintracciai con il cellulare aziendale il Direttore generale e gli comunicai il contenuto del recente colloquio telefonico avuto con il mio collega, con la speranza – risultata infeconda – di fargli cambiare idea.

Chiuso il cellulare, dissi, sgomento, a mia moglie:

> Il Direttore generale ha fatto marcia indietro, perché è stato minacciato e non è sufficiente nemmeno il via libera dato dal Sindaco che, almeno due ore prima del mio colloquio con il Primario chirurgo, ha tenuto a farmi sapere di non avere nulla contro di me e di sostenere la mia nomina. Ormai, non c'è più nulla da fare, ma prima di mettere in atto i miei propositi, mi sembra giusto aggiornare Walter su questo incredibile voltafaccia.

Feci il numero del cellulare del mio amico alle ore quindici circa del 28 dicembre, senza successo, perché era irraggiungibile. Provai altre due volte a distanza di dieci-quindici minuti una dall'altra, ma la risposta fu la medesima. Scoraggiato, stavo desistendo, quando fu Walter a richiamarmi dal Comune di Roma. Con voce fioca e un certo imbarazzo gli dissi:

> Scusami Walter, ma tu, ancora una volta, sei l'unica persona in grado di aiutarmi in questo momento. Ti ho chiamato per comunicarti che, purtroppo, il Direttore generale ha fatto marcia indietro, perché gli è stato intimato di non prendere decisioni affrettate sull'affidamento dell'incarico di Primario di Nefrologia, pena una denuncia politica e uno scandalo che comprometterebbe il suo trasferimento nell'Azienda ospedaliera di Perugia. L'ho visto in grande difficoltà, pallido e preoccupato, credo che sia stato molto intimidito dalle telefonate ricevute.

Walter, incredulo, mi rispose testualmente:

> Sono sbalordito, ma non perdiamo la calma. Ora, telefonerò all'Assessore regionale alla sanità, compagno di partito con cui non parlo da almeno tre-quattro anni. Vedrai che riusciremo a spuntarla, entro questa sera ti farò sapere.

Detto e fatto, il mio fedele amico telefonò a casa mia alle ore diciannove e trenta, mentre ero assente, comunicando la buona novella a mia moglie. L'indomani mattina, sarei stato convocato dal Direttore generale nel suo ufficio per firmare insieme il mio contratto di lavoro. Io e mia moglie, cui devo molto per avermi sostenuto in quei giorni terribili con tanto affetto, intervenendo a mia insaputa anche con iniziative personali collaterali alla vicenda, ci abbracciammo e facemmo salti di gioia. Non feci a meno, tuttavia, di avere notizie dirette sull'accaduto da Walter che, raggiunto per telefono, mi disse soddisfatto:

> Luciano! È stato più facile del previsto. Quando ho descritto il caso all'Assessore regionale alla sanità e ho minacciato l'intenzione di far valere il mio ruolo politico all'interno del partito dei DS, nel caso ti fossi legato in piazza con le catene, per denunciare i politici che volevano convincere il Direttore generale a trasferirsi senza firmare il tuo contratto, lui si è letteralmente imbestialito e mi ha garantito il suo intervento immediato. È stato di parola, perché dopo pochi minuti l'Assessore regionale mi ha richiamato, per dirmi che il caso era stato risolto d'autorità, in modo definitivo, in tuo favore.

Il giorno dopo alle ore undici – era il 29 dicembre 2000 – fui convocato nell'ufficio del Direttore generale per firmare, entrambi in religioso silenzio dopo le precedenti animate discussioni, un contratto quinquennale di lavoro come Direttore dell'Unità operativa di Nefrologia con decorrenza dall'1 gennaio 2001.

La notizia del mio successo e, soprattutto, il modo con cui l'avevo ottenuto, si diffuse in breve tempo a macchia d'olio in tutto il territorio dell'Azienda sanitaria locale, e nell'ambiente nefrologico sia regionale, sia nazionale. Molti colleghi, fra i quali il Primario medico, più volte mortificato per non avere saputo reagire ai soprusi infertigli dai detentori delle leve del comando, si congratularono con me per il coraggio dimostrato di fronte al sistema di potere vigente in quegli anni, i cui personaggi e la loro appartenenza erano ben conosciuti.

Si trattava di alcuni diessini, socialisti e medici massoni, aggregati in una sorta di sordida consorteria – di cui faceva parte anche il Direttore sanitario ospedaliero – poco stimati, ma dai più temuti e, di conseguenza, adulati, soprattutto da chi voleva trarre vantaggi personali di carriera o conseguire altre utilità, non per meriti acquisiti, ma tramite favoritismi, elargiti senza alcun ritegno e con collaudata arroganza.

È proprio vero, come afferma il generale e filosofo cinese Sun Tzu (544-496 a. C.), che *"chi conosce il suo nemico e conosce se stesso potrà affrontare senza timore cento battaglie"*. Con spirito ironico, in occasione del Natale 2001, nel fare gli auguri al Direttore generale, fautore della mia nomina a Primario, lo ringraziai per avermi fatto conoscere i *"miei nemici"*, trascrivendogli l'intero aforisma dell'illustre personaggio citato, autore de *"L'arte della guerra"*, un rinomato antico libro di strategia militare, oggi utilizzato nelle *"Scuole di management"* per insegnare l'arte di dirigere le aziende.

(...) Si dice che chi conosce il suo nemico e conosce se stesso potrà affrontare senza timore cento battaglie; chi non conosce il nemico ma conosce se stesso a volte sarà vittorioso, a volte incontrerà la sconfitta; chi non conosce né il nemico né se stesso inesorabilmente sarà sconfitto in ogni scontro.

10.8 Storia di "mobbing"

La diagnosi psichiatrica di *"Grave disturbo post-traumatico da stress maturato in ambiente lavorativo, con prognosi al momento riservata per l'elevato rischio di acting out"* non mi aveva colto di sorpresa. Certificata il giorno 8 giugno 2005, era inconfutabile sotto il profilo tecnico, e ricolma di cattivi presagi per il futuro. Il mio collega Fabrizio l'aveva inquadrata sulla scorta della raccolta accurata e approfondita dell'anamnesi, cui aveva sottoposto la Caposala del Centro di emodialisi.

Lo stimato professionista l'aveva elaborata, tenendo conto della sistematizzazione nosografica del DSM-IV, il *"Manuale Diagnostico e Statistico dei disturbi mentali"* realizzato dall'*"American Psychiatric Association"*. Infatti, è nella sezione *"Reazioni ed eventi"* a fattori psico-sociali – di questa corposa, complessa e dettagliata guida pratica per psichiatri – che, oltre al disturbo dell'adattamento e a quello acuto da stress, è descritto il *"Disturbo post-traumatico da stress"*.

Oggi, per accordo unanime tra gli esperti, quando si rileva che il trauma è dovuto allo stress accumulato nel luogo di lavoro, si parla di *"mobbing"*. Con questo termine si vuole indicare *"la violenza psico-fisica e la molestia morale – subite da un lavoratore – di tale grave e reiterata intensità da ledere la sua salute, la sua professionalità e la sua dignità"*. Secondo l'Agenzia Europea per la Sicurezza e la Salute sul Lavoro (2002) *"il mobbing sul posto di lavoro consiste in un comportamento ripetuto, irragionevole, rivolto contro uno o più dipendenti, tale da creare un rischio per la salute e la sicurezza"*.

Il termine *"mobbing"*, che deriva dal verbo inglese *"to mob"*, nel significato di aggredire, accerchiare, assalire in massa, malmenare, è stato usato dall'etologo Konrad Zacharias Lorenz (1903-1989), proprio per descrivere il comportamento di alcuni animali che si alleano contro un membro del gruppo, lo attaccano, lo isolano, lo escludono dalle loro attività, lo massacrano fino a portarlo alla morte.

Lo studio del *"mobbing"* come disciplina propria della psicologia, in particolare di quella del lavoro, cominciò a diffondersi e a legittimarsi scientificamente negli anni novanta per merito di Heinz Leymann (1932-1999), psicologo tedesco emigrato in Svezia, ritenuto il *"padre"* indiscusso di questa linea di ricerca. L'anno del *"boom"* fu il 1996, quando l'*"European Association of Work and Organizational Psychology"* pubblicò un numero della sua rivista interamente dedicato al *"mobbing"*.

In quell'anno, la ricerca su tale processo morboso è iniziata ufficialmente anche in Italia, con l'uscita del primo libro in lingua italiana, firmato dal discepolo di H. Leymann, lo psicologo tedesco Harald Ege, considerato uno degli studiosi più autorevoli del campo nel nostro paese, ove, a Bologna, presiede *"Prima"*, l'Associazione Italiana contro il *"mobbing"* e lo stress psico-sociale.

Com'è facile intuire, questa breve disamina sul rischio di *"mobbing"* nell'ambiente lavorativo – compreso quello sanitario –, di cui in Italia sarebbero vittime sei lavoratori su cento, vuole rendere ragione solo della definizione e del significato di questa entità clinica.

In tale circostanza, non è il caso di entrare nel merito del *"lungo e drammatico elenco delle patologie psichiatriche che possono derivare da tale tipo di evento stressante e dei danni di natura patrimoniale, biologica, morale ed esistenziale che è in grado di produrre, ledendo la personalità di chi lo subisce e alterando la qualità della sua vita"*.

Ora, il mio unico scopo è raccontare, a grandi linee e a titolo di esempio, la storia di una persona equilibrata e sana, *"mobbizzata"* – paradossalmente – per la sua dedizione e passione nel lavoro, le sue buone capacità innovative e creative, e la sua voglia di gestire e organizzare al meglio le risorse umane, a lei affidate come Coordinatrice degli infermieri adibiti al Centro di emodialisi.

Di questa dolorosa e stupefacente vicenda umana sono stato solidale, affidabile e attivo testimone, vivendo e condividendo con la *"vittima sacrificale"* ogni atto della sua estenuante, intricata e travagliata trama. Per questo motivo, non sono stato preso minimamente alla sprovvista dalle lapidarie, ma tutt'altro che oscure parole, *"grave disturbo post-traumatico da stress maturato in ambiente lavorativo"* e dalla prognosi potenzialmente infausta della patologia *"mobbing"* correlata, etichettata con l'espressione *"acting out"*, derivata dalla teoria delle psicoterapie dinamiche (S. Freud, 1914).

Lo specialista aveva ritenuto opportuno utilizzare quest'ultimo concetto per porre l'accento sul fatto che la paziente, sottoposta a visita psichiatrica, rischiava di *"passare da pensieri assillanti e persistenti ad azioni impulsive, auto ed eteroaggressive"*. E, nello stesso tempo, intendeva giustificare la prescrizione, a titolo preventivo e di contenimento delle turbe psichiche rilevate, di una specifica terapia psico-farmacologica a base di ansiolitici, antidepressivi e ipnotici, giudicati indispensabili nella fase acuta della malattia.

In quel periodo, la mia solerte collaboratrice soffriva di questo processo morboso, esito drammatico di una serie di malversazioni inconcepibili quanto distruttive, commesse da un *"mobber"* ben identificato, coadiuvato da una nutrita squadra di *"co-mobber"*. Queste figure professionali si sono rese complici di un vero e proprio complotto, ordito ai danni di un'operatrice, la cui unica colpa era di essere fin troppo ligia al dovere e di credere, come me, nella possibilità di migliorare la qualità dell'assistenza erogata ai dializzati, applicando i canoni del *"management"* sanitario, dettati dai dispositivi legislativi vigenti e fatti propri dall'azienda.

Le prime avvisaglie di malcontento di alcuni infermieri incardinati nel Centro di emodialisi – o di *"disagi"* come loro stessi li hanno sempre chiamati – si sono manifestate proprio a proposito delle innovazioni introdotte dal Direttore generale dell'azienda. Prime fra tutte, l'assegnazione degli obiettivi di *"budget"*, volti a migliorare l'organizzazione e la gestione delle attività mediche e infermieristiche, con lo scopo di ottenere l'accreditamento e la certificazione delle strutture e delle prestazioni professionali, in nome del miglioramento continuo della qualità.

La goccia che ha fatto traboccare il vaso è stata la *"Proposta di provvedimento disciplinare esemplare nei riguardi del comportamento tenuto da un'infermiera professionale durante l'esercizio delle sue funzioni d'assistenza"*, firmata da me e dalla Caposala, e inviata sia al Direttore aziendale del servizio infermieristico, sia alla Dirigente ospedaliera dello stesso servizio.

Era il 17 agosto 2004, quando, alla fine della seduta emodialitica del mattino, un dializzato, per giunta cieco e affetto da gravi squilibri fisici e psichici, ha reclamato, gridando e sbraitando, l'intervento dei responsabili del servizio. Il suo comportamento, così plateale e irruento, era conseguente *"all'ostinata insistenza con cui un'infermiera voleva praticare sulla sua persona manovre di natura igienica, alternative rispetto a quelle impartite, mediante specifiche direttive elaborate e condivise con il paziente, in una precedente occasione, e conosciute da tutti gli operatori"*.

Chiamati in causa in maniera così sguaiata e urlata, io e la Caposala, smessi gli impegni del momento, siamo subito accorsi nel *"luogo incriminato"* e di fronte all'utente, visibilmente arrabbiato e irritato, abbiamo chiesto spiegazioni sull'accaduto all'operatrice coinvolta. Con aria candida e tono supponente, l'artefice dello scangeo, *"invece di giustificarsi, ha contestato quanto già predisposto, adducendo vaghe e opinabili motivazioni igieniche, e ci ha accusato di avere viziato il paziente"*.

Quella situazione così conflittuale e deleteria non poteva essere passata sotto silenzio, perché era anche preceduta dalle reiterate lamentele espresse dal malato nei giorni passati e dalle nostre conseguenti risposte sia verbali, sia scritte, dirette a soddisfare le sue legittime esigenze, già documentate nel registro della *"Gestione dei reclami"*. Pertanto, si decise di notificare agli organismi competenti la condotta dell'infermiera che, ai nostri occhi, aveva trasgredito palesemente le direttive dei suoi superiori, inasprendo e mortificando l'assistito.

L'azione di *"mobbing"*, preventivamente meditata, concordata e articolata dal corpo infermieristico, ha preso l'avvio il 15 settembre 2004. Il perfido disegno si è reso manifesto in occasione di una riunione, convocata inaspettatamente dalla Dirigente del servizio infermieristico ospedaliero su *"input"* del Direttore aziendale dello stesso servizio e dedicata esclusivamente agli infermieri e alla Caposala del Centro di emodialisi. Quest'ultima, che aveva previsto in anticipo quale sarebbe stato l'oggetto dell'incontro e il tenore della discussione, su mio suggerimento e con il benestare dei suoi superiori, ha opportunamente registrato per iscritto, i risultati del dibattito in un dettagliato *"Report"* – ormai, inevitabilmente, diventato documento *"storico"* – in cui si legge testualmente:

> (...). Dopo una breve pausa su chi per primo dovesse prendere la parola, un'infermiera ha voluto richiamare l'attenzione sull'episodio del *"rapporto"* fatto a una collega, la quale, chiamata in causa, visibilmente preoccupata, ha chiesto se tale provvedimento avrebbe avuto conseguenze disciplinari (...). Da questo momento in poi, per un tempo calcolabile in circa due ore, è stato continuamente denunciato da parte di alcuni operatori un malessere lavorativo, imputabile al clima teso che si è instaurato da qualche tempo nel servizio, a causa delle direttive impartite dal Primario e dalla Caposala, che starebbe dalla parte del dirigente medico e non dalla parte degli infermieri.
>
> Sono state mosse accuse pesanti da qualche infermiere, che si sentiva di continuo oppresso e perseguitato dalle dichiarazioni del Primario, del tipo *"sobillatore"*, *"ti faccio rapporto"*, *"questa è la porta per andare via dal reparto"*. Tutto questo è stato definito *"dinamica di mobbing"* che sarebbe da mettere in mano agli avvocati se non ci volessero i soldi (...). Inoltre, si è parlato di mancanza d'informazione, ed è stato criticato il *"briefing"* settimanale sia come strumento di comunicazione, considerato di tipo cattedratico, sia come metodo, perché sono annotate le presenze e le assenze come a scuola, e per l'obbligatorietà di partecipazione (...).

La riunione si è riscaldata ancora di più. Sono intervenuti altri infermieri per confermare che il clima che si respira è di terrore, perché alcuni sono ripresi, come se avessero commesso gravi reati, e ogni giorno che accedono al servizio hanno paura, come se ci fosse un fucile puntato su di loro alla ricerca del colpevole. Il Direttore infermieristico aziendale ha continuato a incoraggiare gli infermieri a parlare, e li ha rassicurati, sostenendo che nessun Direttore di unità operativa può fare note né di merito né di demerito, e tanto meno richiedere il trasferimento degli operatori dal servizio da lui gestito.

Poi, si è rivolto alla sottoscritta, invitandola con insistenza a prendere atto del clima vigente all'interno del servizio e ha suggerito agli infermieri di fare domanda di trasferimento in massa, così lui avrebbe pensato a far prendere alla Direzione strategica i provvedimenti che il caso richiede (...).

Al termine della riunione, il Direttore infermieristico aziendale, di fronte a tutti i presenti, ha detto alla sottoscritta che fra quindici giorni risentirà gli infermieri, e se il *"clima di terrore"* sarà rimasto tale e quale, li esorterà a fare domanda di trasferimento in massa con gli sviluppi già annunciati, e inoltre l'ha consigliata di rimettere in discussione la sua *"leadership"*.

In calce alla relazione, inviata a me personalmente e per conoscenza ai Dirigenti infermieristici, oltre a una nota, in cui mi si affida il compito di risolvere il contenzioso fra la Coordinatrice e i suoi collaboratori, si leggono le seguenti riflessioni della redattrice sull'incontro:

- Si è sorvolato sugli argomenti dell'ordine del giorno che era così concepito: *"Definizione delle risorse, condivisione degli "standard" professionali e delle specifiche attività infermieristiche"*;
- I Dirigenti infermieristici hanno avvallato in tutto e per tutto il malumore di alcuni infermieri che hanno screditato e delegittimato il ruolo tecnico della Caposala e del Direttore del servizio;
- La riunione è stata architettata con il proposito di dare una *"lezione"* al Direttore e alla Caposala del Centro di emodialisi, offuscandone la professionalità di fronte ai presenti e ai nuovi infermieri, ed evidenziando il carattere dittatoriale e di despota del Direttore, cosi giudicato da alcuni infermieri;
- Sono profondamente indignata e offesa per come si sono svolte le dinamiche, a dir poco indecorose, che hanno contraddistinto la riunione;
- I nostri *"panni sporchi"*, se così vogliamo chiamarli, andavano lavati prima e all'interno del nostro servizio con chiarimenti ed anche con qualche atto di umiltà da parte di tutti gli operatori.

Nei giorni successivi a quel confronto, che ho giudicato infido e orientato solo a intimidire la Caposala, essendo stato chiamato direttamente in causa, ho convocato due "*briefing*" sull'argomento, per cercare di riportare armonia fra gli infermieri. E, inoltre, mi sono impegnato per iscritto ad abbassare i toni e a garantire una maggiore autonomia all'intero "*staff*" infermieristico, senza, tuttavia, fare marcia indietro sul rimprovero mosso alla loro collega. A niente sono valse le mie iniziative, perché, come già da qualche tempo sospettavo e, a maggior ragione, dopo gli esiti della focosa e famigerata riunione – senza dubbio pretesa dagli infermieri – , ormai si era consolidata una sordida e pervicace complicità fra loro e la Dirigenza infermieristica ai danni della Coordinatrice, di cui volevano, a tutti i costi, la "*morte professionale*".

Infatti, il 24 novembre 2004, mi è stata inviata, per conoscenza, una missiva indirizzata alla Caposala e ai Dirigenti infermieristici, da parte degli infermieri del Centro dialisi, che, riuniti in assemblea, dichiaravano di essere:

> (...) unanimemente concordi, per alzata di mano, nell'affermare che da quando sono stati evidenziati i disagi, il clima in reparto si è fatto più teso, la Caposala non dimostra fiducia nei nostri confronti e, sopravvalutando il suo ruolo, condiziona qualsiasi iniziativa senza considerare esperienza e professionalità di alcuni operatori. (...). Da circa due mesi, si legge ancora, si è accentuata la sorveglianza da parte del Primario e della Caposala su particolari che riguardano l'ordine e l'aspetto igienico delle sale dialisi, in favore, a loro dire, della qualità, e ciò avviene, di solito, durante la fase di attacco dei pazienti con disagio per gli operatori (...).
>
> In questi ultimi tre mesi la Caposala e il Primario sono stati promotori di ben due proposte o richieste di provvedimento disciplinare nei confronti di due infermieri (...). Si è cercato di capire perché tanta voglia di punire chi sta difendendo il proprio comportamento. La risposta precisa non si è trovata, ma è chiaro che da qualche tempo è venuto meno l'elemento che amalgama, a tutti i livelli, gli operatori tra di loro (...).

A queste accuse così gratuite, generiche e prive di ogni fondamento di verità, la Caposala ed io – in mia, ma soprattutto in sua difesa – abbiamo risposto a tono e a ragion veduta, coinvolgendo oltre i Dirigenti del servizio infermieristico anche il Direttore generale e il Direttore sanitario sia ospedaliero, sia aziendale. Nelle nostre note abbiamo riportato dati di fatto ben documentati, vantando la nostra professionalità, la passione e l'entusiasmo con cui si era sempre lavorato, i meriti acquisiti per avere migliorato la qualità dell'assistenza, il raggiungimento ottimale degli obiettivi di "*budget*", gli elogi e gli attestati di fiducia e stima sia verbali, sia scritti ricevuti dagli utenti, dai loro familiari e dall'opinione pubblica in generale.

Con il passar del tempo mi rendevo sempre più conto che, ormai, si stava avviluppando attorno alla Caposala, sempre più fragile, indifesa e inascoltata, una spirale agghiacciante di aggressività e violenza, progressiva e inarrestabile, il cui culmine è stato raggiunto nei mesi successivi, come dimostrano gli avvenimenti impositivi, di cui lei è stata vittima, e da me registrati con cura nell'immediato, e ora, se pur in estrema sintesi, sono in grado di riportare:

- Allontanamento per ferie imposte d'ufficio da 14 febbraio al 6 marzo, poi trasformate in assenza per malattia dal 15 febbraio al 15 marzo 2005;
- Assenza per ferie concordate con la Dirigente del servizio infermieristico ospedaliero dal 16 marzo al 7 aprile 2005;
- Disposizione di ferie d'ufficio dall'8 aprile al 29 maggio del 2005 da parte della Dirigente ospedaliera del servizio infermieristico;
- Richiesta di provvedimenti disciplinari il 14 aprile 2005, formulata dalla Dirigente ospedaliera del servizio infermieristico nei riguardi della Caposala che si era presentata al lavoro fin dall'8 aprile 2005, contravvenendo alle disposizioni di servizio;
- Difesa della Caposala di fronte al Consiglio di disciplina (memoria difensiva e verbale) il 9 maggio 2005;
- Assenza per ferie volontarie concordate con me e firmate dalla Dirigente del servizio infermieristico ospedaliero dal 10 al 23 maggio 2005;
- Certificazione – redatta dalla Dirigente ospedaliera del servizio infermieristico il 26 maggio 2005, con decorrenza dall'1giugno 2005 – dell'assegnazione della Caposala ad altro incarico, di minor prestigio, denominato *"Coordinamento funzionale dei flussi informativi"*;
- Trasferimento d'ufficio dal Centro di emodialisi alle nuove funzioni solo dall'1 agosto 2005, perché, essendo la Caposala delegata CGIL nella RSU (Rappresentanza Sindacale Unitaria), era necessario il nulla osta – naturalmente concesso per puro opportunismo politico – del proprio sindacato per essere destinata ad altro incarico.

Ebbene, dopo circa un anno dall'addebito mosso a un'infermiera, la maggior parte dei suoi colleghi, guidati da un *"capobranco"* più anziano, ben individuato nello *"staff"* infermieristico e di cui più volte avevo sollecitato la destinazione ad altro servizio, è riuscita ad allontanare la Caposala dal Direttore del Servizio dialisi e dall'ambiente lavorativo di appartenenza.

Questi obiettivi, studiati a tavolino, sono stati raggiunti tramite il comportamento di personaggi arroganti che, per un verso o per un altro, in questa torbida e assurda vicenda hanno esercitato il loro potere in modo distorto, senza rendersi conto dei danni morali e psicologici che stavano arrecando a una professionista encomiabile sotto tutti i punti di vista nell'esercizio delle sue funzioni. Mi riferisco, in particolare, senza remora alcuna – anche perché sono in grado di dimostrare quanto sto affermando

– ai soggetti sotto elencati:

- Dirigente ospedaliera del servizio infermieristico, responsabile di avere esercitato la funzione diretta di *"mobber"* con accanita spietatezza e una successione ininterrotta e inaudita di malversazioni, che hanno minato gravemente la salute psico-fisica della Caposala;
- Direttore aziendale del servizio infermieristico, il cui ruolo di *"co-mobber"* si è reso platealmente evidente quando, surclassando malevolmente la Caposala, ha istigato gli infermieri a fare domanda di trasferimento in massa, poi regolarmente presentata;
- Direttore sanitario ospedaliero, che si è reso complice per avere soprasseduto ai richiami da noi proposti, riguardanti il comportamento scorretto, tenuto prima da uno e poi da un altro infermiere, senza chiedermi spiegazioni, e per non avermi mai interpellato sulla questione, nonostante le mie sollecitazioni;
- Direttore sanitario aziendale che, da me consultato più volte, amichevolmente, sull'increscioso evento, da una parte si è chiuso a riccio *"in maniera omertosa"* e dall'altra ha cercato bonariamente di intimidirmi, ipotizzando, a causa del mio sostegno e della solidarietà in favore della Caposala, ritorsioni nei miei confronti all'atto del rinnovo del mio contratto di lavoro in imminente scadenza;
- Direttore generale, che il 3 febbraio 2005, presenti i dirigenti citati, ha ricevuto la delegazione degli infermieri avversi alla Caposala, *"rassicurandoli su un suo intervento per risolvere i loro disagi (…) in modo da evitare stress e "mobbing" fra gli operatori (…) "*;
- Dirigente dell'Ufficio legale aziendale, solerte in ogni frangente a ergersi a paladino solo delle ragioni degli accusatori della Caposala, le cui rimostranze erano completamente inesaudite;
- Dirigenti locali e regionali della CGIL che, da sempre in combutta con i Dirigenti del servizio infermieristico, hanno mollato la Caposala e si sono schierati dalla parte degli infermieri per mero calcolo politico, fondato sulla minaccia degli aderenti a non rinnovare la tessera d'iscrizione e sulla promessa dei non allineati di iscriversi o no a quel sindacato, a seconda della posizione che questo avrebbe assunto in quella circostanza;
- Sindaco, al quale in un momento di rabbia, preoccupato per la salute della Caposala, ho telefonato per invitarlo a interessarsi dell'ingiustizia che si stava perpetrando e chiedere il suo autorevole intervento, negato aprioristicamente perché il fatto non era di sua competenza;
- Assessore regionale alla salute che, coinvolto nell'episodio da sindacalisti e dirigenti della sua stessa area politica, ha pensato che, indipendentemente dalla ragione e dai torti, era più conveniente stare dalla parte degli infermieri, giudicati *"più redditizi in termini numerici sotto il profilo del consenso elettorale di ritorno"*.

Il *"colpo mortale"* è stato inferto alla Caposala con la missiva del 16 aprile 2005 *"Motivi che hanno creato e creano disagio agli operatori del Centro di emodialisi"*, scritta da dodici infermieri istigati dai loro accoliti e indirizzata al Direttore sanitario ospedaliero e alla Dirigente ospedaliera del servizio infermieristico. Di questo documento abbiamo preso visione solo qualche mese dopo la sua redazione, quando la Caposala, avendo deciso di difendersi per vie legali, su suggerimento del suo avvocato ha cercato di rintracciare tutte le prove scritte delle numerose angherie da lei subite durante l'arco di un intero anno.

A seguito dell'incontro avuto con le SS.LL. in data 3 febbraio 2005 sulle problematiche organizzative dell'emodialisi, così recita la presentazione di questa lettera inviata per conoscenza anche al Direttore generale, al Direttore sanitario aziendale e al Direttore aziendale del servizio infermieristico, s'informa che dopo un periodo di assenza della Coordinatrice per ferie, durante il quale il clima ambientale si è nettamente rasserenato, al rientro della stessa si sono riproposte e riacutizzate le problematiche relazionali. A tal fine, i sottoscritti hanno inviato ai Responsabili del presidio ospedaliero una relazione dettagliata sui fatti che alleghiamo alla presente, nella quale si chiede formalmente un autorevole intervento, poichè ogni tentativo di soluzione informale non ha prodotto rimedi accettabili.

Il rapporto scritto dagli infermieri, costruito ad arte – sicuramente su ordinazione e sotto dettatura dei loro superiori – e preceduto, due giorni prima, dall'attivazione del procedimento disciplinare nei confronti della Caposala, è stato stilato come ultima arma per confermare lo *"stato d'incompatibilità ambientale"* che avrebbe permesso a chi di spettanza di allontanare definitivamente la loro referente dal posto di lavoro e di conseguenza dal Direttore del Centro dialisi.

A tale proposito, probatorie sono alcune dicerie che allora trapelavano da *"dietro le quinte"* e si diffondevano con inusitata velocità per le vie dei corridoi ospedalieri sotto forma di voci disdicevoli e maliziose, appena sussurrate agli orecchi avidi dei vari operatori, la cui curiosità morbosa cresceva di giorno in giorno. Di queste, ancora ricordo le più insulse e biasimevoli:

- La Caposala deve stare dalla parte degli infermieri e litigare con il Direttore;
- Gli infermieri sono autonomi, il Direttore deve fare solo il clinico e non interessarsi dei comportamenti degli infermieri;
- Se la Caposala e il Direttore vanno d'accordo, vuol dire che c'è qualcosa che non va;

- Tutti sanno chi è il Direttore della dialisi: due pazzoidi non possono lavorare insieme nello stesso servizio.

Le critiche denunciate dai relatori – condite da una caterva incredibile di derisioni, diffamazioni e maldicenze infondate, riversate con rabbiosa ostilità addosso *"al Primario e alla Caposala diventati "manager" in età vicino alla pensione"* (sic!) – riguardavano soprattutto le innovazioni apportate nel corso degli anni, su sollecitazione dalla Direzione strategica dell'azienda sanitaria, e di seguito segnalate in breve:

- Esplicitazione di regole comportamentali codificate, orientate a preservare la buona immagine del servizio;
- Stesura dell'organigramma funzionale organizzativo-gestionale e sanitario-assistenziale per disciplinare le attività nefrologiche e dialitiche;
- Definizione dei compiti e delle responsabilità di ogni singolo operatore in rapporto alla specifica funzione assegnata;
- Istituzione del *"briefing"* settimanale come strumento d'informazione, aggiornamento e addestramento;
- Promozione del *"premio qualità"*, simbolico e non pecuniario, destinato agli infermieri più meritevoli, per favorire una sana e fruttuosa competizione;
- Incremento della comunicazione scritta con l'utilizzo di bacheche sistemate nelle sale dialisi, depositarie d'istruzioni operative, *"depliant"* di convegni, circolari informative e così via;
- Controllo accurato dell'igiene nelle sale dialisi, cercando di escludere potenziali fattori di rischio per l'insorgenza delle infezioni ospedaliere, introdotti dall'esterno.

Nella requisitoria infermieristica, ampio spazio è stato dedicato all'episodio – descritto in dettaglio ma alterato nella sostanza – che stava più a cuore agli operatori, cioè alla sanzione disciplinare da me richiesta, condivisa e controfirmata dalla Caposala, contro la collega, che doveva essere difesa a tutti i costi per mero spirito di appartenenza. Come già detto, l'operatrice si era resa palesemente colpevole di avere trasgredito con ostinata e arrogante consapevolezza le consegne impartite riguardanti le manovre igieniche da compiere sulle parti intime di un dializzato. Il paziente, minato in maniera grave nel corpo e nella mente, aveva reagito in modo clamoroso, sentendosi preso in giro e colpito nella sua dignità umana.

Lei doveva essere sostenuta ad ogni costo, senza tenere conto del suo spregevole comportamento, e la Caposala punita fino alle estreme conseguenze, perché considerata complice, in questa e in altre scelte sanitarie, del Direttore del Servizio dialisi. A tale dirigente, appartenente a un'altra categoria professionale, cioè a quella dei medici, non competerebbe – almeno secondo le vedute della dirigenza locale – la gestione delle risorse umane infermieristiche.

Per compiere la feroce e assurda vendetta da consumare contro la loro legittima Coordinatrice, gli infermieri erano costretti a essere strettamente solidali l'un l'altro e avere il sostegno incondizionato – regolarmente concesso – dei vertici ospedalieri e aziendali, che dovevano salvaguardare la salute fisica e mentale dei dipendenti. A tale riguardo, il contenuto della lettera che, di fatto, ha determinato il trasferimento d'ufficio della Caposala è molto esplicito sia nell'esordio, sia nelle conclusioni, in cui gli artefici dell'obbrobriosa stesura si presentano come vittime innocenti e malferme da sempre soggiogate da diabolici persecutori.

> Con la presente, si legge appena dopo l'oggetto, gli operatori del Centro di emodialisi di Città di Castello intendono esprimere in via definitiva il particolare disagio in cui si trovano a operare, enumerando, se mai ve ne fosse la necessità, i motivi che li hanno condotti al presente stato di malessere fisico e psichico in conseguenza dei reiterati maltrattamenti subiti sul luogo di lavoro. Già qualche anno fa precisamente nel febbraio 1996 il Responsabile del Centro dialisi emanava due ordini di servizio:

> - Nel primo si sentiva in dovere di dettare agli operatori del Centro di emodialisi dodici norme che dovevano regolare la nostra vita dentro e fuori dall'ospedale per fare in modo di dare una buona immagine del servizio;
> - Nel secondo, suddiviso in sei punti, tracciava i compiti di ognuno, chiedendo una maggiore collaborazione per migliorare il servizio.

Dopo l'enumerazione di una serie d'iniziative già rilevate, intraprese nell'arco di circa dieci anni e descritte con una congerie strumentale di sproloqui e falsità, gli infermieri così terminano con le loro lamentele:

> (...) A questo punto confidiamo in una sollecita soluzione, consapevoli di non poter resistere a lungo in un ambiente del genere, perché ne andrebbe della nostra salute fisica e mentale che sapremo comunque tutelare con una richiesta di trasferimento collettiva come da allegati, ma nel frattempo resta il rischio che le nostre ansie e insicurezze, createci dal clima descritto, possano influenzare il nostro lavoro sui pazienti. Non tutti gli infermieri firmatari hanno vissuto per intero ciò che qui è descritto, ma anche gli ultimi arrivati si sono trovati a operare in un ambiente totalmente diverso da com'è conosciuto all'esterno (...). Alla presente alleghiamo la nostra richiesta di trasferimento ad altra unità operativa (...).

Trasferita d'ufficio in Direzione sanitaria con l'incarico di controllare i flussi informativi, la Caposala, già seriamente stressata e depressa per le prolungate mortificazioni perpetrate nei suoi confronti dall'orda imbarbarita dei suoi collaboratori, supportati dal beneplacito dei loro superiori, in breve tempo si è aggravata per l'insorgenza del cosiddetto *"Omicidio d'identità"* – che sembra tipico dei mobizzati – le cui costanti patologiche sono rappresentate da:

- Autocolpevolizzazione iniziale;
- Solitudine con cui è vissuta la situazione;
- Svalutazione personale.

L'esperta Giada Nicolini (2007) descrive con appropriatezza terminologica questa sindrome psichiatrica, propria di chi subisce il terrorismo psicologico:

> (...) la vittima si chiede in che cosa, quando e dove ha sbagliato nell'attività professionale o nei rapporti con i colleghi (...), comincia a sentirsi in colpa, perché non riesce a essere migliore e quindi inattaccabile. Un altro sentimento che affiora subito è la solitudine: la vittima comunemente pensa di essere l'unica al mondo a subire questo tipo di aggressione (...). Infine, si arriva a una specie di depersonalizzazione, cioè una fase in cui la persona non riconosce più se stessa. Emerge un sentimento d'inadeguatezza per il proprio ruolo lavorativo, una perdita dell'autostima, del valore della propria persona e della propria immagine sociale (...).

La mia solerte collaboratrice ha sofferto di questi disturbi così gravi, pervasivi e invalidanti – e ancora in parte ne soffre – ma ha resistito, perché ha potuto contare sulla mia convinta solidarietà e concreta alleanza, si è armata di coraggio e pazienza, ha denunciato il *"mobbing"* ed è ricorsa alle vie legali per reinserirsi nel suo originario posto lavorativo, occupato fin dalla nascita dell'attività dialitica nel nostro ospedale.

Dopo più di cinque anni dall'inizio di questa inverosimile e inquietante storia di *"mobbing"*, ancora la Caposala non ha avuto giustizia, la sua sorte è affidata ai giudici della sezione lavoro del Tribunale di Perugia, dove il giorno 1 febbraio 2006 il suo avvocato ha presentato la memoria difensiva che ha avuto successo in primo appello appena qualche mese fa, ma per volontà dell'azienda è in attesa della decisione del secondo grado di giudizio.

> (...) Intendiamoci, scrive l'insigne giureconsulto nella controversia, la Sig.ra... è stata oggetto di una vera e propria congiura, partita da qualche infermiere presuntuoso che prima – e come in un agone politico – è riuscito a trascinare *"dalla sua parte"* qualche altro collega e poi ha spiccato il salto verso gli organi superiori dell'azienda, circondando a tenaglia la Caposala. E l'aspetto più intollerabile della vicenda è che alla Sig.ra... e al Primario Dott.... si è potuto imputare solo di essere troppo precisi, troppo attenti, troppo ligi ai loro doveri, di stare cioè dalla parte dei pazienti e del servizio (...).

E poi, riferendosi alla Dirigente ospedaliera del servizio infermieristico e al Direttore aziendale dello stesso servizio prosegue:

(...) Se ora si va a vedere in che cosa consiste il *"parto"* di questi due personaggi si scopre che ciò che essi hanno ideato è di adibire la Sig.ra... a un'attività di mera rilevazione dei flussi informativi ospedalieri, cioè di acquisire dagli altri enti aziendali i dati numerici delle prestazioni svolte (...). (...). Per cui, l'unica, sola, semplice e ineludibile realtà è che dall'1 agosto 2005 la Sig.ra... è stata relegata a una mansione puramente esecutiva di raccolta ed elaborazione di dati, che lei svolge da sola, senza essere preposta a nulla e a nessuno, se non alla propria amarezza (...). (...) Lei è stata emarginata anche fisicamente dal resto dell'Unità operativa di Nefrologia, è stata relegata in una stanza senza strutture, è sistematicamente esclusa dalle riunioni che riguardano le Caposala. È cioè trattata come un'appestata, cui si fa pesare la caduta professionale subita.

Infine, l'autorevole esperto di diritto – soprattutto in problematiche di natura sanitaria – con ironia e determinazione, scrive:

Il quadro di cui sopra non sarebbe completo, se non si facesse un cenno all'ultima gemma dei *"congiurati"* (...). (...) Nel merito, la *"minaccia"* (richiesta di trasferimento in massa ad altro servizio) dei dipendenti arroganti non è nulla più che una tigre di carta: se ne andassero pure, se vogliono, non solo da quell'unità operativa, ma dall'intera azienda. Essi non possono pretendere di avere la Caposala o il Primario che piace a loro (poiché basta leggere i loro scritti per rilevare che anche il Primario non riscuote i loro favori).

Quando e se avessero avuto rimostranze concrete da presentare, potevano usufruire di tutti i mezzi dell'ordinamento, compresa la possibilità di denunce dirette a carico della Sig.ra... o del Dr... Ma è troppo comodo, e comunque inammissibile, il metodo di tramare alle spalle e di cercare complicità in altra sede per *"far fuori"* una persona come la Sig. ra... rea solo di impegnarsi troppo sul lavoro.

L'azienda ospedaliera non avrebbe mai dovuto dare una sponda a queste manovre, o almeno non finché non ci fosse stato qualcosa di specifico e di concreto. Che il comportamento della Sig.ra... sia stato sempre corretto, è dimostrato dalla posizione assunta da chi era meglio in grado di valutarla, e precisamente **il Primario e i pazienti.**

Il primo ha profuso ogni energia per far sapere a tutti che considerava **del tutto ingiusto** quanto disposto nei confronti della Sig.ra... e ha scritto tutta una serie di lettere, fra cui quella del 17 agosto 2005, che per la sua organicità, merita di essere richiamata integralmente.

Ed io, in questo mio *"Report"* faccio altrettanto, perché *"tutta quest'al-*

lucinante e violenta pantomima, partorita da alcuni infermieri contro la loro Caposala (e il Primario), allattata dai Dirigenti del servizio infermieristico, e tenuta a battesimo da Dirigenti sanitari e amministrativi, sindacalisti e politici" – come la definisce l'avvocato difensore della Caposala – *"al cuore ancora mi offende"* e irrefrenabile è il desiderio di renderla di dominio pubblico.

Il Documento (prot. n. 13715/18 agosto 2005) *"Sulla lettera degli infermieri del 16 aprile 2005 e sul trasferimento ad altro incarico della caposala Sig.ra... disposto d'ufficio l'1 agosto 2005 – Richiesta di revoca immediata del provvedimento"*, l'ho inviato al Direttore generale dell'azienda e al Dirigente dell'ufficio legale ed è così concepito:

- Solo in questi giorni ho preso visione della lettera sottoscritta il 16 aprile 2005 da dodici infermieri del Centro di emodialisi, che *"in via definitiva esprimono i motivi che li hanno condotti al presente stato di malessere fisico e psichico in conseguenza dei reiterati maltrattamenti subiti sul luogo di lavoro"*.

- Con tale missiva – inviata direttamente al Direttore sanitario ospedaliero e alla Dirigente ospedaliera del servizio infermieristico (prot. n. 6404/18 aprile 2005) e, tramite una nota di accompagnamento al Direttore generale, al Direttore sanitario aziendale e al Direttore aziendale del servizio infermieristico (prot. n. 6406/18 aprile 2005) *"si chiede formalmente a questi ultimi* – dopo l'incontro del 3 febbraio u.s. avvenuto con gli stessi su richiesta degli infermieri – *un intervento autorevole"*. Come ormai molti sanno all'interno e all'esterno dell'Ospedale, questa risoluzione si è resa concreta, previo nullaosta concesso dalla Segreteria provinciale della CGIL, con il trasferimento punitivo e definitivo della Caposala Sig.ra... dal Centro dialisi ai cosiddetti *"flussi informativi"*.

- Non è mia intenzione, in questa sede, disaminare in dettaglio il contenuto del documento che si qualifica da un lato per la ridondanza di falsità, offese, derisioni, veramente gravi e lesive dell'onorabilità e del decoro professionale non solo della Caposala, ma anche del sottoscritto, dall'altro per mettere in risalto, costi quello che costi, un clima d'inaudito terrore (*"un ambiente totalmente diverso da com'è conosciuto all'esterno"*) sul luogo di lavoro, che, nella prassi quotidiana, si sarebbe tradotto in *"maltrattamenti, demansionamenti, ingiurie"* (sic!), perpetrati dai superiori nei confronti dei subordinati e che sarebbero stati causa di stress e addirittura di *"mobbing"* come ventilato da alcuni.

- Tuttavia, non posso esimermi dal manifestare, in estrema sintesi, alcune considerazioni e valutazioni sull'intera vicenda e, in particolare, sulla lettera, di cui in oggetto, essendo Dirigente gestore delle risorse umane dell'Unità operativa di Nefrologia e presunto co-artefice del *"particolare disagio in cui si trovano a operare i dodici infermieri firmatari"*.

Proprio perché tale missiva è stata decisiva ai fini della modificazione della posizione lavorativa della Caposala, la quale, con il trasferimento d'ufficio, dall'1 agosto 2005 si trova a esercitare forzatamente un'attività denominata *"flussi informativi"*, rispetto al ruolo di Coordinatrice infermieristica, certamente di maggiore complessità, responsabilità e prestigio, svolta per circa trent'anni nel Centro di emodialisi.

- La successione degli eventi, registrata per iscritto e vissuta nella realtà quotidiana, porta a stabilire che il contenuto della lettera firmata dagli infermieri sia conforme al volere dei Responsabili del servizio infermieristico, già esplicitato dalla Sig.ra… nel verbale della riunione del 15 settembre 2004, la cui stesura, peraltro, è stata autorizzata dai suoi superiori e mai contestata da alcuno. Mi riferisco alla frase: *"Questa riunione è stata architettata con il proposito di dare una "lezione" ai responsabili dell'organizzazione, quali il Direttore e la Caposala del Centro di emodialisi, offuscandone la professionalità agli occhi dei presenti e dei nuovi infermieri"*. E, visti gli sviluppi, aggiungo, anche agli occhi della Direzione strategica, della CGIL, delle Istituzioni locali, e, in ultima analisi, degli operatori sanitari e amministrativi dell'Ospedale e della Comunità locale.

- Con tutta probabilità la lettera è stata redatta da un solo infermiere, che si è posto sempre come *"alter ego"* della Caposala e del Primario del Servizio dialisi rispetto ai colleghi, dimostrandosi, in numerose circostanze, contrario e per nulla propositivo rispetto a ogni innovazione organizzativa, e offensivo nei riguardi dei superiori. Proprio per questi motivi e per altri ancora, ne ho più volte chiesto, stante la possibilità di usufruire della mobilità, la destinazione ad altro servizio, ma senza successo.

- Sono certo che la maggior parte degli infermieri ha firmato la lettera non per convinzione, ma per spirito di corpo, come ha avuto modo di appurare personalmente la Caposala, attraverso colloqui avuti con alcuni colleghi, sollecitati dal Direttore aziendale del servizio infermieristico a schierarsi, al fine di sanare la situazione definita di *"particolare disagio"* all'interno del servizio.

- Visti gli insuccessi delle iniziative precedenti, la lettera è stata usata come strumento decisivo per allontanare dal servizio la Caposala, che non ha mai né offeso né maltrattato né stressato i dodici infermieri firmatari, ma ha avuto solo il torto di:

✓ Sottoscrivere insieme con il Direttore la richiesta, ampiamente giustificata dai gravi fatti accaduti, nei confronti di un'infermiera di un provvedimento disciplinare che, fra l'altro, non ha avuto seguito e di cui mi è stata negata la documentazione istruttoria;

✓ Condividere con il Direttore lo sviluppo del governo clinico e del miglioramento continuo della qualità, con l'obiettivo di acquisire l'accreditamento e la certificazione del servizio, previsti dai progetti aziendali e dal Piano sanitario nazionale, regionale e locale;

✓ *"Non stare dalla parte degli infermieri", "non litigare con il Direttore"*, che dovrebbe *"fare solo il clinico"* e con cui la Caposala *"non dovrebbe andare d'accordo per non ingenerare sospetti"*, di quale natura non è dato sapere;

✓ Riscuotere le invidie e le gelosie (che non hanno niente a che vedere con la *"incompatibilità ambientale"* denunciata per ottenere il nullaosta dalla Segreteria provinciale della CGIL) di due-tre infermieri più anziani del gruppo, più resistenti al cambiamento, per la sua capacità di stare al passo con i tempi e di coinvolgere, per adesione spontanea, senz'altro non coercitiva, gli infermieri più disponibili a collaborare per realizzare l'obiettivo suddetto (come dimostrano i numerosi documenti sanitari prodotti) grazie anche al contributo di questi ultimi e sempre regolarmente presentati agli uffici di competenza;

✓ Generare, probabilmente, in molti operatori sensazioni ingiustificate di malessere e d'inadeguatezza professionale, per la sua intraprendenza e lo zelo profuso nel proprio lavoro, per il livello di autonomia raggiunto nell'organizzazione e gestione del Centro di emodialisi, forse, più elevato rispetto ad altri servizi, almeno per quanto riguarda le innovazioni introdotte nella sanità con l'Aziendalizzazione degli ospedali e delle unità sanitarie locali.

• Certamente, tuttavia, le inadempienze che considero più clamorose e, sotto certi aspetti, più oscure e, quindi, più inquietanti e che pongo sotto forma d'interrogativi, sono le seguenti.

PERCHÈ

✓ I Responsabili del servizio infermieristico e le altre figure dirigenziali non hanno permesso alla Caposala di difendersi dagli addebiti che le hanno contestato gli infermieri firmatari della lettera;

✓ Esercitando il ruolo di Dirigente gestore delle risorse umane del Centro di emodialisi, non sono mai stato coinvolto direttamente, sia quando gli infermieri hanno manifestato i primi disagi ai Responsabili del servizio infermieristico, sia in seguito, quando i disagi sono stati manifestati ai dirigenti più alti in carica nell'incontro del 3 febbraio 2005;

✓ La lettera non è stata posta al vaglio della verifica, che sarebbe dovuta essere eseguita, chiedendo giustificazioni sia agli infermieri firmatari, uno a uno, sia alla Caposala, sia al Direttore del Centro di emodialisi, con il fine di valutarne la veridicità del contenuto, magari con un confronto diretto;

- ✓ La lettera, depositata il 18 aprile 2005 è stata consegnata alla Caposala solo il 4 agosto 2005 e, quindi, dopo la sua assegnazione d'ufficio ai *"flussi informativi"*;
- ✓ Una lettera di tal fatta, palesemente offensiva sia della mia persona, sia della mia professionalità, è stata inviata alla Segreteria provinciale della CGIL, rendendola quindi pubblica, quando l'unico fine della sua presentazione era di ottenere il nullaosta per trasferire d'ufficio la Caposala;
- ✓ L'intera vicenda è stata sostanzialmente trattata alla stregua di un ordinario fatto politico-sindacale, per giunta in maniera unilaterale, e non sono stati, invece, attivati gli organismi aziendali preposti alla valutazione del personale;
- ✓ I destinatari della lettera del 16 aprile 2005 si sono mostrati acquiescenti di fronte alla *"richiesta di trasferimento collettivo"* dei dodici infermieri firmatari, un atto che comunemente è considerato indisciplinato.

- In conclusione, per tutto quanto esposto, ritenendo del tutto ingiustificato il provvedimento di trasferimento d'ufficio della Sig.ra..., perché fondato su argomentazioni assolutamente non vere, ne chiedo formalmente l'immediata revoca con il suo conseguente reintegro nel Centro di emodialisi, nel ruolo originario di Coordinatrice infermieristica. Ritengo, infatti, che, se non sarà posto rimedio quanto prima a quest'assurda e deprecabile vicenda, causata da una quanto mai discutibile gestione delle risorse umane, favorita e sostenuta, fin dalla riunione del 15 settembre 2004, dai Responsabili del servizio infermieristico, le conseguenze dannose certamente già tangibili, potrebbero ancor più aggravarsi sino a creare situazioni difficilmente sanabili.

Sono orgoglioso di avere mantenuto fede alla mia coerenza fino in fondo, prendendo le difese di un'operatrice innocente e lottando contro un sistema di potere insolente e senza scrupoli, che per sopravvivere e perpetuarsi si avvale di adulatori, di cui premia le indecenti inettitudini, e perseguita le persone libere, di cui castiga gli encomiabili meriti.

Mi auguro con tutto il cuore che il supporto umano e morale, con cui, spontaneamente e senza alcun tornaconto, ho cercato, in ogni modo e in ogni sede, di sostenere la Caposala del Centro dialisi nei momenti più difficili della sua vita professionale, contribuisca a far riconoscere al Collegio giudicante le sue ragioni in via definitiva e, di conseguenza, a ridare lustro alla sua immagine, contaminata da ingiuste accuse e provvedimenti.

EPILOGO

"Chi è maestro nell'arte di vivere distingue poco fra il suo lavoro e il suo tempo libero, fra la sua mente e il suo corpo, la sua educazione e la sua ricreazione, il suo amore e la sua religione. Con difficoltà sa cos'è cosa. Persegue semplicemente la sua visione dell'eccellenza in qualunque cosa egli faccia, lasciando agli altri decidere se sta lavorando o giocando. Lui, pensa sempre di fare entrambe le cose insieme".

Pensiero zen

EPILOGO

Meditando sul taglio stilistico da riservare alla conclusione della *"storia esperienziale e documentale"* del lungo arco di vita descritto, non so per quale motivo e attraverso quali meccanismi cognitivi, la mia mente, senza alcuno sforzo di concentrazione, ha richiamato alla coscienza il ricordo di *"ozio creativo"*. Un ossimoro che ho assimilato nel mio vocabolario qualche anno fa ed è rimasto come scolpito nell'inconscio, forse, per la particolare coloritura e risonanza emotiva, e l'apparente incongruenza linguistica.

Per associazione d'idee, il potere della memoria a lungo termine, avvalendosi di tale rappresentazione mentale, da cui è scaturito un rapido susseguirsi di *"flashback"*, l'un l'altro correlati, mi ha permesso di rievocare Domenico De Masi. Un autore di cui in passato ho letto con particolare trasporto un libro sulla creatività e che di recente ho ascoltato con altrettanta attenzione in un dibattito televisivo sulla felicità.

Infervorato da un'insolita tensione febbrile, sono salito rapidamente in mansarda e senza alcuna esitazione mi sono diretto verso lo scaffale della biblioteca, dove ero sicuro di recuperare l'opera che cercavo. La mia memoria visiva non mi ha tradito, perché, per scorgerla fra gli altri libri accatastati alla meglio, ho impiegato solo pochi minuti. E, sfogliandola all'istante con foga, mi sono imbattuto nel brano che cercavo. Così nel saggio, intitolato *"La fantasia e la concretezza"* (2003), ho avuto modo di rinverdire, rispetto a qualche anno prima, quanto l'illustre sociologo ha scritto a proposito delle frasi di mio interesse.

> La creatività è la risorsa più feconda con cui l'uomo, da sempre, cerca di sconfiggere i suoi nemici atavici: la fame, la fatica, l'ignoranza, la paura, la bruttezza, la solitudine, il dolore (...). E a proposito dell'ozio creativo sostiene che per la società greca, l'essenza della vita era il gioco, l'eros, la spontaneità; per la società industriale, l'essenza della vita è il lavoro, l'impegno, la serietà; spero proprio che, per la società postindustriale, l'essenza della vita possa essere l'ozio creativo: sintesi di lavoro, studio e gioco (...). Inoltre, afferma che (...) la pienezza della nostra esistenza è raggiunta solo nei momenti in cui il lavoro, lo studio e il gioco finiscono per coincidere, cumularsi, esaltarsi a vicenda, ibridarsi. Quando, cioè, nel medesimo tempo, noi lavoriamo, producendo ricchezza, studiamo, accumulando sapere e

apprendimento, giochiamo, generando gioia di vivere, godimento e allegria. È allora che, finalmente, possiamo assaporare ciò che mi piace chiamare ozio creativo (…).

Speranze emozionanti e, solo all'apparenza, utopistiche, perché durante il corso del *"curriculum vitae"*, così come ho cercato di raccontarlo, molto spesso ho avuto la fortuna di fondere in un tutt'uno virtuoso i ricorrenti successi professionali, la crescita continua delle conoscenze e i benefici ristoratori del tempo libero. Questo stretto e felice connubio simbiotico mi ha procurato sentimenti d'intensa sublimazione psichica e spirituale, e una sorta di pacificazione mentale che mi ha permesso di sciogliere le briglie della fantasia, ideare nuove intuizioni, prospettare più ambiziosi propositi, visualizzare traguardi ancora più grandiosi e appetibili.

E ogni volta che, dopo avere subìto l'aggressione di pensieri ed emozioni ostili, assistendo inerte e stordito al calo preoccupante della passione e dell'entusiasmo per tutto ciò che prima riempiva la mia vita, sono riuscito a risalire la china. Partendo da un gradino sempre più alto rispetto al precedente, in ogni circostanza sono riuscito a indirizzare i miei obiettivi verso orizzonti ancora più ricchi di desideri da soddisfare, se confrontati a quelli già raggiunti. Nonostante gli alti e i bassi dell'esistenza, presentatisi nello scorcio temporale illustrato, credo di non peccare di presunzione, quando mi vanto di avere vissuto da protagonista come medico e volontario. A queste due attività, che si sono rivelate complementari nella ricerca del senso del mio impegno civico, devo la maggior parte della crescita, dello sviluppo e della maturazione della mia personalità, di cui vado fiero.

Sono stato talmente coinvolto nel mettermi a totale e completa disposizione del prossimo sofferente, incontrato dentro e fuori le mura dell'Ospedale, da considerarmi un impenitente *"drogato di lavoro"*, tanto da preoccuparmi oltre misura per l'avvicinarsi della pensione. Immaginavo questo delicato passaggio come una sorta di tramonto, un ozio inteso nel suo significato abituale d'inoperosità, un terreno propizio all'insorgenza di *"sintomi da astinenza"*, provocati da una forzata inerzia per la perdita d'identità, ruolo e punti di riferimento.

Invece, ho cominciato a rimuginare sui nuovi interessi da coltivare e ambiti di esperienze da esplorare fin dall'1 febbraio 2007, data delle mie dimissioni spontanee dopo trentasei anni di servizio ospedaliero più altri sei di riscatto universitario. Ho escluso a priori di continuare a lavorare come medico, in regime di libera professione, non rinunciando tuttavia ad accogliere le eventuali richieste di quei pazienti che avevo assistito nell'Ambulatorio nefrologico dell'ospedale.

Avevo solo l'imbarazzo della scelta, perché, fin dall'età della ragione, mi sono sentito attratto dalle scienze umanistiche, in particolare la psicologia e la filosofia, e, se pur marginalmente, per il poco tempo a disposizione a causa dei vincoli lavorativi, coltivavo questo genere di saggistica, cui dedicavo qualche ora di lettura durante la settimana. Nello stesso tempo, tenermi aggiornato con le notizie di quotidiani e riviste, ascoltare della buona musica leggera e classica, frequentare spettacoli teatrali brillanti, comici e tragici, partecipare a conferenze e dibattiti di qualsiasi natura, visitare mostre di pittura, passeggiare, uscire a cena e fare quattro salti in discoteca con gli amici, erano diversivi, cui ambivo volentieri e che solo occasionalmente potevo soddisfare.

Grazie alla mia innata curiosità e alla voglia di apprendere sempre di più, con la pensione mi si è schiuso uno scenario ricco di opportunità incredibili e infinite. E una nuova stagione di *"ozio creativo"* è fiorita, da me considerata più florida e intrigante, rispetto al passato. Ora, posso programmare la giornata come voglio, senza obblighi da rispettare e in piena libertà: il mio lavoro è scrivere libri, lo studio è leggerli e meditarli, il tempo libero è dedicato al volontariato, all'attività fisica, al ritrovarsi con gli altri.

In realtà, oggi, più che mai, non mi è possibile distinguere fra lavoro, studio e gioco, tre attività che cerco d'integrare in perfetta armonia fra loro per dare significato a ogni mio comportamento. Tre modi di essere, corrispettivi d'intrattenimento, apprendimento e animazione, e, in ultima analisi, di gioia di vivere, a difesa della salute e a custodia della vecchiaia che avanza, purtroppo inevitabilmente, ma anche giustamente, *"perché, in fondo, tutte le cose che nascono devono morire"*. A questo proposito, mi sono di ammonimento e di stimolo le parole scritte dall'insigne neurobiologo e genetista Edmondo Boncinelli nel saggio *"Le tre età della mente"* (2010):

> Quando qualcuno mi chiede un consiglio rapido su come invecchiare bene, io rispondo sempre tre cose: mangiare di tutto, pongo l'accento su tutto, con moderazione; fare sport, senza esagerare; adoperare il cervello senza paura di esagerare (...).
>
> Se però il consiglio migliore per una buona vecchiaia è di adoperare il cervello, anche quest'organo non si può adoperare *"a freddo"*. Non si può decidere di tenerlo attivo come si stabilisce di iscriversi a una palestra. Ci deve essere un interesse, una motivazione, una passione (...), (...) che mettano in moto i sentimenti.

Mi rende fiducioso e ottimista anche la saggezza, che traspira dalle riflessioni filosofiche, ampiamente condivisibili – un esempio da seguire – del grande scienziato Albert Einstein (1879-1955), insignito del premio Nobel per la fisica (1921):

> Gli ideali che hanno illuminato il mio cammino, e che via via mi hanno dato coraggio per affrontare la vita con gioia, sono stati la verità, la bontà

e la bellezza (…). (…) Gli oggetti comuni degli sforzi umani – proprietà, successo pubblico, lusso – mi sono sempre sembrati spregevoli.

Oggi, che le speranze di vita, rispetto al passato, sono notevolmente aumentate, *"saper invecchiare"* è diventato un imperativo categorico, cui non è lecito né conveniente trasgredire. La condotta dell'*"ozio creativo"*, ispirato e animato da interessi, motivazioni, passioni e ideali, rappresenta un presupposto imprescindibile per allietare la giovinezza, anche se si hanno novant'anni. Per quanto questo libro – per la forma e/o il contenuto – possa essere sottoposto al giudizio più tranciante, nessun critico, nemmeno il più acerrimo, potrà mai mettere in dubbio che la mia fatica letteraria è il frutto maturo dell'*"ozio creativo"*, vale a dire dell'amalgama virtuoso di lavoro, studio e gioco, cui devo anche tutto ciò che ha reso piacevole e degna di essere vissuta la mia vita, almeno fino ai giorni nostri.

In questo itinerario esistenziale, così straordinario e appagante, non sono mai stato solo, mi sono giovato in ogni momento dei carismi grandi e piccoli di tante persone, semplici e importanti, nullatenenti e benestanti, malati e sani, ignoranti e colti. Tutti loro, senza nemmeno rendersene conto, mi hanno spronato e formato, hanno condiviso le mie scelte, mi sono stati accanto fedelmente, senza nulla pretendere, mi hanno amato, stimato, sostenuto, animato, ed anche sopportato, dando significato al mio essere nel mondo.

Ora, dovrei ringraziare questi formidabili e inconsapevoli compagni di viaggio, chiamandoli, ciascuno, per nome e cognome, ma l'elenco sarebbe troppo lungo e il rischio di dimenticare qualcuno troppo grande. Tuttavia, sicuro di non offendere nessuno a causa della mia comprensibile partigianeria, non posso esimermi dal fare un'eccezione, menzionando solo mia moglie Carla e i miei figli Francesco e Lucia. I miei cari congiunti, cui devo amore, sicurezza e protezione, e la dedica, in occasione di un mio recente compleanno, di una stupenda poesia, specchio fedele degli intenti e dei desideri, degli sforzi e delle attese, con i quali ho cercato di condurre la mia esistenza.

> E così
> il tempo passa,
> ma non importa
> se quello che si lascia,
> è un esempio da seguire
> per chi resta,
> mille impronte
> impresse nella sabbia,
> da ricalcare,
> per arrivare
> fino in vetta.

E così
il tempo vola
ma non c'è fretta,
si vive una volta sola
è vero,
ma ogni giorno è una conquista,
una grande lotta
dove non si perde mai,
se hai fatto la giusta scelta.

E così
compi gli anni,
e noi ti facciamo
i nostri più cari auguri:
cento di questi giorni
perché si sa,
sono quelli non ancora vissuti,
i giorni migliori.

La tua famiglia

RIFERIMENTI BIBLIOGRAFICI

AA. VV. (1977), *Emarginazione e volontariato,* Caritas, Roma.

AA. VV. (1993), *Non eroi ma cittadini,* Fondazione Italiana per il Volontariato, Edigraf Editoriale Grafica, Roma.

AA. VV. (1990), *Volontari oggi,* Cassa di Risparmio di Roma, Società Editrice Internazionale, Torino.

AA. VV. (1977), *Volontari perché,* Caritas, Roma.

AA. VV. (1978), *Volontariato, condivisione e liberazione,* Caritas, Roma.

AA.VV. (1987), *L'operatore cortocircuitato, strumenti per la rilevazione del burn-out fra gli operatori sociali italiani,* Clup, Milano.

ABBATE L., ANCARANI E., PICCA S. (1993), *L'uso dei questionari di personalità nei soggetti sottoposti a trattamento di dialisi: il* MMPI *e* MHQ, Med. Psicosom., 10, 35-40.

ABEL J.J., ROWNTREE L.G., TURNER B.B. (1913-1914), *On the removal of diffusible substances from the circulating blood of living animals by dialysis,* J. Pharmacol. Exp. Ther.

ABEL J.J., ROWNTREE L.G., TURNER B.B. (1913), *On the removal of diffusible substances from the circulating blood by means of dialysis,* Trans. Ass. Am. Physicians.

ABRAM H.S. (1987) *Sopravvivenza garantita da una macchina: lo stress psicologico dell'emodialisi cronica,* in C. A. GARFIELD (a cura di), *Assistenza psicosociale al malato terminale,* Edizione italiana a cura del Comitato regionale G. GHIROTTI di Genova, MCGraw-Hill Libri Italia, Milano.

ADANI G. (1977), *Un minuto per te, proposte di meditazione,* Rusconi, Milano.

ADOZIONE DEFINITIVA DELL'ATTO AZIENDALE, *ASL n. 1 della Regione dell'Umbria, Deliberazione del Direttore Generale n. 357 del 19 luglio 2004.*

ADOZIONE MODELLO TIPO DI REGOLAMENTO PER LA COSTITUZIONE E IL FUNZIONAMENTO DEI DIPARTIMENTI OSPEDALIERI AZIENDALI, *ASL n. 1 della Regione dell'Umbria, Decisione Amministrativa del Direttore Generale n. 230 del novembre 2004.*

AFFELDT J.E., ROBERTS J.E., WALCZACK R.M. (1983), *Quality assurance: its origin, status and future directions, a JACH perspective, in Evaluation and the health professions*.

ALEMANNI A., VOLPINI T. (1987), *Considerazioni sui problemi psicologici nel trattamento sostitutivo dell'insufficienza renale cronica*, Dialisi oggi, Abetre Edizioni, Milano.

ALPERT J. S., WITTEMBERG S.M. (1988), *Vivere da medico, requisiti, routine e problemi*, Il Pensiero Scientifico Editore, Roma.

ANDERSON J., LEVINE J.L. (1983), *Identification and prevention of psychosocial problems in the renal patient, Case of the renal patient*, Canadian Society of Nephrology, W.V. Saunders Company.

APOLONE G., MINGARDI G., MOSCONI P. (2000), *Misurare la salute in nefrologia e dialisi: la valutazione della qualità di vita*, Il Pensiero Scientifico Editore, Roma.

AVANZI F. et al. (1987), *Trapianto come stai?*, Foglio informativo *"Aned"*.

BARAGHINI GF., TREVISANI B., ROLI L. (2002), *La gestione degli eventi indesiderati di tipo organizzativo e clinico e degli eventi sentinella, in Le ISO 9000 in sanità/La Vision, per governare bisogni e richieste*, FrancoAngeli, Milano.

BARAGHINI GF., TREVISANI B., ROLI L. (2002), *Le ISO 9000 in sanità/La Vision, per governare bisogni e richieste*, FrancoAngeli, Milano.

BARBARINO F.C. (2001), UNI EN ISO 9000:2000, *Qualità, sistema di gestione per la qualità e certificazione, come sviluppare e documentare il sistema qualità in azienda*, Il Sole 24 Ore, Milano.

BENEDETTI L. (1995), *Come funziona la sanità*, Sperling & Kupfer Editori, Milano.

BERRY C.R. (1993), *Quando aiutare te fa male a me*, PAN, Milano.

BETTI S., BAJARDI P., TEMPIA V.P., BUCCIANTI G., BIANCHI M.L., MONDIN R., ROSSI R., COLANTONIO G. (1993), *Valutazione della sintomatologia fisica e psicogena in 100 pazienti in emodialisi periodica*, Giornale Italiano di Nefrologia, Wichtig Editore, 10, 35-40, Milano.

BILANCIO SOCIALE 2003-2004, *ASL n. 1 della Regione dell'Umbria*.

BONOMINI V., VANGELISTA A., STEFONI S. (1990), *Nefrologia clinica*, Società Editrice Esculapio, Bologna.

BORTIGNON E. (1998), *Il controllo di gestione e i suoi strumenti, in Medico e Manager*, C.G. Edizioni Medico Scientifiche, Torino.

BRADEN G. (2006), *La scienza perduta della preghiera, il potere nascosto della bellezza, della benedizione, della saggezza e del dolore*, GRUPPO EDITORIALE MACRO, Cesena.

BRESCIA M.J., CIMINO J.E., APPEL K., HURWICH B.J. (1966), *Chronic haemodialysis using venapuncture and un a surgically created arteriovenous fistula*, N. Engl. J. Med.

BUSNELLI F., GIULIANI S. (1997), *Le Carte dei servizi*, Rivista del volontariato, Anno VI, Roma.

CARRETTIN S., RECUPERO N. (2001), *Il mobbing in Italia, Terrorismo psicologico nei rapporti di lavoro*, Edizioni Dedalo, Bari.

CARTA DEI SERVIZI PUBBLICI SANITARI (1997), *Azienda ospedaliera di Perugia.*

CARTA ETICA (1999), *Ufficio organizzazione e sviluppo risorse umane,* Regione Piemonte, ASL 18, Alba.

CASAGRANDA I., PERRARO F. (2003), *L'errore in medicina e la gestione del rischio clinico con particolare riguardo all'urgenza ed emergenza,* in Professione, C.G. Edizioni Medico Scientifiche, Torino.

CATIZONE L. (1997), *Guida alla dialisi,* Patron Editore, Bologna.

CENSIS. (2001), *Conviene l'autosufficienza?: un percorso verso l'integrazione dei trattamenti dialitici,* FrancoAngeli, Milano.

CHERNISS C. (1983), *La sindrome del burn-out degli operatori dei servizi socio-sanitari,* Centro Scientifico Torinese, Torino.

CHIAZZA M.L., DA DALT L., CALLEGARO S., ZACCHELLO F. (2004), *Risk management e qualità in pronto soccorso pediatrico, in Clinical Governance, dalla gestione del rischio clinico al miglioramento continuo della qualità,* C.G. Edizioni Medico Scientifiche, Torino.

CHMIEL N. (2000), *Tecnologia e lavoro,* Società Editrice il Mulino, Bologna.

CIAPPI F., DI GIORGI G., ERRICO M., GIOMBINI L. (1988) *Vissuti, relazioni, problematiche e "fantasmi": analisi del contesto in un servizio di dialisi,* in U. BUONCRISTIANI, N. DI PAOLO (a cura di), *Tecniche nefrologiche & dialitiche,* Wichtig Editore, Milano.

CINOTTI R., PRANDI F. (1998), *Definizioni e note per un glossario della qualità,* De Qualitate, Nuovo StudioTecna, Roma.

CIRCOLARE n. 100 del 31/10/1999, *Ministero della sanità.*

COLOMBERO G. (1987), *Dalle parole al dialogo, aspetti psicologici della comunicazione interpersonale,* Edizioni Paoline, Torino.

CONCA M.G., PAMPONI SCARPA A. (2003), *Qualità e soddisfazione del cliente, come misurare e accrescere la customer satisfaction,* Il Sole 24 ORE, Milano.

CONTESSA G. (1987), *Formazione, in Nuovo dizionario di sociologia,* Edizioni Paoline, Milano.

CONTESSA G. (1981-1982), *L'operatore sociale cortocircuitato: la burning-out syndrome in Italia,* Animazione sociale, ISAMEPS Editore, Milano.

CORRADI M.P., NONIS M. (2005), *Il distretto e l'organizzazione dipartimentale,* in Professione, C.G. Edizioni Medico Scientifiche, Torino.

CORTESINI R. (1978), *Fondamenti dei trapianti d'organo,* Il Pensiero Scientifico Editore, Roma.

COSTA G., DE MARTINO S., *Inserimento, addestramento e formazione in Management pubblico,* Etas libri.

CURATOLA G. (2003), *Come si gestisce il rischio derivante dall'attività clinica, in Management in nefrologia,* Accademia Nazionale di Medicina, Forum Service Editore, Genova.

D'ANDREA L., QUARANTA G., QUINTI G. (1997), *Manuale tecnico dell'analisi partecipata della qualità,* Roma.

DE GREGORIO C. (2006), *Il grado zero dei desideri*, DONNA, la Repubblica.

DE MASI D. (2006), *La fantasia e la concretezza, creatività individuale e di gruppo*, Rizzoli, Milano.

DE RISI P. (2001), *Dizionario della qualità, 900 termini ed espressioni del linguaggio della qualità*, Il Sole 24 ORE, Milano.

DECRETO LEGISLATIVO n. 502/1992, art. 14, *Riordino della disciplina in materia di partecipazione e tutela dei diritti dei cittadini*.

DECRETO LEGISLATIVO n. 626/1994, *Norme d'igiene e sicurezza sui luoghi di lavoro*.

DI PAOLO N., ARE G. (1994) (a cura di), *Aspetti socio-sanitari del trapianto renale*, Editoriale Bios, Cosenza.

DI STANISLAO F. (1999), *Miglioramento continuo della qualità*, HOSPITAL Forum, Editrice di Rostro.

DINI A., ALUNNO L., AMANTINI V., PIERLI V., MIGLIORATI V., CAPACCIONI E., ALLEGRIA R., MOSCATELLI V., GIOMBINI L. (1986), *Dialisi peritoneale ed extracorporea: il punto di vista dell'infermiere*, Atti Simposi Interregionali A.La.M.M.U., ACTA MEDICA, Edizioni e Congressi, Roma.

DINI A., MIGLIORATI V., AMANTINI V., PIERLI V., CIAPPI F., COPPI V., GIOMBINI L., BIGAZZI U. (1988), *Valutazione delle condizioni di stress in un gruppo di operatori di un centro dialisi*, Atti Simposi Interregionali A.La.M.M.U., ACTA MEDICA, Edizioni e Congressi, Vol.1, n. 2, Roma.

DM FUNZIONE PUBBLICA del 31/3/1994, *Codice di comportamento della pubblica amministrazione*.

DOBENADIAN A. (1978), *The quality of medical care*, Science.

DONABEDIAN A. (1990), *La qualità dell'assistenza sanitaria*, NIS, Firenze.

DPCM dell'11/10/1994, *Direttiva per l'istituzione e il funzionamento degli Uffici relazioni con il pubblico*.

DPCM del 19/5/1995, *Schema generale di riferimento della Carta dei servizi sanitari pubblici*.

DPCM del 21/12/1995, *Schema generale di riferimento per la predisposizione delle Carte dei servizi pubblici del settore previdenziale e assistenziale*.

DPCM n. 27/1/1994, *Principi sull'erogazione dei servizi pubblici*.

DPR n. 37 del 14 gennaio 1997, *Approvazione dell'atto d'indirizzo e coordinamento alle regioni e alle province autonome di Trento e Bolzano, in materia di requisiti strutturali, tecnologici e organizzativi minimi per l'esercizio delle attività sanitarie da parte delle strutture pubbliche e private*.

DPR n. 384/1990, *Contratto di lavoro del comparto sanità*.

DRUDI I., SARDELLA M.V. (1987), *Un termometro per il burn-out*, in *L'operatore cortocircuitato, strumenti per la rilevazione del burn-out fra gli operatori sociali italiani*, Clup, Milano.

DRUKKER W. (1978), *Emodialisi, una rassegna storica*, in DRUKKER W., PARSONS F.M., MAHER J.F. (a cura di), *Il Rene Artificiale, tecniche e terapie associate*, Capozzi Editore, Roma.

DRUKKER W., JIUNGERIUS N.A., ALBERTS C. (1968), *Report on regular dialysis treatment in Europe III*, Proc. Eur. Dial. Transpl. Assoc.

DRUKKER W., PARSONS F.M., MAHER J.F. (1978), *Il Rene Artificiale, tecniche e terapie associate*, Capozzi Editore, Roma.

EDELWICH J., BRODSKY A. (1980), *Burn-out: stages of disillusionment the helping professions*, Human Sciences Press, New York.

EINSTEIN A. (2010), *Il mondo come io lo vedo*, Corriere della sera.

FABBRI P. (2002), *Acque sorgenti, avventure dei sensi narrate dall'acqua*, Edizioni Corsare, Perugia.

FALCINI R., GIOMBINI L., GANGEMI A. (2001) *"Cognitive behavioural assessment" nei pazienti in emodialisi: presentazione e somministrazione del test con proposta per il suo uso routinario*, Med. Psicosom., 46, 3-11.

FAZZONE U., MACCHI C., MANCINI C. (1993), *Igiene, epidemiologia e tecnica ospedaliera*, Mc Graw Hill Libri, Milano.

FRATI P. (1999), *Tra bioetica e managerialità, in Medico e Manager*, C.G Edizioni Medico Scientifiche, Torino.

FREUDENBERGER H.J. (1975), *The staff burn-out syndrome in alternative institutions*, Psychotherapeutic Theory Res. Pratic.

FREUDENBERGER H.J. RICHELSON G. (1980), *Burn-out, the high cost of high achievement*, Bantam, New York.

GAGGIOTTI G., SEMPLICI J. (2004), *Sicurezza, qualità e risparmio in nefrologia, obiettivo realizzabile?*, Editoriale Bios, Cosenza.

GAMBARO G. (2007), *L'Italia dei comuni: l'associazionismo in nefrologia*, Giornale italiano di nefrologia, Wichtig Editore, Milano, Anno 24, n.4.

GIANINO M.M. (1998), *Il budget del medico ospedaliero*, C. G. Edizioni Medico Scientifiche, Torino.

GIOMBINI L., BUONCRISTIANI U., CIAPPI F., ERRICO M. (1988), *Professionalità mirata alle problematiche dei nefropatici cronici*, in U. BUONCRISTIANI, N. DI PAOLO (a cura di), *Tecniche nefrologiche & dialitiche*, Wichtig Editore, Milano.

GIOMBINI L., BUONCRISTIANI U. (1990), *Inquadramento nosografico della sindrome del burn-out negli operatori dei servizi socio-sanitari*, in U. BUONCRISTIANI, N. DI PAOLO (a cura di), *Tecniche nefrologiche & dialitiche*, Wichtig Editore, Milano.

GIOMBINI L., FALCINI R., GIOMBINI L., ROSELLI A., DINI A. (2003), *Valutazione del grado di soddisfazione sul lavoro degli operatori sanitari di un centro di emodialisi*, in Giornale di tecniche nefrologiche e dialitiche, Wichtig Editore, Milano, Anno XV, n. 4.

GIOMBINI L., FALCINI R. (2000), *Valutazione della qualità dell'assistenza percepita-partecipata dagli utenti di un servizio di dialisi extracorporea*, in Giornale di tecniche nefrologiche e dialitiche, Wichtig Editore, Milano, Anno XII, n. 2.

GIOMBINI L. (1986), *Il "curriculum" dell'uremico cronico, in Corso formativo per volontari ospedalieri e socio-sanitari del territorio*, Atti, Quaderni della Regione dell'Umbria.

GIOMBINI L. (1986), *Il significato della presenza del volontariato in ospedale, in Corso per volontari ospedalieri e socio-sanitari del territorio,* ATTI, Quaderni della Regione dell'Umbria.

GIOMBINI L. (1989), *La "febbre" da sindrome del burn-out in operatori di un centro di emodialisi ospedaliero,* in F.VALLINO (a cura di) *Problemi psicologici e relazionali dei centri dialisi,* Abetre Edizioni, Milano.

GIOMBINI L. (1989), *La qualità della vita in uremici cronici in dialisi,* in F. VALLINO (a cura di), *Problemi psicologici e relazionali dei centri dialisi,* Abetre Edizioni, Milano.

GIOMBINI L. (2000), *Quale formazione nei centri di emodialisi: dalla teoria alla pratica,* in N. DI PAOLO, U. BUONCRISTIANI (a cura di), *Tecniche nefrologiche & dialitiche,* Editoriale Bios, Cosenza.

GIOMBINI L., TOSTI G., LUPI L., GIOVANNONI M. (1996), *Pianificazione dell'educazione sanitaria nel campo della nefrologia,* in U. BUONCRISTIANI, N. DI PAOLO (a cura di), *Tecniche nefrologiche & dialitiche,* Wichtig Editore, Milano.

GIOMBINI L. (1989), *Valutazione psico-intellettiva di uremici cronici in emodialisi ospedaliera con l'uso del test di Rorschach e del questionario MMPI,* in F. VALLINO (a cura di), *Problemi psicologici e relazionali dei centri dialisi,* Abetre Edizioni, Milano.

GOZZINI S., BERNARDI M., LOTTI D., MUGNAI G., POGGI P., PROCACCIO P. (2001), (a cura di), *Emodialisi e dialisi peritoneale,* McGraw-Hill, Milano.

GRAHAM T. (1861), *Liquid diffusion applied to analysis,* Phil. Trans. Roy. Soc., London.

GRAZIANO A. (2006), (a cura di), *Stress lavorativo, burn-out e mobbing in ospedale, Storia di un'esperienza formativa,* Armando Editore, Roma.

GREENSON R.R. (1995), *L'empatia e le sue vicissitudini,* in AA.VV., *Affetti senza parole,* Bollati Boringhieri, Torino.

GUZZANTI E., MASTRILLI F. (2005) *I dipartimenti ospedalieri nelle esperienze internazionali,* in Professione, C.G. Edizioni Medico Scientifiche, n.3, Torino.

HAAS G. (1926), *Ueber Versuche der Blutwaschung am Lebenden mit Hilfe der Dialyse,* Naunyn Schmiedebergs Arch. Pharmacol.

HALLIGAN A., DONALDSON L. (2002), *Significato e attuazione del governo clinico,* in Giornale Italiano di Nefrologia, Wichtig Editore, Anno 19 S 8-S 13, Milano.

IANDOLO C. (1979), *L'approccio umano al malato, aspetti psicologici dell'assistenza,* Armando Editore, Roma.

IANDOLO C. (1093), *Parlare con il malato, tecnica, arte ed errori della comunicazione,* Armando Editore, Roma.

KAPLAN DE-NOUR A., SHALTIEL J., CZACZKES J.W. (1968), *Emotional reactions of patients on chronic haemodialysis,* Psychos Med. XXX.

KIIL F. (1960), *Development of a parallel flow artificial kidney in plastics,* Acta Chir. Scand. (Suppl.).

KOLLF W.J. (1954), *Dialysis in treatment of uraemia,* Arch. Intern. Med.

KOLLF W.J. (1945), *First clinical experience with the artificial kidney*, Ann. Intern. Med.

KOLLF W.J. (1957), *The artificial kidney, past, present and future*, Circulation.

L.R. 27/1987, *Carta dei diritti degli utenti dei servizi delle unità locali per i servizi sanitari e socio-assistenziali dell'Umbria.*

LEGGE n. 241/1990, *Nuove norme in materia di procedimento amministrativo.*

LEGGE n. 273/1995, *Misure urgenti per la semplificazione dei provvedimenti amministrativi e per il miglioramento dell'efficienza della pubblica amministrazione.*

LEGGE REGIONALE UMBRA, *Ordinamento del Servizio sanitario regionale n. 3 del 20/1/1998.*

LEONARDI E. (2000), *Capire la qualità, ISO 9000, tutto quello che occorre sapere per applicare con profitto le nuove norme*, Il Sole 24 ORE, Milano.

LEPORE M. (2002), *Manager di se stessi*, Demetra, Giunti Gruppo Editoriale, Firenze.

LEVY N., WHYNBRANDT G. (1974), *The quality of life on haemodialysis*, Lancet.

LINEE GUIDA n. 2/1995, *Attivazione della carta del Servizio sanitario nazionale*, Ministero della sanità.

LO MARTIRE G. (1998), *L'Azienda sanità*, FrancoAngeli, Milano.

LOSACCO L.V. (2011), *Stress e fatica nei posti di lavoro*, Il Giornale della Previdenza dei Medici e degli Odontoiatri, Fondazione ENPAM Editore, Roma, Anno XVI, n° 3.

LUBICH C. (1979), *Gesù nel fratello*, Città Nuova Editrice, Roma.

LUBICH C. (1978), *Meditazioni*, Città Nuova Editrice, Roma.

LUBICH C. (1978), *Saper perdere*, Città Nuova Editrice, Roma.

LUBICH C. (1973), *Tutti siano uno*, Città Nuova Editrice, Roma.

LUCCHIN L., BIZZARRI G. (1999), *Medico o Manager*, in De Sanitate, Nuovo Studio Tecna, Roma.

MACCARI V. (2008), *La grande corsa al laboratorio delle staminali*, La Repubblica, Affari & Finanza.

MAHER B.A. et al. (1983), *Psychosocial aspects of chronic haemodialysis, The national cooperative dialysis study*, Kidney international, Vol. 23 S13.

MANNO C., PALMIERI V., VIRGILIO M., PALASCIANO G., SCHENA F.P. (2004), *Manuale della qualità in nefrologia e dialisi*, in Giornale Italiano di Nefrologia, Wichtig Editore, Anno 21, n. 3 Milano.

MARCON G. (2003), *Migliorare la sicurezza del paziente riducendo gli errori: il risk management, in Il nefrologo italiano, vademecum*, Hippocrates Edizioni Medico Scientifiche, Milano.

MASLACH C., JACKSON S.E. (1976), *A scale measure to assess experienced burn-out: the Maslach burn-out*, paper presented at the Western Psychological Association, S Francisco.

MASLACH C. (1992), *La sindrome del burn-out, il prezzo dell'aiuto agli altri*, Cittadella Editrice, Assisi.

MEDICUS MEDICORUM (CORNAGLIA-FERRARIS P.) (2000), *Pigiami e camici, cosa sta cambiando nella società italiana*, Gius. Laterza & Figli, Roma-Bari.

MUNRO A.C. (1971), *Thomas Graham (1805-1869),* Phil J. (Glasgow).

NEGRI L., POMPOSINI R. (1999), *Azienda sanitaria e qualità del servizio,* Nuovo Studio Tecna, Roma.

NICOLINI G. (2007), *Mobbing, in Mente & Cervello, Il mensile di psicologia e neuroscienze,* Gruppo Editoriale L'Espresso Divisione La Repubblica, Roma, N. 33, Anno V.

NORME UNI, *Norme tecniche di sicurezza dell'Ente Italiano di Unificazione 5104/1964 e 10338/1995.*

OLIVIERO A. (1997), *L'arte di pensare per imparare a decidere, per usare l'arte della mente,* Bur Saggi, Biblioteca Universale Rizzoli, Milano.

PACCHI C., BERTI F., DI STEFANO A., NATALUCCI G., SCARPETTA M. (2002), *Qualità in organizzazioni sanitarie,* FrancoAngeli, Milano.

PAINE W. (1982), *Job stress and burn-out,* Sage Publications, Beverly Hills.

PALMER H.R. (1988), *La valutazione degli interventi sanitari,* Ricerca e Pratica.

PALMER H.R. (1989), *Nascita e sviluppo della valutazione in sanità,* Fondazione Smith Kline, FrancoAngeli, Milano.

PALOMBO D., RAMELLO A., TAPPERO P. (2003), (a cura di), *Trapianti e xeno-trapianti: aspetti etici e giuridici,* Secom Editoria, Torino.

PARVIS D. (1988), *Compendio d'igiene,* Monduzzi Editore, Bologna.

PASOLINI C. (2006), *In Italia quattro milioni di volontari sempre meno giovani, più professionisti,* La Repubblica.

PAUSCH R., ZASLOW J. (2009), *L'ultima lezione, la vita spiegata da un uomo che muore,* BUR Saggi, Rizzoli, Milano.

PELLEGRINO F., ABATE S., DELLA PORTA D. (2005), *Burn-out, mobbing, e malattie da stress, come valutare il rischio psicologico e organizzativo-sociale,* Positive Press, Verona.

PELLEGRINO F. (2004), *Il burn-out come malattia professionale,* Minerva Psichiatrica.

PELLEGRINO F. (2000), *La sindrome del burn-out,* Centro Scientifico Editore, Torino.

PEPPER T.H. (1982), *Physician burn-out, avoiding being your own worst arsonist,* W. Va. Med. J.

PERICO G. (1985), *Diritti del malato e umanizzazione della medicina, in Problemi di etica sanitaria,* Ancora Editrice, Milano.

PERRARO F. (1986) *Cure mediche e assistenza sanitaria, Verifica e Revisione della Qualità (VRQ),* Federazione medica.

PIANO ATTUATIVO LOCALE 2004-2006, *ASL n. 1 della Regione dell'Umbria.*

PIROLA F. (2003), *Il rischio clinico, responsabilità e strumenti di lavoro, in Il risk management nelle aziende sanitarie,* The Mc Graw-Hill Companies, Milano.

PLEBANI M. (2004), *Praticare la clinical governance,* in *Clinical Governance,* C.G. Edizioni Medico Scientifiche, Torino.

PONTICELLI C. (1995), *Il trapianto renale,* Il Pensiero Scientifico Editore, Roma.

PONTICELLI C. (1994), *La dialisi: tecnica, clinica e patologia,* Il Pensiero Scientifico Editore, Roma.

POPPER K.R. (1996), *Tutta la vita è risolvere problemi, scritti sulla conoscenza, la storia e la politica,* Rusconi Editore, Milano.

PROGETTO ACQ (2000-2003), *Piano di sviluppo di un sistema qualità nei Presidi ospedalieri di Città di Castello-Umbertide e Gubbio,* Asl 1, Regione dell'Umbria.

PSR 2003-2005, *Deliberazione del consiglio regionale n. 314 del 23 luglio 2003,* in Bollettino Ufficiale della Regione dell'Umbria n. 36.

QUARANTA G. (1982), *L'uomo negato,* Angeli Editore, Milano.

QUINTON W.E., DILLARD D., COLE J.J., SCRIBNER B.H. (1961), *Possible improvement in the technique of long-term cannulation of blood vessels,* Trans. Am. Soc. Artif. Intern. Organs.

QUINTON W.E., DILLARD D., SCRIBNER B.H. (1960), *Cannulation of blood vessels for prolonged haemodialysis,* Trans. Am. Soc. Artif. Intern. Organs.

RELAZIONE SUI PROCESSI E ASSETTI ORGANIZZATIVI ATTIVATI DAL PSR 1999-2001, *Direzione regionale sanità e servizi sociali,* Regione dell'Umbria.

RUPPRECHT-STROELL B. (2001), *Mobbing: no grazie! Strategie di difesa contro aggressioni, boicottaggi, provocazioni, diffamazioni e umiliazioni nel posto di lavoro,* TEA, Milano.

SANDRIN L. (2004), *Aiutare senza bruciarsi, come superare il burn-out nelle professioni di aiuto,* Paoline Editoriale Libri, Milano.

SAOLINI P. (2000), *Mobbing, i costi umani dell'impresa,* Edizioni Lavoro, Roma.

SCHIEPPATI A., REMUZZI G. (2002), *Le malattie renali: per saperne di più* Lions Club Bergamo San Marco.

SHALDON S., BAILLOD R.A., COMTY C., OAKLEY J., SEVITT L. (1964), *18 Months experience with a nurse-patient operated chronic dialysis unit,* Proc. Eur. Dial. Transpl. Assoc.

SHALDON S. (1969), *The use of the arteriovenous fistula in home haemodialysis,* Proc. Eur. Dial. Transpl. Assoc.

SPINSANTI S. (1988), *L'alleanza terapeutica, le dimensioni della salute,* Città Nuova Editrice, Roma.

SUN TZU, SUN PIN. (2005), *L'arte della guerra,* Neri Pozza Editore, Vicenza.

TARCHINI R. (1998), *Aspetti deontologici della figura manageriale, in Medico e Manager,* C.G. Edizioni Medico Scientifiche, Torino.

TARTAGLIA R., BELLANDI T., ABRAMI V. (2003), *Clinical risk management, l'importanza dell'ergonomia cognitiva per un sistema sanitario più affidabile,* in Professione, C.G. Edizioni Medico Scientifiche, Torino.

TAVAZZA L. (1987) *Volontariato, in Nuovo Dizionario di Sociologia,* Edizioni Paoline, Torino.

TESIO F., CANZI M. (2005), *Gestione infermieristica degli accessi vascolari per emodialisi,* Arianna Editrice, Bologna.

TETTAMANZI D. (2009), *Non c'è futuro senza solidarietà, la crisi economica e l'aiuto della Chiesa,* Edizioni Sanpaolo, Cinesello Balsamo.

THALHIMER W. (1937), *Experimental exchange transfusion for reducing azotemia, Use of the artificial kidney for this purpose,* Proc. Soc. Exp. Biol. Med.

UFFICIO ASSICURAZIONE QUALITA', *Guida al miglioramento della qualità in sanità, L'utilizzo delle norme della serie ISO 9000,* Azienda Ospedaliera, Policlinico di Modena.

VALLINO F. (1989), (a cura di), *Problemi psicologici e relazionali dei centri dialisi,* Abetre Edizioni, Milano.

WOLF S. (1974-1975), *Counseling for better or worse, Alcohol health research world,* Winter.

WWW. CittadinanzAttiva.it, *Carta della sicurezza nell'esercizio della pratica medica e assistenziale, Tribunale per i diritti del malato, ANAAO-ASSOMED, FIMMG.*

ZANETTI M. et al. (1996), *Il medico e il management: guida ragionata alle funzioni gestionali,* Accademia Nazionale di Medicina, Forum Service Editore, Genova.

ZANETTI M. (1996), *La valutazione e promozione della qualità, in Il medico e il management: guida ragionata alle funzioni gestionali,* Accademia Nazionale di Medicina, Forum Service Editore, Genova.

ZUCCHELLI P. (1995), *Storia della dialisi, stato attuale e prospettive future,* Atti del terzo convegno nazionale, ANTE, Trieste.

Finito di stampare dalla Tipografia Gamma - Città di Castello (Pg)